NEUROLOGIA e
APRENDIZAGEM

> *Para as crianças e suas famílias que generosamente partilham suas histórias e nos ensinam sobre o aprender em suas diferentes dimensões.*

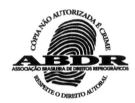

N495 Neurologia e aprendizagem : abordagem multidisciplinar / Organizadores, Newra Tellechea Rotta, César Augusto Bridi Filho, Fabiane Romano de Souza Bridi. – Porto Alegre : Artmed, 2016.
331. il. ; 25 cm.

ISBN 978-85-8271-267-2

1. Neurologia. 2. Transtornos da aprendizagem. I. Rotta, Newra Tellechea. II. Bridi Filho, César Augusto. III. Bridi, Fabiane Romano de.

CDU 616.8

Catalogação na publicação: Poliana Sanchez de Araujo – CRB 10/2094

NEWRA TELLECHEA **ROTTA**
CÉSAR AUGUSTO **BRIDI FILHO**
FABIANE ROMANO DE SOUZA **BRIDI**
ORGANIZADORES

NEUROLOGIA e
APRENDIZAGEM
ABORDAGEM MULTIDISCIPLINAR

Reimpressão

artmed

2016

© Artmed Editora Ltda., 2016
Todos os direitos reservados.

Gerente editorial: *Letícia Bispo de Lima*

Colaboraram nesta edição

Editora: *Priscila Zigunovas*

Assistente editorial: *Paola Araújo de Oliveira*

Capa: *Márcio Monticelli*

Ilustrações: *Gilnei da Costa Cunha*

Preparação de original: *Cristine Henderson Severo*

Leitura final: *Grasielly Hanke Angeli*

Editoração eletrônica: *Formato Artes Gráficas*

Reservados todos os direitos de publicação à
ARTMED EDITORA LTDA., uma empresa do GRUPO A EDUCAÇÃO S.A.
Av. Jerônimo de Ornelas, 670 – Santana
90040-340 – Porto Alegre – RS
Fone: (51) 3027-7000 Fax: (51) 3027-7070

Unidade São Paulo
Av. Embaixador Macedo Soares, 10.735 – Pavilhão 5 – Cond. Espace Center
Vila Anastácio – 05095-035 – São Paulo – SP
Fone: (11) 3665-1100 Fax: (11) 3667-1333

É proibida a duplicação ou reprodução deste volume, no todo ou em parte,
sob quaisquer formas ou por quaisquer meios (eletrônico, mecânico, gravação,
fotocópia, distribuição na Web e outros), sem permissão expressa da Editora.

SAC 0800 703-3444 – www.grupoa.com.br

IMPRESSO NO BRASIL
PRINTED IN BRAZIL

Autores

Newra Tellechea Rotta – Médica neuropediatra. Professora adjunta aposentada de Neurologia do Departamento de Pediatria da Faculdade de Medicina da Universidade Federal do Rio Grande do Sul (UFRGS). Professora do Programa de Pós-graduação em Saúde da Criança e Adolescente da UFRGS. Coordenadora deste Programa de Pós-graduação no período 2002-2006. Livre-docente em Neurologia pela Universidade Federal de Ciências da Saúde de Porto Alegre (UFCSPA). Sócia emérita da Academia Brasileira de Neurologia e da Academia Ibero Americana de Neurologia Pediátrica. Prêmio Ramón y Cajal outorgado pela Academia Iberoamericana de Neurologia Pediátrica de Barcelona, em 2006, por ter se destacado nas áreas de Ensino, Pesquisa e Clínica.

César Augusto Bridi Filho – Psicólogo. Especialista em Psicologia Clínico-Social pela Universidade Federal de Santa Maria (UFSM). Mestre em Educação pela UFSM.

Fabiane Romano de Souza Bridi – Educadora especial. Psicopedagoga. Mestre e Doutora em Educação pela Universidade Federal do Rio Grande do Sul (UFRGS). Professora adjunta do Departamento de Educação Especial e do Programa de Pós-graduação em Educação, Universidade Federal de Santa Maria (UFSM).

Asta Altreider – Fonoaudióloga. Psicopedagoga. Especialista em Alfabetização pela Federação de Estabelecimento de Ensino Superior em Novo Hamburgo (Feevale). Consultora em Transtornos da Aprendizagem em escolas da região metropolitana de Porto Alegre.

Clarissa Candiota – Psicopedagoga. Conselheira nacional da Associação Brasileira de Psicopedagogia (2014-2016).

Dalva Rigon Leonhardt – Pedagoga. Psicopedagoga. Fonoaudióloga. Psicomotricista.

Daniela Zimmer – Terapeuta ocupacional. Fonoaudióloga. Especialista em Integração Sensorial com Certificação em Integração Sensorial pela University of Southern California e WPS 2013 (EUA).

Douglas C. Bitencourt – Fisioterapeuta. Pós-graduando em Neurofunção, no Colégio Brasileiro de Estudos Sistêmicos (CBES), formação segundo o conceito Bobath.

Fátima Balbela – Pedagoga. Psicomotricista. Especialista em Alfabetização pela Pontifícia Universidade Católica do Rio Grande do Sul (PUCRS) e em Psicopedagogia pela Faculdade Porto-alegrense (FAPA).

Graciela Inchausti de Jou – Psicóloga. Mestre e Doutora em Psicologia do Desenvolvimento e da Personalidade pela UFRGS. Pesquisadora associada ao Núcleo de Estudos em Neuropsicologia Cognitiva (Neurocog) da UFRGS.

Helena Vellinho Corso – Psicopedagoga. Mestre em Psicologia da Educação pela UFRGS. Doutora em Psicologia pela UFRGS. Professora convidada em cursos de Especialização na UFRGS, no Centro Universitário Franciscano (Unifra) e nas Faculdades Integradas de Taquara (FACCAT).

Ingrid Schroeder Franceschini – Pedagoga. Psicopedagoga.

Lílian Rocha Gomes Tavares – Psicóloga. Mestre em Educação pela Universidade Federal de Pelotas (UFPel). Professora convidada em cursos de Especialização em Psicopedagogia Clínica e Institucional, Atendimento Educacional Especializado, Orientação Educacional, Educação Infantil e Estratégia em Saúde da Família.

Mara Cleonice Alfaro Salgueiro – Pedagoga com habilitação em Orientação Educacional. Psicopedagoga clínica. Professora dos Anos Iniciais da Rede Estadual de Ensino do Estado do Rio Grande do Sul. Professora orientadora da Rede Municipal de Ensino, Uruguaiana, Rio Grande do Sul.

Marisa Rosa Guimarães – Psicóloga. Psicopedagoga. Mestre em Ciências, área da Educação, pela UFPel.

Regina de Oliveira Heidrich – Mestre em Desenho Industrial pela Universidade Estadual Paulista Júlio de Mesquita Filho (UNESP). Doutora em Informática na Educação pela UFRGS. Pós-doutorado (Estágio Sênior) pela Universidade Técnica de Lisboa (UTL). Docente na Universidade Feevale. Bolsista produtividade em Desenvolvimento Tecnológico e Extensão Inovadora – DT2013. Pesquisadora na área de desenvolvimento de tecnologias assistivas e desenvolvimento de *games* utilizando Brain Computer Interface (BCI).

Rosa Angela Lameiro Porciuncula – Psicóloga clínica. Especialista em Psicologia nos Processos Educacionais pela PUCRS.

Sabrina Maria Ocanha Pires – Psicóloga clínica. Especialista em Psicodiagnóstico pela UFRGS e em Supervisão e Orientação Educacional pelo Centro Universitário Ritter dos Reis (UniRitter).

Sandra C. Schroeder – Pedagoga. Psicopedagoga clínica. Especialista em Orientação Educacional. Extensão em Psicodinâmica de Família e em Psicologia do Desenvolvimento e Psicopatologia da Infância e Adolescência pelo Centro de Estudos de Família. Extensão em Transtorno de Déficit de Atenção/Hiperatividade pelo Centro de Estudos Luis Guedes, da Faculdade de Medicina da UFRGS. Psi.B.A. em Aportes da Psicopedagogia Clínica ante o diagnóstico de TDAH e TDA. Sócia titular da Associação Brasileira de Psicopedagogia (ABPp). Membro do Conselho Científico da ABPp-RS (2000-2007).

Tânia Menegotto – Psicopedagoga.

Viviane Bastos Forner – Psicopedagoga clínica. Mestre em Educação pela UFRGS. Assessora pedagógica do Programa Primeira Infância Melhor/Porto Infância Alegre (PIM PIA) da Secretaria Municipal de Educação (SMED) de Porto Alegre. Professora convidada dos cursos de Pós-graduação em Psicomotricidade Escolar da PUCRS, do Centro Universitário Franciscano, do Centro de Aperfeiçoamento em Psicologia Escolar (CAPE) e da Faculdade da Serra Gaúcha (FSG).

Sumário

Apresentação.. 9

1 **Sobre o aprender e suas relações: interfaces entre neurologia, psicologia e psicopedagogia**... 17
César Augusto Bridi Filho e Fabiane Romano de Souza Bridi

2 **Investigação precoce do transtorno do espectro autista: sinais que alertam para a intervenção**.. 29
Rosa Angela Lameiro Porciuncula

3 **Identificação precoce do transtorno do espectro autista e diagnóstico diferencial: estudo de caso**... 55
Sabrina Maria Ocanha Pires e Graciela Inchausti de Jou

4 **Elementos para a compreensão da construção da linguagem em sujeitos com transtorno do espectro autista: neurologia, psicologia e psicopedagogia**... 76
César Augusto Bridi Filho e Marisa Rosa Guimarães

5 **Elementos neuropsicológicos do transtorno de déficit de atenção/hiperatividade (TDAH)**.. 95
César Augusto Bridi Filho, Fabiane Romano de Souza Bridi e Mara Cleonice Alfaro Salgueiro

6 **Transtorno de déficit de atenção/hiperatividade (TDAH) e intervenção pedagógica: o caso "Vine, o corpo falando"**... 109
Sandra C. Schroeder e Viviane Bastos Forner

7 **A integração sensorial na intervenção terapêutica com crianças com transtorno de déficit de atenção/hiperatividade (TDAH)**................. 127
Daniela Zimmer

8 **Atraso do desenvolvimento neuropsicomotor e intervenção psicopedagógica: fragmentos de um caso**... 136
Fabiane Romano de Souza Bridi e César Augusto Bridi Filho

viii Sumário

9 Dificuldades intelectuais leves no desempenho escolar e social: funcionamento intelectual *borderline* 150
Fátima Balbela

10 Por entre fábulas, rãs e grilos: sobre as possibilidades criativas do espaço psicopedagógico 165
Fabiane Romano de Souza Bridi e César Augusto Bridi Filho

11 Inclusão escolar de aluno com paralisia cerebral utilizando as tecnologias de informação e comunicação 181
Regina de Oliveira Heidrich

12 Neurologia e fisioterapia na multidisciplinaridade da paralisia cerebral: relato de intervenção 203
Douglas C. Bitencourt e Newra Tellechea Rotta

13 Dificuldade de escrita associada com disfunção neuromotora em criança prematura: psicopedagogia e neurologia integradas no diagnóstico e na intervenção 216
Helena Vellinho Corso

14 Dislexia: *varlendo* contra o vento 229
Asta Altreider

15 Inferências na compreensão de narrativas e áreas cerebrais ativadas – como danos na "rede do protagonista" contribuem para as dificuldades de compreensão leitora 245
Helena Vellinho Corso

16 Discalculia e intervenção psicopedagógica: Alan – O aprendiz na conexão dos números.. 257
César Augusto Bridi Filho, Clarissa Candiota, Ingrid Schroeder Franceschini, Sandra C. Schroeder e Tânia Menegotto

17 Relação entre aprendizagem e disfunções executivas em crianças e adolescentes com transtorno bipolar............................. 272
Lílian Rocha Gomes Tavares e Marisa Rosa Guimarães

18 Dispraxias: aspectos teóricos e de intervenção psicopedagógica......... 292
Dalva Rigon Leonhardt e Viviane Bastos Forner

19 Transtorno do espectro autista: aspectos da intervenção multidisciplinar 314
Viviane Bastos Forner e Newra Tellechea Rotta

Índice 329

Apresentação

POR NEWRA TELLECHEA ROTTA

Iniciei minha carreira em 1965, como auxiliar de ensino da então Faculdade Católica de Medicina, depois Fundação Faculdade Federal de Ciências Médicas de Porto Alegre (FFFCMPA), hoje Universidade Federal de Ciências da Saúde de Porto Alegre (UFCSPA). Em 1968, fiz concurso para o cargo de professora auxiliar em Neurologia, na Faculdade de Medicina da Universidade Federal do Rio Grande do Sul (UFRGS). Durante alguns anos, trabalhava com os alunos da FFFCMPA pela manhã e com os da UFRGS durante a tarde. Em 1975, aprovada em um concurso para livre docente, passei a professora adjunta em ambas as escolas médicas. Em 1978, com a transferência da Faculdade de Medicina da UFRGS para o Hospital de Clínicas de Porto Alegre (HCPA), decidi ir para esta instituição. Após dez anos, estava claro que dar aulas de neurologia era fundamental, pois, enquanto me esforçava para entusiasmar os jovens que deveriam se enfronhar pelos meandros dessa ciência, eu era quem mais aprendia com suas dúvidas, suas contribuições e seu entusiasmo.

Os anos seguintes passaram com rapidez, até que, em uma fria tarde de um domingo de agosto, como em tantos outros domingos dedicados a preparar as aulas para a semana seguinte, percebi que haviam se passado mais de 40 anos e chegara a hora de decidir quando me aposentar. Carregava comigo a ideia de que deveria fazê-lo antes da aposentadoria compulsória, pois não queria sentir que estava sendo obrigada a sair. A partir de então, preparei-me para esse momento, que, assim, se tornou mais suave, embora carregado de emoções que me marcaram definitivamente.

Durante minha carreira na Universidade, tive a sorte de conviver com grandes mestres que muito me ensinaram. Aprendi com o professor Celso Machado de Aquino a beleza de uma semiologia perfeita e a segurança advinda dela, importante pilar para o diagnóstico. O professor Antônio Branco Lefèvre foi quem me ensinou a neuropediatria embasada em um conhecimento profundo do desenvolvimento normal da criança e dos seus desvios da normalidade. Com ele, aprendi a reconhecer que, na maioria das vezes, para que a criança realmente se beneficie das indicações terapêuticas, a prática neuropediátrica deve se traduzir pelo trabalho multi e interdisciplinar. Ou seja, não é possível prescindir do trabalho conjunto de profissionais das áreas da saúde e da educação que, dependendo das necessidades de cada caso, devem constituir a equipe que avalia e trata a criança. Entendi, assim, que, para que se possa dar as melhores condições aos nossos pacientes e a suas famílias, o grupo de atendimento precisa ter igualdade de conhecimentos, desde o âmbito científico e técnico até a formação ética e de relação com o paciente, com a família e com a escola. Essa forma de ver o manejo das patologias neuropsicológicas da infância requer não só o conhecimento específico de cada área, mas também a visão da criança como um todo.

Para conhecer os problemas que interferem no desenvolvimento e na aprendizagem da criança, deve-se ter em mente também que é preciso um sólido entendimento dos parâmetros normais. E talvez a maior contribuição da neuropediatria para a aprendizagem seja o estudo do sistema nervoso central (SNC) em desenvolvimento na criança e do que significa aprendizagem normal de acordo com a idade, ou seja, a compreensão da plasticidade cerebral no cérebro normal. A criança é um ser em evolução, assim, habilidades e achados de exame devem ser interpretados de acordo com sua idade, sendo o exame do desenvolvimento a melhor ferramenta para o diagnóstico dos desvios da normalidade.

Aprender não é simplesmente um ato psicomotor, é um processo cognitivo complexo que depende das funções corticais mais superiores. Leitura, escrita e cálculo são formas complexas de aprendizagem simbólica, envolvendo noção de esquema corporal, de tempo e de espaço; linguagem verbal e escrita; atenção; gnosias; praxias; memória; organização do texto e imagem mental.

A valorização do conhecimento sobre o desenvolvimento do cérebro normal permite que, pela estimulação adequada, um cérebro em evolução que sofra lesões cerebrais possa desenvolver novas rotas, ou seja, plasticidade cerebral em cérebro lesado. Podemos dizer que plasticidade cerebral é a habilidade do cérebro de adaptar-se às mudanças que ocorrem ao longo do tempo. Fica claro que a aprendizagem ocorre a partir de modificações, mais ou menos permanentes, quando a criança é submetida a estímulos ou experiências que se traduzem por modificações cerebrais. Esse é o caminho não só da aprendizagem formal, mas da reabilitação como um todo.

Com isso em mente, naquela fria tarde de domingo decidi transformar pensamentos em prática. Como livre docente, comecei então a ministrar cursos de 30 horas destinados a profissionais das áreas da saúde e da educação. Nesses cursos, eu também passei a aprender com as experiências e dúvidas desses profissionais. A vontade que eles tinham de continuar aquele aprendizado multidisciplinar fez surgir a ideia de desenvolver os Seminários Avançados de Neurologia juntamente com um grupo especial de profissionais que buscavam aprofundar seus conhecimentos.

A convicção de que os aspectos anatômicos e fisiológicos são as bases estruturais e funcionais para a gênese dos transtornos que estudamos motivou o grupo na busca por maiores desafios. A convivência entre os participantes dos Seminários é sempre de total igualdade, e os encontros têm frequência mensal, aos sábados. A partir dos Seminários, tomou forma a vontade de dividir com outros colegas nossas experiências por meio de um livro em que os capítulos mantivessem a dinâmica dos nossos encontros: a apresentação de uma pesquisa atual, publicada em revista de alto impacto e com sólido embasamento científico, cujo tema fosse pertinente às necessidades do grupo, e sua discussão por todos os participantes. Além da teoria, um caso clínico exemplifica o tema, sendo amplamente analisado pelo grupo, auxiliando no entendimento clínico da patologia em foco, enriquecendo o conhecimento e permitindo o estabelecimento do melhor atendimento da criança, objeto principal que nos move para o aperfeiçoamento de nosso fazer. As discussões a respeito dos casos abordam todas as facetas da apresentação: história, avaliações diagnósticas, exames realizados, conduta terapêutica multidisciplinar e possibilidades prognósticas.

Este é o primeiro livro desenvolvido a partir dessa experiência conjunta, enriquecedora para todos nós, e certamente auxiliará outros profissionais das áreas da saúde e da educação que procuram entender os desvios da normalidade.

Para o desenvolvimento deste livro, os participantes dos Seminários uniram esforços. Pude, em sua organização, trabalhar com dois colegas, sem os quais não teríamos chegado a esse momento. Refiro-me ao psicólogo César Augusto Bridi Filho e à psicopedagoga Fabiane Romano de Souza Bridi. César foi fundamental nos Seminários por sua contribuição com sólidos conhecimentos na área da psicologia, possibilitando melhor entendimento das reações não só da criança, mas de todos os envolvidos no caso em estudo, ou seja, a família, a escola e o grupo multidisciplinar. Em relação ao livro, não foi diferente, dedicou-se inteiramente a ele e o deixou muito à sua feição. A contribuição de Fabiane se fez também em todos os momentos de nossas atividades, com apresentações impecáveis e discussões extremamente pertinentes, dividindo conosco sua experiência psicopedagógica, com uma didática invejável e um desprendimento ímpar para uma melhor formatação final desta obra. Juntos, discutimos, revisamos e, à nossa maneira, contribuímos com os colegas que se envolveram neste livro, dividindo conosco muito do seu precioso tempo.

Cada capítulo do livro representa um seminário, com todas as suas facetas: teoria, pesquisa, clínica e discussão. Não é infrequente que excelentes ideias surjam durante uma discussão, não só das pessoas que, por sua formação, deveriam opinar naquele momento, mas de olhares externos ao assunto, que podem contribuir muito para as soluções esperadas. Todos os temas foram tratados com base no DSM-5, desse modo, contribuímos para a atualização das definições de transtornos que até 2013 tinham outra formatação conceitual.

Assim, neste livro, os leitores encontrarão capítulos que se reportam a situações prevalentes em nossa atividade clínica, como: transtorno do espectro autista (TEA);[1] transtorno de déficit de atenção/hiperatividade (TDAH); deficiên-

---

[1] Na mais recente edição do *Manual diagnóstico e estatístico de transtornos mentais* (DSM-5), foi criada uma categoria abrangente chamada transtorno do espectro autista, que engloba transtornos antes chamados de autismo infantil precoce, autismo infantil, autismo de Kanner, autismo de alto funcionamento, autismo atípico, transtorno global do desenvolvimento sem outra especificação, transtorno desintegrativo da infância e transtorno de Asperger. A mudança foi impelida por pesquisas que demonstraram que esses transtornos não eram tão distintos e independentes quanto se pensava e que os clínicos tinham dificuldade em distingui-los. Neste livro utilizamos esta nova denominação, exceto em trechos que se referem a obras mais antigas (nestes casos, foram mantidos os termos originais).

cia intelectual (DI); paralisia cerebral (PC); transtorno da linguagem escrita – dislexia; discalculia; dispraxias; disfunções executivas; bem como com a discussão sobre a importância das tecnologias assistivas na reabilitação de crianças com transtorno do desenvolvimento. O livro traz, ainda, um capítulo intitulado "Sobre o aprender e suas relações: interfaces entre neurologia, psicologia e psicopedagogia", situação cuja relevância é muito evidente para nosso grupo, mas que nem sempre é reconhecida como tal.

POR CÉSAR AUGUSTO BRIDI FILHO

O grupo de estudos ao qual pertenço há cerca de seis anos é encantador e plural em práticas e discussões. Quando ingressei nele, não tinha ideia do quão revolucionários os encontros seriam. A convivência me ensinou que a aprendizagem tem seu tempo para acontecer. E é sobre o tempo do acontecer que versa esta apresentação.

Da mesma forma que muitos saberes se relacionam no espaço do estudo, muitos tempos se entrecruzam na ludicidade do conviver nesse grupo. O tempo é uma transversal que alinhava momentos de criatividade, de reflexão e de generosidade. Costurando com o tempo, ao modo antigo das rodas de conversas e afazeres, essas aprendizagens entrelaçam os conhecimentos, sustentando um alinhavo instantâneo, mas que deixa marcas e bordados para todos.

Descobri que a Dra. Newra se tornou livre docente no ano em que eu me alfabetizava. Enquanto me esforçava para juntar as letras, ela se preocupava com as crianças que tinham "rendimento escolar deficiente". Essa expressão, em voga na época, retratava a criança com pouca expectativa no campo do aprender. Para a Dra. Newra, a aprendizagem já era uma preocupação, algo que lhe tomava tempo e esforço, e que, anos depois, serviria de semente para o grupo de estudos. Para mim, era o início da jornada que me levaria a ela e às crianças, que têm no aprender um desafio para toda a vida. Enquanto eu juntava as letras, ela juntava as ideias para que outras crianças pudessem compartilhar da mesma felicidade em aprender. Sem nos conhecermos, já havíamos aproximado nossas vidas.

No semestre em que aprendi sobre Psicologia da Aprendizagem na Universidade, Fabiane estava sendo alfabetizada. Ela, que muitos anos depois me convidaria a fazer parte do grupo de estudos, nem sabia ler quando comecei a me interessar pelo aprender. Novamente, repetimos os caminhos trilhados, agora comigo um pouco mais adiante.

Muito tempo foi necessário para que nossas vidas convergissem, por meio da dúvida sobre o aprender, para um mesmo espaço físico. Vindos de lugares diferentes, com bases teóricas distintas, nossas dúvidas nos encaminharam na busca de respostas e de parceiros dispostos a compartilhar as experiências que havíamos vivido e recolhido ao longo de nossas vidas. Nossas vidas se ligavam através do tempo, buscando um espaço no futuro para nosso encontro. Enquanto um mergulhava na compreensão do aprender, o outro era iniciado nesse universo pelo caminho das letras.

Para mim, o tempo é um elemento-chave para as conexões que se estabelecem entre as pessoas, seus conhecimentos e seus agrupamentos. Elemento precioso, o ser humano se relaciona com o *chronos* não pelos ponteiros do relógio, mas pelo desejo que se empenha em realizar. Mergulhar em um determinado saber é destinar a ele um período, uma estação, uma vida. É um ganhar tempo para gastar com seus desejos.

A aprendizagem é um elemento inquietante ao longo do tempo. Compreender como, onde e por que se aprende instiga diversos campos a se debruçarem sobre essas questões. Se, em algum momento passado, podíamos pensar que o "como" estava relacionado ao campo da pedagogia (e mais atualmente da psicopedagogia), o "onde" ao da neurologia e o "por que" ao da psicologia, hoje essa afirmação não teria sentido. A difusão das bordas dos campos teóricos, mais precisamente desses três referenciados, faz com que eles se entrecruzem nas compreensões mais atuais.

A dicotomia corpo-mente apresentada pelos gregos, assim como a dicotomia *res extensa/res cogitans* (realidade física/realidade mental) de Descartes no início da ciência, dividiam o saber sobre o aprender. Nesse caso, corpo e mente estavam presentes, mas eram vistos separadamente. Esse problema, que ainda nos inquieta, encontra nas novas acepções sobre ciência um respiro para sua elaboração.

A ciência clássica, tal como foi organizada inicialmente, no século XVI, ainda estava atrelada à vontade de conhecer de forma mecanicista, ligada mais à forma do que à função. Segundo Santos (2010, p. 31),[2] "[...] o determinismo mecanicista é o horizonte de uma forma de conhecimento que se pretende utilitário e funcional, reconhecido menos pela capacidade de compreender profundamente o real do que pela capacidade de o dominar e transformar". A ciência estava engatinhando, tentando se organizar na mesma lógica da matemática e da física, buscando inserir o ser humano nas amarras da previsibilidade lógica. O século XIX marcou um novo direcionamento para esse campo. Tido como o século do científico em todas as áreas, buscou um reconhecimento válido socialmente. As ciências sociais ainda eram tomadas como de caráter pré-paradigmático, ou seja, sem um estatuto compatível com os critérios das ciências naturais (SANTOS, 2010). O direcionamento estaria em criar um estatuto metodológico também para elas. A ciência passou por vários períodos e reestruturações paradigmáticas que possibilitaram a aproximação de saberes nascidos em instâncias diferentes. Com isso, o "onde", o "como" e o "por que" nascidos de diferentes perspectivas teóricas podem ser questionados em um mesmo grupo formado por profissionais de várias áreas. Nas palavras de Parisi (2003, p. 211),[3] "[...] o grande desafio atual da ciência do homem é estudar tanto os aspectos biológicos como os pós-biológicos dos seres humanos dentro de um esquema teórico unitário e com a mesma metodologia de pesquisa".

A parceria entre neurologia, psicologia/psicanálise e psicopedagogia que caracteriza nosso grupo nasce da transversalidade de um elemento que chamamos de *aprendizagem*. Mesmo partindo de diversas metodologias e práticas, a aprendizagem é o elemento catalisador das preocupações nesse espaço-tempo de saber.

[2] SANTOS, B. de S. *Um discurso sobre as ciências*. 7. ed. São Paulo: Cortez, 2010.

[3] PARISI, D. Inteligência e amor. In: DE MASI, D. *As palavras no tempo:* vinte e seis vocábulos da Encyclopedie reescritos para o ano 2000. Rio de janeiro: José Olympio, 2003.

A neurologia apresentada pela Dra. Newra nasceu da preocupação com o aprender. Ao reconhecer que o sujeito que aprende é um ser de múltiplas constituições e possibilidades, o conhecimento neurológico cria uma ponte com as demais ramificações do conhecimento que se ocupam desse processo. O passo inicial está em compreender que o corpo orgânico é contornado e sulcado pelas experiências a que é submetido. A plasticidade cerebral é o conceito que aproxima essas duas formas de compreensão, une corpo e mente, orgânico e sutil. Nas palavras de Parisi (2003, p. 213),

> [...] o modo como um organismo responde a um *input* sensorial, isto é, seu comportamento, é determinado pela arquitetura da rede neural (quantas unidades ela contém e qual unidade está conectada com qual unidade) e pelos pesos sobre as conexões da rede. Nos organismos, dois fatores determinam as características do sistema nervoso e, portanto, o comportamento deles. O primeiro é a informação genética herdada dos genitores; o segundo é a aprendizagem.

A neurologia, que dialoga com o subjetivo, encontra eco na psicanálise, que, por sua vez, reconhece no corpo uma forma de expressão, uma forma de linguagem. As subjetividades pronunciadas e construídas no entendimento psicanalítico também podem encontrar no corpo um elemento a ser fendido, a ser modificado.

O pai da psicanálise, Sigmund Freud, iniciou suas buscas por respostas na neurologia. Na ânsia da contribuição científica, Freud desenhava neurônios e estudava fibras nervosas quando essa ideia ainda era muito controversa. Segundo Gamwell (2008),[4] foi em um trabalho não publicado em 1886 – *Introdução a neuropatologia* – que Freud, após organizar um panorama sucinto da estrutura geral do corpo humano, apresentou conceitos que serviriam de base para seus trabalhos posteriores. Nesse trabalho, Freud introduziu a ideia de que a relação entre corpo e córtex não é topológica, mas funcional. Para Freud (apud GAMWEELL, 2008, p. 105), as "[...] relações topográficas são mantidas apenas na medida em que elas se coadunam com as exigências de função". Nos anos seguintes, ele ainda se ocuparia do campo da linguagem antes de se dedicar aos conflitos sexuais, o que teria início com o estudo da histeria. Nesse período, vinculado à linguagem e ao estudo das afasias, Freud compreendeu que é possível localizar as áreas de lesão anatomicamente, porém, não se trata da mesma localização para as funções. Essa descoberta pode tê-lo impulsionado ainda mais para os trabalhos sobre a *mente* humana, fazendo com que se dirigisse para o campo das neuroses, que ele próprio reconhecia como sendo psíquicas e não decorrentes de lesões estruturais.

A psicanálise, nascida das inquietações iniciais da neurologia, verte para o espaço subjetivo dos elementos que contornam o corpo, que o libidinizam, que o mapeiam a partir das vivências do invólucro das experiências ao longo da vida de cada um.

Os capítulos reunidos neste livro remontam essa evolução do conhecimento. Partindo de artigos que versam sobre o campo neurológico, o tratamento dado a cada situação ou caso é revestido de conhecimentos que transcen-

---

[4] GAMWELL, L. *Da neurologia à psicanálise*: desenhos neurológicos e diagramas da mente por Sigmund Freud. São Paulo: Iluminuras, 2008.

dem uma área específica. Nas mãos dos autores, o neurônio transforma-se em subjetividade, porém, sem perder seu aspecto fundamental: ser parte de um ser humano em desenvolvimento.

Minhas colegas, que em algum momento já chamei de fadas-científicas, trazem a riqueza dos seus teares do saber e tecem sobre as crianças novas formas de viver e de se apropriar de sua condição e de sua história. Reconstruindo, ludicamente, os seus caminhos neurais, as crianças encontram uma nova forma de se expressar e de crescer.

Esperamos que ao longo do tempo que você dedicar a este livro, esses fios alinhavem novas formas de perceber a experiência terapêutica da aprendizagem.

POR FABIANE ROMANO DE SOUZA BRIDI

Aprendizagem refere-se às relações, envolve conexões que se estabelecem em diferentes dimensões, sejam elas no campo neural ou interacional; sejam da ordem do conhecimento objetivo ou dos efeitos subjetivos. Em um movimento que se retroalimenta continuamente, vamos ressignificando nossos modos de *ser* no mundo. No encontro e na convivência com os demais, nos constituímos e constituímos àqueles com os quais convivemos.

O grupo dos Seminários Avançados em Neurologia se refere ao encontro, às relações, à aprendizagem, à constituição... Chegamos por diferentes vias e permanecemos juntos porque pontos de vinculação nos aproximam... Entendo que o objetivo final envolva possíveis compreensões sobre o aprender humano, mas principalmente sobre o *nosso próprio aprender*. Para que as peculiaridades dos processos de aprendizagem possam ser compreendidas, é necessário entender como eles ocorrem em cada um de nós. Nesse sentido, o encontro sistemático mensal e a ousadia em nos aventurarmos pelas conexões entre neurologia e aprendizagem envolvem nos colocarmos permanentemente em situações desafiadoras de aprendizagem. Desafios que ocorrem em diferentes dimensões: na apropriação conceitual de elementos mais vinculados ao campo da neurologia, na compreensão de como o funcionamento neuronal oferece contornos à aprendizagem humana, na organização, apresentação e discussão dos textos científicos, na problematização de um caso clínico, na proposição de escrita e publicação deste livro.

Pelas mãos da Dalva Leonhardt ingressei nesse grupo. Serei eternamente grata pelo convite recebido por meio de um telefonema que anunciava a possibilidade de eu estar em meio a um grupo de psicopedagogas discutindo os aspectos referentes ao aprender sob a maestria competente, cuidadosa e generosa da Dra. Newra Rotta. Fui ao primeiro encontro e permaneço no grupo há sete anos. O grupo, originalmente formado por psicopedagogas, ampliou-se, diversificou-se, agregou profissionais de outras áreas, trazendo riqueza à interlocução e ao debate.

A Dra. Newra tem orquestrado sabiamente essas diversas vozes que se manifestam em torno do aprender. Elas representam diferentes concepções teóricas e estilos de clínica terapêutica advindas de distintos campos, como a psicopedagogia, a psicologia, a fonoaudiologia, a terapia ocupacional e a fisioterapia. Partilhar experiências sustentadas em uma rede de confiança possibilita trazer à discussão casos clínicos de nossa responsabilidade, oferecendo um caráter rico e singular ao grupo, bem como potencializa a aprendizagem quando nos dispomos a dialogar, a discutir e a refletir sobre as questões que atravessam a clínica terapêutica ligada ao aprender.

A apropriação de aspectos teóricos e conceituais, bem como dos elementos constitutivos da prática clínica, tem nos acompanhado. O exercício de problematizar e compreender como as alterações neurológicas, sejam elas de ordem estrutural ou funcional, afetam os processos de aprendizagem e como esta pode alterar e reconfigurar um funcionamento neurológico peculiar por meio do que denominamos de plasticidade cerebral também está presente.

Nesse sentido, o aprender e as possíveis intercorrências desse processo constituem-se como objeto de inquietação e análise do grupo. O modo como o sujeito aprende, quais fatores interferem nesse processo, quais as causas das fragilidades que se anunciam em determinadas situações traduzem-se em fios condutores do nosso estudo e redimensionam nossa clínica.

Mensalmente, a ludicidade que perpassa a clínica, bem como os conceitos teóricos que a sustentam, circulam pelo grupo. Os processos de autoria, tão referenciados no campo psicopedagógico, manifestam-se na medida em que somos brindados com a criatividade e a inventividade na proposição de uma clínica e na condução de um caso, nem sempre fácil e, com frequência, desafiador.

Após um período juntos nesse movimento de compartilhar experiências e conhecimentos, entendemos que o grupo havia trilhado uma trajetória e alcançara maturidade capaz de sustentar a organização desta obra. Este livro, ao mesmo tempo em que representa o desejo de compartilhar nossa experiência, dá visibilidade à prática terapêutica, o que lhe confere um caráter singular, necessário ao campo da aprendizagem.

Aos olharmos para os contornos desta produção, vislumbramos o quanto ela tangencia questões centrais que afetam a infância, mais especificamente o *ser* criança. Incursiona pelos quadros que lideram a produção diagnóstica, como o transtorno de déficit de atenção/hiperatividade (TDAH) e o transtorno do espectro autista (TEA). Desse modo, possibilita-nos perguntar sobre as condições de produção desses diagnósticos, bem como a respeito das singularidades presentes nos modos de ser e aprender em cada uma dessas condições e seus efeitos no campo escolar.

Gostaria de compartilhar a minha felicidade em pertencer a esse grupo. Do prazer da convivência que nos move mensalmente para os encontros. Das possibilidades de aprendizagem e crescimento experienciadas. Do desafio de organizar esta obra em parceria com a Dra. Newra Rotta e com César Augusto Bridi Filho, e do quão singular e encantador foi esse processo. Gostaria ainda de referendar as crianças, que são protagonistas dessas tramas e razão da nossa atuação profissional. Ocupamo-nos de suas aprendizagens colocando as nossas próprias aprendizagens em jogo. A aprendizagem nos moveu até aqui, e esperamos que ela possa acompanhar o leitor em novos percursos de descobertas e conhecimento.

Sobre o aprender e suas relações: interfaces entre neurologia, psicologia e psicopedagogia

1

CÉSAR AUGUSTO BRIDI FILHO E
FABIANE ROMANO DE SOUZA BRIDI

SOBRE O CAMPO DA APRENDIZAGEM

Considerando a aprendizagem como elemento central que une diferentes campos do conhecimento, este capítulo se propõe a pensar e problematizar as relações constituintes da neurologia, da psicologia e da psicopedagogia no que tange ao aprender humano. De que forma essas três áreas se relacionam, se influenciam e se constituem? Como intervenções terapêuticas no campo da psicopedagogia podem alterar a estrutura e o funcionamento neurológico? Como os aspectos neurológicos determinam os elementos psicológicos que caracterizam o ato de aprender?

O lugar central da aprendizagem no âmbito das diferentes disciplinas vincula-se à importância do aprender em nossa cultura, uma vez que todos necessitam cumprir com êxito essa ação. O imperativo da aprendizagem na atualidade se traduz na obrigatoriedade da escolarização e na apropriação do conhecimento sistematizado, manifestado principalmente por meio das habilidades como a leitura, a escrita e o cálculo. Historicamente, a expansão da escolarização trouxe um olhar mais atento aos processos de aprendizagem, seus elementos

constitutivos, seus fatores intervenientes, bem como às dificuldades produzidas, colaborando também para a constituição do próprio campo que hoje denominamos de "dificuldades de aprendizagem".

O impositivo da aprendizagem sistematizada a todos os sujeitos vem acompanhado de uma compreensão ampliada de aprendizagem considerando-a como um elemento presente ao longo de toda a vida. Nesse sentido, estudos mais recentes, como os de Usher (2013), Kegan (2013) e Mezirow (2013), introduziram modelos explicativos, abordagens e conceitos vinculados à aprendizagem na vida adulta e profissional.

Para Maturana e Varela (2005), sob a premissa de que "viver é conhecer e conhecer é viver", a vida apresenta-se como condição necessária e, ao mesmo tempo, suficiente para o aprender. Nessa perspectiva, a aprendizagem é um elemento intrínseco à condição humana. Aprendemos a todo o momento, em um processo de interação permanente com o meio, manifestando diferentes níveis de complexidade referentes ao conhecimento construído.

Historicamente, os aspectos médicos, em especial os elementos neurológicos, exerceram grande influência na busca de causas e do entendimento sobre a aprendizagem e suas dificuldades. As primeiras incursões decorrem dos estudos de Franz Joseph Gall (1758-1828), por volta de 1800. Esse médico frenologista dedicou-se a investigar adultos com lesões cerebrais adquiridas que manifestavam alterações na fala e na capacidade de expressar ideias e sentimentos, apesar das funções intelectuais preservadas (CRUZ, 1999; GARCIA, 1998).

Passados mais de 100 anos desde as contribuições de Gall, Alexander Luria (1902-1977) revoluciona a compreensão sobre os processos neurológicos trazendo à cena o conceito de plasticidade cerebral derivado principalmente de seus estudos com pacientes lesionados durante a Segunda Guerra Mundial.

> Luria explora o cérebro como um sistema biológico aberto, em constante interação com o meio físico e social em que o sujeito está inserido. Destaca-se aí o conceito de plasticidade cerebral, isto é, a ideia de que as funções mentais superiores, tipicamente humanas, são construídas ao longo da evolução da espécie, da história social do homem e do desenvolvimento de cada sujeito. (OLIVEIRA; REGO, 2010, p. 111).

Luria parece concentrar em sua própria história acadêmica e profissional a possibilidade de articular diferentes campos do saber na busca da compreensão sobre o funcionamento humano, mais especificamente ao que se refere às funções humanas mais elaboradas e/ou superiores. Luria tratou o cérebro como uma estrutura que apresentava áreas para funcionamentos específicos, como apontavam seus antecessores, mas introduz a ideia de que o cérebro poderia ser um sistema amplo e interligado, que, por meio de uma relação complexa, porém objetiva, seria capaz de agir unindo as diferentes áreas simultaneamente. A correlação entre áreas cerebrais, que mescla a ideia de especificidade, mas também a ideia de interatividade, permite um avanço na compreensão dos conceitos atuais de plasticidade e aprendizagem como concebemos atualmente.

Uma primeira definição das dificuldades de aprendizagem foi proposta pelo psicólogo Samuel Kirk (1904-1996) com o intuito de deslocar a abordagem organicista que pouco colaborava para a compreensão e a intervenção no âmbito educacional. Nesse período, as crianças com dificuldades de aprendizagem eram diagnosticadas com lesão cerebral ou disfunção cerebral mínima. Kirk propôs o termo *dificuldades de aprendizagem* para designar alterações no desenvolvimento da linguagem, da fala, da leitura e das habilidades comunicativas que comprometessem a interação social de crianças, excluindo, desse grupo, crianças com deficiências sensoriais e com atrasos mentais. Dessa forma, Kirk estabelece os seguintes critérios para a identificação de crianças com dificuldades na aprendizagem:

> 1º) mostravam uma discrepância entre o seu potencial de aprendizagem e o de execução; 2º) o atraso acadêmico não se devia a outras deficiências sensoriais; 3º) não tinham aprendido pelos métodos usuais e que necessitavam de métodos especiais de instrução. (CRUZ, 1999, p. 30).

Para Fletcher et al. (2009), a ideia original proposta por Kirk, em 1963, refere um grupo de crianças que apresentavam

> [...] habilidades sensoriais intactas, inteligência adequada, ausência de dificuldades emocionais que interfiram na aprendizagem e uma oportunidade adequada para aprender [...] Assim o baixo desempenho é inesperado. (FLETCHER et al., 2009, p. 18).

Desde a década de 1960 até os dias atuais, o campo tem passado por revisões conceituais e classificatórias que envolvem, para alguns autores brasileiros (MOOJEM, 2004; MOOJEM; FRANÇA, 2006), a distinção entre dificuldades de aprendizagem e transtornos de aprendizagem. Porém, esses são aspectos que continuam merecendo a atenção investigativa no sentido de avançarmos quanto às formas de nomear e classificar esse vasto campo.

Para Sternberg e Grigorenko (2003), as dificuldades de aprendizagem representam um processo interacional entre o indivíduo e o ambiente. Nesse sentido, os autores rejeitam uma compreensão ancorada exclusivamente em elementos intrínsecos, como também relutam em aceitar abordagens centradas unicamente em elementos extrínsecos. Para os autores, as "[...] características intrínsecas interagem com as extrínsecas e acabam gerando crianças com dificuldades de aprendizagem" (STERNBERG; GRIGORENKO, 2003, p. 36).

Em linhas gerais, Fletcher et al. (2009), ao se referir aos transtornos de aprendizagem, indicam que sua manifestação representa fragilidades em habilidades acadêmicas específicas, como reconhecimento de palavras, compreensão leitora, fluência leitora, cálculo e/ou resolução de problemas matemáticos e expressão escrita. Os referidos autores têm defendido um modelo híbrido de identificação que envolve três componentes:

> (1) uma resposta inadequada à instrução apropriada; (2) baixo desempenho em leitura, em matemática e/ou em expressão escrita; e (3) evidências de que outros fatores (p. ex., transtornos sensoriais, retardo mental, proficiência limitada na língua de instrução, instrução inadequada) não sejam a principal causa do baixo desempenho. (FLETCHER et al., 2009, p. 19).

Apesar da tentativa de conceituação e identificação baseadas em evidências científicas, é importante reconhecer nossa responsabilidade como profissionais da área, diante da necessidade de avanços no que tange ao desenvolvimento de pesquisas e à ampliação do debate, para que possamos qualificar o discurso, a compreensão e a intervenção no campo das dificuldades de aprendizagem.

Na busca de compreender o aprender humano, parece-nos necessária a pergunta sobre como os diferentes campos científicos conversam entre si, se influenciam e se determinam reciprocamente. Em que medida os elementos neurológicos estruturais e funcionais afetam aspectos psicológicos e os processos de aprendizagem humana? De que forma os fatores psicológicos provocam alterações no sistema neurológico e na aprendizagem? Como a aprendizagem reconfigura a estrutura e o funcionamento neurológico, bem como redimensiona os processos psicológicos?

SOBRE DESENVOLVIMENTO E APRENDIZAGEM

Ao pensarmos a conexão possível entre neurologia e desenvolvimento, mais especificamente desenvolvimento cognitivo, devemos pensar que o próprio desenvolvimento neurológico só é possível por meio da conexão do sistema neural com o ambiente. A essa conexão damos o nome de aprendizagem.

Fruto da interação neuro-biológica-genética com o ambiente, os processos interativos exigem uma modificabilidade constante do sujeito como um todo. De modo amplo, podemos imaginar que o que é previsto geneticamente é uma condição de futuro desenvolvimento, de uma possibilidade de incremento dentro de um sistema primitivamente estabelecido. É possível afirmar que nenhum sistema é capaz de um desenvolvimento sem que haja trocas com o ambiente onde está inserido. Mesmo em situações em que o desenvolvimento é incompleto ou interrompido, o sistema restante ou parcialmente desenvolvido reage ao meio e apresenta características próprias, caminhos próprios de expressão. Atualmente é impossível imaginar o campo da neurologia como um campo isolado ou alheio às excessivas estimulações a que qualquer um é submetido cotidianamente. A ideia segregada corpo-mente dos gregos na Antiguidade agora representa as pontas interligadas do sistema interativo e relacional do físico e do cognitivo, e a essa relação chamamos aprendizagem. Do mesmo modo que o físico precisa de estimulações, conflitos e embates com o meio para, a partir de uma necessidade de sobrevivência ou expressão, se desenvolver, o processo cognitivo (que incluem os processos mentais e as aprendizagens) necessita que o corpo esteja em constante transformação para ganhar amplitude e se expandir.

O conceito de plasticidade cerebral nos mostra que não é exclusivamente em intervenções físicas ou medicamentosas que o corpo vai se adaptar às novas exigências do meio. Se essas interposições ao corpo o auxiliarem, será pela interação com o meio onde o sujeito está inserido. Medicações devem estar a serviço da potencialização da interação do corpo físico com o ambiente e na mediação da capacidade de aprender. Segundo Muskat (2006), a plasticidade cerebral é multidimensional, um processo dinâmico que estabelece uma relação entre *estrutura* e *função*: a plasticidade atua no nível neuroquímico, hedológico e comportamental. No primeiro, a interação com o meio é capaz de auxiliar, junto com o desenvolvimento e o crescimento previstos a cada etapa do sujeito, na modificação de neurotransmissores e neuromoduladores. Assim, conforme as exigências do meio, novas interações neuroquímicas ocorrem ou deixam de ocorrer, como forma de adaptação da estrutura do sistema nervoso com o ambiente. A condição hedológica refere-se aos diferentes padrões de sinapse e à rede ativa de sinapses, e o aspecto comportamental está ligado à resolução de problemas na interação com o meio.

Estudos como o de Naninck, Lucassen e Korosi (2015) apontam que a relação que se estabelece entre a mãe e a criança no período perinatal afeta o desenvolvimento cerebral e comportamental da criança. Esse estudo cita as contribuições de Van Hassel et al. (2012) e Bagot et al. (2009 apud NANINCK; LUCASSEN; KOROSI, 2015), nas quais há referência à variação do nível de cuidado recebido nesse período com as respostas ao estresse e às funções cognitivas tardias. Quanto maior a agressão (não cuidado), piores as respostas e o desenvolvimento posterior. Acredita-se que essa resposta do meio é capaz de atuar plasticamente no desenvolvimento cerebral, diminuindo a capacidade de desenvolvimento satisfatório posteriormente. Essa inter-relação está presente em todo o nosso cotidiano. A cada ação ou intenção de ação, os sistemas físico e cognitivo, de modo indissociável e entrelaçados, entram em funcionamento simultâneo, utilizando a bagagem já adquirida e lançando-se a novos desafios para o novo ato.

O ambiente que acolhe e desafia é a base de influência do *input*, assim como a sua constância e repetição exercem efeitos nas organizações e estruturas corticais, ampliando a potencialidade de crescimento da arborização dentrítica. É sabido que há uma maior expansão da neuroplasticidade nos meses iniciais de vida, mas esse processo não se interrompe por todo o desenvolvimento maturacional nem mesmo na vida adulta. Conceitos como plasticidade cerebral estão ligados ao de reorganização funcional quando atrelados ao espaço de aprendizagem. O desafio se apresenta ao campo de aprendizagem, na medida em que procuramos quais os caminhos a serem percorridos e que atinjam de forma efetiva o desenvolvimento global do sujeito. A estimulação permanente não é fruto apenas de processos formais de escolarização ou estimulação, sequer de apenas exercícios repetitivos do corpo ou do aprender. É um processo contínuo, no qual elementos e comportamentos cotidianos, permanentemente apresentados e exigidos, estimulam a complexidade relacional e interativa.

Os processos que descrevemos ao longo deste estudo representam apenas uma parte – uma parte que fez diferença e criou novos significados nas estruturas cognitivas – de todo um processo e um olhar interventivo. A grande característica foi ter rompido com a linearidade com que esses corpos cognitivos eram desenvolvidos e construídos. Em muitas situações, o que se percebe é a descrição de uma nova forma de interação, que coloca todo o sistema em crise, na busca de uma nova solução. Sabemos que o sistema límbico, constituído pelos órgãos que regulam as funções mais primitivas além dos nossos órgãos do sentido, regula as emoções e também está relacionado com as aprendizagens. Isso reforça a ideia de que, mesmo nas instâncias primárias, o processo de aprendizagem constitui uma fonte de registro, possibilitando as trocas com o meio e registrando as impressões do meio sobre o sistema.

O sistema como um todo está previsto ontogeneticamente, porém muitos são os intercursos que podem interferir nesse processo, tanto sobre o aspecto objetivo ou físico, como nos múltiplos aspectos subjetivos a que somos apresentados desde antes do nosso nascimento. Isso afeta nosso desenvolvimento e, consequentemente, nossa forma de absorver o mundo e de colocarmos o nosso desenvolvimento em pleno funcionamento. Sob o aspecto mais formal da aprendizagem, a incompletude de um processo esperado no desenvolvimento pode ser vista como um problema ou uma dificuldade, muitas vezes ganhando contornos ou nomenclaturas próprias as quais denominamos como diagnósticos. É uma forma de delimitar e reconhecer as etapas de funcionamento que ainda não correspondem, quer pelo tempo quer pela estrutura, ao esperado dentro daquela etapa de desenvolvimento.

SOBRE A REDE SUBJETIVA QUE ENVOLVE O CORPO

A constituição física serve como um balizador do desenvolvimento. Há uma previsão generalizada que atravessa cada ser na expectativa de ser cumprida. Sob uma visão macroscópica, uma grande parte da população cruza essa linha de forma similar, criando a ideia de que há uma expectativa e uma normalidade para cada parte do desenvolvimento. Entretanto, os múltiplos processos encadeados para que isso ocorra apresentam sempre um desenvolvimento peculiar a cada indivíduo, refletindo o modo singular em que cada estrutura se organiza, seus pontos de apoio e suas dificuldades. Na massa homogênea, tendemos a imaginar que todos os seres adquirem conhecimento de forma similar, porém, na particularidade de cada um, criamos nossas redes internas, nossos caminhos sinápticos e maturacionais, criando nossas características individuais.

Nossa rede neural, que ajuda a sustentar a nossa aquisição de conhecimento, é permeada por um mapa constitutivo, por elementos que chamamos de subjetividade. A subjetividade é fruto do resultado do corpo com o ambiente, dos entraves e das soluções encontradas para cada choque de sobrevivência da nossa existência no mundo. Parisi (2003) refere que o cérebro e o corpo são uma máquina física, enquanto a mente, uma máquina simbólica. O que o autor chama de mente refere-se ao que aqui chamamos de subjetividade. Referenda o autor que o grande desafio da atualidade é estudar os aspectos biológicos e pós-biológicos dos seres humanos em um esquema teórico unitário e com uma mesma metodologia de pesquisa. Já se sabe que o comportamento que é determinado pela rede neural também é por ela construído. A costura feita entre a genética, a biologia e a aprendizagem é que determina nossa mutante constituição, inclusive no campo da aprendizagem formal.

A relação do corpo é uma relação de sustentação. Ao permitir que conexões sejam formadas, permite-se que a estrutura entre em contato e permute com o ambiente, formando um registro interno dessas trocas. Esse registro, subjetivo e simbólico, é a fonte de todo o nosso processo de conhecimento. Segundo Imbasciati (1998, p. 147) "[...] o nosso mundo interno é completamente diferente do externo, no entanto é o modo que tem à sua disposição para conhecer o externo". Desde o início, os *inputs* que resultam das interações com o externo formam as nossas simbolizações mais primitivas. Essas simbolizações iniciais servirão para a continuidade do processo cognitivo que nos acompanhará por toda a vida. Essas referências simbólicas servirão também para a aquisição da linguagem e as representações do pensamento. As unidades semânticas que sustentam as relações com o conhecimento estão intimamente ligadas às percepções do sujeito sobre o meio, suas respostas corpóreas, suas interações emocionais e os registros subjetivos dessa vivência. Muitas dessas atividades, pela sua complexidade afetiva e relacional, ocorrem em instâncias não plenamente conscientes do sujeito, deixando marcas de agrado ou de repelência, mesmo que não haja um motivo explícito que assegure isso. Podemos inferir que essa unidade primitiva, sob a qual estarão apoiadas as demais, nasce de uma interação com o meio que receberá também uma carga afetiva. No campo das emoções, esse afeto estará ligado a toda a cadeia de elementos que estará coligada às ações que o sucederem. O simbólico que sustenta o conhecimento nasce do afeto e da relação com o mundo. A cada circunstância em que o conhecimento for acionado, o afeto também o será, muitas vezes com respostas físicas a esse momento, tanto para o lado produtivo quanto para a sua rejeição.

O campo simbólico é o espaço presente que converge o físico e o cognitivo por meio da sua representação. Consequentemente, é nesse espaço de confluência que muitas vezes detectamos as dificuldades de um lado ou de outro, mesmo quando aparentemente nada se apresenta.

As dificuldades dentro de um processo de aquisição de conhecimento é um balizador das linhas desenvolvimentistas. Muitas vezes, as dificuldades representam a originalidade na forma de aprender ou as estruturações peculiares a cada um. Todas as linhas de desenvolvimento foram construídas pelo contraponto da diferença. Ao percebermos que algo ou alguém não estabelecia um paralelo com os demais, pontos de divergência foram identificados, mapeando a busca da linha da expectativa. A diferença marca as múltiplas possibilidades que o humano apresenta diante de uma determinada situação. Possibilita que enxerguemos de que forma são construídas as obviedades esperadas a cada um. Porém, uma diferença também marca um ser humano. Marca um ser que, diante de expectativas, expõe seu modo de construir conhecimento e afeto e nem sempre sente que o atingiu de forma satisfatória.

Para Imbasciati (1998), a representação do elemento cognitivo é, muitas vezes, uma imagem, um elemento preciso sob o qual convergem variações que o completam ou o delineiam, formando um significado compartilhado por mais de uma pessoa. No afeto, ao contrário, a representação se mostra difusa, pouco apreensível, mas com uma força intensa a ponto de fazer uma conexão indissolúvel ou um afastamento extremado, de bloquear um sistema inteiro de significados e representações.

Para Canguilhem (2011), anomalia é uma consequência da variação individual, porém, a diversidade não é uma doença. O anormal não é patológico. O *pathos*, que se refere ao patológico, está relacionado com o sentimento de sofrimento e impotência. Cabe aqui esclarecer que estamos falando de processos diferentes pelo seu tempo, pela forma de desenvolvimento ou mesmo pelos elementos necessários para a aquisição de um determinado conhecimento. O sofrimento nem sempre recai sobre a variação na forma como se adquire o conhecimento, mas sobre a impossibilidade de adquiri-lo na mesma linha dos outros, na mesma etapa de desenvolvimento.

Quando pensamos nessas dificuldades em um padrão formal de aquisição de conhecimento, como o processo de escolarização, o elemento visível quase sempre é a impossibilidade daquele que aprende. Para uma criança, pelo atrelamento entre afeto e representação, é muito frequente confundir que aquilo que ela faz é aquilo que ela é. Por perceber-se diferente dos demais, tende a imaginar-se improdutiva ou incapaz, tomando a sua singularidade como um invólucro permanente e incapacitante.

Os processos de aprendizagem estão entre os primeiros contatos explícitos da criança com o meio que a cerca. Há uma expectativa de todos para que ela desenvolva as mesmas habilidades dos demais no tempo médio previsto. Esses processos são o primeiro ponto de conflito interno, colocando toda a estrutura em alerta, acionando representações e afetos para que um resultado seja produzido. A aprendizagem é, certamente, um processo de autoconhecimento contínuo, que acaba por determinar nossas relações com o meio, por toda uma vida. A absorção do conhecimento assim como a sua repulsa nos ilustram a luta interna entre ser e ter, entre o que é esperado e o que é possível de ser construído.

Não há como não reconhecer a diferença de um determinado sujeito em relação aos seus pares na aquisição do conhecimento ou em qualquer outro elemento do desenvolvimento. Contudo, a marca da diferença muitas vezes não serve como norteadora, mas como elemento de estigma e de temor sobre todo o futuro do aprendente. Muitas crianças apresentam elementos explícitos, físicos e visíveis, como uma lesão ou uma síndrome, e podem muitas vezes ser definidas ou reconhecidas a partir de tal elemento. Mesmo que isso não seja agradável, é lido como um elemento limitador. Por outro lado, crianças que não apresentam nenhum elemento visível ou explícito tendem a fusionarem com o problema, imaginando que é ela, a criança, uma incapaz para o processo. A criança tende a ser vista – e a assumir esse papel – como impossibilitada no processo de aprendizagem. Quando não revertida, essa marca pode ser o organizador do futuro e de todo o modo como a criança vai se relacionar com a aquisição dos mais variados conhecimentos ao longo de toda a sua vida.

SOBRE A PSICOPEDAGOGIA E A CONSTRUÇÃO DE ROTAS ALTERNATIVAS

Situada entre a busca de compreensão e a possibilidade de intervenção sobre o aprender humano, a psicopedagogia caracteriza-se por oferecer um espaço de ressignificação da aprendizagem. O encontro do sujeito com o campo/espaço psicopedagógico ocorre no momento em que suas estruturas, ferramentas e estratégias internas mostram-se insuficientes para atender às demandas externas (escolares, acadêmicas, profissionais). Sem conseguir superar suas fragilidades sozinho, o sujeito e sua história chegam ao espaço psicopedagógico.

Um percurso individual e único caracteriza um paciente. Nesse sentido, a psicopedagogia deve oferecer um espaço singular de reconstrução do processo evolutivo na aquisição do conhecimento.

O espaço psicopedagógico é, metaforicamente, a exposição do espaço simbólico do aprendente. Não é tanto a quantidade de materiais ou sua diversidade que determinam o tratamento, mas sim a capacidade de transformação do espaço interno, de intervenção, de reconstrução. A psicopedagogia, mesmo quando sistematizada por meio de produções ou organizações de escrita ou cálculo, busca conectar o sujeito com suas capacidades, com o reconhecimento das potencialidades que ele mesmo acredita que tinha perdido ou não possuía. Os materiais pedagógicos para a psicopedagogia, assim como os medicamentos para a medicina são intermediários e não o fim em si, pois servem de apoio para a expressão das representações internas e devem propiciar a mobilidade necessária para a expressão do sujeito. Estão mais ligados à criatividade reparadora do que à repetição sistemática, tal como nos aponta Corso (2007, p. 86):

> [...] tenho elegido como estratégias terapêuticas propostas que evidenciem a atividade criadora do paciente. Tais propostas se aproximam de uma atividade mais espontânea e prazerosa. Além disso, configuram uma expressão simbólica que resulta de processos simultaneamente intelectuais, motores e afetivos – sendo, por isso, estratégias tão integradoras.

O espaço interno, por ser constituído de elementos subjetivos, como imagens e sensações, permeados pelos mais diferentes afetos, tende a ligar-se a elementos que possibilitem a expressão dessas referências internas. Em sua maioria, os sujeitos que buscam o espaço psicopedagógico, nas mais diversas etapas da vida, conectaram esses elementos internos com expressões de incapacidade ou impossibilidade sobre o aprender. O ambiente, por meio de sucessivas experiências dolorosas e frustrantes, reforçou a ideia limitadora sobre o aprender. Nesse sentido, por meio da intervenção psicopedagógica, intenciona-se transformar, reconstruir, ressignificar. Para Leonhardt (2006, p. 242), tal processo envolve a reconfiguração dos "ciclos de inibição" simbólica em "ciclos de progressos".

> Por meio de estratégias de ação psicopedagógica que retomem caminhos de integração entre sentimento, ação, pensamento, linguagem e aprendizagem cultural, objetiva-se a reconstrução criativa de uma inserção escolar e profissional satisfatória

em ritmo, eficiência e adequação às exigências transformadoras.

Todo ato de aprender é fruto de uma frustração. É fruto do reconhecimento da nossa insuficiência sobre um determinado ato ou aquisição e, partindo dessa consciência dolorosa de ignorância, o corpo físico e subjetivo busca uma nova aquisição, um novo modo de enfrentar o que se apresenta. Serve de exemplo a passagem física do engatinhar para o andar, para o subir e correr, assim como servem de exemplos as nossas aquisições de letras para palavras e para textos, em diferentes níveis de compreensão. A cada uma dessas etapas, o que inicia o processo de ampliação dos comportamentos anteriores é a frustração ou o impedimento de executá-lo. O sujeito precisa reunir o conhecimento existente e se lançar ao desconhecido, ao risco de uma atitude diferente para avançar. Nem sempre isso ocorre de forma imediata, mas certamente abre a perspectiva de que novos caminhos são possíveis nas próximas insistências.

A aprendizagem está, em primeira instância, mais ligada à nossa capacidade de reconhecer e aceitar as limitações do que necessariamente compreendê-las. Muitas das dificuldades não são compreensíveis ao próprio sujeito, cabendo a um outro esse papel de decodificador.

A experiência clínica e educativa nos mostra o quão onipresente está essa perturbação. Sob a forma de um mal-estar subjacente, o embotamento da crença de um fazer ilimitado se torna presente. O não aprender vai balizando o não fazer, o não se arriscar na vida do sujeito. A dificuldade vai minando a crença do sujeito na sua capacidade de evoluir, de ambicionar e de interessar-se pelo risco do novo aprender. A perturbação que pode receber a nomenclatura da disfunção que se torna visível, como desatenção, dificuldade de memória, hiperatividade, muitas vezes é fruto de uma produção subjetiva de impossibilidades que atinge o corpo e só se torna visível por meio dele. Não estamos afirmando que o corpo não adoece primeiro, mas todo adoecimento corpóreo também atinge e é atingido por um adoecimento no campo simbólico. Quem quer que seja que detecta essa dificuldade deve compreender que não há apenas um caminho psíquico-emocional, cognitivo ou corpóreo, senão um único sujeito que sofre em vários níveis.

Aos profissionais, cabe o trabalho de transcender a essa ideia impossibilitadora. Poeticamente, poderíamos dizer que nosso trabalho é traficar a transcendência do sujeito. De forma sutil, oferecer doses de pequenos prazeres e sucessos que vão minar a antiga estrutura, provocando um alívio nas angústias e ansiedades que recobrem e escondem o sujeito. A ideia de traficar é acentuada pela ideia de que há uma regra estabelecida, pela própria história do sujeito, sua família e, geralmente, sua escolarização, que necessita ser burlada como forma de arregimentar o sujeito para uma nova experiência, mesmo contra toda uma imagem familiar e histórica que nos é mostrada na chegada ao tratamento.

Como um desenho ensinado a ser copiado, o sujeito e sua história repetem em níveis diferentes as frustrações e dificuldades ao longo da vida. Esse processo, que envolve seu entorno, abarca também as expectativas familiares, os desejos e os sonhos daqueles que cuidam ou revelam o descuido e a desatenção sobre aquele que sofre. Muitos laços se rompem, muitas expectativas frustradas transformam-se em raiva e dor, negligências aparecem para encobrir feridas familiares. O processo do aprender é um processo coletivo, transversal e dinâmico que envolve quem executa e partilha os resultados dessa execução. A impossibilidade ou incompletude arrasa um significativo número de investimentos, dizimando sonhos por todos os lados. Rosa e Lacet (2012, p. 362), ao

se referirem ao novo formato familiar, relatam os achados de outros autores, como Bernardino e Kupfer, sobre as transformações sofridas pela família contemporânea:

> [...] apontam para a mudança de um modelo que vigorava até o século passado, no qual a criança permanecia no ambiente familiar até sua entrada na pré-escola, por volta dos dois, três anos, para sua entrada mais precoce no ambiente social. Relatam que nessa passagem a família como lugar de segurança e referência para a criança é substituída precocemente por um ambiente social e comunitário com suas respectivas leis, em que é introduzida por pessoas que não lhe são familiares, numa transmissão, via de regra, técnica e anônima.

Amarrar pontos da rede que ficaram arrebentados é também uma decorrência da reconfiguração a partir do espaço psicopedagógico. Essa amplitude é o que sustenta a condição do espaço psicopedagógico, que se mostra terapêutico pela nova reconfiguração que possibilita construir as novas relações com o conhecimento. Ao redesenhar criativamente a relação com o aprender, esse traço configura um novo horizonte para os envolvidos ali representados.

A exigência primeira acaba sempre sendo a premente necessidade de reordenar o sujeito a partir de uma tarefa, implícita ou explícita. O pedido que se apresenta em qualquer espaço terapêutico, médico, psicológico ou psicopedagógico, e o pedido de ajuste ou supressão de sintomas ou doenças. Tal objetivo tem seu valor e sua necessidade, mas deve partir do olhar sobre a criança e a configuração que seu universo interno apresenta. Do mesmo modo que uma medicina cuidadosa utiliza o medicamento como auxílio e não como fim, a atitude psicopedagógica não está centrada na tarefa, mas sim na aprendizagem cultural ou no conhecimento. Nesse sentido, a intervenção psicopedagógica está (em certa medida) centrada na inserção do sujeito na cultura, na apropriação dos elementos histórica e culturalmente construídos que envolvem a linguagem, a escrita, os números, o conhecimento científico, entre outros aspectos.

A pressão implícita, porém intensa, pelo resultado pode fazer nosso objetivo se transformar na eliminação do sintoma como objetivo principal. Entenda-se que o sintoma no campo psicopedagógico ou da aprendizagem, tal como nos aponta Paín (1985) e Filidoro (1999), foi o modo como aquela estrutura conseguiu reagir a um determinado conflito, sendo que, sob esse sintoma, há um sujeito a ser observado.

O que chamamos de sintoma no processo de aprendizagem é fruto de dois elementos opostos, a sofisticação e a imaturidade. Por um lado, na imaturidade, temos a ausência de elementos adequados para a resolução de uma determinada situação, seja ela física ou cognitiva, demonstrando que naquele sistema alguns elementos ainda se mostram incapazes de assumirem determinadas atitudes ou ações. De outro lado, na sofisticação, temos a compensação elaborada por outras partes com o intuito de buscar um equilíbrio interno do sujeito. A neurologia nos apresenta casos em que, na ausência de um funcionamento adequado de uma área específica, outra área pode assumir, resguardando o funcionamento, ainda que com o sacrifício ou a ineficiência nas suas execuções. Também podemos ver em atitudes de rejeição ao aprender, no qual o sujeito sintomaticamente se afasta do processo, como forma de proteger-se do sofrimento advindo dali.

As diversas manifestações sobre o aprender, partindo do corpo, recoberto pela psicomotricidade e pelas inúmeras funções subjetivas que constituem o aprender, podem ser explicitadas nas funções executivas. As funções executivas, produto do interstício entre o funcionamento neuronal e a organização da cognição, são representativas da integridade das dimensões diversas do sujeito.

Nesse campo subjetivo, podemos, ilustrativamente, imaginá-lo como um mapa com inúmeras possibilidades de rotas e caminhos, mas no qual apenas alguns deles estão assinalados. Alguns caminhos levam a lugares paradisíacos ou divertidos, onde o caminho é curto ou ao menos com belas paisagens. Por outro lado, há caminhos que a nada levam, podendo muitas vezes trazer o sujeito de volta ao seu ponto de início, em um círculo fechado e enfadonho. Por vezes, alguns desses caminhos difíceis apresentam-se cobertos de densa vegetação ou apontam por um terreno pantanoso que a poucos interessa. O mapa ainda apresenta uma série de indicações de caminhos a serem trilhados ou terrenos nos quais nenhuma marca se apresenta, indicando que ainda há caminhos a serem descobertos. O mapa é uma metáfora das funções executivas de qualquer ser humano. Todos temos pântanos e praias, todos temos caminhos difíceis ou inacessíveis no campo do conhecimento, porém, nem todos sabem ler o mapa ou, principalmente, escolher um caminho que torne a sua jornada mais agradável, mesmo quando trilhada sobre zonas lúgubres.

As funções executivas, segundo Mourão Junior e Melo (2011, p. 309), podem ser descritas como a função cortical que

> [...] é requerida sempre que se faz necessário formular planos de ação ou quando uma sequência de respostas apropriadas deve ser selecionada e esquematizada. Do ponto de vista da neuropsicologia a função executiva compreende os fenômenos de flexibilidade cognitiva e de tomada de decisões. Atualmente é sabido que os módulos corticais responsáveis pelas funções executivas se localizam nos lobos frontais direito e esquerdo.

Essas funções corticais e cognitivas não nascem como um mapa pronto, mas são construídas pelas experiências e exigências dos campos trilhados. Ela reflete a condição física e subjetiva em um mesmo mapa, sendo possível intercambiar entre esses dois espaços (condições).

Os trabalhos do âmbito psicopedagógico atuam nesse mapa, permitindo que, por meio de novas descobertas e do caminhar em novas trilhas, ocorram mudanças, inclusive físicas. A ideia de que o ambiente modifica o sujeito tem sua representatividade nas funções executivas, uma área que congrega toda a subjetividade dos diversos campos do conhecimento, sem pertencer exclusivamente a nenhum deles.

A intersecção do trabalho de diferentes profissionais assim como a visível melhora no campo sintomático podem ser vistas como fruto da combinação de estímulos diferentes em um mesmo território, forçando a construção de um novo caminho, a partir do mapa trazido pelo sujeito. A alteridade provocada pelas diversas áreas de atuações e suas contribuições confluem para uma intersecção de auxílios, permitindo que a sua área específica de atuação seja modificada pelos demais, ao mesmo tempo em que atua e auxilia no propósito de outros. O sujeito que traz o mapa é sempre o principal atuante do processo. A leitura e as novas veredas não são feitas de modo passivo, mas sim pela oferta e pela participação permanente sobre seu próprio desenvolver, sobre as trilhas que oferta e caminhos que deseja seguir. Nenhum trabalho é realmente profissional se não for capaz de incluir um olhar sobre aquele que se submete e confia.

Uma rota não é um caminho. Uma rota é uma direção, um local de desejo a se chegar. O caminho é a trilha que nasce do esforço que se faz para que o objetivo seja alcançado, mesmo que se tenha de passar por etapas difíceis, desconhecidas ou angustiantes. Muitos profissionais iniciam a jornada sem a clareza de quais os caminhos a serem seguidos. Levam apenas a bússola do próprio conhecimento e um desejo de trilhar junto até o final.

A difícil ação terapêutica, em qualquer área do conhecimento, é sempre um trabalho laborioso, de ensaios e acertos, de descobertas e singularidades. A ação terapêutica é uma ação de conforto, mesmo quando decisões difíceis e apostas devem ser tomadas. A ação psicopedagógica, que constrói conhecimentos e novas formas de conhecer, faz parte desse fazer, apoiada na sua própria rede de conhecimentos e na trama de saberes com quem dialoga para ajudar a quem solicita.

REFERÊNCIAS

CANGUILHEM, G. *O normal e o patológico*. 7. ed. Rio de Janeiro: Forense Universitária, 2011.

CORSO, H. V. Dificuldades de aprendizagem e atrasos maturativos: atenção aos aspectos neuropsicomotores na avaliação e terapias psicopedagógicas. *Revista Psicopedagogia*, v. 24, n. 73, p. 76-89, 2007.

CRUZ, V. *Dificuldades de aprendizagem:* fundamentos. Porto: Porto Editora, 1999.

FILIDORO, N. Algumas reflexões em torno da clínica psicopedagógica. *Revista da Associação Psicanalítica de Porto Alegre*, v. 9, n. 16, p. 75-91, 1999.

FLETCHER, J. M. et al. *Transtornos de aprendizagem*: da identificação à intervenção. Porto Alegre: Artmed, 2009.

GARCIA, J. *Manual de dificuldades de aprendizagem*: linguagem, leitura, escrita e matemática. Porto Alegre: Artes Médicas, 1998.

IMBASCIATI, A. *Afeto e representação*: para uma análise dos processos cognitivos. São Paulo: Editora 34, 1998.

KEGAN, R. Que "forma" transforma? Uma abordagem construtivo-evolutiva à aprendizagem transformadora. In: ILLERS, K. (Org.). *Teorias contemporâneas da aprendizagem*. Porto Alegre: Penso, 2013.

LEONHARDT, D. R. Avaliação e clínica das práxias e dispraxias na aprendizagem: mapeamento da dor gráfica. In: ROTTA, N. T.; OHLWEILER, L.; RIESGO, R. dos S. *Transtornos da aprendizagem*: abordagem neurobiológica e multidisciplinar. Porto Alegre: Artmed, 2006.

MATURANA, H.; VARELA, F. *A árvore do conhecimento:* as bases biológicas da compreensão humana. 5. ed. São Paulo: Palas Athena, 2005.

MEZIROW, J. Visão geral sobre aprendizagem transformadora. In: ILLERS, K. (Org.). *Teorias contemporâneas da aprendizagem*. Porto Alegre: Penso, 2013.

MOOJEM, S. Diagnóstico em psicopedagogia. *Revista da Associação Brasileira de Psicopedagogia*, v. 21, n. 66, 2004.

MOOJEN, S.; FRANÇA, M. Dislexia: visão fonoaudiológica e psicopedagógica. In: ROTTA, N. T.; OHLWEILER, L.; RIESGO, R. dos S. *Transtornos da aprendizagem*: abordagem neurobiológica e multidisciplinar. Porto Alegre: Artmed, 2006.

MOURÃO JUNIOR, C. A.; MELO, L. B. R. Integração de três conceitos: função executiva, memória de trabalho e aprendizado. *Psicologia: teoria e pesquisa,* v. 27, n. 3, p. 309-314, 2011.

MUSKAT, M. Desenvolvimento e neuroplasticidade. In: MIRANDA, M. C.; MUSZKAT, M.; MELLO, C. B. *Neuropsicologia do desenvolvimento:* transtornos do neurodesenvolvimento. São Paulo: Rubio, 2006.

NANINCK, E.; LUCASSEN, P; KOROSI, A. Consequences of the early-life experiences on cognition and emotion: a role of nutrition and epigenetic mechanism. In: CANLI, T. (Ed.). *The Oxford handbook of molecular psychology*. Oxford: Oxford Library, 2015.

OLIVEIRA, M. K.; REGO, T. C. Contribuições da perspectiva histórico-cultural de Luria para a pesquisa contemporânea. *Educação e Pesquisa*, v. 36, n. especial, p. 107-121, 2010.

PAÍN, S. *Diagnóstico e tratamento dos problemas de aprendizagem*. Porto Alegre: Artes Médicas, 1985.

PARISI, D. Inteligência e amor. In: DE MASI, D.; PEPE, D. (Org.). *As palavras no tempo*: vinte e seis vocábulos da Encyclopedie reescritos para os anos 2000. Rio de Janeiro: José Olympio, 2003.

ROSA, M. D.; LACET, C. A criança na contemporaneidade: entre saber e gozo. *Estilos Clínicos*, v. 17, n. 2, p. 359-372, 2012.

STERNBERG, R.; GRIGORENKO, E. *Crianças rotuladas*: o que é necessário saber sobre as dificuldades de aprendizagem. Porto Alegre: Artmed, 2003.

USHER, R. Experiência, pedagogia e práticas sociais. In: ILLERS, K. (Org.). *Teorias contemporâneas da aprendizagem*. Porto Alegre: Penso, 2013.

Leitura recomendada

BAGOT, R. C. et al. Maternal care determines rapid effects of stress mediators on synaptic plasticity in adult rat hippocampal dentate gyrus. *Neurobiology of Learning and Memory*, v. 92, p. 292-300, 2009.

Investigação precoce do transtorno do espectro autista: sinais que alertam para a intervenção

2

ROSA ANGELA LAMEIRO PORCIUNCULA

Quando a luz dos olhos meus
E a luz dos olhos teus
Resolvem se encontrar

Ai, que bom que isso é, meu Deus
Que frio que me dá o encontro desse olhar

Vinícius de Moraes

INTRODUÇÃO

A expressão *autismo infantil* foi utilizada por primeira vez pelo psiquiatra suíço Eugene Bleuler, em 1911, mas foi Leo Kanner, em 1943, quem melhor a descreveu ao relatar sua observação de 11 crianças que tinham em comum um comportamento bastante peculiar que se caracterizava por uma inabilidade inata para estabelecer contato afetivo e interpessoal associada a obsessividade, estereotipias e ecolalia (ASSUMPÇÃO JR.; PIMENTEL, 2000).

Hans Asperger, um ano mais tarde, descreveu outros casos de crianças com algumas características semelhantes ao autismo que também manifestavam dificuldades na comunicação social. No entanto, apresentavam como diferencial o fato de terem inteligência normal e ausência de déficits de linguagem (GADIA, 2006).

A pesquisa de Asperger, por ter sido publicada em alemão, permaneceu restrita à comunidade científica de língua germânica até Lorna Wing descrevê-la em inglês, em 1981. Wing postulou que a síndrome de Asperger não constituía uma condição separada do autismo e, sim, uma variação, representando uma inter-relação em um mesmo *continuum* do transtorno (WING, 1981 apud MATSON; NEBEL-SCHWALM; MATSON, 2006).

Conforme Gadia (2006), hoje se sabe que o autismo não é uma doença única, mas sim um distúrbio de desenvolvimento complexo, definido do ponto de vista comportamental, que apresenta etiologias múltiplas e se caracteriza por graus variados de gravidade. Ao longo dos anos, desde a sua descoberta, o autismo tornou-se um desafio para neurologistas e psiquiatras infantis e sua definição vem sofrendo modificações a partir de uma nova compreensão.

Na manifestação clínica dos diferentes quadros, observa-se a influência de fatores associados que não necessariamente fazem parte das características principais do transtorno do espectro autista. Entre elas, cita-se como de grande importância a habilidade cognitiva.

Os diferentes graus de possibilidades na comunicação, nas habilidades sociais e nos padrões de comportamento da criança autista motivaram a expressão "transtornos globais do desenvolvimento" (TGDs), que constituem o espectro dos transtornos autistas (GADIA, 2006).

A prevalência, dependendo dos critérios de inclusão, varia de 4 a 13 em cada 10 mil crianças, ocupando o terceiro lugar entre os distúrbios do desenvolvimento infantil, estando à frente das malformações congênitas e da síndrome de Down (GADIA; TUCHMAN; ROTTA, 2004; MARTOS-PÉREZ, 2006). Esses índices denotam, portanto, um número muito superior aos citados em décadas anteriores, tendo como a mais provável explicação o aumento do número de crianças identificadas, o maior reconhecimento dessa condição e, acima de tudo, a maior abrangência do conceito de transtorno do espectro autista (TEA).

Outro dado relevante é que a condição afeta mais meninos, na proporção de 3 a 4 crianças do sexo masculino para cada do sexo feminino (RODRÍGUEZ-BARRIONUEVO; RODRÍGUEZ-VIVES, 2002). Segundo Ozand et al. (2003), os primeiros sinais em geral são observados ao redor dos 3 anos, mas muitos sintomas de alerta costumam ocorrer ainda antes do primeiro ano de vida.

A avaliação do TEA tornou-se uma área importante de investigação para muitos autores. Certamente quanto mais cedo uma criança puder ser identificada, mais rápidas serão a intervenção e a adequação do curso de seu desenvolvimento.

Quando trabalhamos com famílias de crianças com TEA, por muitas vezes nos deparamos com uma realidade bastante difícil. Não é raro ouvir de pais que já passaram por um longo caminho em busca de respostas que suas inquietações são desnecessárias. Muitos referem ter suas preocupações descartadas por escutarem que não se pode comparar uma criança com outra ou, ainda, que cada criança tem seu tempo, etc. Com esse discurso, o tempo vai passando, as famílias se desgastam, se confundem e, o que é mais preocupante, a criança com sinais de TEA vai crescendo sem ser bem compreendida e sem receber o atendimento de que necessita.

Em geral são os pais que reconhecem os sinais de que algo diferente ocorre no desenvolvimento do filho, e, bem mais cedo do que a época em que o diagnóstico é feito, já se observam as primeiras evidências. Esses sinais costumam ocorrer durante o primeiro ano de vida ou ainda no segundo ano, após a perda de algumas habilidades previamente adquiridas. Um dos sintomas iniciais mais comuns e reconhecidos pelos pais é o atraso no desenvolvimento da fala. Com a falta de um diagnóstico preciso, os pais acabam não recebendo as orientações adequadas, o que de certa forma contribui para um prejuízo na qualidade de vida tanto da criança como de sua família.

O artigo que deu origem a este capítulo foi apresentado durante o ano de 2010, tendo como propósito a validação de mais um instrumento para diagnóstico precoce do TEA. Refere-se ao relato sobre a validade convergente e divergente da Baby and Infant Screen for Children with Autism Traits (BISCUIT – Triagem de bebês e lactentes para crianças com traços de autismo), especificamente a BISCUIT – parte 1, de Matson, Wilkins e Fodstad (2010), buscando verificar a validade global do instrumento em sua capacidade para medir e avaliar com exatidão construtos representativos do TEA em crianças muito jovens. Esses construtos de um modo geral referem-se a déficits na socialização e na comunicação e a presença de interesses e comportamentos estereotipados.

A amostragem do estudo foi constituída de 1.007 crianças, com 17 a 37 meses de idade, em que 708 eram do sexo masculino e 299 do sexo feminino, das quais 58% eram brancas, 39,4% eram afro-americanas, 2,5% eram hispânicas e 3,3% eram de outras etnias. Todos os participantes haviam sido inscritos em um programa de intervenção precoce da Louisiana State University, que presta serviços às famílias de crianças pequenas, as quais naquele momento apresentavam um atraso no desenvolvimento ou tinham uma doença que poderia resultar em atraso.

No projeto experimental desse estudo, foi usada uma matriz correlacionada contendo a validade convergente e divergente e seis construtos foram medidos: a sintomatologia do TEA; as habilidades adaptativas; as habilidades sociais; a comunicação; a capacidade cognitiva; e as habilidades motoras. Três medições foram utilizadas, duas das quais eram escalas de classificação da BISCUIT – parte 1 e da *Modified Checklist for Autism in Toddlers* (M-CHAT), e uma era uma combinação de entrevista parental e observação direta, a *Battelle Developmental Inventory-Second Edition* (BDI-2). Esses três instrumentos serão mais bem descritos ao longo deste capítulo por serem medidas de avaliação para diagnóstico precoce do TEA.

A BISCUIT – parte 1 representa a primeira medição de avaliação para crianças pequenas, usando uma grande amostragem de indivíduos previamente determinados como estando em risco de TEA.

Como perspectivas, o estudo revelou que pesquisas futuras devem estabelecer a validade da BISCUIT – parte 1 na avaliação dos sintomas de TEA em relação aos grupos etários mais específicos. Portanto, os pesquisadores concluem sobre a necessidade de mais estudos que estabeleçam a validade desse instrumento, por meio de comparações com outras medições precoces para TEA.

Neste capítulo, verifica-se a importância da investigação realizada precocemente, por meio da observação do desenvolvimento da criança, uma vez que o diagnóstico tardio poderá implicar o atraso do início do tratamento, contribuindo para o aumento do estresse familiar. A intervenção precoce, por sua vez, colabora para a melhora do quadro como um todo, favorecendo o desenvolvimento de áreas importantes, como o desempenho cognitivo, habilidades de linguagem, habilidades sociais e cuidados específicos em atividades do cotidiano.

DIAGNÓSTICO

O diagnóstico do TEA raramente é realizado antes dos 2 anos de idade e pouco se sabe sobre os sintomas iniciais quanto ao desenvolvimento neurológico, comportamental e cognitivo dos lactentes com TEA. Há indicações de que os primeiros sintomas comportamentais são manifestados ainda no primeiro ano de vida e, por não haver um marcador biológico, o diagnóstico é baseado principalmente no quadro clínico, que se caracteriza por afetar três áreas: habilidades sociais, comunicação e comportamentos repetitivos. O TEA, por ser um transtorno complexo, associa sintomas com características fora do domínio social e que podem estar relacionados a aspectos neurológicos que incluem: transtornos de linguagem (incluindo ausência de funções pré-linguísticas), dificuldades na coordenação motora e atenção visual. Dessa forma, na primeira infância o TEA costuma estar associado a prejuízos nas habilidades sociocomunicativas, processamento de contatos faciais e visuais, imitação e comunicação.

Conforme Rotta e Riesgo (2005), a grande variabilidade no quadro clínico dos autistas tornou mais apropriado o uso de qualquer uma das três seguintes expressões, que são equivalentes: transtorno do espectro autista (TEA), transtornos invasivos do desenvolvimento (TID) e também transtorno global do desenvolvimento (TGD).

Rutter (2005) acredita que o TEA tenha origem neurológica e duração de toda uma vida. O transtorno autista, assim como o transtorno invasivo do desenvolvimento sem outra especificação e o transtorno de Asperger são os três TEA que ocorrem com mais frequência.

Os critérios utilizados para diagnosticar o autismo referem-se ao quadro comportamental composto basicamente de três manifestações descritas no *Manual diagnóstico e estatístico de transtornos mentais,* da Associação Americana de Psiquiatria (AMERICAN PSYCHIATRIC ASSOCIATION, 1995), que envolvem critérios divididos em três categorias: comprometimento qualitativo da interação social; comprometimento qualitativo da comunicação; padrões restritos e repetitivos de comportamento.

Conforme Gadia (2006), embora com os critérios do DSM-IV tenha ficado mais fácil entender as divisões dos TGDs, questões como a de se o autismo e a síndrome de Asperger representavam entidades clínicas distintas ou se são variantes de um mesmo distúrbio continuam não respondidas. Os critérios descritos no DSM-IV-TR, utilizados para diagnosticar o transtorno de Asperger, referiam-se às seguintes manifestações: comprometimento qualitativo da interação social e de padrões restritos, repetitivos e estereotipados de comportamento, interesses e atividades. Nessa classificação, os aspectos relativos à comunicação (presentes no transtorno autista) não participam do diagnóstico (AMERICAN PSYCHIATRIC ASSOCIATION, 2002).

Na nova versão do DSM-5 (AMERICAN PSYCHIATRIC ASSOCIATION, 2014), troca-se a tríade diagnóstica por uma díade composta por comportamentos repetitivos e interesses restritos de um lado e déficits sociais e comunicativos de outro, constituindo o transtorno do espectro autista (TEA). Em uma nota explicativa, o DSM-5 (AMERICAN PSYCHIATRIC ASSOCIATION, 2014) referenda que pessoas diagnosticadas com transtorno autista, transtorno de Asperger ou transtorno global do desenvolvimento passam a receber o diagnóstico de transtorno do espectro autista. Ressalta ainda que

pessoas com déficits acentuados na comunicação, mas que não fecham os demais critérios para TEA, devem ser avaliadas em relação a transtorno da comunicação social.

As crianças com TEA podem também apresentar estereotipias motoras, como balançar-se, bater palmas, andar em círculos ou na ponta dos pés.

Somando-se aos sintomas principais, essas crianças, frequentemente, apresentam distúrbios comportamentais graves, como auto e heteroagressividade e acessos de raiva em resposta às exigências do ambiente, além de sensibilidade anormal a estímulos sensoriais (ROTTA; RIESGO, 2005).

Apesar dos recentes avanços, o diagnóstico de TEA ainda hoje tem como base as características comportamentais que podem tomar formas qualitativamente diferentes na primeira infância. A situação mais comum é que as preocupações dos pais e dos profissionais recaem mais no atraso da fala da criança do que nos aspectos sociais do comportamento.

O diagnóstico preciso, portanto, não é uma tarefa fácil para o profissional, já que pode haver problemas para distinguir entre crianças com TEA e crianças não verbais com déficits de aprendizado ou prejuízo da linguagem. No entanto, aos 3 anos, as crianças tendem a preencher os critérios de TEA em uma variedade de medidas diagnósticas.

Geralmente, marcos desenvolvimentistas são alcançados em intervalos de tempo previsíveis durante a primeira infância, porém, para crianças com TEA, além de atrasos nas etapas de desenvolvimento, também podem ocorrer irregularidades em interações sociais, na atenção, na comunicação e em brincadeiras imaginativas, rigidez cognitiva; junto com comportamentos comórbidos, como hiperatividade, rituais, estereotipias, acessos de raiva e agressão.

Mazet e Lebovici (1991) referem que a significante probabilidade de comportamentos concomitantes e a presença de sintomas comórbidos tornam o diagnóstico diferencial do TEA complexo. Dessa forma, para que se possa avaliar e diagnosticar com exatidão crianças mais jovens, é necessário o conhecimento sobre o desenvolvimento normal, em particular na área da comunicação não verbal, da atividade motora, das habilidades de atenção compartilhada, imitação e respostas visuais e auditivas a estímulos externos.

Diagnóstico: crianças típicas *versus* crianças autistas

A criança em seu desenvolvimento passa por estágios, e cada um deles contém características particulares. Para cada etapa, são esperadas tarefas, nas quais vão se organizar as habilidades adquiridas e progressivamente avançar em direção a um novo estágio. Com essas novas aquisições, a criança vai descobrindo seu corpo, seu mundo e suas capacidades.

Os bebês rapidamente desenvolvem uma habilidade de se comunicar por meio de sinais não verbais: demonstram suas emoções pela expressão facial, procuram por objetos de interesse ou por pessoas, antecipam-se para obter contato físico com seus pais. O mesmo não ocorre com crianças autistas. Prejuízos qualitativos na comunicação, atrasos e anormalidades na linguagem e fala são queixas frequentes que se apresentam.

Quadro 2.1 Indicadores precoces de 0 a 6 meses

Crianças típicas	Crianças com TEA
Viram a cabeça quando chamadas	Não reagem quando chamadas
Seguem a direção do olhar da mãe quando ela olha para um alvo visível	Não respondem a "pistas" sociais, a não ser com estímulos muito repetitivos
Começam a desenvolver a atenção compartilhada	Demonstram respostas afetivas mínimas
Respondem a demonstração de afeto de outros	São mais passivas e quietas
Respondem a emoções	Diferentes dos outros bebês

Fonte: Elaborado pela Dra. Newra Rotta com base em Dawson et al. (2004), Werner et al. (2000) e Zwaigenbaum et al. (2005).

Os bebês recém-nascidos não são personagens passivos na relação pais e filhos, ao contrário, têm um papel muito ativo no jogo social, e à medida que os meses passam esse jogo vai se aprimorando (ABERASTURY, 1992).

Ao perceber suas rotinas lúdicas, o bebê aprende a antecipar as suas ações. Quando gosta de uma brincadeira, ele aprende a comunicar sua alegria com sorrisos, gargalhadas, chutes excitados e gritinhos. Essas reações, por sua vez, estimulam os pais a brincar mais ainda, criando um jogo que fortalece os laços afetivos entre eles (GOTTMAN, 1997).

Todos os bebês com desenvolvimento normal apresentam características similares, que não são comuns nem constantes nos que têm transtorno do espectro autista: curiosidade; prazer no contato físico com os outros (aconchego); busca pela "atenção" das outras pessoas e busca pelo olhar das outras pessoas. Além disso, alguns pais temem que seus filhos sejam surdos, já que a criança pode não responder quando chamada. Quando são bebês, as crianças com TEA podem permanecer horas sozinhas em seus berços ou cercadinhos, sem chorar ou fazer exigências aos pais, que acreditam ter um bebê tranquilo e fácil de cuidar. É importante ressaltar que essas características podem ocorrer de forma variada, nem sempre frequentes e constantes nas crianças com TEA. Isso quer dizer que, se alguns comportamentos normais existirem, podem não estar presentes na mesma quantidade que ocorre com o bebê sem TEA.

Quadro 2.2 Indicadores precoces dos 7 aos 12 meses

Crianças típicas	Crianças com TEA
Começam a demonstrar atenção compartilhada	Maior incidência de posturas anormais
Demonstram referência social (procuram informação emocional na face de adultos em situações incertas)	Necessitam de mais estímulos para responder ao nome
Comunicação vocal simples	São hiperorais (põem tudo na boca)
Início de capacidades imitativas	Tem aversão ao toque social Prestam pouca atenção ao desconforto de outros Falta de sorriso social e de expressão facial apropriada

Fonte: Elaborado pela Dra. Newra Rotta com base em Dawson et al. (2004), Werner et al. (2000) e Zwaigenbaum et al. (2005).

O desenvolvimento infantil segue uma certa sequência, pela qual as crianças devem atingir um determinado nível de maturação que levará a prontidão para o exercício de habilidades. Assim, as emoções também podem ser incrementadas com o crescimento e desenvolvimento. Aos 6 meses, o aparecimento do jogo social faz surgir emoções ainda mais diferenciadas, mostrando alegria, medo, raiva e surpresa (PAPALIA; OLDS, 2000).

Segundo Bowlby (1990), uma vez que a ligação afetiva esteja fortemente estabelecida, mais ou menos por volta do oitavo mês de vida, o bebê começa a manifestar ansiedade (protestos, choro) quando a mãe se ausenta e começa a "estranhar". A tendência do bebê é de ligar-se mais fortemente a uma figura, nesse caso, à mãe.

De modo diferente das crianças típicas, as que apresentam sinais de TEA costumam fazer menos trocas comunicativas aos encontros com a mãe e com os outros, e o olhar nos olhos como forma de comunicar é ausente ou raro, mesmo quando pedem algo. Da mesma forma, o aconchego físico pode ser rejeitado, com a demonstração de sentir-se melhor no berço quando fica sozinho. Bebês autistas podem não levantar os braços para serem pegos no colo ou retirados do berço; podem não demonstrar alegria com mudanças de mímica facial e corporal nem emissão de sons às brincadeiras usuais de beijos, cócegas, música, etc. Poderão ocorrer também distúrbios no sono e na alimentação. Por volta do oitavo mês, não aponta para demonstrar o que quer e, por volta de 1 ano, não aponta para partilhar interesses.

Quadro 2.3 Indicadores precoces dos 13 aos 14 meses

Crianças típicas	Crianças com TEA
Comunicação receptiva/expressiva	Atenção compartilhada muito limitada
Maior incidência de faz de conta	Ausência de funções pré-linguísticas (apontar)
Exibem atenção compartilhada	Falta de empatia Não demonstram jogo imaginativo

Fonte: Elaborado pela Dra. Newra Rotta com base em Charman et al. (1997), Dawson et al. (2004), Kabot et al. (2003) e Robins et al. (2001).

O brincar é uma forma de comportamento característico da infância e pertence a um conjunto de atividades que compõe a noção do jogo. Baseado em uma manipulação de imagens, o jogo representa a realidade, e a forma como a criança utiliza o brinquedo muito tem a revelar sobre as condições de seu psiquismo (ROZA; REIS, 1997).

Nas crianças com TEA, verifica-se um atraso nas brincadeiras de esconde-esconde próprias para a idade; a fala geralmente não surge na quantidade esperada; pode haver movimentos de mãos e braços sem finalidade aparente, usualmente mãos na frente dos olhos; quando já aprendeu a caminhar, pega o outro pela mão e o leva para fazer algo (usa os outros como ferramentas); quando fala, usa o pronome na terceira pessoa (ele) para se nomear, em vez de na primeira (eu).

Quadro 2.4 Características do TEA entre 12 e 24 meses de vida

Déficits e atraso no surgimento da atenção conjunta
Resposta diminuída ao nome
Imitação diminuída
Retardo na comunicação verbal e não verbal
Retardo motor
Frequência elevada de comportamentos repetitivos (p. ex., agitação das mãos).
Exploração visuomotora atípica de objetos
Extremos no temperamento
Menor flexibilidade em desfocar a atenção visual

Fonte: Elaborado pela Dra. Newra Rotta com base em Bryson et al. (2007), Landa e Garrett-Mayer (2006), Nadig et al. (2007), Sullivan et al. (2007) e Yoder et al. (2007).

Estereotipias estão presentes em quase todas as crianças autistas e podem incluir: saltitos acompanhados de abanar as mãos quando excitadas, sacudir os dedos em frente aos olhos, balançar o corpo ou fazer caretas. Podem também apreciar objetos giratórios, rodopiantes, como pás de ventiladores ou máquinas de lavar em funcionamento (KAPLAN; SADOCK, 1998).

Até os 24 meses, as características que se tornam mais aparentes no autismo são os déficits sociais e os déficits de comunicação, enquanto o repertório restrito de interesses pode não ser aparente até os 36 meses (MAZET; LEBOVICI 1991).

Quanto mais cedo é identificado o TEA, mais rápido o curso normal do desenvolvimento pode ser retomado. Porém, os resultados dependem não somente da identificação dos atrasos e da indicação dos tratamentos adequados e eficazes, mas também do grau em que se manifesta. A suspeita da maioria dos quadros de TEA pode ser realizada já nos primeiros meses de vida, e na maioria das vezes eles são passíveis de melhoras significativas.

As crianças com TEA que desenvolvem linguagem e brinquedo simbólico até os 5 anos costumam ter um melhor prognóstico, e as intervenções que se iniciam antes dos 4 anos têm um impacto maior do que depois dos 5 anos. Isso denota a importância que a investigação precoce exerce sobre o prognóstico desse transtorno.

Quadro 2.5 Características clínicas evolutivas detectadas por período do desenvolvimento da criança com TEA

Período de desenvolvimento	Características clínicas
Recém-nascido	– parece diferente dos outros bebês – parece não precisar de sua mãe – raramente chora (um bebê "muito comportado") – torna-se rígido quando é pego no colo – às vezes muito reativo aos elementos e irritável
Primeiro ano	– não pede nada, não nota sua mãe – sorrisos, resmungos, respostas antecipadas são ausentes ou retardados – falta de interesse por jogos, muito reativo aos sons – não afetuoso – não interessado por jogos sociais – quando é pego no colo, é indiferente ou rígido – ausência de comunicação verbal ou não verbal – hipo ou hiper-reativo aos estímulos – aversão pela alimentação sólida – etapas do desenvolvimento motor irregulares ou retardadas
Segundo e terceiro anos	– indiferente aos contatos sociais – comunica-se mexendo a mão do adulto – o único interesse pelos brinquedos consiste em alinhá-los – intolerância à novidade nos jogos – procura estimulações sensoriais como ranger os dentes, esfregar e arranhar superfícies, olhar fixamente detalhes visuais, olhar mãos em movimentos ou objetos com movimentos circulares – particularidade motora: bater palmas, andar na ponta dos pés, balançar a cabeça, girar em torno de si mesmo
Quarto e quinto anos	– ausência de contato visual – jogos; ausência de fantasias, de imaginação, de jogos de representação – linguagem limitada ou ausente – ecolalia, inversão pronominal – anomalias do ritmo do discurso, do tom e das inflexões – resistência às mudanças no ambiente e nas rotinas

Fonte: Ornitz (1983).

AVALIAÇÃO

O diagnóstico precoce constitui um grande consenso em todo o mundo a respeito do TEA. Quanto antes for identificado e quanto mais cedo se inicia o tratamento, maiores são as chances de progressos no desenvolvimento e na qualidade de vida.

Atualmente existe um interesse crescente no TEA, por essa razão a avaliação do transtorno tornou-se uma área particularmente popular para investigação. Obviamente, quanto mais cedo uma pessoa puder ser identificada com esse transtorno, mais rápida será a intervenção.

O diagnóstico (ou sua suspeita) é baseado em avaliações clínicas, a partir da observação do comportamento da criança e do relato dos pais, e ainda é mais difícil antes dos 3 anos, pois, a partir dessa idade, alguns comportamentos aparecem de forma mais clara e evidente.

Conforme Gadia (2006), a avaliação de indivíduos autistas requer uma equipe multidisciplinar e o uso de escalas objetivas. Técnicas estruturadas devem ser utilizadas para avaliação tanto do comportamento social das crianças quanto da sua capacidade de imitação.

De fato, têm ocorrido esforços de pesquisa para o desenvolvimento e a validação de instrumentos de rastreamento específicos para o TEA em crianças pequenas. Atualmente, existem vários instrumentos que podem ser utilizados em crianças em diferentes estágios da vida.

Os pesquisadores que investigam o uso e a utilidade de estratégias de intervenções precoces em crianças com TEA, em geral, costumam afirmar que o tratamento intensivo na criança está relacionado a uma significativa melhora na capacidade cognitiva e comunicativa, assim como ao crescimento na capacidade da criança de interagir com seu ambiente social. O sucesso inicial de intervenções comportamentais intensivas precoces acrescentou ainda maior urgência à triagem e ao diagnóstico dos TEAs.

Dessa forma, há razões suficientes para aumentar os esforços na identificação e intervenção para crianças com TEA, o mais precocemente possível, tendo em vista que atrasos desnecessários no diagnóstico têm implicações práticas importantes, já que o desenvolvimento de estratégias de comunicação efetivas, ainda que simples, em um estágio precoce da vida, auxiliam a prevenir as manifestações de ruptura com a realidade.

Na tentativa de avançar nos esforços de diagnóstico e tratamento precoce do TEA, uma grande prioridade é o desenvolvimento de ferramentas diagnósticas precisas precoces que possam ser aplicadas no menor tempo possível. Serviu como referência para este capítulo uma dessas escalas, a qual se refere à validade da triagem de bebês e lactentes para crianças com traços de TEA: a BISCUIT – parte 1 (MATSON; WILKINS; FODSTAD, 2010).

A BISCUIT é uma bateria de instrumentos desenvolvida há pouco tempo para auxiliar na avaliação da sintomatologia autista e de características associadas em crianças pequenas (MATSON, BOISJOLI, WILKINS, 2007). A BISCUIT é composta de três medições diferentes. A BISCUIT – parte 1 difere de outros instrumentos precoces para o TEA quanto a seu propósito de auxiliar no diagnóstico do transtorno em crianças já identificadas como estando "em risco" no contexto de uma avaliação abrangente. A BISCUIT – parte 1 inclui sintomas nos três domínios centrais do TEA (isto é, déficits nas habilidades sociais, prejuízos na comunicação e presença de comportamentos e/ou interesses restritivos e repetitivos) em seu algoritmo diagnóstico. Dessa forma, esse instrumento cumpre as normas para a categorização diagnóstica do transtorno autista (AMERICAN PSYCHIATRIC ASSOCIATION, 2000), que estabelece que, para receber um diagnóstico, um indivíduo deve apresentar comportamentos em todos os três domínios centrais (MATSON; WILKINS; FODSTAD, 2010).

A BISCUIT – parte 1 contém 62 itens destinados a auxiliar no diagnóstico do TEA. Os itens são classificados por meio de um formato de entrevista parental junto com uma escala de três pontos em relação a como a criança está sendo avaliada em comparação a um colega que apresenta desenvolvimento normal, da seguinte forma: 0 (não diferente; nenhum prejuízo), 1 (um pouco diferente; prejuízo moderado) ou 2 (muito diferente; prejuízo grave). O tempo de administração do teste BISCUIT – parte 1 é de aproximadamente 20 a 30 minutos (MATSON et al., 2009c apud MATSON; WILKINS; FODSTAD, 2010).

Contudo, pode variar em função das características individuais da criança. Itens representativos incluem preocupação anormal com as partes de um objeto ou de objetos, interações sociais com outras crianças de sua idade, preferência por alimentos de certa textura ou odor e comunicação efetiva (por exemplo, usando palavras, gestos ou linguagem de sinais).

A escala M-CHAT é outro instrumento de avaliação comumente utilizado. A M-CHAT (ROBINS et al., 2001 apud MATSON; WILKINS; FODSTAD, 2010) é uma versão de 23 itens expandidos da *Checklist for Autism in Toddlers* (BARON-COHEN; ALLEN; GILLBERG, 1992 apud MATSON; WILKINS; FODSTAD, 2010). Os itens da M-CHAT baseiam-se em relatos parentais e em respostas como "sim" ou "não" (classificadas como "aprovado" ou "reprovado", respectivamente). A M-CHAT foi projetada para crianças de 16 a 30 meses de idade, e o conteúdo do item reflete sintomas do TEA, específicos do transtorno. Uma criança é "reprovada" no teste se dois ou mais dos seis itens críticos (por exemplo, seu filho se interessa por outras crianças, seu filho alguma vez leva objetos para você [pai ou mãe] a fim de mostrar-lhe algo) ou três ou mais itens totais são sustentados. A M-CHAT foi projetada como um instrumento de triagem e não foi destinada a auxiliar em diagnósticos. Portanto, se uma criança for "reprovada", não significa que a criança tenha TEA, mas sim que uma avaliação desenvolvimentista e diagnóstica mais abrangente é justificada.

Outra medida de avaliação, que junto com M-CHAT serviu para validar a BISCUIT – parte 1, é a BDI-2. Esse é um instrumento de avaliação padronizada, referenciada por critérios e destinada a medir as habilidades desenvolvimentistas de crianças a partir do nascimento até os 8 anos de idade (NEWBORG, 2005 apud MAT-SON; WILKINS; FODSTAD, 2010). Essa avaliação consiste de 450 itens no total, os quais estão agrupados em cinco domínios (adaptativo, pessoal/social, comunicação, motor e cognitivo), assim como de uma seção de triagem de 100 itens. A classificação do BDI-2 produz um escore de bateria total e escores padrão para cada um dos cinco domínios. Os itens são classificados como 0, 1 e 2, e as respostas aos itens são obtidas por um formato estruturado de teste, observando diretamente a criança e entrevistando seus pais ou o seu cuidador principal.

Entre os diferentes testes que avaliam as características das crianças autistas, uma das escalas mais usadas é a *Childhood Autism Rating Scale* (CARS), que consiste em uma entrevista estruturada de 15 itens, podendo ser aplicada de forma breve junto aos pais (ou responsáveis) de uma criança autista maior de 2 anos. Sua importância consiste em diferenciar e classificar pela pontuação as formas leves, moderadas ou graves de TEA. Os critérios desse instrumento foram utilizados como forma de observação e avalição do caso descrito a seguir.

AVALIAÇÃO: RELATO DE CASO

Uma menina foi trazida pela mãe pela primeira vez em meu consultório aos 2 anos e 4 meses, por apresentar alguns comportamentos que a preocupavam. Por se tratar de uma menina muito jovem para responder a instrumentos tanto da esfera percepto-motora como da esfera cognitiva e afetiva, foi utilizada a conduta observada.

Instrumentos: Entrevista de anamnese com a mãe; Hora de Jogo Diagnóstico com a presença da mãe; Hora de Jogo Diagnóstico com a presença do pai.

OBS.: Em ambos os encontros foram utilizados alguns critérios de observação segundo o instrumento *Childhood Autism Rating Scale,* versão em português – CARS.

Observações da família: Débora foi um bebê planejado e muito esperado. A gestação foi tranquila e a menina nasceu de cesariana com 42 semanas. Mamou no seio até o terceiro mês e até hoje é bem saudável quanto aos aspectos físicos. Aos 6 meses caiu da cama dos pais, foi levada ao pronto atendimento onde permaneceu em observação por ter apresentado vômitos, mas foi liberada por demonstrar melhora – nessa situação não foi avaliada por neurologista. A menina sentou-se sem apoio ao redor dos 6 meses, engatinhou por volta dos 9 meses e caminhou sem auxílio com 1 ano e 5 meses. Quando bebê, não costumava estranhar as pessoas e balbuciou um pouco.

A preocupação dos pais advém de algumas singularidades observadas no desenvolvimento da linguagem, forma de interação e hábitos rotineiros.

Quanto ao desempenho da linguagem, a pronúncia das poucas palavras que utilizava havia sido adquirida há pouco tempo e consistia em um repertório restrito para a sua idade cronológica – as palavrinhas eram monossílabas e pouquíssimas dissílabas. Entre elas, verificava-se: ma mama, papá, iqui, é (jacaré), eba (zebra), pé e bobó. As pronúncias mencionadas foram quase todas adquiridas por meio de bonecas e DVDs. Ainda não se referia ao irmão mais velho, mas parecia gostar bastante dele.

Apesar de possuir muitos brinquedos e ser bastante estimulada, Débora apresentava preferência por um número restrito de objetos, entre eles estavam algumas bonecas que cantavam, o aparelho de som e o DVD. Segundo a mãe, a menina costumava escutar suas músicas preferidas durante todo o dia, estimulando-se muito,

pulando sem parar e demonstrando prazer com essa atividade. Durante as refeições, mantinha um ritual de assistir ao DVD enquanto era alimentada pela babá – ainda não comia sozinha e não parecia interessar-se por isso.

Uma das situações que a menina gostava muito era a de que a mãe dançasse as músicas que costumava ouvir e, nessa hora, fixava-se ao movimento de pés, insistindo para dar continuidade ao término de cada canção (nesse caso, empurrava os pés da mãe para manifestar seu desejo de que continuasse dançando). Quando o DVD ou o CD chegava ao final, Débora segurava a mão da mãe e a conduzia até o aparelho para que ela recomeçasse a brincadeira.

A interação com as pessoas se revelava como uma das grandes preocupações, pois a menina interagia de modo tranquilo somente com as figuras parentais mais próximas (mãe, pai e irmão). Com a babá relacionava-se bem, mas era indiferente a sua presença ou ausência, agindo da mesma forma com a outra senhora que trabalha em sua casa.

Segundo a mãe, Débora não costumava interagir com o primo de 5 anos, com quem convive desde bebê. Da mesma forma, era indiferente com a tia, com as avós, com a namorada do irmão e com as demais pessoas, tanto adultos quanto crianças. Na presença do primo, costumava eleger um espaço no sofá permanecendo ali até que ele fosse embora.

Quando acompanhava os pais na casa de familiares e amigos próximos, era necessário acomodar a menina em uma poltrona, assistindo a um de seus DVDs, pois só assim permanecia por algum tempo no ambiente. Do contrário, Débora não parecia ficar à vontade, chorando e insistindo para ir embora.

Alguns medos apareciam de forma peculiar à menina, sendo os principais a cadeira do carrinho de supermercado e o

"Parabéns a você", tanto em suas festas como nas de outras pessoas.

Entre algumas manias citadas pelos pais apareciam: levar tudo à boca (inclusive comer massinha de modelar, morder móveis, bancos da praça, etc.); observar-se no espelho, onde reconhecia as partes de seu corpo aprendidas em uma das músicas que costumava ouvir, e recentemente havia adquirido o hábito de ranger os dentes.

Conduta observada pelo examinador

Manifestações comportamentais: Durante a conduta observada em Hora de Jogo, bem como as informações obtidas na entrevista parental, Débora apresentou alguns comportamentos com importantes indicadores no que se refere a interação social, comunicação e interesses.

Quando estimulada pelos pais, por meio dos brinquedos que trazia, costumava responder, porém, não explorou os que haviam na sala. Em alguns momentos demonstrou querer ir embora, choramingando e buscando a porta. Outras vezes distraía-se sozinha, engatinhando para debaixo da mesa ou subindo nas cadeiras.

Alguns déficits qualitativos na interação social da menina foram manifestados: falhas do desenvolvimento de relações interpessoais apropriadas ao nível de desenvolvimento; falha em procurar, espontaneamente, compartilhar interesses ou atividades prazerosas com outros; falta de reciprocidade social ou emocional mesmo com pessoas próximas, como familiares.

Na comunicação, observou-se falta ou atraso do desenvolvimento de linguagem, nem sempre compensada por outros meios; déficits na atenção compartilhada e inabilidade em participar de brincadeiras imaginativas para seu nível de desenvolvimento.

Foram também observados alguns padrões de comportamento, atividades e interesses restritos e estereotipados, como: preocupação excessiva em termos de intensidade ou de foco, com interesses restritos e estereotipados; certa dificuldade na flexibilidade da rotina; maneirismos motores repetitivos e estereotipados (esse aspecto foi verificado por sua forma de pular e dançar); atenção focada e persistente com partes de objetos (aspecto observado no consultório em relação aos blocos de madeira, onde observava e escolhia sempre os de cor verde e os levava à boca).

Observação dos critérios da CARS

I Relações pessoais: às vezes parecia ignorar o adulto. Outras vezes, eram necessárias tentativas persistentes e vigorosas para conseguir sua atenção.

II Imitação: imitava apenas parte do tempo e requeria ajuda do adulto.

III Resposta emocional: demonstrava sinais de respostas emocionais nem sempre adequadas, principalmente na interação.

IV Uso corporal: utilizava comportamentos como olhar fixo ao redor em seu ambiente, uso do adulto como parte de si mesmo (costumava utilizar a mão da mãe para obter o que desejava e utilizou a mão do pai para apontar figuras no livrinho).

V Uso de objetos: demonstrava pouco interesse por brinquedos e comumente escolhia sempre os mesmos.

VI Resposta a mudanças: costumava demonstrar bastante angústia quando alguma mudança se proporcionava ou quando era necessário adequar-se a alguma nova situação.

VII Resposta visual: necessitava ser lembrada frequentemente de olhar para o que lhe era solicitado. Costumava olhar fixamente para o espaço, não sustentando o olhar no examinador, mas foi possível verificar que com o pai e a mãe era capaz de sustentar.

VIII Resposta auditiva: apareciam de modo variado, por momentos ignorava alguns sons e em outros os percebia respondendo a eles.

IX Resposta e uso do paladar e olfato: mantinha o hábito de levar tudo à boca, inclusive mobílias do consultório e bancos da praça como já foi descrito.

X Medo ou nervosismo: parabéns e cadeiras dos carrinhos de supermercado (costumava chorar intensamente nessas situações).

XI Comunicação verbal: observado somente atraso, sem ecolalia e ou jargões.

XII Comunicação não verbal: nem sempre era capaz de expressar suas necessidades e desejos de forma não verbal.

XIII Nível da atividade: muitas vezes necessitava de estímulos, costumava permanecer por longos períodos em uma mesma ocupação. (Nesse período Débora já dormia sozinha em seu próprio quarto. A mãe relatou que antes ficava na cama dos pais, porém, aceitou a mudança de modo melhor do que o esperado. Costumava adormecer sozinha e, ao acordar, permanecia na cama sem chamar atenção para si – ficava brincando com os cobertores e distraía-se até a chegada de alguém.)

XIV Nível e consistência de resposta intelectual: durante a avaliação, apresentou habilidades de memória em nível aprazível, porém, direcionados a interesses restritos, como: sequências musicais e a ordem de letras "a, e, i, o, u". Também era capaz de relembrar as partes do corpo apontadas em uma das músicas de que gostava e escutava repetidamente.

XV Impressões gerais: nessa investigação, foi possível descobrir que Débora era uma menina esperta, que, apesar das dificuldades quanto às habilidades sociais e comunicativas, respondeu à brincadeira com a bola, na qual eu lhe jogava e ela me devolvia. Também não foram evidenciados indicadores de prejuízo da área intelectiva. Tratava-se de uma menina ainda na pequena infância que, mesmo com algum atraso, já começava a utilizar a linguagem verbal e também compensava por outros meios. Após a entrevista devolutiva, a menina foi encaminhada para avaliação com neuropediatra e iniciou-se o trabalho de intervenção com orientação aos pais, seguido de atendimento fonoaudiológico.

INTERVENÇÃO

Diferentes objetivos são alcançados no trabalho de intervenção com crianças autistas. Essas crianças necessitam aprender de uma maneira específica aquilo que as outras aprendem naturalmente. Um dos aspectos importantes de intervenção precoce é familiarizar a criança consigo mesma, constituindo um passo necessário antes que possa ser estabelecido um contato maior com familiares, colegas, professores e o ambiente em geral. É necessário um trabalho que envolva os sentidos, a autodescoberta e a consciência a respeito de si mesma, de seu corpo e de sua existência. Essa conduta foi inicialmente utilizada com Débora.

Após ter sido confirmado que a menina apresenta um quadro com sinais de transtorno do espectro autista,[1] importantes metas foram estabelecidas junto com os pais, buscando o que melhor poderia ser feito para seu desenvolvimento.

Para minha surpresa, o que parecia ser uma árdua tarefa acabou se transformando em um prazeroso e encantador trabalho. Partiu-se do princípio de que Débora precisava aos poucos tomar consciência de seu corpinho, de suas necessidades e vontades (que incluíam a retirada das fraldas), bem como de tudo que estava ao seu redor. Para os pais, esse também era um grande desafio, tendo em vista que algumas tentativas feitas anteriormente haviam sido em vão.

A maioria dos programas educacionais para crianças autistas, embora frequentemente tenham áreas de ênfase diferentes, compartilham objetivos semelhantes: desenvolvimento social e cognitivo, comunicação verbal ou não verbal, capacidade de adaptação e resolução de comportamentos indesejáveis (GADIA, 2006). Esse autor ainda refere que déficits cognitivos, apesar de não constituírem características básicas no diagnóstico de autistas, têm um papel importante em termos do prognóstico dessas crianças. Isso significa que as crianças autistas sem prejuízos na área intelectiva poderão responder de forma mais aprazível às técnicas de intervenção precoce, obtendo, dessa forma, em tempo menor, um melhor prognóstico no curso de seu desenvolvimento.

O caso que ilustra este capítulo é um exemplo do que foi argumentado. Débora é uma criança encantadora, cativante e muito inteligente. Sendo assim, demonstra sempre bastante motivação e alegria em todas as novas aprendizagens.

Com grande apoio dos pais, todas as orientações combinadas são atendidas e acolhidas com sensibilidade e lucidez. Débora, além de todas as qualidades que possui, nasceu em uma família muito especial, que, apesar das adversidades comuns enfrentadas por quem recebe o diagnóstico de que seu filho está dentro do espectro autista, não se intimida com a situação e vai adiante valorizando o que ela possui de melhor e auxiliando para que suas dificuldades não sejam pedras no caminho.

Débora, hoje com 3 anos e 7 meses, frequenta o maternal, não usa mais fraldas (dia e noite), faz as refeições junto com a família, reconhece todas as cores, domina noções elementares de quantidade em nível bem superior a sua idade cronológica, reconhece os colegas de escola e os identifica pelo nome, relaciona-se de forma aprazível com os profissionais e com seus familiares, gosta de ir à pracinha, vai a festas de aniversário, participa de apresentações na escola e sustenta o olhar no examinador demonstrando interesse e prazer na interação (ao final de cada atendimento, costuma aceitar beijo, atender a solicitação de guardar os brinquedos e acenar na despedida), além do mais ampliou de forma importante seu vocabulário e faz uso dele para se comunicar e informar o que quer.

Alguns movimentos estereotipados que ainda são observados aparecem associados a situações de excitação e alegria, os demais foram desaparecendo naturalmente. Ainda possui alguns hábitos repetitivos e rotineiros, porém, observa-se que estão mais contextualizados, permitindo uma melhor convivência e interação não só com adultos, como também com crianças de sua idade.

Segundo Gadia (2006), a maioria dos métodos de intervenção e tratamento pode ser subdividida em três grandes

---

[1] O diagnóstico proposto no período do atendimento ainda se encontrava sob a vigência do DSM-IV-TR (AMERICAN PSYCHIATRIC ASSOCIATION, 2002), com outra nomenclatura. Tal dado não altera a compreensão do caso.

grupos: aqueles que usam modelos de análise aplicada do comportamento; os que são fundamentados em teorias de desenvolvimento; e aqueles que são fundamentados em teorias de ensino estruturado.

Os objetivos que norteiam os programas de intervenção geralmente seguem um denominador comum e pretendem trabalhar os déficits das crianças com TEA, identificando os comportamentos em que se estabelecem suas maiores dificuldades ou até inabilidades que possam prejudicar seu desenvolvimento. Entre os principais objetivos estão diminuir a frequência e intensidade de comportamentos indesejáveis como, por exemplo: agressividade, estereotipias e outros que dificultam o convívio social e aprendizagem; promover o desenvolvimento de habilidades sociais, comunicativas, adaptativas e cognitivas; promover comportamentos socialmente desejáveis e contextualizados.

Áreas de intervenção precoce

Nesta seção, serão apresentadas áreas de intervenção conforme a perspectiva desenvolvimentista, que se caracteriza por procurar compreender os desvios do desenvolvimento da criança autista, a partir do desenvolvimento típico, por terem servido de instrumento de trabalho no caso ilustrativo.

O enfoque desenvolvimentista aqui apresentado caracteriza-se mais especificamente por uma abordagem eminentemente pragmática e social de desenvolvimento. Prizant, Wetherby e Rydell (2000) afirmam que a abordagem desenvolvimentista pragmática enfatiza a necessidade de focar a linguagem pré-verbal e verbal, assim como as habilidades de comunicação funcional. Ela gerou, por meio de estudos sobre o desenvolvimento da linguagem e da comunicação em contextos sociais, princípios que orientaram a prática clínica e educacional. O autor Tomasello (2003) recorreu inúmeras vezes ao pensamento sociopragmático de Vygotsky para apoiar seus argumentos.

Nesse contexto, um fato empiricamente estabelecido e bem conhecido é o de que o aprendizado deve ser combinado de alguma maneira com o nível de desenvolvimento da criança. Para Vygotsky (1984), não podemos limitar-nos meramente à determinação de níveis de desenvolvimento, quando nosso objetivo é descobrir relações reais entre o processo de desenvolvimento e a capacidade de aprendizado. Temos de determinar pelo menos dois níveis de desenvolvimento. O primeiro é chamado de nível de desenvolvimento real, isto é, o nível de desenvolvimento das funções mentais da criança que se estabeleceram como resultado de certos ciclos evolutivos já completados. O segundo nível é chamado de zona de desenvolvimento proximal, que define aquelas funções que ainda não amadureceram, mas que estão em processo de maturação.

Assim, esse aspecto desenvolvimentista proposto por Vygotsky (1984) provê, para os profissionais que trabalham tanto na educação de crianças típicas quanto na de crianças com TEA, um importante método em que se pode dar conta não somente de ciclos e processos de maturação que já foram completados, como também daqueles processos que estão em estado de formação, ou seja, estão apenas começando a amadurecer e a se desenvolver.

Os programas de intervenção precoce que têm como referência aspectos fundamentados em teorias do desenvolvimento apoiam-se na comunicação não verbal, o principal alvo de trabalho. No entanto, outras áreas também são incluídas levando em conta que crianças com TEA também apresentam falhas na habilidade de imitar e peculiaridades no processamento sensorial que precisam ser consideradas e trabalhadas para que um programa de intervenção possa ser bem-sucedido. Além disso, a ênfase no contexto natural sociopragmático exige a participação da família e recomenda a inclusão de pares em tais programas. São essas as áreas que serão vistas a seguir.

Comunicação não verbal

Inúmeras crianças com autismo – cerca de 50% – nunca fazem uso da fala e aquelas que falam apresentam anormalidades (RUTTER; SCHOPLER, 1978). Os prejuízos nas habilidades linguísticas e pré-linguísticas no autismo envolvem não apenas um atraso, mas, principalmente, um desvio no curso do desenvolvimento. No autismo, o desenvolvimento das habilidades linguísticas é muito diferente do desenvolvimento das crianças ditas "normais" e daquelas que apresentam transtornos da linguagem.

O prejuízo linguístico no autismo envolve problemas de comunicação não verbal, problemas simbólicos, problemas de fala, assim como problemas pragmáticos. Há falhas em habilidades que precedem a linguagem, como o balbucio, a imitação, o uso significativo de objetos e o jogo simbólico. Há também falhas na compreensão da fala, falta de gestos, mímica e do apontar.

Uma das características marcantes da comunicação das crianças com autismo é que o atraso da linguagem nem sempre é compensado por outras formas de expressão, tornando ainda mais difícil um de seus maiores comprometimentos que é a interação. Por essa razão, os programas de intervenção precoce que seguem um enfoque desenvolvimentista têm como objetivo geral a promoção da linguagem pré-verbal e verbal e das habilidades de comunicação funcional em contextos sociais naturais. Isso é feito pela construção da intencionalidade, da imitação, da atenção compartilhada e das habilidades de iniciação.

O trabalho que visa a incrementar e desenvolver habilidades não verbais trata ao mesmo tempo de encorajar a iniciativa da criança e o comportamento intencional, assim como aprofundar o engajamento e a atenção mútua, desenvolver as capacidades simbólicas por meio do jogo de faz de conta e conversações. Nesse tipo de programa, estão também inseridas atividades de jogo motor, sensorial e espacial para fortalecer as habilidades de processamento sensorial, como a modulação e a integração sensoriomotora, desafios perceptuais e motores, atividades de processamento visuoespacial, discriminação tátil e brincadeiras com pares.

No caso de Débora, os pais foram incentivados a substituir os DVDs e as bonecas por momentos de interação primeiramente realizados em casa por meio do uso de brinquedos como: bolas de diversos tamanhos, massa de modelar, cama elástica, jogos de encaixar e livrinhos apropriados para a idade. A menina também passou a frequentar diariamente uma pracinha próxima de sua casa, onde primeiramente ignorava a presença de outras crianças e permanecia por pouco tempo, querendo rapidamente retornar para casa. Porém, os pais empenhados com sua melhora continuaram insistindo até que o interesse por escalar, escorregar, subir e descer fez Débora olhar ao seu redor e pudesse perceber que junto com ela havia outras crianças "menino" e "menina", como passou a denominar. Três meses após o início dos atendimentos, Débora foi para a escola. No início, permanecia acompanhada pela babá, mas antes de completar um mês nesse novo desafio foi capaz de permanecer sem a presença de figuras familiares.

Prizant, Wetherby e Rydell (2000) defendem um modelo sociopragmático desenvolvimentista (*Developmental Social-Pragmatic Model* – DSP). O modelo DSP defende que é preciso focar a iniciação e a espontaneidade na comunicação, seguir o foco de atenção e motivação da criança, construir a partir do seu repertório comunicativo atual e usar atividades e eventos mais naturais como contextos.

Segundo Greenspan e Wieder (2000), outro modelo que adota uma abordagem desenvolvimentista e tem como objetivo principal permitir que a criança forme um sentido de si como indivíduo intencional, interativo e desenvolva capacidades linguísticas e sociais é o *Developmental, Individual-difference, Relationship-based Model* (DIR). Nesse enfoque, são consideradas habilidades de desenvolvimento, como atenção e foco, engajamento e relacionamento social, gesto não verbal, afeto, resolução de problemas, comunicação simbólica, pensamento abstrato e lógico. Essas habilidades são chamadas de processos emocionais funcionais por terem em sua base as interações emocionais iniciais. O tratamento visa a ajudar a criança a estabelecer a sequência de desenvolvimento que foi prejudicada e ajudá-la a tornar-se mais intencional e afetivamente conectada.

Klinger e Dawson (1992) propõem um programa de "facilitação do desenvolvimento social e comunicativo inicial", no qual se procura desenvolver na criança autista, passo a passo, cada um dos precursores da comunicação não verbal inicial. O primeiro passo consiste em aumentar a atenção da criança em relação aos outros. Isso é feito por meio da imitação exagerada, simultânea e exata das ações da criança pelo adulto. Em seguida, procura-se promover o contato ocular da criança, colocando-se a face do adulto na linha de visão da criança. Em seguida, procura-se estabelecer interações contingentes, utilizando-se ações imitativas um pouco diferentes das ações da criança. Nesse primeiro nível do programa, é o adulto quem tem um papel mais ativo, na medida em que ele imita a criança. No segundo nível, é exigido um papel mais ativo por parte da criança. O primeiro passo, aqui, envolve a imitação de esque-

mas familiares (a criança deve imitar ações familiares do adulto). Como segundo passo, procura-se estabelecer a comunicação para atingir um objetivo desejado – a criança deve se engajar em comunicação espontânea para pedir ajuda. Em seguida, procura-se promover atividades compartilhadas e a criança deve pedir ao adulto que participe de uma atividade compartilhada. Os dois últimos passos do programa envolvem a promoção da utilização do contato ocular no contexto da comunicação, por parte da criança, e a sua atenção a deixas não verbais de outros, assim como a direção da atenção dos outros.

O principal objetivo da intervenção na linguagem é incentivar pais e professores a adotarem uma abordagem de desenvolvimento da comunicação e não apenas do ensino de palavras fora da intenção comunicativa. A criança com TEA necessita aprender, desde o início, o conceito de que a comunicação, por meio de qualquer canal, significa poder (TUCHMAN; RAPIN, 2009).

Além da comunicação não verbal, outras áreas requerem uma atenção especial para favorecer, ou garantir, o sucesso de uma intervenção precoce. Essas áreas serão vistas a seguir.

Imitação

Alguns autores têm colocado a hipótese de que um prejuízo na habilidade de imitar os movimentos de outra pessoa é uma parte central do perfil neuropsicológico do TEA. Crianças com TEA costumam imitar menos e cometer erros específicos quando comparadas tanto com crianças típicas quanto com controles clínicos. Esses déficits têm sido observados em indivíduos com TEA tanto com alto como com baixo funcionamento e em ampla faixa etária, sugerindo que o prejuízo na imitação pode ser um déficit fundamental do transtorno (TUCHMAN; RAPIN, 2009).

Um déficit práxico e imitativo severo no bebê pode prejudicar as coordenações físicas envolvidas nos intercâmbios sociais e interferir no estabelecimento e na manutenção da conectividade emocional. Consequentemente, a passagem da intersubjetividade primária para a secundária pode ser prejudicada (ROGERS; BENNETTO, 2000). De acordo com Klinger e Dawson (1992), nos primeiros seis meses, a mãe se comunica com o bebê imitando seus movimentos corporais, suas expressões faciais e vocalizações. E o bebê responde com interesse visual, sorrisos e também imitando. Assim, como ato comunicativo, a imitação serve para facilitar a interação social.

Como a criança com TEA apresenta um atraso na imitação motora, vários programas têm usado a imitação pelos pais como um de seus componentes centrais, como visto no programa de Klinger e Dawson (1992). Dentre as principais funções sociais da imitação pelos pais podem ser citados o aumento da atenção para a interação social, o desenvolvimento do sentido de eu e a modelagem da expressão e consciência emocional. Como o bebê com TEA é incapaz de igualar o parceiro pela imitação e reciprocidade, ele não tem experiências de contágio emocional e o sentido de correspondência eu-outro que se desenvolvem a partir do compartilhar físico e afetivo. Dessa maneira, os problemas na imitação impedem o estabelecimento da sincronia emocional que está por trás do déficit de relacionamento no autismo (ROGERS; BENNETTO, 2000). Pesquisas têm revelado que melhoras na imitação aumentam o uso do olhar e a responsividade da criança autista (KLINGER; DAWSON, 1992) e também levam a experiências de contágio emocional e coordenação afetiva, permitindo o desenvolvimento de alguns aspectos da atenção compartilhada, comunicação intencional, empatia e jogo simbólico (ROGERS; BENNETTO, 2000). Por essa razão, e por-

que há uma relação entre imitação e desenvolvimento da linguagem, muitos enfatizam a imitação como uma parte central do tratamento no TEA. Tanto Rogers e Bennetto (2000) como Klinger e Dawson (1992) usam a instrução direta da imitação de movimentos motores, lançando mão da imitação exagerada e simplificada das ações da criança de maneira que os aspectos relevantes da interação social se tornem salientes e mais facilmente assimiláveis.

Segundo Tuchman e Rapin (2009), várias linhas de evidências sugerem que os déficits observados na imitação são em certo grau, específicos do TEA e podem consistir em um fator diferencial entre os TEAs e outros transtornos da infância. Alguns estudos revelaram que crianças com autismo demonstram fraquezas e erros específicos em tarefas de imitação quando comparadas a crianças com transtorno de déficit de atenção/hiperatividade (TDAH) (OHTA, 1987 apud TUCHMAN; RAPIN, 2009), síndrome de Down (LIBBY et al., 1997 apud TUCHMAN; RAPIN, 2009), atraso não específico do desenvolvimento (CHARMAN et al., 1997; STONE et al., 1990 apud TUCHMAN; RAPIN, 2009), deficiência intelectual, comprometimento da audição, prejuízos na linguagem (STONE et al., 1990 apud TUCHMAN; RAPIN, 2009) e síndrome do X frágil (ROGERS et al., 2003 apud TUCHMAN; RAPIN, 2009).

Processamento sensorial

Crianças com TEA costumam apresentar uma super ou hiporreatividade sensorial que leva a uma indisponibilidade afetiva. A evidência empírica confirma a existência de dificuldades sensoriais e motoras muito cedo no desenvolvimento de muitos autistas, com variabilidade nos sintomas. São notados problemas de processamento auditivo podendo ocorrer hipo ou hiper-respostas na mesma criança e respostas sensoriais anormais a estímulos sociais.

Autistas também podem apresentar problemas em modular suas respostas ao estímulo sensorial e em manter um nível ótimo de ativação e atenção focalizada. É difícil para a criança com autismo com déficits sensoriais engajar-se em transações sociais devido à pobre regulação da ativação, atenção, afeto e ação (MAZET; LEBOVICI, 1991).

Dentro desse quadro, muitas vezes os pais tentam uma ampla gama de intervenções que podem sobrecarregar sensorialmente a criança e exacerbar sua resposta. A criança também pode ficar arredia, com medo da superestimulação, e apresentar comportamentos desafiadores, de autoestimulação e estereotipias. Por isso, a intervenção para autistas com problemas sensoriais deve ajudar os pais a compreender a função do comportamento idiossincrático da criança e modificar o ambiente para adequá-lo a ela. Depois de reconhecer o padrão da criança, o adulto deve antecipar suas necessidades e proporcionar uma "dieta" sensorial apropriada (ANZALONE; WILLIAMSON, 2000).

Além disso, é importante considerar que o mesmo comportamento pode ter funções diferentes em crianças diferentes. Por exemplo, uma criança hiper-reativa pode bater as mãos para ter um foco seletivo, e isso poderá acalmar. Outra criança, hiporreativa, pode usar a mesma resposta para aumentar a sua ativação, enquanto uma terceira criança pode bater as mãos para descarregar a tensão. As intervenções devem considerar as necessidades individuais de processamento sensorial para aperfeiçoar a participação da criança. Por isso, é fundamental que o profissional descubra a função dos comportamentos da criança que indicam como o estímulo sensorial deveria ser alterado. No caso da hiper-reatividade deve-se procurar diminuir ou evitar o excesso sensorial, ajudar a criança a modular suas sensações e criar um ambiente social e físico seguro e previsível (ANZALONE; WILLIAMSON, 2000; BARANEK, 2002).

No caso de Roberto, um menino de 9 anos com TEA, os pais observam que, em casa, ele costuma ficar batendo palmas por longos períodos, que comumente sucedem situações de difícil manejo, gerando angústia e birra. Convém salientar que o menino demonstra esses sinais de hiper-reatividade somente no ambiente familiar. Há pouco quando questionado pela mãe acerca desse comportamento, o menino relatou que nos momentos em que bate palmas costuma ficar imaginando situações.

Atenção compartilhada

A habilidade de atenção compartilhada é tanto um preditor quanto um correlato do desenvolvimento da linguagem em crianças com autismo (BOSA, 2002).

A atenção compartilhada tem sido considerada uma das habilidades mais importantes na intervenção precoce para o transtorno, por ser um precursor da compreensão das intenções comunicativas dos outros, da imitação com inversão de papéis e da linguagem. Carpenter e Tomasello (2000) afirmam que as habilidades de linguagem parecem emergir de atividades não linguísticas de atenção compartilhada. Para adquirir um símbolo, a criança precisa ser capaz de determinar a intenção comunicativa do outro e se engajar em imitação com inversão de papéis. Isso significa que a criança precisa ser capaz de compreender as intenções do adulto com relação à sua própria atenção – ou seja, no que o adulto quer que ela focalize – estabelecendo atenção compartilhada.

Em suma, os comportamentos de atenção compartilhada refletem a tendência dos bebês de se orientarem socialmente, enquanto observam um objeto ou evento, para compartilhar sua experiência com os outros. Pesquisas mostram que o desenvolvimento da atenção compartilhada é capaz de predizer o desenvolvimento da linguagem (TOMASELLO, 1995; TOMASELLO; FARRAR, 1986).

O distúrbio da atenção compartilhada tem sido considerado um dos indicadores mais poderosos do autismo, junto com o jogo simbólico, permitindo diferenciar crianças autistas de crianças com outros tipos de atraso no desenvolvimento (CARPENTER; TOMASELLO, 2000; MUNDY; STELLA, 2000).

Baron-Cohen, Allen e Gillberg et al. (1992) avaliam a atenção compartilhada a partir do apontar para pedir que um objeto seja alcançado e do apontar para compartilhar o interesse em um objeto ou evento e verificam que a criança autista apresenta déficits em ambos. A capacidade de atenção compartilhada reflete a culminação de quatro componentes de desenvolvimento: o orientar-se e prestar atenção para um parceiro social; o coordenar a atenção entre pessoas e objetos; o compartilhar afeto ou estados emocionais com pessoas; o ser capaz de chamar a atenção dos outros para objetos ou eventos para compartilhar experiências.

A criança com TEA pode apresentar dificuldades em todos esses componentes. Isso não significa que ela não se comunique, mas que não o faz com objetivos sociais. Ela se comunica principalmente para regular o comportamento dos outros e pode então desenvolver medidas próprias de comunicação, que envolvem comportamentos idiossincráticos e indesejáveis, como agressão, birra e autoagressão. Segundo Wetherby, Prizant e Schuler (2000), o que lhe falta é a capacidade para chamar a atenção para um objeto ou evento.

Débora, hoje aos 3 anos e 7 meses, está apresentando algumas características próprias da pouca habilidade em compartilhar com seus coleguinhas. Apesar de estar bem adaptada à escola e de reconhecer e nomear todos os colegas, tem dificuldade para iniciar, responder ou manter o vínculo por meio da brincadeira e da parceria. Sendo assim, vem utilizando condutas agressivas, em que aperta o rosto das outras crianças e denomina essa atitude como "nhec".

Assim como Débora, Maurício, de 3 anos e 9 meses, também reage dessa maneira. Ao ser observado na pracinha da escola, foi possível perceber o quanto tinha vontade de entrar no brinquedo giratório, porém, permanecia correndo em volta e acompanhando a velocidade do brinquedo sem conseguir por si mesmo entrar na brincadeira. Isso fazia Maurício atacar cada colega que dele se aproximava. Foi então sugerido à professora que tentasse inseri-lo e que permanecesse próxima para se antecipar a qualquer tentativa de agressão aos colegas.

Em suma, um distúrbio no desenvolvimento da atenção compartilhada pode ser compreendido como parte de um prejuízo de orientação fundamental e pode privar a criança autista de ter experiências sociais, distorcendo seu desenvolvimento simbólico e dificultando a aproximação de seus pares.

Medidas de atenção compartilhada e outras habilidades sociocomunicativas não verbais têm sido particularmente importantes no desenvolvimento e na avaliação de métodos de intervenção precoce no TEA. Programas eficazes de intervenção devem dirigir-se ao progresso nesses déficits centrais e documentá-lo. A precocidade da intervenção é de suma relevância, já que o nível de competência comunicativa atingido pela criança autista aos 5 anos de idade é um importante preditor de resultados posteriores mais favoráveis.

Jogos com pares

O jogo é um recurso para facilitar as habilidades sociais em crianças com autismo, pois, mais do que o ensino explícito, ele as utiliza de forma natural (KLINGER; DAWSON, 1992). O jogo com pares é uma estratégia importante para expandir e diversificar o repertório comunicativo de autistas, proporcionando um contexto para a coordenação de ações conjuntas e para proporcionar a referência social. Assim, o jogo com pares pode servir de veículo principal para as crianças aprenderem a se dar conta das necessidades e perspectivas dos outros, porque envolve a atenção compartilhada e a imitação recíproca. Uma estratégia de intervenção é envolver pares mais experientes. Schuler e Wolfberg (2000) desenvolveram um programa de intervenção no qual são utilizados grupos de jogo de três a cinco pares familiares – experientes e principiantes. O papel dos pares experientes é ajudar os principiantes a compreender os comportamentos comunicativos e criar estratégias para engajá-los. A compreensão de atos comunicativos envolve a compreensão de diferentes funções comunicativas como pedir, protestar, declarar, comentar e demonstrar afeto. Envolve também a atenção a diferentes meios comunicativos, como a expressão facial, o olhar, a manipulação do corpo e da face, gestos, entonação e ecolalia.

Outras características do programa envolvem proporcionar um ambiente de jogo previsível e organizar espaços com apoios visuais, isto é, brinquedos bem posicionados. Além disso, é importante utilizar ritualização e dramatização de eventos e emoções. Schuler e Wolfberg (2000) também recomendam a criação de cenários de jogo e narrações para o desenvolvimento da linguagem. A família poderá desempenhar um importante papel nessa interação, pois os pais disponíveis vão servir de coterapeutas, e esse é um fator importante nos programas de intervenção.

O *Guia Washington para promover o desenvolvimento da criança pequena* (BARNARD; ERIKSON, 1978) foi elaborado conforme as etapas do processo evolutivo e, embora se refira ao desenvolvimento típico, costumo utilizá-lo como forma de esclarecer aos pais sobre os diferentes estágios que envolvem o jogo infantil, pois considero importante orientá-los na adequação de estímulos a seus filhos, não só com relação ao jogo, como também a outras habilidades imprescindíveis de serem desenvolvidas nas crianças autistas.

Quadro 2.6 Jogo

Tarefas esperadas	Atividades sugeridas
1 a 3 meses	
Quieto no colo	Estimular a mãe a tocar a criança e tê-la ao colo
Olhar a face dos outros	Providenciar objetos bem coloridos, visualmente interessantes perto de seus braços
4 a 8 meses	
Brincar com o próprio corpo	Começar palminhas e esconde-esconde
Diferenciar pessoas estranhas à família	Providenciar períodos de brinquedo no cercado
Buscar objetos	Encorajar a mãe a tocar e carregar a criança no colo
Prender, segurar e manipular objetos	Oferecer variedade de objetos multicoloridos e de várias texturas para a criança segurar
Repetir atividades de que gosta	Estimular a exploração de partes do corpo
Bater em brinquedos e objetos	Promover objetos que flutuem para a hora do banho

continua

Quadro 2.6 *Continuação*

9 a 12 meses	
Pôr e tirar objetos de recipientes	Continuar os jogos mãe-criança
Examinar objetos que tem à mão	Dar oportunidade para colocar objetos e tirá-los de um recipiente
Participar interagindo no esconde-esconde	Promover objetos grandes e pequenos para brincar
Estender brinquedo ao outro sem largá-lo	Encorajar o brinquedo de interação
Esforçar-se para obter o brinquedo fora de alcance	____
13 a 18 meses	
Brincar só ou perto de outro	Apresentá-la a outras crianças, ainda que não brinque com as outras
Ter brinquedos favoritos	Oferecer músicas, livros e revistas
Gostar de atividades de andar e brinquedos de puxar	Encorajar a imitação
Imitar a atividade dos adultos	____
19 a 30 meses	
Brinquedo paralelo – não interagir, mas brincar ao lado de outra criança	Oferecer materiais novos para manipular e sentir – pintura a dedo, argila, areia, pedras, água, sabão
	Brinquedos de madeira – carros e animais
	Blocos de armar de vários tamanhos, lápis e papel
	Instrumentos de ritmo – balanço, livros infantis de histórias simples
Usar brinquedos grandes e pequenos	Estimular para que participe ativamente em atividades
Brincar de forma desordenada	____
Brincar por períodos maiores	____
Gostar de rimas e cantos	____
31 a 48 meses	
Ao brincar, começa a interagir, trocar objetos	Encorajá-la a brincar com pequenos grupos
Dramatizar, expressar imaginação ao brincar	Encorajar atividades imaginativas
Combinar objetos	Música: cantar, dançar, tocar
Preferir 2 ou 3 crianças para brincar	Participação em grupo para cantar, saltar, pular
49 a 52 meses	
Brinquedo de dramatização	Desenhar, pintar
Apreciar materiais criativos	Letras e números
Gostar de contar, colar, etc.	____
Completar a maioria das atividades que inicia	Cortar, colar, construir

Fonte: Barnard e Erickson (1978).

Família

Todas as formas de intervenção precoce preconizam o apoio aos pais, que, assim como a criança, também necessitam de acolhimento, atenção e orientação.

Guralnick (2000) argumenta que fatores estressores afetam as famílias das crianças com autismo. Em primeiro lugar, a grande quantidade de informação sobre o processo de diagnóstico, os problemas de saúde, a identificação de profissionais e programas e as recomendações e atividades terapêuticas. Em segundo, todo o processo de diagnóstico e avaliação e as diferentes perspectivas dentro da família podem resultar em sofrimento interpessoal e familiar, contribuindo para um isolamento social. Além disso, há a necessidade de se alterar horários e rotinas, além da necessidade de tempo e energia para a identificação de serviços terapêuticos.

Todos esses fatores podem afetar a forma como os pais lidam com a criança, pela perda de sentido de controle e confiança, e podem ter efeitos adversos sobre as relações entre todos os membros da família. Guralnick (2000) considera importante analisar não só o impacto dos estressores sobre o desenvolvimento da criança, mas também os mecanismos pelos quais eles operam. Ele analisa alguns padrões importantes de interação familiar. O primeiro envolve a qualidade das transações entre adulto e criança em termos de responsividade e afeto, intercâmbios apropriados para o desenvolvimento e utilização do discurso. O segundo diz respeito às experiências orquestradas pela família em termos de seleção de brinquedos estimulantes apropriados. Em suma, os estressores familiares podem levar à falta de um relacionamento afetivo ideal com a criança e a uma tendência ao isolamento social que limita suas experiências. De acordo com Guralnick (2000), um verdadeiro sistema de intervenção precoce deve proporcionar recursos de apoio que facilitem o conhecimento de serviços disponíveis, o acesso a eles e a coordenação, permitindo, assim, que a família devote sua atenção e energia para atividades mais produtivas em termos de padrões ótimos de interação familiar. Além disso, é importante proporcionar um conjunto de apoio social para a família, como grupo de pais, serviço de aconselhamento familiar e mobilização de amigos e comunidade. Esse apoio é fundamental para amenizar o estresse familiar e garantir a motivação para um engajamento satisfatório na programação.

CONSIDERAÇÕES FINAIS

Compreender e trabalhar com crianças com TEA é um fascinante desafio, exige de nós uma constante aprendizagem e a reformulação de muitas de nossas certezas. É necessário entender que, naquele dia em que nossos olhares se encontraram, um grande passo pode ter sido dado na direção de novas conquistas.

Compreender o TEA significa aceitar sua forma diferente de aprender, de conviver e de tornar-se ativo nesse processo. Por essa razão, o diagnóstico e a intervenção precoce são fundamentais no prognóstico, assim como o desenvolvimento de ferramentas de diagnóstico precoce constituem uma prioridade no campo dos TEAs.

Além do diagnóstico precoce, os programas de intervenção precoce são de fundamental importância, tendo em vista que procuram criar as condições de desenvolvimento que crianças típicas encontram naturalmente.

O objetivo principal de um programa de intervenção precoce deve ser o desenvolvimento de habilidades comunicativas. Em termos mais gerais, deve ter como foco o aumento das habilidades comunicativas e sociais de maneira que a criança saiba como iniciar as interações. E deve também focalizar a aquisição de meios não simbólicos, como gestos e vocalizações, para comunicar intenções. Isso deve ser feito observando-se a sequência de desenvolvimento típico e proporcionando à criança uma estimulação próxima de seu nível atual. No que diz respeito à forma como proceder, é fundamental a utilização de padrões de interação social que ocorrem naturalmente.

Deve ser dado à criança o papel de iniciador, seguindo-se seu foco de atenção e sua motivação. É importante também oferecer escolhas e alternativas à criança nas atividades, assim como reconhecer e responder à sua intenção.

Finalmente, as estratégias clínicas devem ocorrer em rotinas naturais também em casa e na escola, assim como em ambientes comunitários. A família deve receber apoio e deve ser acolhida em tudo aquilo que diz respeito ao curso de desenvolvimento da criança.

O recurso ao jogo pode ser uma excelente estratégia para a facilitação de habilidades sociais e constitui um dos fatores importantes nas intervenções que procuram promover habilidades sociais, com inclusão de comportamentos comunicativos.

Bettelheim (1988) argumenta que as brincadeiras e os jogos servem para todos os tipos de necessidades e aprendizagens. Dessa forma, trabalhar com a criança autista exige de nós a compreensão de que não pode haver brincar sem prazer, e isso muitas vezes independe da razão. Compreender o transtorno do espectro autista é também permitir que a criança não apenas se divirta e se descubra, mas que o faça de seu próprio modo, mostrando-nos o caminho.

REFERÊNCIAS

ABERASTURY, A. *A criança e seus jogos*. Porto Alegre: Artes Médicas, 1992.

ANZALONE, M. E.; WILLIAMSON, G. Sensory processing and motor performance in autism spectrum disorders. In: WETHERBY, A. M.; PRIZANT, B. M.

(Org.). *Autism spectrum disorders:* a transactional developmental perspective. Baltimore: Paul H. Brookes, 2000.

AMERICAN PSYCHIATRIC ASSOCIATION. *Manual diagnóstico e estatístico de transtornos mentais:* DSM-IV. 4. ed. Porto Alegre: Artes Médicas, 1995.

AMERICAN PSYCHIATRIC ASSOCIATION. *Manual diagnóstico e estatístico de transtornos mentais:* DSM-IV-TR. 4. ed. Porto Alegre: Artmed, 2002.

AMERICAN PSYCHIATRIC ASSOCIATION. *Manual diagnóstico e estatístico de transtornos mentais:* DSM-5. 5. ed. Porto Alegre: Artmed, 2014.

ASSUMPÇÃO JR., Francisco B.; PIMENTEL, A. C. M. Autismo infantil. *Revista Brasileira de Psiquiatria,* v. 22, n. 2, p.37-39, 2000.

BARANEK, G. T. Efficacy of sensory and motor interventions for children with autism. *Journal of Autism and Developmental Disorders,* v. 32, n. 5, p. 397-422, 2002.

BARNARD, K. E.; ERICKSON, M. L. *Como educar crianças com problemas de desenvolvimento.* Porto Alegre: Globo, 1978.

BARON-COHEN, S.; ALLEN, J.; GILLBERG, C. Can autism be detected at 18 months? The needle, the haystack, and the CHAT. *British Journal of Psychiatry,* v. 161, p. 839-843, 1992.

BETTELHEIM, B. *Uma vida para seu filho.* Rio de Janeiro: Campus, 1988.

BOSA, C. Atenção compartilhada e identificação precoce do autismo. *Psicologia: Reflexão e Crítica,* v. 15, n. 1, p. 77-88, 2002.

BOWLBY, J. *Formação e rompimento dos laços afetivos.* 2. ed. São Paulo: Martins Fontes, 1990.

CARPENTER, M.; TOMASELLO, M. Joint attention, cultural learning, and language acquisition: implications for children with autism. In: WETHERBY, A. M.; PRIZANT, B. M. (Org.). *Autism spectrum disorders:* a transactional developmental perspective. Baltimore: Paul H. Brookes, 2000.

GADIA, C. Aprendizagem e autismo. In: ROTTA, N. T.; OHLWEILER, L.; RIESGO, R. dos S. *Transtornos da aprendizagem:* abordagem neurobiológica e multidisciplinar. Porto Alegre: Artmed, 2006.

GADIA, C.; TUCHMAN, R.; ROTTA, N. T. Autismo e doenças invasivas de desenvolvimento. *Jornal de Pediatria,* v. 80, n. 2, p. S83-S94, 2004.

GOTTMAN, J. *Inteligência emocional e a arte de educar nossos filhos.* Rio de Janeiro: Objetiva, 1997.

GREENSPAN, S. I.; WIEDER, S. A developmental approach to difficulties in relating and communicating in autism spectrum disorders and related syndromes. In: WETHERBY, A. M.; PRIZANT, B. M. (Org.). *Autism spectrum disorders:* a transactional developmental perspective. Baltimore: Paul H. Brookes, 2000.

GURALNICK, M. J. Early childhood intervention: evolution of a system. *Focus on Autism and other De-*

velopmental Disabilities, v. 15, n. 2, p. 68-79, 2000.

KAPLAN, H.; SADOCK, B. J. Compêndio de psiquiatria. 8. ed. Porto Alegre: Artmed, 1998.

KLINGER, L. G.; DAWSON, G. Facilitating early social and communicative development in children with autism. In: WARREN, S. F.; REICHLE, J. (Org.). Causes and effects in communication and language intervention. Baltimore: Paul H. Brookes, 1992.

MARTOS-PÉREZ, J. Autismo, neurodesarrollo detección temprana. Revista de Neurologia, v. 42, n. 2, p. S99-S101, 2006.

MATSON, J. L.; BOISJOLI, J.; WILKINS, J. Baby and infant screen for children with aUtIsm traits (BIS-CUIT). Baton Rouge: Disability Consultants, 2007.

MATSON, J. L.; NEBEL-SCHWALM, M.; MATSON, M. L. A review of methodological issues in the differential diagnosis of autism spectrum disorder in children. Research in Autism Spectrum Disorders, v. 1, p. 38-54, 2006.

MATSON, J. L.; WILKINS, J.; FODSTAD, J. C. A validade da triagem de bebês lactentes para crianças com traços de autismo: Parte 1 (BISCUIT: parte 1). Journal of Autism and Developmental Disorders, 2010.

MAZET, P.; LEBOVICI, S. Autismo e psicoses da criança. Porto Alegre: Artes Médicas, 1991.

MUNDY, P.; STELLA, J. Joint attention, social orienting, and nonverbal communication in autism. In: WETHERBY, A. M.; PRIZANT, B. M. (Org.). Autism spectrum disorders: a transactional developmental perspective. Baltimore: Paul H. Brookes, 2000.

ORNITZ, E. M. The functional neuroanatomy of infantile autism. International Journal of Neuroscience, v. 19, n. 1-4, p. 85-125, 1983.

OZAND, P. T. et al. Autism: a review. Journal of Pediatric Neurology, v. 1, n. 2, p. 55-67, 2003.

PAPALIA, D. E.; OLDS, S. W. Desenvolvimento humano. 7. ed. Porto Alegre: Artmed, 2000.

PRIZANT, B. M.; WETHERBY, A. M.; RYDELL, P. J. Communication intervention issues for children with autism spectrum disorders. In: WETHERBY, A. M.; PRIZANT, B. M. (Org.). Autism spectrum disorders: a transactional developmental perspective. Baltimore: Paul H. Brookes, 2000.

RODRÍGUEZ-BARRIONUEVO, A. C.; RODRÍGUEZ-VIVES, M. A. Diagnóstico clínico del autismo. Revista de Neurologia, n. 34, p. S72-S77, 2002.

ROGERS, S. J.; BENNETTO, L. Intersubjectivity in autism: the roles of imitation and executive function. In: WETHERBY, A. M.; PRIZANT, B. M. (Org.). Autism spectrum disorders: a transactional developmental perspective. Baltimore: Paul H. Brookes, 2000.

ROTTA, N. T.; RIESGO, R. S. Autismo infantil. In: ROTTA, N. T.; OHLWEILER, L.; RIESGO, R. dos S. Rotinas em neuropediatria. Porto Alegre: Artmed, 2005.

ROTTA, N. T. O desafio do diagnóstico preco-ce. In: ENCONTRO BRASILEIRO PARA PESQUISA EM AUTISMO, 1., 2010, Porto Alegre. Anais... Porto Alegre: UFRGS, 2010.

ROZA, E. S.; REIS, E. S. Da análise na infância ao infantil na análise. Rio de Janeiro: Contra Capa, 1997.

RUTTER, M. Aetiology of autism: findings and questions. Journal of Intelectual Disability Research, n. 49, n. 4, p. 231-235, 2005.

RUTTER, M.; SCHOPLER, E. Autism: a reappraisal of concepts and treatment. New York: Plenun, 1978.

SCHULER, A. L.; WOLFBERG, P. J. Promoting peer play and socialization: the art of scaffolding. In: WETHERBY, A. M.; PRIZANT, B. M. (Org.). Autism spectrum disorders: a transactional developmental perspective. Baltimore: Paul H. Brookes, 2000.

TOMASELLO, M. Joint attention as social cognition. In: MOORE, C.; DUNHAM, P. J. (Ed.). Joint attention: its origins and role in development. Hillsdale: Lawrence Erlbaum, 1995.

TOMASELLO, M. Origens culturais da aquisição do conhecimento humano. São Paulo: Martins Fontes, 2003.

TOMASELLO, M.; FARRAR, M. J. Joint attention and early language. Child Development, v. 57, n. 6, p.1454-1463, 1986.

TUCHMAN, R.; RAPIN, I. Autismo: abordagem neurobiológica. Porto Alegre: Artmed, 2009.

VYGOTSKY, L. S. A formação social da mente. São Paulo: Martins Fontes, 1984.

WETHERBY, A. M.; PRIZANT, B. M.; SCHULER, A. L. Understanding the communication nature of communication and language impairments. In: WETHERBY, A. M.; PRIZANT, B. M. (Org.). Autism spectrum disorders: a transactional developmental perspective. Baltimore: Paul H. Brookes, 2000.

Leituras recomendadas

BENNETO, L.; KUSCHENER, E. S.; MYMAN, S. L. Olfaction and teste processing in autism. Biological Psychiatry, v. 62, n. 9, p. 1015-1021.

BRYSON, S. E. et al. A prospective case series of high-risk infants who developed autism. Journal of Autism and Developmental Disorders, v. 1, n. 37, p. 12-24, 2007.

CHARMAN, T.et al. Infants with autism: an investigation of empathy, pretend play, joint attention, and imitation. Developmental Psychology , v. 5, p. 782-789, 1997.

DAWSON, G. et al. Early social attention impairments in autism: social orienting, joint attention, and attention to distress. Developmental Psychology, v. 2, n. 40 p. 271-283, 2004.

KABOT, S.; MASI, W.; SEGAL, M. Advances in the diagnosis and treatment of autism spectrum disorders. Professional Psychology: Research and Practice, v. 34, p. 26-33, 2003.

LANDA, R.; GARRETT-MAYER, E. Development in infants with autism spectrum disorders: a prospective study. *Journal of Child Psychology and Psychiatry*, v. 6, n. 47, p. 629-638, 2006.

NADIG, A. S. et al. Failure to respond to name is indicator of possible autism spectrum disorder. *Archives of Pediatrics and Adolescent Medicine*, v. 161, p. 378-383, 2007.

PEREIRA, A. M. *Autismo infantil:* tradução e validação da CARS (Childhood Autism Rating Seale) para uso no Brasil. 2007. 98 f. Dissertação (Mestrado em Ciências Médicas) – Faculdade de Medicina, Universidade Federal do Rio Grande do Sul, Porto Alegre, 2007.

ROBINS, D. et al. The modified checklist for autism in toddlers: an initial study investigating the early detection of autism and pervasive developmental disorders. *Journal of Autism and Developmental Disorders*, v. 2, n. 31, p. 131-144, 2001.

ROTTA, N. T.; OHLWEILER, L.; RIESGO, R. dos S. *Transtornos da aprendizagem:* abordagem neurobiológica e multidisciplinar. Porto Alegre: Artmed, 2006.

SULLIVAN, M. et al. Response to joint attention in toddlers at risk for autism spectrum disorder: a prospective study. *Journal of Autism and Developmental Disorders*, v. 1, n. 37, p. 37-48, 2007.

WERNER, E. et al. Brief report - recognition of autism spectrum disorder before one year of age: a retrospective study based on home videotapes. *Journal of Autism and Developmental Disorders*, v. 30, p. 157-162, 2000.

YODER, P. et al. Predicting social impairment and ASD diagnosis in younger siblings of children with Autism Spectrum Disorder. *Journal of Autism and Developmental Disorders*, v. 10, n. 39, p. 1381-1391, 2007.

ZWAIGENBAUM, L. et al. Behavioral manifestations of autism in the first year of life. *International Journal of Developmental Neuroscience*, v. 23, p. 143-152, p. 2005. Disponível em: <http://autism.medicine.dal.ca/research/publications/bryson/Zwaigenbaum,%20Bryson,%20Rogers,%20Roberts,%20Brian,%20Szatmari%20%282005%29.pdf>. Acesso em: 30 abr. 2015.

# Identificação precoce do transtorno do espectro autista e diagnóstico diferencial: estudo de caso

3

SABRINA MARIA OCANHA PIRES E
GRACIELA INCHAUSTI DE JOU

INTRODUÇÃO

Este capítulo tem como finalidade ilustrar a preocupação manifestada no Curso de Neurologia para Profissionais das Áreas da Saúde e Educação, da Dra. Newra Rotta, assistido pelas autoras no ano de 2011.

Pesquisas com crianças autistas no período pré-escolar têm ajudado a esclarecer a natureza dos primeiros sintomas e a encorajar os profissionais a identificá-los o mais cedo possível durante os primeiros anos de vida (DAWSON et al., 2000). Entretanto, poucos trabalhos têm abordado os indicadores precoces do transtorno do espectro autista (TEA) desde o nascimento. Essas pesquisas retrospectivas tentam resgatar da história pregressa de crianças autistas os indicadores comportamentais relacionados ao TEA, já nos primeiros meses de vida. Na maioria das vezes, a criança autista apresenta uma aparência totalmente normal e, ao mesmo tempo, um curso irregular no desenvolvimento (FERNANDES; NEVES; SCARAFICCI, 2006).

No Brasil há, aproximadamente, 600 mil pessoas afetadas por essa patologia, considerando somente a forma típica do transtorno. A prevalência é de quatro meninos para uma menina com TEA (BOSA; CALLIAS, 2000; PAULA et al., 2011).

Segundo Lampreia (2003), o TEA abrange um espectro bastante heterogêneo de quadros comportamentais. Há crianças com deficiência na linguagem, outras com deficiência intelectual, entretanto há outras que têm as habilidades cognitivas preservadas e apresentam apenas o déficit na interação social. Enquanto algumas crianças manifestam uma história de desvio do desenvolvimento desde os primeiros dias de vida, outras apresentam os sintomas somente após dois anos de suposta normalidade.

A importância das pesquisas retrospectivas para a detecção de indicadores precoces mostra-se reforçada pela nova visão que trouxe o DSM-5 (AMERICAN PSYCHIATRIC ASSOCIATION, 2014). O manual destaca que indivíduos com transtorno do espectro autista devem apresentar sintomas desde muito cedo na infância, apesar de esses sintomas não terem sido reconhecidos até mais tarde. Essa proposta não só encoraja a realizar diagnósticos precoces do transtorno, como permite que pessoas cujos sintomas não tenham sido reconhecidos até aparecerem diante das demandas sociais possam receber o diagnóstico (DSM-5 DEVELOP-MENT, c2014).

Atualmente, o TEA é concebido como um transtorno biológico de etiologia diversificada. A esse respeito, Sadock e Sadock (2011) afirmam que evidências atuais confirmam a noção de uma base genética para o desenvolvimento do transtorno autista, com contribuição de até quatro ou cinco genes, mas também estaria associado a condições neurológicas, em especial rubéola congênita, fenilcetonúria e esclerose tuberosa. O autor informa que diversos relatos sugerem que incompatibilidade imunológica também pode contribuir para o TEA. Os linfócitos de algumas crianças autistas reagem com anticorpos maternos, elevando a possibilidade de que tecidos neurais embrionários ou extraembrionários possam ser danificados durante a gestação. Casos de complicações perinatais e sangramento materno após o primeiro trimestre foram relatados com maior frequência na história de crianças autistas. No período neonatal, crianças com síndrome de sofrimento respiratório e anemia também apresentam maior incidência de TEA do que na população geral.

Embora haja alguma evidência que indica que a exposição a uma ampla classe de condições que refletem comprometimentos gerais à saúde perinatal e neonatal pode aumentar o risco de TEA, Gardener, Spiegelman e Buka (2011) afirmam que não há evidências suficientes para sugerir um fator perinatal ou neonatal na sua etiologia.

Dados recentes apontam para a importância da base neuroanatômica do TEA e fatores bioquímicos. Vários estudos mostram que cerca de um terço dos pacientes com TEA tem altas concentrações de serotonina plástica (SADOCK; SADOCK, 2011).

Da literatura revisada infere-se que a etiologia do transtorno não está bem definida, os resultados de pesquisas científicas apontam para diversas causas que podem estar presentes ou ausentes em alguns casos desse espectro, refletindo a heterogeneidade, mencionada por Lampreia (2003). Entretanto, é consenso na área que não existem testes laboratoriais para a detecção do transtorno do espectro autista e que o diagnóstico é feito basicamente pela avaliação do quadro clínico. Por isso, o diagnóstico deve ser feito por um profissional com experiência clínica (FERNANDES; NEVES; SCARAFICCI, 2006).

As áreas que se encontram acentuadamente prejudicadas são caracterizadas por anormalidades qualitativas na interação social, na comunicação e no uso da imaginação, como Kanner havia apresentado na década de 1940 (TAMANAHA; PERISSINOTO; CHIARI, 2008).

Até hoje, analisam-se quatro critérios da área de interação social que são qualitativamente comprometidos ou até mesmo ausentes em crianças com TEA. O primeiro critério está relacionado ao uso de comportamentos não verbais, como expressões faciais, postura corporal e gestos comuns na interação social. A esse respeito, Meneghello (1997) afirma que, quando uma criança pequena chega para atendimento no colo da mãe se parecendo mais como um boneco de pano do que uma criança, por falta de sincronização gestual, pode ser um indicativo de TEA.

O segundo critério está ligado ao aspecto de relacionamentos. Como afirmam Kaplan, Sadock e Grebb (1996), a criança atípica pode não demonstrar sorriso social, contato visual e postura antecipatória para que seja tomada pelos braços de um adulto.

O terceiro critério é a falta de espontaneidade em compartilhar momentos agradáveis, interesses ou conquistas com outras pessoas. Como confirmam Sadock e Sadock (2011), há um déficit saliente na capacidade de interagir com seus pares e fazer amigos, pois seu comportamento social é isolado ou desajeitado e inadequado.

O quarto critério, por sua vez, refere-se à falta de reciprocidade social ou emocional. A esse respeito, Sadock e Sadock (2011) acrescentam que autistas não conseguem deduzir os sentimentos ou o estado mental dos outros à sua volta, ou seja, são incapazes de fazer atribuições sobre a motivação ou as intenções dos demais. Portanto, não desenvolvem a Teoria da Mente, isto é, eles podem ter uma incapacidade de inferir os próprios estados mentais e os dos outros.

Nos anos 1980, vários estudos de caráter experimental mostraram que as crianças autistas não passavam nos testes de Teoria da Mente. Nesses testes, a criança tem de se colocar no lugar do personagem para dar a resposta correta. A maioria das crianças de 4 anos passa nessas tarefas, mas não a criança autista (MAINIERI, 2000).

Confirmando os critérios acima mencionados, as queixas dos que cercam os autistas referem-se mais a uma torpeza social do que a uma dificuldade intelectual ou a transtornos da fala. A falta quase total de entendimento das relações interpessoais, do que fazer frente aos demais em situações cotidianas, limita a interação social e compromete os processos sociocognitivos (BUTMAN; ALLEGRI, 2001).

A idade usual para o diagnóstico do transtorno do espectro autista é de 3 anos, apesar de que vários estudos mostram que aos 18 meses muitos dos sintomas já estão presentes (ASSUMPÇÃO JR.; PIMENTEL, 2000). Stone e Turner (2011) também informam que resultados de pesquisas retrospectivas, com entrevistas com os pais e análise de vídeos familiares, mostraram que os sintomas do déficit social, especialmente de orientação social e atenção conjunta, aparecem antes dos 2 anos, muito antes que se chegue a um diagnóstico definitivo.

O objetivo do presente trabalho consiste em investigar sinais precoces do transtorno do espectro autista e alertar sobre a importância do diagnóstico diferencial por meio de um estudo de caso.

ALERTA PARA OS SINAIS PRECOCES DO TEA

Graças ao avanço de pesquisas com enfoque desenvolvimentista, é possível fazer a identificação cada vez mais cedo de crianças com risco de TEA. Segundo Marcelli e Cohen (2010), ainda hoje o diagnóstico é mais evidente a partir de 2 a 3 anos de idade. No entanto, na clínica já é possível identificar crianças bem pequenas com risco de TEA. Malvy, Adrien e Sauvage (1997) revelam que por meio da análise clínica retrospectiva e dos filmes familiares já se observam sinais muito precoces.

Frequentemente há certa percepção dos pais desses indicadores precoces, pois existe uma queixa bastante comum por parte da mãe de que a criança não é normal, principalmente quando há filhos mais velhos. Os pais relatam sobre a esquisita sensação de não serem reconhecidos pelo próprio filho e ainda sentem mal-estar na interação. Portanto, é necessário entender essa queixa como uma percepção precoce dos pais de que seu filho não interage bem como o esperado (MARCELLI; COHEN, 2010).

Por meio da análise do desenvolvimento típico fica ainda mais visível e possível de detectar os sinais que indicam anormalidade no crescimento da criança. Dessa forma, seria necessário entender as etapas do desenvolvimento normal para posteriormente avaliar os precursores de risco.

Segundo Atkinson et al. (1995), embora o bebê humano seja indefeso ao nascer, apresenta todos os sistemas sensoriais funcionando. Os recém-nascidos assustam-

-se com um ruído alto e, inclusive, voltam a cabeça na direção de determinado som. Já apresentam sucção rítmica ao mamar, com pausas, durante as quais ocorrem trocas de olhares de sentido psicológico e que seguramente têm um papel especial no desenvolvimento cognitivo (CONDON; SANDERS, 1974). Entretanto, os bebês autistas, como apontam Marcelli e Cohen (2010), apresentam hipotonia oral e hipotonia da cabeça enquanto fazem sucção mamária.

Field (1987) acrescenta que, aos 6 meses, os bebês mostram um aumento acentuado em sua responsividade aos sons acompanhada por aspectos visuais interessantes, como a face ou a voz da mãe. Também distinguem sons da voz humana de outras espécies de sons. Portanto, os bebês humanos parecem nascer com mecanismos de percepção já adequados às propriedades da fala humana que o ajudarão em seu domínio da linguagem (EIMAS, 1985).

No bebê autista, observam-se alterações nos programas de sintonia e harmonização. Os esquemas de harmonia podem consistir em respostas de grupos musculares sincrônicos aos estímulos auditivos da voz humana ou na evocação de respostas próprias, semelhantes às apresentadas pelo estímulo social. Esses esquemas de harmonia já se encontram prejudicados no bebê com desenvolvimento atípico (CONDON; SANDERS, 1974).

Pesquisas mostram que os bebês com desenvolvimento típico têm maior preferência não aprendida por faces humanas, além de atração por estímulos característicos, linhas curvas, bordas interessantes, movimento e complexidade, tudo que um rosto possui (ASLIN, 1987; BANKS; SALAPATEK, 1983). Também Haith, Bergman e Moore (1977) informam que os recém-nascidos observam principalmente o contorno externo de um rosto, porém, aos 2 meses de vida, focalizam sua atenção no interior do rosto: olhos, nariz e boca. Dessa forma, os pais percebem claramente que o bebê começou a fazer contato visual.

Segundo Valdizán et al. (2003), a capacidade de fixação visual existe desde o nascimento, mas a capacidade para o seguimento visual é escassa e não se manifesta antes dos 2 meses. Esse é, segundo Mussen, Conger e Kagan (1974), um dos desenvolvimentos maturacionais mais interessantes. A fixação visual orientada é uma resposta que geralmente alcança a sua maturidade por volta dos 5 meses.

O desenvolvimento visual dos autistas é atípico, como se fosse de um recém-nascido, de tal maneira que necessitam do tato para confirmar o que veem. O sistema visual dessas crianças não é suficiente para sobreviver no mundo social. Manifestam pobre contato ocular e olham as pessoas como se fossem objetos (VALDIZÁN et al., 2003).

A evidência empírica confirma a existência de dificuldades sensoriais e motoras desde muito cedo no desenvolvimento dos autistas. Portanto, é complexo para as crianças com transtorno do espectro autista que apresentam déficits sensoriais envolver-se em ligações sociais devido à pobre regulação da ativação, da atenção, do afeto e da ação (ANZALONE; WILLIAMSON, 2000; BARANEK, 2002).

O desenvolvimento social da criança autista é marcado por comportamento de apego prejudicado, não reconhecem ou não diferenciam as pessoas mais próximas em suas vidas. Seguidamente, podem demonstrar ansiedade extrema quando sua rotina é interrompida. Quando atingem a idade escolar, há um evidente déficit na capacidade de brincar com seus pares e fazer amigos (SADOCK; SADOCK, 2011).

Fejerman et al. (1994) acrescentam que o jogo exploratório está ausente na criança autista. Normalmente ela manipula objetos por meio do toque, levando-os até a boca para chupá-los, mordê-los ou destruí-los sem a intenção de brincar. As atividades lúdicas, se é que existem, são rígidas, repetitivas e monótonas. Crianças autistas emparelham ou põem em fila os brinquedos sem ter consciência do que o brinquedo representa. Não se envolvem no jogo representativo – uma característica muito importante para a observação diagnóstica do transtorno do espectro autista.

Conforme Golan et al. (2010), em crianças com desenvolvimento típico, a habilidade de reconhecer e discriminar expressões emocionais dos outros já está presente a partir das 10 semanas de idade e continua se desenvolvendo ao longo da infância. Já as condições neurodesenvolvimentistas do TEA são caracterizadas por extrema dificuldade de reconhecer e discriminar expressões emocionais dos outros.

O bebê autista, de 0 a 6 meses, pouco percebe e pouco solicita a presença das pessoas, inclusive da própria mãe. Nem o reflexo de levantar os braços para ir ao colo é perceptível. Os autistas demonstram preferência por objetos inanimados mais do que por faces humanas. Parecem não reconhecer ou diferenciar as pessoas mais importantes de seu entorno (pais, irmãos, professores), inclusive podem não demonstrar ansiedade de separação quando deixados em ambiente não familiar com a presença de estranhos (CLEMENTE, 2009). Marcelli e Cohen (2010) também apontam uma falha de reação em face do estranho e uma indiferença às separações e aos reencontros.

Sadock e Sadock (2011) complementa que crianças autistas não apresentam o nível esperado de habilidades sociais recíprocas sutis na relação com seus pais e outras pessoas. Quando bebês carecem de sorriso social, de contato visual e de uma postura antecipatória para serem segurados quando um adulto se aproxima pode ser considerado um sinal de alerta.

Quanto à aquisição da linguagem, o balbucio e as vocalizações são respostas universais durante a infância. A vocalização por bebês é um estágio inicial da aquisição da linguagem. Conforme Atkinson et al. (1995), o desenvolvimento da fala nos apresenta um modelo da interação entre características geneticamente determinadas e as experiências oferecidas pelo ambiente. Quase todos os bebês humanos nascem com a capacidade para aprender uma língua falada. No curso normal do desenvolvimento os seres humanos aprendem a falar. Entretanto, eles não são capazes de falar antes de terem atingido certo nível de desenvolvimento neurológico. Crianças criadas em um ambiente no qual as pessoas falam com elas e oferecem recompensas para a vocalização falarão antes das crianças que não recebem essa atenção. Portanto, o desenvolvimento da fala apresenta componentes tanto genéticos quanto ambientais. Em torno dos 12 meses de idade, as crianças começam a falar, usam conceitos para muitas coisas, incluindo membros da família, animais domésticos, alimentos, brinquedos e partes do corpo (ATKINSON et al., 1995).

No TEA, as primeiras verbalizações dessas crianças, se existem, mostram-se prejudicadas, mas, mais importante ainda, como apontam Marcelli e Cohen (2010), há uma ausência dos precursores da linguagem, como o apontar protodeclarativo e protoimperativo.

Clemente (2009) reforça que a quantidade de balbucio, durante o primeiro ano de vida, é menor ou anormal. Comumente, emitem ruídos, estalos, sons, guinchos e sílabas sem sentido – de um modo estereotipado sem aparente intenção de comunicação. Essas crianças têm dificuldade acentuada em formar frases significativas, embora disponham de vocabulário amplo. Mesmo quando aprendem a conversar de maneira fluente, podem dar informações sem passar a sensação de reconhecimento de como a outra pessoa está respondendo (SADOCK; SADOCK, 2011).

A imitação é outra habilidade inata que merece ser analisada, já que é fundamental para as interações sociais. Em estudos nas décadas de 1970 e 1980, investigou-se variadamente a capacidade dos bebês de imitar ações das mãos, de piscar de olhos, de mostrar a língua ou até mesmo de imitar expressões emocionais. As expressões faciais de várias emoções parecem ser inatas e podem ser as que o bebê vem mais preparado para imitar (ATKINSON et al., 1995).

Meltzoff e Moore (1977) observaram bebês de 3 semanas em situações em que o bebê via o adulto, mas o adulto não via o bebê. O adulto fazia gestos simples com o rosto enquanto filmavam o bebê. Os autores encontraram aumento nos gestos faciais e segmentais no bebê. A imitação do bebê mostra-se muito seletiva e somente imita as formas que correspondem ao seu nível de interação com rostos. As expressões faciais se organizam a partir de um modelo de imitação, processo este que se inicia em torno da sexta semana de vida.

Ainda sob imitação, Klinger e Dawson (1992) acrescentam que, na comunicação entre mãe-bebê nos primeiros 6 meses, a mãe imita as expressões faciais, os movimentos corporais e as vocalizações do bebê. Nesse momento, o bebê responde com interesse visual e sorrisos.

Crianças autistas apresentam falhas na habilidade de imitar e peculiaridades no processamento sensorial. Segundo Rogers e Bennetto (2000), o prejuízo na habilidade de imitar outro indivíduo é a parte central do perfil neuropsicológico do transtorno do espectro autista. Um déficit imitativo grave no bebê pode prejudicar as coordenações físicas envolvidas nos intercâmbios sociais e interferir no estabelecimento e na sustentação da conectividade emocional.

Com relação às habilidades motoras e posturais, Mussen, Conger e Kagan (1974) apontam que o repertório de respostas do neonato desenvolve-se na interação com o ambiente. Em média os bebês são capazes de ficar sentados por 1 minuto com apoio, nas idades de 3 ou 4 meses e, por volta dos 7 ou 8 meses, podem fazê-lo sem apoio.

É esperado que a criança aos 3 meses vire-se de lado, aos 4 meses suporte parte de seu peso sobre as pernas; entre 5 e 6 meses sente-se sem apoio e segure-se em móveis; entre 8 e 9 meses engatinhe ou rasteje-se; entre 9 e 10 meses caminhe segurando-se nos móveis, entre 11 e 12 meses fique em pé sozinho; e a partir dos 12 meses até os 15 meses espera-se que já caminhe sozinho (FRANKENBURG; DODDS, 1967).

Em geral, o bebê autista permanece inerte com os olhos bem abertos esperando em sua cama. Marcelli e Cohen (2010) acrescentam que os bebês nessa faixa etária podem apresentar alterações precoces de interação, como, por exemplo, bebê bem comportado que nunca chora e que não reclama. É comum o bebê autista apresentar transtorno tônico em forma de hipotonia e ausência de diálogo tônico a partir de 2 e 3 meses, ou seja, sem tônus e sem gesto antecipatório. Contrariamente, também aparece postura hipertônica com gesticulação incessante, incapacidade de se aconchegar tranquilamente nos braços e com frequência desvio de olhar.

Dos 6 aos 12 meses, os bebês autistas apresentam ausência de braço estendido, de mímica, de contato físico e de balbucio. Em geral, é quando surgem as estereotipias, diferente dos jogos com as mãos, observados por volta dos 5 e 6 meses, que são passageiros e interrompidos quando se propõe uma interação (MARCELLI; COHEN, 2010).

No estudo de caso de Gomes e Toscano (2012), investigando cinco meninos com diagnóstico de transtorno do espectro autista, os autores apontaram que a maioria dos participantes apresentaram dificuldade na motricidade global e de equilíbrio, assim como mostraram dificuldade nas tarefas visuomotoras, de esquema corporal, organização espacial e temporal.

Além disso, bebês autistas apresentam transtorno do sono do tipo insônia. Transtornos alimentares como ausência de sucção ou anorexia também são comuns aos quadros do espectro autista (MARCELLI; COHEN, 2010).

Do ponto de vista cognitivo, a criança autista apresenta perturbações de atenção e de percepção que podem apontar para a anormalidade neural (BELMONTE; GOMOT; BARON-COHEN, 2010). Segundo Sadock e Sadock (2011), são mais habilidosas em tarefas visuoespaciais do que em tarefas que exigem habilidade em raciocínio verbal.

Com relação a outros indicadores neurológicos, Sadock e Sadock (2011) refere que um número maior do que o esperado de crianças autistas não apresenta lateralização e permanecem ambidestras em uma idade na qual a dominância cerebral já está estabelecida em crianças normais. Além disso, apresentam uma incidência mais alta de dermatóglifos anormal, ou seja, impressões digitais alteradas, do que a população em geral. Esse achado indica distúrbio no desenvolvimento neuroectodérmico.

Foi observado que crianças autistas respondem de forma exagerada a alguns estímulos sensoriais e não respondem a outros. Algumas crianças têm limiar de dor aumentado ou resposta alterada a ela. De fato, muitas delas não respondem a um ferimento chorando ou procurando consolo. É comum que apreciem música, começando a cantarolar melodias ou *jingles* comerciais antes mesmo de pronunciar as palavras ou usar a fala. Algumas apreciam particularmente estimulação vestibular, como girar, balançar-se e fazer movimentos para cima e para baixo (SADOCK; SADOCK, 2011).

Geralmente hipercinesia é um problema comportamental comum entre crianças autistas pequenas. Em geral acessos de raiva e agressão são observados quando ocorrem mudanças ou exigências. Condutas de automutilação incluem bater a cabeça, morder, arranhar e puxar o cabelo, mudanças súbitas de humor, com acessos de riso ou choro, sem uma razão óbvia. É difícil saber mais sobre esses episódios, uma vez que não conseguem expressar seus pensamentos relacionados ao afeto.

A partir da revisão da literatura, as alterações mais significativas do desenvolvimento infantil que servem como sinais de risco precoce para o transtorno do espectro autista se referem à carência do sorriso social, do contato visual, das vocalizações, da imitação neonatal, do contato físico e da postura antecipatória. Portanto, já é possível alertar os familiares quando há presença desses sintomas ainda quando bebê.

Na análise sobre o desenvolvimento típico, verifica-se que o curso natural permite que o indivíduo aprenda os repertórios básicos para viver no mundo social. Em contrapartida, ao ter esse desenvolvimento prejudicado, o mundo social que o autista constrói aparece bastante alterado, impossibilitando a interação e a conduta social. Dessa maneira, quanto mais cedo se identificarem os comportamentos sociais prejudicados, mais cedo poderão ser trabalhados, permitindo explorar o máximo do potencial dentro das próprias limitações que o transtorno impõe.

MÉTODO

Participante

Uma criança autista de sexo feminino, hoje com 10 anos e 6 meses, diagnosticada com transtorno do espectro autista aos 3 anos e 6 meses por uma equipe multidisciplinar: neurologista, psicóloga e fonoaudióloga. Ela recebeu atendimentos especializados a partir da suspeita de TEA, aos 2 anos e 6 meses, e continua recebendo acompanhamentos terapêuticos até a presente data.

62 Rotta, Bridi Filho e Bridi (orgs.)

Mora com a mãe e tem uma irmã de 12 anos; o pai faleceu quando a menina tinha 3 anos. A criança será referida com o nome fictício de Júlia.

Instrumentos e procedimentos

Depois de a mãe ter concordado em participar da pesquisa, marcou-se o primeiro encontro no qual foram informados a ela os detalhes da pesquisa e foi assinado o Termo de Consentimento Livre e Esclarecido (TCLE). No segundo encontro, a mãe disponibilizou todo o histórico para ser analisado e, no terceiro, foi aplicada a Escala de Traços Autísticos e feita a Entrevista de Anamnese.

Os instrumentos utilizados para a análise foram:

- O prontuário neonatal, que abrange todos os dados da paciente durante os primeiros 15 dias de vida enquanto esteve internada na CTI-Neonatal. Na sequência, informações sobre a sua segunda internação com 1 mês de vida. São informações relevantes para o diagnóstico e prognóstico.
- A entrevista de anamnese foi elaborada para a realização desta pesquisa e teve a finalidade de investigar a história pregressa da criança, tal como a gravidez, o parto, as condições do recém-nascido, a alimentação, o desenvolvimento psicomotor, o desenvolvimento da fala, a escolaridade, o controle dos esfíncteres, o sono, doenças e suas complicações e os antecedentes familiares.
- Dois vídeos familiares, um vídeo do nascimento aos 3 meses de vida e o outro dos 3 aos 6 meses. A análise desse material tem como finalidade identificar a presença ou ausência de comportamentos de desenvolvimento típico, como atenção compartilhada, contato visual, sucção rítmica ao mamar, imitação neonatal, abraço e sor-

riso social, resposta ao nome, toque social, comunicação não verbal (apontar), empatia, comportamentos repetitivos, exploração de objetos, reação visual, reação auditiva, reações nervosas, comunicação verbal e sincronização gestual.
- A Escala de Traços Autísticos (ASSUMPÇÃO JR. et al., 1999), respondida pela mãe da criança. Essa escala foi traduzida, adaptada e validada a partir da escala construída por Ballabriga, Escudé e Llaberia (1994). Consta de 23 subescalas, cada uma das quais divididas em vários itens. O tempo médio de aplicação foi de 25 minutos. A escala é pontuada da seguinte forma: cada subescala da prova tem um valor de 0 a 2 pontos; então, pontua-se a escala positiva no momento em que um dos itens for positivo. A pontuação global da escala se faz a partir da soma aritmética de todos os valores positivos da subescala. Foi solicitado à mãe para responder a essa escala focando os comportamentos observados no primeiro ano de vida, ou seja, de forma retrospectiva.
- O psicodiagnóstico foi realizado por uma psicóloga especialista em transtorno do espectro autista quando a criança tinha 2 anos e 6 meses.
- Os relatórios do profissional de Atendimento Domiciliar Terapêutico após um ano de intervenção aos 3 anos e 6 meses e mais tarde aos 8 anos e 6 meses. Esses relatórios buscam descrever o curso do desenvolvimento global da criança.

RESULTADOS E DISCUSSÃO

Prontuário neonatal

De acordo com os dados coletados no prontuário neonatal, Júlia nasceu de parto cesário com idade gestacional de 39 semanas. Pesava 3.695 g e media 51 cm. Recebeu APGAR 8 no primeiro minuto e 9 no quinto minuto. Seu perímetro cefálico media 37 cm e o torácico 36 cm.

Em seguida após o nascimento, a menina teve complicações respiratórias e permaneceu na incubadora durante 15 dias. A recém-nascida chegou à CTI-Neonatal hipoativa com taquipneia, perfusão periférica diminuída e gemido expiratório. Portanto, passou a ser monitorizada com oxigênio. Devido a essas intercorrências, foi realizado tratamento medicamentoso por meio de ampicilina e gentamicina. Conforme o CID 10 (P28.4), obteve o diagnóstico de outras apneias do recém-nascido.

Com 15 dias de vida recebeu alta do hospital e, após 20 dias, teve convulsão, sendo necessário interná-la novamente. Quando chegou ao hospital, apresentou cianose e saturação 47-66. Segundo o relato dos pais, revirou os olhos e salivou durante 15 minutos, aproximadamente. Ficou uma semana internada para investigar a convulsão. O resultado do eletroencefalograma evidenciou atividades paroxísticas em temporal posterior em ambos os hemisférios, com leve predomínio à esquerda. Saiu do hospital com monitorização e uso do medicamento Gardenal, uma vez que esse episódio foi considerado uma convulsão.

A partir desse momento, Júlia recebeu extensa e sistemática investigação neurológica, não havendo indicativos de alterações neurológicas pelos resultados de EEG, polissonografia, TC, ressonância, etc., que se mostraram todos normais. Além disso, passou por investigação gastroenterológica por apresentar dor abdominal crônica. A criança se contorcia, sem febre, sem comprometimento do apetite ou do estado geral. Fez duas ecografias abdominais e avaliação cirúrgica com todos os resultados normais. Depois dessa internação investigativa, não houve outros episódios de internação e a saúde física manteve-se estável.

Os dados registrados no prontuário neonatal, as complicações respiratórias, as apneias do recém-nascido, a cianose, as convulsões e as manifestações gastroenterológicas poderiam ser considerados como possíveis variáveis etiológicas do espectro autista. Como apontam Sadock e Sadock (2011), diante de complicações no período neonatal existe maior incidência de TEA do que na população geral.

Por outro lado, um trabalho de revisão sobre as intercorrências perinatais em Transtornos Invasivos do Desenvolvimento (TID) realizado por Sanches e Brunoni (2010) indica que complicações obstétricas ou estressores psicológicos maternos poderiam facilitar o desenvolvimento do fenótipo autístico em crianças com vulnerabilidade genética. Gardener, Spiegelman e Buka (2011) concordam com a ideia de que comprometimentos gerais à saúde perinatal e neonatal pode aumentar o risco para o transtorno, mas ao mesmo tempo alertam que não há evidência suficiente para sugerir o fator perinatal ou neonatal na etiologia do TEA.

Com relação a essa interação entre vulnerabilidade genética e variáveis ambientais, Ribeiro, Assumpção Jr. e Valente (2002) acrescentam que algumas doenças físicas podem apresentar sinais e sintomas psiquiátricos. Por isso, torna-se imprescindível buscar um diagnóstico etiológico. Entre os distúrbios psiquiátricos, o TEA se encaixa nesse modelo etiológico multifatorial, visto que está relacionado a muitas doenças orgânicas com etiologias distintas, como doenças cromossômicas, distúrbios metabólicos, infecções congênitas, anóxia neonatal e lesões pré-natais.

Entrevista de anamnese

Durante a entrevista de anamnese, a mãe relata que a gestação foi normal, a termo, e o parto foi por cesárea porque o bebê estava em posição sentada.

Corroborando os dados colhidos no prontuário neonatal, a mãe lembra na entrevista que imediatamente após o nascimento a menina teve complicações respiratórias e permaneceu na incubadora durante 15 dias. Logo depois começou a ser monitorizada com oxigênio.

A mãe informa que, aos 15 dias de vida, Júlia recebeu alta do hospital e, após 20 dias, teve já em casa uma crise convulsiva, sendo necessário interná-la novamente. Permaneceu internada uma semana para investigar a convulsão. Nesse momento, começou a tomar Gardenal e passou a dormir muito, permanecendo a maior parte do tempo deitada e sonolenta.

Recebeu monitoramento por meio do oxímetro até os 7 meses. Por causa do problema respiratório, fazia apneia com frequência. Clinicamente, foi observada uma importante hipotonia muscular, motivo pelo qual começou com sessões de fisioterapia aos 5 meses. Para tratar a convulsão inicialmente, fez tratamento com Gardenal®, que depois foi trocado pelo Trileptal® e, na sequência, fez uso do Depakene®. A queixa da mãe se referia, exclusivamente, à sonolência e à hipoatividade da menina quando estava acordada.

A partir desse momento, Júlia iniciou investigação neurológica por manifestar crise convulsiva e investigação gastroenterológica por apresentar dor abdominal. A criança se contorcia com frequência. A mãe relata que tinha a impressão de que a criança fazia força excessiva por dificuldade para defecar. Embora apresentasse resultados normais, as dores se mantinham e a criança continuava se contorcendo.

Em seguida, recorreram a outro neurologista, que levantou a hipótese de não ser crise convulsiva e, sim, um movimento estereotipado. O médico responsável pelo caso suspendeu o uso do anticonvulsivante e indicou fluoxetina. O neurologista justificou que a alteração apresentada em um único exame não era suficiente para fechar diagnóstico de convulsão, uma vez que os outros resultados eram todos normais. A mãe relata que, a partir do momento em que foi retirado o anticonvulsivo e iniciou tratamento com fluoxetina, a criança acordou para o mundo, por volta dos 12 meses.

Novamente iniciaram outra maratona de exames para investigar os prejuízos nas funções da comunicação, da socialização e do comportamento exploratório, assim como dos movimentos estereotipados, antes chamado de "crise". Portanto, foram a São Paulo e Salvador em busca de um diagnóstico. Pela primeira vez levantaram a hipótese diagnóstica de TEA e indicaram profissionais especialistas no transtorno em Porto Alegre.

Os dados colhidos na entrevista, com a mãe de Júlia corroboram os dados expostos do prontuário neonatal. Adicionalmente, a mãe relata que já nos primeiros meses ela percebia que a menina não interagia de acordo com o esperado e que apresentava algo estranho.

Ao analisar a entrevista, infere-se que apesar de que os exames neurológicos efetuados não mostrassem indícios de alterações, três manifestações da criança chamaram a atenção para possíveis prejuízos nessa área: as convulsões, a hipotonia e os prejuízos nas funções de socialização. Com afirmam Fernandes, Neves e Scaraficci (2006), na maioria das vezes, a criança autista tem um funcionamento irregular de desenvolvimento ao mesmo tempo em que apresenta uma aparência totalmente normal.

O caso de Júlia não foi diferente, foi um bebê de aparência saudável com medidas adequadas, apenas com a complicação respiratória no período neonatal. Contudo, nos primeiros contatos interativos entre mãe e filha, a mãe percebeu que alguma coisa não estava indo bem nessa interação. Esse tipo de queixa é reportado por Marcelli e Cohen (2010) como uma percepção precoce da mãe de que há algo errado no desenvolvimento da criança.

O que fica de manifesto de forma importante na análise dos relatos é a dificuldade de interpretar os sintomas, ou seja, a dificuldade inerente do diagnóstico de transtorno do espectro autista. Por exemplo, Júlia realmente estava sofrendo uma crise convulsiva ou estava realizando movimentos estereotipados? Se for a segunda hipótese e foi tratada com medicação anticonvulsiva, foram esses remédios que deixaram Júlia sonolenta e hipoativa como reporta a mãe? As próprias contorções frequentes de Júlia, interpretadas como dores abdominais das quais não se acharam as causas em exames clínicos e de laboratórios, poderiam ser outra manifestação de movimentos estereotipados?

No presente caso, pode-se pensar que, diante desses comportamentos de ambígua interpretação, uma variável foi determinante para a busca de um diagnóstico mais apurado, a percepção de mãe de que algo não estava bem na relação mãe-bebê. Esse aspecto foi bem abordado por Marcelli e Cohen (2010).

Outra conclusão que pode ser extraída dos dados analisados consiste na necessidade de ter outros olhares profissionais quando as primeiras interpretações deixam dúvidas ou não fecham um diagnóstico explicativo. No caso de Júlia, observou-se que a criança submeteu-se a diferentes terapias farmacológicas indicadas para crises convulsivas, tendo efeitos colaterais que poderiam interferir no seu desenvolvimento.

A substituição dessas medicações pela fluoxetina pareceu apropriada, uma vez aceita a hipótese de comportamentos estereotipados. Em um ensaio clínico cruzado, controlado com placebo, de Hollander et al. (2005), investigou-se o efeito da fluoxetina líquida nos comportamentos repetitivos em 45 crianças e adolescentes diagnosticados com transtorno invasivo de desenvolvimento (TID). Apesar de os resultados não mostrarem uma melhora nas medidas de comportamento global, observou-se que pequenas doses de fluoxetina líquida foram efetivas para tratar os comportamentos repetitivos, especialmente em crianças mais novas. Em vários artigos de revisão, também se confirma a efetividade do uso de fluoxetina como inibidor seletivo da recaptação de serotonina, especialmente para a inibição dos movimentos estereotipados e ritualistas (GADIA; TUCHMAN; ROTTA, 2004; NAVARRO et al., 2001; NIKOLOV; JONKER; SCAHILL, 2006).

ANÁLISE DOS VÍDEOS: SINAIS PRECURSORES DO TEA

O vídeo (1) contém aspectos expressivos do nascimento até os 3 meses de vida. Júlia aparece recém-nascida sendo monitorada por oxímetro 24 horas por dia com a presença constante de uma enfermeira-cuidadora. Observam-se interação familiar e manifestações afetivas. Toda a família (pais, avós, irmã e prima) mostra-se muito presente e estimulante. Frequentemente fazem trocas afetuosas por meio de conversa, de beijo e de toque. A mãe interage com o bebê, seguidamente. No momento da amamentação, observa-se claramente uma hipotonia oral e hipotonia da cabeça enquanto faz sucção mamária. Diante desse dado, lembra-se que é comum o bebê autista apresentar transtorno tônico em forma de hipotonia e ausência de dialogo tônico a partir de 2 e 3 meses, ou seja, sem tônus nem gesto antecipatório (MARCELLI; COHEN, 2010).

No vídeo (2) existem aspectos significativos dos 3 aos 6 meses de vida. Com relação à interação mãe-bebê, observou-se que a mãe posiciona a cabeça do bebê para ter um melhor contato visual e interação, porém, o bebê faz pouco contato visual e quando o faz não sustenta o olhar. A criança olha mais para a câmera, talvez por apresentar um ponto de luz vermelho, do que para a mãe que a está solicitando com sua conversa. Essa cena tem duração de 1 minuto e 22 segundos, no entanto, o tempo de interação mãe--bebê, com resposta evidente do bebê, é de apenas 2 segundos. Em geral, os bebês com desenvolvimento típico mostram um aumento acentuado em sua responsividade diante da face e da voz humana da mãe (FIELD, 1987; NEWCOMBE, 1999). Entretanto, o bebê autista de 0 a 6 meses pouco repara e não solicita a presença das pessoas, inclusive da própria mãe (CLEMENTE, 2009).

Com relação ao sorriso como comportamento responsivo, Sadock e Sadock (2011) informam que, quando os bebês carecem de sorriso social, de contato visual e de postura antecipatória, pode ser um sinal de alerta, já que crianças com transtorno do espectro autista não apresentam o nível esperado de habilidades sociais recíprocas sutis na relação com as pessoas. No caso de Júlia, em uma cena na qual a tia está brincando com ela, sua reação mostra-se bastante empobrecida. Apesar de Júlia esboçar um sorriso, não apresenta um sorriso intencional e nem espontâneo. O sorriso parece muito mais biologicamente condicionado do que produtivo.

Em outra cena, enquanto a mãe interage com ela, fazendo contato visual e emitindo voz serena, Júlia mostra-se séria. Poucas vezes esboça um sorriso ou emite uma vocalização primitiva. Marcelli e Cohen (2010) apontam que o bebê autista apresenta ausência de sorriso voluntário, mantendo um rosto sério. Além disso, demonstra ausência de braço estendido, de imitação, de contato físico e de balbucio.

Da mesma forma, em outra cena, Júlia está no colo da avó e a irmã de 3 anos se aproxima e olha bem perto o rosto dela, fala com ela, a toca e a beija, observa-se que a resposta de Júlia é de indiferença. Ela mantém a palma da mão bem aberta e não fixa o olhar. Assim como aconteceu na cena em que estava com a mãe, nas vezes em que estabelece contato visual com a irmã, muito pouco o sustenta, dando a impressão ainda de que esse contato acontece por acaso. Nessa cena, o tempo de interação é de 2 minutos e 14 segundos, porém, o tempo de resposta do bebê é de 3 segundos.

Na mesma cena, observando a postura de Júlia no colo da avó, nota-se sua hipotonia que a faz parecer uma boneca de pano, como Meneghello (1997) descreve a criança autista quando chega para atendimento. O autor informa que essas crianças parecem mais com um boneco do que com uma criança, por falta de sincronização gestual.

Ao longo de todo esse vídeo, Júlia não apresenta vocalizações não linguísticas, apesar de já corresponder à idade para comportamento linguístico. Clemente (2009) salienta que no bebê autista a quantidade de balbucio é menor ou anormal durante o primeiro ano de vida.

Em outra cena de amamentação observou-se novamente durante a sucção mamária a hipotonia oral e da cabeça, sendo necessário o braço da mãe para sustentá--la. A duração da cena foi de 1 minuto e 18 segundos e não houve nenhum comportamento interativo mãe-bebê esperado para essa faixa etária. Júlia não faz contato ocular, não coloca a mão no seio materno, nem faz qualquer manifestação de troca afetiva, apesar da solicitação materna. Segundo Condon e Sanders (1974), o bebê normal apresenta sucção rítmica ao mamar, com pausas, durante as quais ocorrem trocas de sentido psicológico e que seguramente tem um papel especial no desenvolvimento cognitivo.

Em outro momento em que Júlia é colocada no colo da irmã, apresenta notadamente hipotonia dos membros superiores (cabeça e braços), com palma da mão aberta. Ao ser abraçada pela irmã, ela mantém a mão aberta contra o corpo da irmã. A literatura aponta que a hipotonia das crianças autistas, acompanhada de uma falha de ajustamento corporal, é um sinal bastante frequente nesse quadro.

Observa-se total ausência da atitude antecipatória presente por volta dos 4 a 6 meses, ou antes, que corresponde aos movimentos que a criança faz quando a mãe ou alguém significativo estende os braços para ela. Em geral, a criança se antecipa e movimenta o corpo e/ou os braços em direção à pessoa familiar (GILLBERG; NORDIN; EHLERS, 1996).

Na hora do banho, Júlia permanece em posição deitada sob os cuidados da tia e demonstra olhar periférico "pelo canto do olho". Enquanto isso, a mãe faz tentativas de comunicação verbal, mas Júlia não responde à interação da mãe, permanecendo fixada na tia por meio do olhar periférico. Em outra cena, ainda durante o banho, Júlia está sob os cuidados da mãe e da presença da irmã. Ela permanece encostada no braço da mãe, mantendo-se em posição deitada. Ainda não consegue permanecer sentada e nem faz tentativas. Faz pouco contato ocular com a mãe e a irmã, permanecendo séria. O tempo filmado é de 2 minutos e 10 segundos e o tempo de resposta visual aos estímulos que consistem de conversa, música, toque e contato visual é de 6 segundos.

Observou-se também nessa cena que Júlia, apesar de estar com 6 meses de idade, apresenta um significativo atraso na postura de sentar, já que é uma habilidade que começa a se desenvolver, em média, aos 3 meses. Os bebês são capazes de ficar sentados por 1 minuto, com apoio nas idades de 3 e 4 meses e, por volta dos 7 ou 8 meses, podem fazê-lo sem apoio (MUSSEN; CONGER; KAGAN, 1974; NEWCOMBE, 1999).

Em outro momento de interação com a irmã, depois do banho no quarto da Júlia, a irmã conta a história do chapeuzinho vermelho, mostrando o livrinho. Júlia permanece deitada, quieta na mesma posição. Nesse momento, não olha para a irmã, fixando o olhar nas próprias mãos. Emite por tempos breves o som da letra "a". Essa cena dura 2 minutos e 50 segundos, e o tempo de resposta é zero.

Outro momento de interação com a irmã é no sofá da sala de estar. Enquanto a irmã tenta interagir, conversando e buscando contato visual, Júlia permanece na mesma posição deitada sem se mexer. A postura parece desconfortável. Braços e mãos estendidos ao longo do tronco e cabeça dobrada em um ângulo de 90 graus. Além disso, permanece de boca aberta e faz poucas vocalizações. Baseado em Frankenburg e Dodds (1967), é esperado que a criança, aos 3 meses, vire-se de lado, aos 4 meses, suporte o peso sobre as pernas e, entre 5 e 6 meses, sente-se sem apoio e segure-se em móveis. De acordo com as observações do vídeo, é possível perceber declaradamente um atraso psicomotor.

Em uma cena de interação com a avó e a tia no chão da sala de estar, Júlia está sentada no colo da avó de frente para a câmera. Observa-se notadamente hipotonia muscular, especialmente dos membros superiores. Demonstra incômodo no colo da avó, esboçando um leve choro. Em seguida se tranquiliza no colo da tia, permanecendo deitada e agarrada no cabelo da tia sem evidência de contato visual.

Na cena seguinte mostra a interação com a prima. A prima busca interação, por meio da conversa e da brincadeira que consiste em beijar o pé de Júlia, que está sem meia. Nessa ocasião, o bebê não faz contato visual com a prima nem reage ao estímulo, permanecendo parada com olhar desviado.

Na cena de interação com a mãe, a mãe está frente a frente com o bebê, estimulando o contato visual e a linguagem, que pouco aparece. A mãe mostra-se insistente na interação a fim de obter um retorno, mas mesmo assim não consegue. Quando estimulada a olhar para o pai que está filmando e quando lhe é perguntado cadê o papai? Não se mostra responsiva nem faz contato visual. Da mesma forma ocorre quando a mãe a chama pelo nome, e Júlia não a olha. Entretanto, quando a mãe assobia, o bebê responde rapidamente com o olhar, não havendo sustentação da atenção. Segundo Belmonte, Gomot e Baron-Cohen (2010), a criança autista apresenta perturbações de atenção e de percepção que podem apontar para a anormalidade neural. O não interesse por brinquedos estão em oposição ao grande interesse que lhe é despertado por ruídos cotidianos.

Na mesma cena, as duas vezes em que esboça um sorriso, este parece estar associado ao fato de a mãe colocar o pé do bebê na boca. Esse sorriso da Júlia parece mais uma resposta ao estímulo sensitivo (cócegas) do que uma resposta intencional e social. Nessa ocasião, também, parece falta de interação recíproca e de comunicação.

Na outra cena de interação com a irmã, as duas estão na cama dos pais. A irmã busca a interação, cantando, conversando, beijando e tocando a Júlia. Nesse momento, Júlia faz pouco contato visual e se mantém séria. As falhas de interação social levam a irmã a abandonar a brincadeira possivelmente por falta de trocas afetivas e comunicativas. Quando a irmã desce da cama, Júlia não acompanha com o olhar a fuga da irmã, mantendo-se na mesma posição.

Na cena de interação mãe-irmã-bebê por meio de exercícios de fisioterapia para tônus dos membros inferiores, embora Júlia permaneça deitada na cama, na mesma posição, recebe muitos estímulos por meio da interação familiar. Faz pouco contato visual, desviando e não sustentando o olhar. A mãe estimula a posição sentada. Nesse momento, Júlia apresenta muito balanceio, precisando do suporte e da supervisão direta da mãe. Pode-se observar que na maioria das cenas relatadas os comportamentos de não engajamento social estão sempre presentes.

Em seu batizado aos 6 meses, Júlia permanece no colo do pai em posição deitada e fixa o olhar no teto da igreja, mesmo com a solicitação social do pai. Quando é colocada no colo de outra pessoa, permanece na mesma posição anterior, deitada e com falta de sustento completo da cabeça. Na hora das fotos, não olha para a câmera, mesmo diante dos estímulos familiares. Parece um olhar perdido nos registros fotográficos.

Na análise dos vídeos foram observadas manifestações comportamentais que revelam prejuízos nas funções da socialização, da comunicação e da linguagem, além de atraso psicomotor com presença de hipotonia. Essa análise mostrou que o comprometimento no comportamento social e na capacidade de fixar a atenção pode ser efetivamente percebido antes do primeiro ano de idade, indicando o risco de transtorno do espectro autista. Na literatura encontram-se vários estudos que utilizam os filmes familiares para analisar os comportamentos da criança no primeiro ano de vida e os resultados mostraram que desde cedo se pode distinguir a síndrome autista da deficiência intelectual e do desenvolvimento típico (OSTERLING; DAWSON; MUNSON, 2002). Portanto, a análise desse material pode ser considerada de grande utilidade na busca do diagnóstico precoce do transtorno.

Escala de Traços Autísticos

A Escala de Traços Autísticos foi respondida pela mãe, focando os comportamentos observados no primeiro ano de vida, ou seja, de forma retrospectiva. Observações feitas pela mãe de Júlia aos 12 meses:

- Não sorria.
- Ausência de aproximações espontâneas.
- Não buscava companhia.
- Era incapaz de manter um intercâmbio social.
- Não respondia às solicitações.
- Mantinha-se indiferente, sem expressão.
- Risos compulsivos.
- Utilizava-se do adulto como um objeto, levando-o até aquilo que desejava.
- O adulto lhe servia como apoio para conseguir o que desejava.
- O adulto era o meio para suprir uma necessidade que não era capaz de realizar só.
- Ordenação dos objetos de acordo com critérios próprios e preestabelecidos.
- Desviava os olhares diretos, não olhando nos olhos.
- Voltava a cabeça ou o olhar quando era chamada.
- Expressão do olhar vazio e sem vida.
- Quando seguia os estímulos com os olhos, somente o fazia de maneira intermitente.
- Fixava os objetos com um olhar periférico, não central.
- Se falasse, não utilizava a expressão facial, gestual ou vocal com a frequência esperada.
- Não mostrava uma reação antecipatória.
- Não expressava por meio da mímica ou do olhar aquilo que queria ou o que sentia.
- Imobilidade facial.
- Não queria ir dormir.
- Comia outras coisas além de alimentos (papel, insetos).

- Quando pequena não mastigava.
- Tinha o controle diurno, porém o noturno era tardio ou ausente.
- Chupava e colocava as coisas na boca.
- Pegava objetos, golpeava ou simplesmente os atirava no chão.
- Quando realizava uma atividade, fixava a atenção por curto espaço de tempo ou era incapaz de fixá-la.
- Resposta retardada.
- Não queria aprender.
- Cansava-se muito depressa, ainda que de uma atividade de que gostasse.
- Insistia constantemente em mudar de atividade.
- Era incapaz de ter iniciativa própria.
- Buscava a comodidade.
- Passividade e falta de interesse.
- Lentidão.
- Preferia que outro fizesse o trabalho para ela.
- Não se comunicava por gestos.
- As interações com adulto não eram nunca um diálogo.
- Ainda que soubesse fazer uma coisa, não a realizava se não quisesse.
- Não demonstrava o que sabia, até ter uma necessidade primária ou um interesse eminentemente específico.
- Aprendia coisas, porém, somente a demonstrava em determinados lugares e com determinadas pessoas.
- Tinha reações de desagrado caso fosse interrompida em alguma atividade de que gostasse.
- Não assumia nenhuma responsabilidade, por menor que fosse.
- Para chegar a fazer alguma coisa, tinha que se repetir muitas vezes ou elevar o tom de voz.
- Balanceava-se.
- Fazia caretas e movimentos estranhos com a face.
- Caminhava na ponta dos pés ou saltando, arrastava os pés, andava fazendo movimentos estranhos.

- Torcia o corpo, mantinha uma postura desequilibrada, pernas dobradas, cabeça recolhida aos pés, extensões violentas do corpo.
- Não se dava conta do perigo.

Nesse caso, a pontuação geral foi de 33 pontos, sugerindo a presença de traços autísticos antes dos 12 meses de vida. Nessa escala, seu ponto de corte é de 15. Portanto, pontua-se zero se não houver a presença de nenhum sintoma, 1 se houver apenas um sintoma e 2 se houver mais de um sintoma em cada um dos 36 itens, realizando-se uma soma simples dos pontos obtidos.

Foi possível detectar de forma retrospectiva por meio da Escala de Traços Autistas, da análise dos vídeos e da entrevista com a mãe, a presença de condutas autísticas antes dos 12 meses de idade. Relacionando esses dados com o relato da mãe obtido na entrevista, fica claro que a percepção que a mãe tinha de que algo andava mal no desenvolvimento de seu bebê estava fundamentada na observação desses comportamentos diariamente. Daí a importância da divulgação entre os médicos pediatras de trabalhos científicos que identifiquem os sinais precoces do transtorno do espectro autista com a finalidade de possibilitar a escuta atenta e qualificada por parte desses profissionais dos relatos maternos sobre esses possíveis indicadores.

Psicodiagnóstico

O psicodiagnóstico foi realizado quando Júlia tinha 2 anos e 6 meses. Os instrumentos e as técnicas de avaliação utilizados pela psicóloga foram: o DSM-IV, o CARS, a descrição de perfil do desenvolvimento e a anamnese. Os resultados dessa avaliação apontam para um atraso global do desenvolvimento com presença de referências de conduta que se enquadram em um espectro autista, mas que não puderam ser comprovadas com exatidão nessa avaliação. Ressal-

ta-se que o histórico do primeiro ano de vida da criança pode ser responsável, em parte, pelas condutas presentes.

A psicóloga chegou à conclusão de que Júlia com 2 anos e 6 meses apresentava atraso no desenvolvimento neuropsicomotor e da linguagem expressiva muito importante, com presença de hipotonia com perdas na capacidade funcional.

Os ajustes posturais eram precários e existia grande redução da atividade espontânea no brincar, no explorar e no construir. A fala apresentava atraso, utilizando muito precariamente formas alternativas para a comunicação. Quando incomodada, agarrava-se à mãe e chorava.

O nível cognitivo tinha indícios de estar mais preservado, pois era capaz, por alguns momentos, do uso apropriado dos objetos oferecidos, evidenciando processamento adequado dos estímulos, havendo interrupção provavelmente pela fadiga e certo desligamento e desinteresse pelo outro.

É importante referir que nesses momentos não se empenhava em manipulações bizarras e/ou estereotipias observáveis. A conduta imitativa estava emergindo, respondendo ao *prompt* físico, momentos nos quais manteve a atenção adequada, mesmo que por breves momentos.

Portanto, os repertórios condutuais apontavam para um atraso global do desenvolvimento. Ao mesmo tempo, existiam referências de condutas que se enquadrariam em um espectro autista, mas que não puderam ser comprovadas com exatidão nessa avaliação.

O prognóstico era reservado, devendo submeter-se a reavaliações em período aproximado de 6 a 8 meses, devendo a família e os terapeutas ficarem atentos para o aparecimento e/ou fortalecimento de condutas que se enquadrariam em um espectro autista.

Em função desse relatório, Júlia recebeu estimulação específica, contínua e sistemática de todos os repertórios básicos: estimulação em diferentes ambientes e atendimento por meio de terapeuta domiciliar com vistas a organizar o ambiente e orientar os pais.

Pode-se observar que a pesar do prognóstico ser reservado, o fato de contar com uma hipótese diagnóstica precoce e diferenciada permite que algumas condutas sejam seguidas. Ribeiro, Assumpção Jr. e Valente (2002) salientam sobre a importância do diagnóstico etiológico, visto que algumas doenças neurológicas apresentam sinais e sintomas psiquiátricos, especialmente na infância. Nessa fase do desenvolvimento, o diagnóstico precoce influencia consideravelmente o prognóstico, já que muito pode ser feito quanto à estimulação e exercitação de alguns comportamentos mais adaptativos.

Relatório de atendimento aos 3 anos e 6 meses realizado por acompanhante domiciliar terapêutica

Como programado, após um ano de estimulação por meio de atendimento domiciliar terapêutico, foi realizada uma nova avaliação em que foi confirmado o diagnóstico de transtorno do espectro autista. Embora Júlia apresentasse prejuízos importantes do espectro autista, especialmente em relação à interação social, à linguagem comunicativa e ao aspecto motor, manifestaram-se avanços de forma gradativa em seu desenvolvimento.

Ao longo da intervenção, Júlia teve melhora significativa no que se refere à relação com as pessoas. No ambiente familiar interagiu mais com a irmã, conseguindo manter-se envolvida por um tempo maior. Quando começou a escola, teve mais aceitação da proximidade e da ajuda dos colegas, quando necessário.

Apresentou funcionalidade nas ações (sapato-pé/pente-cabelo/blusa-braço/bermuda-perna/xampu-cabelo/luva-

mão... entre outras). Entretanto, a hipotonia muscular prejudicava consideravelmente o seu desempenho. Por isso, a área motora precisou ser bastante estimulada para que não limitasse tanto as suas ações.

Quanto ao uso dos objetos, apresentou maior exploração deles, conseguindo fazer uso de forma mais produtiva. No entanto, suas atitudes e interações eram repetitivas, notadamente, durante exploração livre. Já em atividades estruturadas, o tempo era mais compatível com sua idade cronológica e a exploração mais funcional.

Outra área que vinha se destacando era a comunicação verbal. Começou a repetir palavras de forma contextualizada como: olá(oi)-tchau(tchau)-mamá (mamadeira)-mamã(mamãe)-xixi(xixi)-naná(dormir)-tata(batata)-nana(banana)-çã(maçã)-mão(limão)-miau(gato)-auau(cachorro)-quaqua(pato)-casa(casa)-maco(macaco)-piupiu(pintinho)-peixe(peixe)-á(árvore) . Porém, não havia a manutenção da linguagem expressiva. Essas palavras eram as mais comuns e mais verbalizadas, mesmo que não de forma sistemática. Começou a apresentar alteração de humor o que levou a um prejuízo frente à aquisição da linguagem comunicativa, pois quando apresentava humor irritável não verbalizava nenhuma palavra de caráter comunicativo, somente ruídos.

Embora, na maioria das vezes, tenha utilizado formas alternativas de comunicação para pedir ajuda, costumava pegar um adulto pela mão para lhe alcançar o que desejava. Em raros momentos, apresentou autonomia (p. ex., uso do banheiro/lanche).

Ao mesmo tempo, demonstrou maior resistência frente às mudanças, apresentando-se bastante desorganizada quando sua rotina fora alterada (p. ex., adaptação escolar, atividades de vida diária).

Sua capacidade cognitiva evidenciava um processamento adequado dos estímulos, já que era capaz do uso apropriado dos objetos oferecidos. Conseguiu manter-se por tempo compatível para realizar as tarefas (emparelhamento, encaixe, quebra-cabeça), demonstrando bastante interesse pelas atividades propostas.

Em geral evidenciava mau humor ao ser exigida, reagindo de forma irritável ou agressiva. Nesses momentos, apresentava baixa tolerância à frustração. Notadamente, a oscilação do humor limitava muito a receptividade nas brincadeiras, aprendizagens e nos contatos sociais.

Apesar de Júlia ter tido acompanhamento terapêutico permanente, por razões de espaço, neste capítulo será exposto o relatório do acompanhamento aos 8 anos.

Relatório de atendimento aos 8 anos e 6 meses realizado por acompanhante domiciliar terapêutica

Júlia apresenta transtorno de espectro autista e manifesta claramente alterações das interações sociais, das capacidades de comunicação e dos comportamentos estereotipados. Quase não sorri e poucas vezes manifesta aproximações espontâneas. Geralmente evita pessoas, mostrando-se incapaz de manter um intercâmbio social. Desvia os olhares diretos, fazendo pouco contato ocular. Raramente responde quando é chamada pelo seu nome.

A relação com o adulto quase nunca se mostra interativa. Utiliza-se do adulto como um objeto, levando-o até aquilo que deseja. Muitas vezes, o adulto lhe serve como apoio para conseguir o que deseja.

Diante das exigências do meio ambiente, manifesta crises de birra, mudança repentina de humor e excitação motora. Demonstra reações de desagrado, caso seja interrompida alguma atividade de que goste. Nesses momentos, grita, chora, morde, amolece o corpo e joga-se para trás em direção ao chão. Revela aborrecimento e rea-

ções de oposição quando seus desejos e expectativas não se cumprem. Há presença de agressividade quando contrariada.

Em relação à linguagem, Júlia apresenta estereotipias vocais e emite sons estereotipados, especialmente quando está agitada ou excitada. Apesar de não estabelecer diálogo, em alguns momentos, mostra-se capaz de falar algumas palavras com valor comunicativo.

Além disso, revela dificuldades na capacidade de atenção-concentração. É comum fixar a atenção em suas próprias produções sonoras ou motoras, dando a impressão de que está ausente. Entretanto, quando realiza uma atividade de caráter pedagógico, fixa a atenção por tempos muito breves. Busca constantemente a comodidade e espera que lhe deem tudo pronto. Em geral, não demonstra o que sabe até que tenha uma necessidade primária. Aprende coisas, porém demonstra em determinados lugares e com determinadas pessoas.

Notadamente, em situações de repouso ocorrem movimentos estereotipados e repetitivos. Tapa os olhos e as orelhas, roda objetos ou sobre si mesma, caminha na ponta dos pés ou saltando, fica pulando no mesmo lugar, arrasta os pés e anda, fazendo movimentos estranhos. Torce o corpo e mantém uma postura desequilibrada. Sobe e escala em todos os lugares. Não se dá conta do perigo, expondo-se sem ter consciência do risco.

Em momentos livres, as estereotipias se acentuam, prevalecendo as "crises no chão". Conforme relato da mãe, essas crises eram as mesmas descritas na anamnese. Ainda bebê, se contorcia toda, parecendo dores abdominais.

Vendo os comportamentos descritos em ambos os relatórios feitos com diferença de cinco anos pela acompanhante terapêutica, depreende-se que a intervenção terapêutica teve maior significado nos primeiros anos. Na literatura, consta esse tipo de resultado, porém, não explica cientificamente por que isso pode ocorrer no desenvolvimento do autista. Possivelmente pela heterogeneidade do quadro comportamental.

CONSIDERAÇÕES FINAIS

O diagnóstico precoce é fundamental no desenvolvimento da criança autista já que permitiria uma intervenção também precoce, evitando tanto o sofrimento da família quanto da própria criança. O médico-pediatra deve ter uma visão global da síndrome autista e deve estar atento às aquisições das etapas do desenvolvimento como o contato visual, o sorriso social, os gestos antecipatórios, o balbucio como forma de comunicação e o apego aos integrantes de seu entorno. A ausência de algumas delas serve ao médico como alerta de estar diante de uma criança autista.

No presente estudo, mediante a análise dos vídeos do nascimento aos 6 meses de vida de Júlia, identificaram-se vários e importantes sinais precoces do transtorno do espectro autista. Aparece visivelmente carência de contato visual, de sorriso social, de toque, de vocalizações e, ainda, importante atraso psicomotor. Portanto, muito antes dos 2 anos e 6 meses poderia ter sido iniciado um programa de intervenção precoce para minimizar os sintomas da síndrome autística, trazendo benefícios à criança.

Outro indicador precoce que surgiu nas observações dos vídeos e relatos da mãe se refere à estereotipia. Durante 11 meses de vida, a estereotipia, que é uma característica do transtorno do espectro autista, foi entendida como crise convulsiva. A partir de 1 mês de vida, Júlia passou a tomar remédios para convulsão, resultando em sonolência e hipoatividade. Aqui se pode fazer uma alerta em relação ao diagnóstico errôneo em período crucial do desenvolvimento, pois adia a intervenção precoce e pode trazer prejuízos determinantes, como observado nesse caso. Também salienta-se a importância de investigar e direcionar atenção em relação à estereotipia precoce nos próximos estudos como um possível indicador de TEA.

Júlia teve complicações neonatais, portanto, é pertinente questionar quais são os indicadores que nos fazem acreditar que essas complicações sejam responsáveis por alterações cognitivas, de linguagem e de comportamento. Possivelmente, uma relação de causa e efeito possa ser discutida. Outro aspecto que o presente trabalho permite questionar é o quanto as intercorrências neonatais podem contribuir para um quadro do espectro autista, como apontado por Gardener, Spiegelman e Buka (2011).

Não é raro um paciente autista ser diagnosticado com diferentes distúrbios por diferentes profissionais. Isso se deve ao fato de que o TEA pode ser acompanhado de outras síndromes. É importante que o quadro do paciente seja detectado de maneira correta e precoce, para que se tenha a possibilidade de um conhecimento maior sobre esse transtorno tão complexo e, ao mesmo tempo, cheio de possibilidades. Sugere-se que quanto mais estudos forem realizados sobre os primeiros indicadores do espectro autista e disponibilizados para pais e profissionais da saúde, nesse caso, pediatras, mais chances de intervenção precoce teriam as crianças autistas, o que ajudaria a evitar mais atraso no desenvolvimento do que o próprio transtorno impõe.

REFERÊNCIAS

ANZALONE, M. E.; WILLIAMSON, G. G. Sensory processing and motor performance in autism spectrum disorders. In: WETHERBY, A. M.; PRIZANT, B. M. (Org.). *Autism spectrum disorders*: a transactional developmental perspective. Baltimore: Paul H. Brookes, 2000.

ASLIN, R. N. Visual and auditory development in infancy. In: OSOFSKY, J. D. (Ed.). *Handbook of infant development*. 2nd ed. New York: Wiley, 1987.

AMERICAN PSYCHIATRIC ASSOCIATION. *Manual diagnóstico e estatístico de transtornos mentais*: DSM-5. 5. ed. Porto Alegre: Artmed, 2014.

ASSUMPÇÃO JR., F. B. et al. Escala de Avaliação de Traços Autísticos (ATA): validade e confiabilidade de uma escala para a detecção de condutas autísticas. *Arquivos de Neuro-Psiquiatria*, v. 57, n. 1, p. 23-29, 1999.

ASSUMPÇÃO JR., F. B.; PIMENTEL, A. C. M. Autismo infantil. *Revista Brasileira de Psiquiatria*, v. 22, n. 2, p. 37-39, 2000.

ATKINSON, R. L. et al. *Introdução à psicologia*. Porto Alegre: Artes Médicas, 1995.

BALLABRIGA, M. C. J.; ESCUDÉ, R. M. C.; LLABERIA, E. D. Escala d'avaluació dels tests autistes (A.T.A.): validez y fiabilidade de uma escala para el examen de las conductas autistas. *Revista Psiquiatria Infanto-Juvenil*, v. 4, p. 254-263, 1994.

BANKS, W. P.; SALAPATEK, P. Infant visual perception. In: MUSSEN P. H.; KESSEN, W. (Ed.). *Handbook of child psychology*. New York: Wiley, 1983. v. 2.

BARANEK, G. T. Efficacy of sensory and motor interventions for children with autism. *Journal of Autism and Developmental Disorders*, v. 32, n. 5, p. 397-422, 2002.

BELMONTE, M. K.; GOMOT, M.; BARON-COHEN, S. Visual attention in autism families: unaffected sibs share atypical frontal activation. *Journal of Child Psychology and Psychiatry*, v. 51, n. 3, p. 259-276, 2010.

BOSA, C.; CALLIAS, M. Autismo: breve revisão de diferentes abordagens. *Psicologia: Reflexão e Crítica*, v. 13, n. 1, p. 167-177, 2000.

BUTMAN, J.; ALLEGRI, R. F. A cognição social e o córtex cerebral. *Psicologia: Reflexão e Crítica*, v. 14, n. 2, p. 275-279, 2001.

CLEMENTE, D. A. *Autismo*: diagnostico precoz. [S.l.]: Portales Medicos, 2009. Disponível em: <http://www.portalesmedicos.com/publicaciones/articles/1442/1/Autismo-Diagnostico-precoz.html>. Acesso em: 15 abr. 2015.

CONDON, W.; SANDERS, L. Syncrony demonstrated between movements o the neonate and adult speech. *Child Development*, v. 45, n. 2, p. 456-462, 1974.

DAWSON, G. et al. Case study of the development of an infant with autism from birth to 2 years of age. *Journal of Applied Developmental Psychology*, v. 21, n. 3, p. 299-313, 2000.

DSM-5 DEVELOPMENT. Arlington: American Psychiatric Association, c2014. Disponível em: <http://www.dsm5.org/Pages/Default.aspx>. Acesso em: 20 abr. 2015.

EIMAS, P. D. The perception of speech in early infancy. *Scientific American*, v. 252, n. 1, p. 46-52, 1985.

FEJERMAN, N. et al. *Autismo infantil y otros transtornos del desarrollo*. [S.l.]: Paidos, 1994.

FERNANDES, A. V.; NEVES, J. V. A.; SCARAFICCI. R. *Autismo*. Campinas: Universidade Estadual de Campinas, 2006.

FIELD, J. The development of auditory-visual localization in infancy. In: MCKENZIE, B. E.; DAY, R. H. (Ed.). *Perceptual development in early infancy*: problems and issues. Hillsdale: Lawrence Erlbaum, 1987.

FRANKENBURG, W. K.; DODDS, J. B. The denver developmental screening test. *The Journal of Pediatrics*, v. 71, n. 2, p. 181-191, 1967.

GADIA, C. A.; TUCHMAN, R.; ROTTA, N. T. Autismo e doenças invasivas de desenvolvimento. *Jornal de Pediatria*, v. 80, n. 2, p. 83-94, 2004.

GARDENER, H.; SPIEGELMAN, D.; BUKA, S. Perinatal and neonatal risk factors for autism: a comprehensive meta-analysis. *Pediatrics*, v. 128, n. 2, p. 344-355, 2011.

GILLBERG, C.; NORDIN, V.; EHLERS, S. Early detection of autism. Diagnostic instruments for clinicians. *European Child & Adolescent Psychiatry*, v. 5, 1996.

GOLAN, O. et al. Enhancing emotion recognition in children with autism spectrum conditions: an intervention using aninated vehicles with real emotion faces. *Journal of Autism and Developmental Disorders*, v. 40, n. 3, p. 269-279, 2010.

GOMES, T. V.; TOSCANO, C. V. D. A. Aquisição do padrão motor da caminhada direcionada em crianças com autismo: um estudo de caso. *FIEP Bulletin On-line*, v. 82, n. 1, 2012.

HAITH, M. M.; BERGMAN, T.; MOORE, M. J. Eye contact and face scanning in early infancy. *Science*, v. 198, n. 4319, p. 853-855, 1977.

HOLLANDER, E. et al. A placebo controlled crossover trial of liquid fluoxetine on repetitive behaviors in childhood and adolescent autism. *Neuropsychopharmacology*, v. 30, n. 3, p. 582-589, 2005.

KAPLAN, H.; SADOCK, B.; GREBB, J. *Sinopsis de psiquiatría*: ciencias de la conducta, psiquiatría clínica. 7. ed. [S.l.]: Medica Panamericana, 1996.

KLINGER, L. G.; DAWSON, G. Facilitating early social and communicative development in children with autism. In: WARREN, S. F.; REICHLE, J. (Org.). *Causes and effects in communication and language intervention*. Baltimore: Paul H. Brookes, 1992.

LAMPREIA, C. Avaliações quantitativa e qualitativa de um menino autista: uma análise crítica. *Psicologia em Estudo*, v. 8, n. 1, p. 57-65, 2003.

MAINIERI, A. G. *A teoria da mente na vida diária de indivíduos autistas*. 2000. Dissertação (Mestrado em Psicologia de Desenvolvimento) – Universidade Federal do Rio Grande do Sul, Porto Alegre, 2000.

MALVY, J.; ADRIEN J. L.; SAUVAGE, D. Signes précoces de l'autisme et films familiaux. *Psychiatrie de l'Efant*, v. 60, n. 1, p. 175-198, 1997.

MARCELLI, D.; COHEN, D. *Infância e psicopatologia*. 8. ed. Porto Alegre: Artmed, 2010.

MENEGHELLO, J. R. *Pediatría*. 5. ed. Buenos Aires: Medica Panamericana, 1997.

MELTZOFF, A. N.; MOORE, M. K. Imitation of facial and manual gestures by human neonates. *Science*, v. 198, n. 4312, p. 75-78, 1977.

MUSSEN, P. H.; CONGER, J. J.; KAGAN, J. *Desenvolvimento e personalidade da criança*. São Paulo: Harper e Row do Brasil, 1974.

NAVARRO, M. et al. Functional interaction between opioid and cannabinoid receptors in drug self-administration. *Journal of Neuroscience*, v. 21, p. 5344-5350, 2001.

NIKOLOV, R.; JONKER, J.; SCAHILL, L. Autismo: tratamentos psicofarmacológicos e áreas de interesse para desenvolvimentos futuros. *Revista Brasileira de Psiquiatria*, v. 28, n. 1, p. 39-46, 2006.

NEWCOMBE, N. *Desenvolvimento infantil*: abordagem de Mussen. 8. ed. Porto Alegre: Artes Médicas, 1999.

OSTERLING, J. A.; DAWSON, G.; MUNSON, J. A. Early recognition of 1-year-old infants with autism spectrum disorder versus mental retardation. *Development and Psychopathology*, v. 14, n. 2, p. 239-251, 2002.

PAULA, C. S. et al. Brief report: prevalence of pervasive developmental disorder in Brazil: a pilot study. *Journal of Autism and Developmental Disorders*, v. 41, n. 12, p. 1738-1742, 2011.

RIBEIRO, K. M. N.; ASSUMPÇÃO JR., F. B.; VALENTE, K. D. R. Síndrome de Landau-Kleffner e regressão autística: a importância do diagnóstico diferencial. *Arquivos de Neuro-Psiquiatria*, v. 60, n. 3-B, p. 835-839, 2002.

ROGERS, S. J.; BENNETTO, L. *Intersubjectivity in autism: the roles of imitation and executive function*. In: WETHERBY, A. M.; PRIZANT, B. M. (Org.). *Autism spectrum disorders*: a transactional developmental perspective. Baltimore: Paul H. Brookes, 2000.

SADOCK, B. J.; SADOCK, V. A. *Manual conciso de psiquiatria da infância e adolescência*. Porto Alegre: Artmed, 2011.

SANCHES, C. P.; BRUNONI, D. Intercorrências perinatais em indivíduos com transtornos invasivos do desenvolvimento: uma revisão. *Cadernos de Pós-Graduação em Distúrbios do Desenvolvimento*, v. 10, n. 1, p. 21-31, 2010.

STONE, W. L.; TURNER, L. O impacto do autismo no desenvolvimento infantil. *Centre of Excellence for Early Childhood Development*, p. 1-7, 2011.

TAMANAHA, A. C.; PERISSINOTO, J.; CHIARI, B. M. Uma breve revisão histórica sobre a construção dos conceitos do Autismo Infantil e da síndrome de Asperger. *Revista da Sociedade Brasileira de Fonoaudiologia*, v. 13, n. 3, p. 296-299, 2008.

VALDIZÁN, J. R. et al. Reconocimiento de caras en el autismo. *Revista de Neurologia*, v. 36, n. 12, p. 1186-1189, 2003.

Leituras recomendadas

AMERICAN PSYCHIATRIC ASSOCIATION. *Manual diagnóstico e estatístico de transtornos mentais*: DSM-IV-TR. 4. ed. São Paulo: Artes Médicas, 1995.

BARDIN, L. *Análise de Conteúdo*. Lisboa: Edições 70, 1977.

GARFINKEL, B. D.; CARLSON, G. A.; WELLER, E. B. *Transtornos psiquiátricos na infância e adolescência*. São Paulo: Artes Médicas, 1992.

LAMPREIA, C. A perspectiva desenvolvimentista para a intervenção precoce no autismo. *Estudos de Psicologia*, v. 24, n. 1, p. 105-114, 2007.

LEWIS, M.; WOLKMAR, F. *Aspectos clínicos do desenvolvimento na infância e adolescência*. 3. ed. Porto Alegre: Artes Médicas, 1993.

MARTOS-PÉREZ, J. Autismo, neurodesarrollo detección temprana. *Revista de Neurologia*, v. 42, n. 2, p. S99-S101, 2006.

4 Elementos para a compreensão da construção da linguagem em sujeitos com transtorno do espectro autista: neurologia, psicologia e psicopedagogia

CÉSAR AUGUSTO BRIDI FILHO E MARISA ROSA GUIMARÃES

INTRODUÇÃO

Várias pesquisas envolvendo os aspectos orgânicos da neurologia e os elementos subjetivos da psicologia e da educação fazem parte do nosso grupo de estudos. Neste capítulo, a possibilidade de compreender os elementos apontados neurologicamente como inferência da construção da linguagem possibilita-nos ampliar os questionamentos sobre a aquisição da linguagem, mais especificamente em crianças com transtorno do espectro autista de alto funcionamento (TEA).

Seguindo uma via didática, o capítulo, ao mesmo tempo em que questiona o desenvolvimento da linguagem no campo neurológico, aponta diversos referenciais teóricos que descrevem e teorizam sobre essa experiência humana.

Frye e Beauchamp (2009), autores do artigo *Receptive Language Organization in High-Functioning Autism* (em português, *Organização da linguagem receptiva em pacientes com autismo de alto funcionamento*), iniciam a discussão apontando uma hiperexcitabilidade cortical e uma alteração da maturidade cortical nesses pacientes, entretanto, os achados apontam para a confirmação do que chamamos de plasticidade cerebral.

É consenso que a linguagem é uma ferramenta importante da comunicação e que está muito além da emissão de palavras. A linguagem é o campo subjetivo que por excelência integra o código social e as relações entre os humanos. A formação subjetiva desse campo é dada por vários elementos experienciados por cada um de nós, que torna nossa expressão de fala, de intenção e gestual um elemento singular e reconhecível como próprio a cada sujeito. O modo como esses elementos são formados é a tônica das discussões posteriores. Descrever componentes que constituem a linguagem expressiva, assim como as sinalizações da consequência da ausência desses componentes, forma um quadro no qual é possível identificar a processualidade necessária para que isso se firme como uma ferramenta interativa.

De forma ilustrativa, relatamos dois casos clínicos que mostram a entrada e a evolução no campo da linguagem a partir de intervenções de dois profissionais. Sem didatismos, os casos apenas representam a tentativa desses terapeutas de inserirem-se em universos distintos, na tentativa de restabelecer uma nova possibilidade expressiva.

Em todo esse percurso, o que parece conectar os mais diversos elementos e áreas é a preocupação com o sujeito, com o seu desejo e a construção de novos caminhos expressivos. Em qualquer área ou ação investigativa ou terapêutica aqui apresentada, a preocupação recai sobre a contribuição de cada um para uma inserção do sujeito no campo da linguagem, conforme seu próprio desejo.

ORGANIZAÇÃO DA LINGUAGEM RECEPTIVA EM INDIVÍDUOS COM TEA DE ALTO FUNCIONAMENTO: APRESENTAÇÃO DO ARTIGO

O artigo que deu origem a esta discussão foi apresentado em 2009 e é intitulado *Receptive Language Organization in High--Functioning Autism* (FRYE; BEAUCHAMP, 2009).

O artigo tem como proposta um avanço nas discussões sobre o desenvolvimento da linguagem em indivíduos com TEA e sobre os elementos envolvidos nesse mecanismo que podem prejudicar o desenvolvimento esperado no campo da linguagem em pacientes autistas. O estudo foi desenvolvido a partir de uma metodologia de estudo de caso com dois pacientes de idades de 16 e 8 anos, do sexo masculino, considerados como autistas de alto funcionamento.

O estudo utilizou exames de neuroimagem como elemento determinante para as análises corticais. Esses exames buscaram fornecer um discernimento na organização da rede cognitiva desses pacientes. Outro elemento possível de detecção por meio da neuroimagem refere que o cérebro não pode processar a linguagem da mesma maneira em indivíduos com desenvolvimento normal e indivíduos com transtorno do espectro autista. Nesse estudo, durante as atividades da linguagem, a ressonância magnética por imagem refletiu acréscimos ou decréscimos em áreas típicas da linguagem e um aumento em áreas corticais atípicas nas áreas em indivíduos com TEA, quando comparadas com o desenvolvimento típico de indivíduos normais.

Um dos principais dados apontados pelo estudo foi de que, nesses casos, as imagens indicam a presença de dois elementos considerados de grande importância para os autores: a presença de caminhos atípicos no campo da linguagem e uma hiperexcitabilidade neuronal.

Na primeira situação, de presença de caminhos atípicos no campo da linguagem, os autores aproximam seus achados de outros estudos sobre o caminho atípico da linguagem encontrado em pacientes com dislexia. Segundo os autores, em um dos casos dos autistas de alto funcionamento, o desenvolvimento da linguagem apresenta "[...] uma sequência reversa quando ativado o hemisfério esquerdo com giro frontal inferior esquerdo que ativa antes do temporoparietal [...]" (FRYE; BEAUCHAMP, 2009, p. 235), similar ao caso de pacientes com dislexia. No caso do paciente desse estudo de caso, ele apresentou "[...] uma reversão na sequência típica (normal) do giro temporal e a ativação do giro frontal inferior" (FRYE; BEAUCHAMP, 2009, p. 235). O estudo aponta para indícios de que essas duas patologias possam compartilhar um padrão comum na organização cortical.

Outro dado relevante sobre a organização cortical apontada pelo estudo é de que a localização cortical anormal da linguagem tem implicações no desenvolvimento da integração multissensorial e no discurso (prosódia) – áreas nas quais os indivíduos com TEA apresentam dificuldades. Denominamos aqui de *prosódia* o estudo do ritmo, da entonação e de atributos correlatos na fala (FARRELL, 2008). Se essas áreas compensam as áreas em disfunção da linguagem no hemisfério esquerdo, os indivíduos com transtorno do espectro autista podem ser incapazes de processar a fala simultaneamente liderando o discurso que é modulado pobremente em volume, inflexões e situações emocionais.

No que se refere aos achados sobre a excitabilidade cortical, diversas evidências apoiam a ideia de uma hiperexcitabilidade cortical no autista, incluindo uma anormal elevação no número de células piramidais excitatórias e uma baixa conectividade em longa distância nos caminhos posterior-frontal. Esses elementos, também de forma análoga, se assemelham aos pacientes com síndrome de Rett. Segundo os autores, essa síndrome apresenta um comportamento autista e uma hiperexcitabilidade cortical.

Um dado apontado pelos autores é de que a audição, mais especificamente a onda evocada do campo auditivo, é claramente anormal em sua morfologia, tendo culminado acentuadamente tarde os múltiplos componentes do hemisfério direito. Além disso,

> [...] na ativação cortical lateral para o hemisfério direito com o aparecimento do estímulo a latência aumenta. Há uma recorrente ativação do córtex temporal direito onde ocorrem, pelo menos, várias vezes, como demonstrado pela invulgar alta amplitude das ondas tardias. (FARRELL, 2008, p. 234).

A ativação do córtex frontal inferior direito também ocorre mais tarde do que o esperado. Sobre a localização referem:

> [...] há grande amplitude N1m, mas ocorre uma ativação inicial, sucedendo no lobo frontal e não o lobo temporal. Ativação do córtex temporal superior, na proximidade do córtex auditivo ocorre, mas após a ativação frontal. (FARRELL, 2008, p. 235).

Como perspectivas, o estudo tem os seguintes dados apontados:

a) Estudos de neuroimagem mostram que o campo auditivo evocado segue um padrão oposto à maturação do hemisfério dominante em indivíduos com TEA, quando comparados com o desenvolvimento de indivíduos normais.

b) Indivíduos normais e indivíduos com TEA demonstraram uma reduzida lateralização para estímulos silábicos. Porém, com a idade, aumentou a ativação cortical e o lado esquerdo tornou-se lateralizado para os indivíduos normais, e o lado direito, para os indivíduos com TEA.

c) Isso sugere que o indivíduo com TEA usa o lado direito para processar a linguagem, mas a linguagem dominante não desenvolve até a adolescência. Resultados similares foram encontrados em crianças mais velhas com transtorno de Asperger.

De grande importância, não apenas porque aponta discussões sobre as bases neurológicas para a linguagem, mais especificamente, nos pacientes autistas, mas porque aponta similaridades em pacientes com transtornos de linguagem em outras síndromes neurológicas.

Esses achados podem servir como uma provocação para a busca dessa construção da linguagem e das suas possibilidades terapêuticas em vários campos do conhecimento. As diversas práticas terapêuticas que se ocupam do sujeito com transtorno do espectro autista – com ou sem alto funcionamento – reconhecem a linguagem como um campo para além da fala, que atua na expressividade, na interação e nas relações do sujeito com sua própria constituição subjetiva.

A ideia de uma plasticidade cerebral e de uma prática terapêutica não apenas como uma reparação de um déficit, mas também como uma possibilidade de uma amplitude nas funções cognitivas e interativas, nos fez aprofundar no campo da linguagem e das suas ramificações.

DESCRIÇÕES CLÍNICAS SOBRE O TEA

Na classificação até o DSM-IV-TR (AMERICAN PSYCHIATRIC ASSOCIATION, 2002), o autismo ainda era uma das patologias encontradas no capítulo dos transtornos geralmente diagnosticados pela primeira vez na infância ou adolescência – transtornos globais do desenvolvimento, sendo que essa categoria ainda recebia as subdivisões: transtorno autista, transtorno de Rett, transtorno desintegrativo da infância, transtorno de Asperger e transtorno global do desenvolvimento sem outra especificação.

A classificação de transtornos mentais e de comportamento da Classificação Estatística Internacional de Doenças e Problemas Relacionados com a Saúde (WORLD HEALTH ORGANIZATION, 1993), no capítulo sobre os transtornos do desenvolvimento psicológico, apresenta um grupo de transtornos com anomalias na interação social recíproca e em padrões de comunicação, além de um repertório de interesses limitados, repetitivos e restritos. Entre eles, a síndrome de Asperger tem o diagnóstico

> [...] baseado na combinação de uma falta de qualquer atraso global clinicamente significativo no desenvolvimento da linguagem ou cognitivo, como o autismo [...]. (WORLD HEALTH ORGANIZATION, 1993, p. 252).

Não há ressalvas em nenhum deles sobre a possibilidade de esse indivíduo apresentar elementos que caracterizem a inteligência acima da média esperada para a sua faixa de desenvolvimento.

Nesses manuais, o autismo é uma categoria com elementos definidos para seu diagnóstico, envolvendo áreas do comprometimento qualitativo da interação social, comprometimento qualitativo na comunicação e padrões repetitivos e restritos de comportamento, interesse e atividades, com subitens para cada categoria e com início antes dos 3 anos de idade. No transtorno de Asperger, a diferença é a de que a criança não apresenta um comprometimento clinicamente importante na linguagem. Há um aspecto descrito nas características diagnósticas que apontam, entretanto, itens a serem observados. Essa ressalva vem da constatação de que dificuldades da linguagem podem advir da dificuldade da interação social ou da incapacidade de usar e reconhecer elementos da estruturação da linguagem, principalmente na conversação ou nos elementos não verbais da comunicação (AMERICAN PSYCHIATRIC ASSOCIATION, 2002).

A nova classificação que consta no DSM-5 (AMERICAN PSYCHIATRIC ASSOCIATION, 2014) reorganiza esses critérios, excluindo o capítulo dos "Transtornos geralmente diagnosticados pela primeira vez na infância ou adolescência", reagrupando seus vários transtornos no capítulo "Transtornos do neurodesenvolvimento". Nesse capítulo, foram agrupados sob o nome de transtorno do espectro autista (TEA) as categorias de transtorno autista, transtorno de Rett, transtorno desintegrativo da infância, transtorno de Asperger e transtorno global do desenvolvimento sem outra especificação. Nessa nova classificação, visando a um diagnóstico mais preciso, todos os casos inseridos nos quadros descritos anteriormente passam a serem designados como transtorno do espectro autista.

Segundo Araújo e Lotufo Neto (2014), esse novo agrupamento refletiu a visão científica de que esses transtornos são uma mesma condição com graduações em dois grupos de sintomas: a) déficit de comunicação e interação social e b) padrão restrito e repetitivo de comportamento e interesses ou atividades.

Nessa nova organização, os prejuízos na comunicação e na interação social são pervasivos e sustentados. É reconhecido que, mesmo quando habilidades linguísticas formais (p. ex., vocabulário e gramática) estão intactas, a linguagem para comunicação e interação social de reciprocidade está prejudicada. A comunicação não verbal, como gestos, expressão facial e entonação da fala, é utilizada de forma reduzida ou atípica ou está ausente (AMERICAN PSYCHIATRIC ASSOCIATION, 2014).

Nessa nova organização nosológica, o nível de gravidade analisado em comunicação social e comportamentos restritos e repetitivos é dividido em três níveis: Nível 3 – Exigindo apoio muito substancial; Nível 2 – Exigindo apoio substancial ou Nível 1 – Exigindo apoio. Em cada situação, uma descrição clínica pode auxiliar no refinamento e reconhecimento das características de cada um dos níveis.

Em qualquer uma das situações diagnósticas, as nuances presentes revelam o potencial nas áreas apresentadas. Como ressalta Dalgalarrondo (2000), há elementos particulares, individuais e da história daquele sujeito e aspectos universais, ou seja, as características diagnósticas. Apesar de preponderantemente ser baseado em dados clínicos e observações no caso do transtorno do espectro autista, o modo de observar e interagir será determinante na busca dos recursos subjetivos para a terapêutica da patologia. O senso crítico deve nortear o diagnóstico, sob pena de massificar e impossibilitar a percepção da construção individual do sujeito diante da sua condição.

Segundo Araújo, Nascimento e Assumpção Jr. (2011), ao compararem seus estudos com outros como Davies et al. (1994) e Bogdashina (2003), referendam que os indivíduos com transtorno do espectro autista possuem a inteligência preservada, com níveis normais ou acima da normalidade, associados a padrões de linguagem também normais, embora "[...] mostrem déficits semânticos e, paralelamente, observam-se neles comprometimentos diversos, detectados através de provas específicas [...]" (ARAÚJO; NASCIMENTO; ASSUMPÇÃO JR., p. 438).

Muitos autores apresentam uma discussão sobre em qual campo da linguagem dos autistas recaem suas dificuldades. Em sua grande maioria, autores como Leon et al. (2007), Farrell (2008), Siegal e Luca (2008) apontam a utilização de metáforas. A dificuldade não está em compreender as metáforas, mas segundo Leon et al. (2007, p. 269) "[...] na sua incapacidade de incluir no contexto e/ou a intenção do outro na interpretação de um enunciado de sentido figurado [...]". Complementam ainda as autoras que essa compreensão de metáforas exige processos cognitivos complexos que envolvem a análise do contexto de enunciação e a identificação de expressões que no contexto linguístico podem ser considerados diferentes. Segundo Siegal e Luca (2008), crianças com transtorno do espectro autista encontram dificuldades em reorganizar palavras que não apresentam as características da ordem e da regra de comunicação original do sujeito. Elas são capazes de reconhecer as palavras, mas apresentam uma dificuldade em reinterpretá-las ou utilizá-las de forma diferente ao modo como as aprenderam originalmente. Um exemplo apontado pelos autores é a incapacidade de reconhecer uma expressão de ironia, na qual o interlocutor apresenta um enunciado com entonação diferente ou elementos de prosódia que destoam do contexto original da expressão.

Uma palavra ao ser aprendida por qualquer sujeito precisa ser reconhecida no campo do significado. O significado está atrelado a uma rede de conhecimentos de conceitos, sendo que esses conceitos podem estar atrelados a várias unidades da linguagem (como a palavra morrer: "morrer", "bater as botas", "partir desta para melhor") ou agrupados em categorias sob o mesmo rótulo, mas com ideias diferentes (grupo de ideias vinculadas a morrer: "morrer de fome", "morrer de amor", "morte natural") conforme apontam os estudos (FARRELL, 2008). Essas construções nominadas metáforas, que são figuras de linguagem, com expressões não literais, de uso estilístico com efeito diferenciado para adornar a fala (LEON et al., 2007), são de difícil processamento mental e uso para os autistas. Referido pelas autoras e em consonância com o artigo de origem deste texto, as metáforas são consequências naturais e inevitáveis entre nosso aparato físico e cognitivo e a nossa contínua experiência no mundo.

Essa relação nos faz pensar sobre a estreita relação existente entre o universo psíquico e sua sustentação pelo corpo biológico, em uma permanente interação entre ambos. A ideia de plasticidade cerebral nos permite entender que um corpo sofrerá uma reação direta do meio, da mesma forma que o próprio corpo em algum determinado nível será capaz de agir sobre o ambiente. A plasticidade cerebral, tida como um dos desafios da neurologia moderna, refere-se à capacidade de reorganização da estrutura neuronal do sistema nervoso central (SNC). Nas palavras de Rotta, Ohlweiler e Riesgo (2006, p. 453),

> [...] todas as funções corticais superiores envolvidas na cognição, como gnosias, praxias e linguagem, são expressões de plasticidade cerebral, considerando as modificações em todos os níveis, do molecular ao cognitivo.

Atualmente se entende que há possibilidades múltiplas no desenvolvimento neuronal, quer em sujeitos que apresentem déficits ou situações lesionais, quer em sujeitos que apresentem desenvolvimento dentro da normalidade. Para que haja uma modificação compreensível pela plasticidade cerebral, é necessário ressaltar o papel da experiência vivenciada pelo sujeito. Na afirmação dos autores,

> [...] os momentos críticos para o desenvolvimento de uma função são fundamentais para

a estimulação sensitivo-sensorial e de aprendizagem; no entanto, hoje se sabe que mesmo o SNC adulto é capaz de responder, em algum grau, à estimulação. (ROTTA; OHLWEILER; RIESGO, 2006, p. 467).

O conceito de plasticidade cerebral serve de base para todos os trabalhos terapêuticos, nesse caso mais especificamente para sujeitos com transtorno do espectro autista e o campo da linguagem. A ideia de interação com o ambiente e a sua reconstrução no campo simbólico só é possível quando associamos que essa alteração perceptiva, fruto de construções subjetivas, também manifeste sua modificação no campo neuronal. Assim como ao longo do desenvolvimento, qualquer sujeito é desafiado pelo seu meio a exercer atividades cada vez mais complexas, exigindo que sua estrutura neuropsíquica se ajuste às novas necessidades; nos casos singulares, esse processo também ocorre.

Podemos pensar que, como apresentado no artigo de Frye e Beauchamp (2009), a organização cerebral disfuncional encontrada em autistas pode ser fruto de uma tentativa de organização do sistema nervoso de compensar áreas deficitárias utilizando-se de uma organização cerebral diversa da grande maioria das crianças. A ideia dessa reorganização nos indica um elemento de permanente mudança nos espaços neuronais, como forma de obter uma maior adaptação do indivíduo ao seu meio. Dessa forma, temos trabalhado para que o meio também possa ajudar na reorganização e ampliação dessas organizações neuronais.

CASOS CLÍNICOS: DESCOBERTAS INICIAIS

Os casos clínicos que vamos apresentar são ilustrativos dos aspectos da linguagem em um espectro autista. São representativos de duas fases distintas do desenvolvimento e de duas abordagens em épocas diferentes. O intuito de apresentá-los é uma tentativa de ilustrar esse amplo espectro e como podem se apresentar em fases diferentes.

Os casos foram atendidos por profissionais de áreas diferentes, em cidades diferentes e com abordagens distintas. Não é uma comparação ou uma continuidade, mas uma ilustração da estruturação cognitiva que o capítulo aborda. Reservamo-nos o direito de alterar dados que possam comprometer ou identificar qualquer um dos sujeitos envolvidos, sem comprometimento do aspecto clínico a ser apresentado.

Caso 1: Menino, 2 anos e 6 meses – características iniciais

Um menino de 2 anos e 6 meses foi encaminhado pela pediatra por apresentar atraso na linguagem, dificuldade de socialização, crises de choro e desorganização diante do novo. Segundo os relatos dos responsáveis, a criança não consegue ficar em uma festa de aniversário na hora do "Parabéns", não permite que coloquem o termômetro, não aceita que lhe peçam para falar, reagindo com gritos e choro. Coloca as mãos nos ouvidos e se desorganiza corporalmente, bate, chuta e sapateia, sendo difícil acalmá-lo.

A linguagem limita-se a poucas palavras como "cocô" e "papa". Brinca de imitar o som das vogais e costuma apontar para o que deseja emitindo a vogal /a/. Segundo relato dos cuidadores, já teve outras produções orais que hoje não apresenta mais. Quando quer algo, aponta ou leva o outro pela mão. Também procura por si só obter o que quer. Mostra com a cabeça o sim e o não. O menino tem boa compreensão, cumprindo a maior parte das ordens que lhe são dadas, entretanto, muitas vezes parece não ouvir o que lhe é pedido. Os pais referem que, quando insistem para que fale, ele fica muito nervoso, grita com as mãos nos ouvidos, bate, sapateia e chuta. Interessa-se por brinquedos com botões, luz e que girem como rodas e direção de carro de brinquedo. Gosta de pular e assistir à televisão. Muitas vezes outros objetos da casa chamam mais atenção do que os brinquedos, como o espelho, o liquidificador, o ventilador ou o aspirador de pó.

Em situação lúdica brinca com um determinado brinquedo por bastante tempo sem se interessar com o que ocorre na sua volta, não atendendo ao comando de voz, parece "estar em outro mundo". É difícil manter o olhar, mas olha para os objetos e os solicita. Os pais relatam que ele dificilmente foge de rotina, desorganizando-se quando acontece.

Na consulta neurológica apresentou estereotipias, como embalar-se, fazer *flapping* (movimentos repetitivos com as mãos ao lado do corpo) e colocar as mãos nos ouvidos. Foi diagnosticado com transtorno do espectro autista e encaminhado para atendimento psicopedagógico e fonoaudiológico.

Caso 2: Menino, 11 anos e 8 meses – características iniciais

Um menino de 11 anos e 8 meses foi encaminhado por uma escola particular por apresentar dificuldades na socialização. Na primeira entrevista, realizada com os pais para coleta de informações, não houve qualquer referência a exames ou diagnóstico anterior que referendasse o espectro autista. Com o relato de um "comportamento agressivo" e "dificuldades de se adaptar à rotina da escola", os pais descreveram um menino com inteligência superior, algumas "manias" e dificuldades de interação com colegas, quer na sala de aula, quer nos intervalos ou em atividades coletivas.

O menino compareceu à segunda consulta acompanhado dos pais. Quando questionado, respondia com respostas lacônicas, mas corretas ou pouco descritivas sobre si ou a situação escolar. Apresentava pouca amplitude de linguagem ou de metaforização. Os pais tinham de ajudar a formular algumas respostas. Não se opôs em ficar na sala sozinho e assim permaneceu até o final da consulta.

Apresentava estereotipias na fala, como frases repetidas e descontextualizadas (perguntava o peso e a altura do terapeuta a cada 5 minutos). Segundo relatos, tinha o mesmo comportamento em sala de aula, o que irritava os colegas e gerava agressão física por parte deles. Apresentou uma fixação por alguns assuntos ou temas de forma intensa em alguns períodos da vida (dinossauros/carros/times de futebol).

Não apresentava problemas para assimilar conteúdos, mas apresentava problemas na interpretação de textos, ideias e atitudes. Era capaz de usar corretamente respostas simples em outros idiomas (inglês e alemão) que havia aprendido em sala de aula, mas não compreendia brincadeiras de duplo sentido. Apresentava uma dificuldade na flexão da voz e uma estereotipia no timbre e na pronúncia, independentemente da situação.

Ao final da avaliação inicial, os pais apresentaram atestados, pareceres e testes que indicavam a presença de um quadro de TEA. Alegaram que preferiam que o terapeuta não fosse "contaminado" por avaliações anteriores. Concordaram com o acompanhamento terapêutico e se mostraram solícitos e disponíveis com as reorganizações no trato com o filho durante o tratamento.

O TEA E A PSICANÁLISE: ASPECTOS TEÓRICOS

A psicanálise, com seu vasto campo teórico, tem pensado a condição dos sujeitos para além dos campos patológicos. A infância como lugar de desenvolvimento e de constante mutação serve como base para pensarmos as possíveis interferências do que chamamos transtorno do espectro autista. Em muitos estudos, o que vemos não é uma preocupação com o TEA como patologia, mas sim com a criança que busca se desenvolver a partir dessa interposição.

O interesse por crianças com uma estruturação singular tem seu começo na obra do início do século XVIII, que funda o campo da educação especial, *A educação de um selvagem*, de Jean Itard (BANKS-LEITE; GALVÃO, 2000). O médico Itard recebe Victor, uma criança que sobreviveu ao abandono nos bosques da França, e inicia o "tratamento moral" na busca de uma possível melhora na sua condição. O "tratamento moral", descrito no livro, funda a busca de uma compreensão sobre o aspecto subjetivo, a hipotetização sobre a "idiotia", sobre as "faculdades mentais". Ainda muito próximo do campo da educação, Itard tenta compreender como avança o aprendizado desse sujeito que não foi "civilizado" e que não teve a oportunidade social como as demais crianças. Independentemente dos resultados do tratamento apontados no livro, Itard constrói um olhar sobre o sujeito, para além das condições de adoecimento, incluindo o parâmetro do afastamento social como elemento relevante. Nesse período histórico, as crianças ainda não tinham visibilidade social, como seres com características próprias e com uma etapa do desenvolvimento. "Não existiam crianças caracterizadas por uma expressão particular, e sim homens de tamanho reduzido." (ARIÈS, 1981, p. 51). Olhar e acreditar na possibilidade de uma criança como um sujeito de mudanças funda e sustenta muitas concepções atuais.

Ao longo da história da psicanálise, casos de crianças com estruturações não neuróticas formaram um contorno que nos possibilita enxergar atualmente essas construções subjetivas. Casos como o de Dick, de Melanie Klein, Piggle, de Winnicott, Joey e de Bettelheim serviram não apenas para criar conceitos teóricos e aprofundar concepções teóricas, mas também para construir um olhar sobre a infância e suas bordas constitutivas. Mesmo quando não se faziam diferenciações entre o autismo e a psicose – ainda hoje alguns autores não o fazem –, essas teorizações construíram uma rede de dúvidas e apostas que nos orientam a pensar nos dias atuais.

Ao afirmar que há uma diferenciação entre o autismo e a psicose, abre-se um campo de discussão teórica, nem sempre preciso em suas conceitualizações, mas necessário na sua busca. O autismo, que já foi definido como uma psicose na infância, ganha uma visibilidade e uma delimitação, principalmente com Kanner, em 1943. Usando a expressão "autismo infantil precoce", Kanner delineia uma síndrome com características diferentes no campo da psicose até então estabelecida. Já apontava suas incapacidades de estabelecer relações, reações a ruídos, tendência à repetição e percebeu que muitos vinham de famílias muito inteligentes, porém, com mães frias e distantes, o que poderia ter interferido no relacionamento com as crianças (KUPFER, 2000). Se, por um lado, Kanner tornou visíveis as peculiaridades do autismo, por outro, criou no senso comum uma culpabilização das mães, atribuindo exclusivamente a elas essa responsabilidade. Os anos subsequentes e os estudos apontam que as mães têm função determinante na formação das crianças, com autismo ou não, e que na situação específica do autismo, há uma configuração própria. Isso não significa dizer que é responsabilidade exclusiva da mãe.

No avanço dessas discussões é importante reconhecer o papel da mãe e compreender que ela é quem fornece o material subjetivo que contornará e fundará todo o aspecto psíquico do bebê. As relações maternais, construídas na sua própria história de vida e nas expectativas de seus repasses para a criança, são o arcabouço das sustentações que refletem não apenas aquela díade, mas todo um olhar e expectativa social. A mãe é o representante de uma imagem de criança que uma sociedade inteira espera, quer seja em seus aspectos de desenvolvimento físico, quer em aspectos subjetivos que nutrem e ampliam esse desenvolvimento visível. Cada sociedade, em sua época, cria um molde prévio a ser preenchido pela criança, fornecido pelos seus cuidadores diretos: a mãe e o pai. Isso reflete a complexidade da relação que se estabelece no nascimento de um bebê, quando toda a expectativa social, apresentada pelos pais, deve encontrar-se com o dispositivo biológico para, então, formar o que chamamos de ser humano.

A maternagem pressupõe a possibilidade dessa transformação, dessa criação e inclusão desse bebê em um espaço subjetivo compartilhado pelo social. Utiliza-se de todas as suas possibilidades para recobrir a carne com elementos subjetivos, subvertendo esse bebê para o campo da organização humana. Em um desses aspectos está incluída a linguagem.

Ao nos referirmos à linguagem, podemos estender essa palavra tanto ao campo da fala, como também ao campo subjetivo. No aspecto subjetivo, a linguagem remete à inserção de um indivíduo em seu grupo social, de forma invisível. As teias que amarram uma sociedade são transferidas ao seu novo integrante pelo campo simbólico que o envolve. Aquilo que chamamos de educação é um claro exemplo disso. A cada época e sociedade, as crianças são formatadas a cumprirem determinadas atitudes já estabelecidas anteriormente. As regras e atitudes podem se modificar ao longo do tempo, mas nunca deixam de existir. A cada novo período, a criança e seu corpo passam a ser moldados a partir das expectativas sociais, representadas pelos seus cuidadores. A isso chamamos de linguagem, no sentido metafórico, porque ela representa aquilo que deve ser absorvido e internalizado, de forma a construir uma mesma forma social, ou melhor, uma mesma linguagem. É sabido que essa linguagem ganha contornos próprios a cada criança que nasce e depende da interação dessa díade de cuidadores, assim como sabemos que ela não é formada exclusivamente por elementos ou regras explícitas, mas também por expectativas e desejos implícitos.

A fala é uma das expectativas sociais de grande importância, pois reflete a capacidade de interagir, absorver e repassar esses elementos de ligação social. É um dos elementos de importância social que compreende não apenas a expressão oral, mas a expressão gestual (mímica) e o aspecto afetivo subjacente que permeia e sustenta toda a sua expressão (DALGALARRONDO, 2000).

Dividida entre esses aspectos, fala e linguagem, a mãe, representante do campo subjetivo, encontra na criança um elemento a ser envolvido e subjetivado. O desejo materno é o ponto de partida para esse investimento, é o representante de todas as suas expectativas sobre a criança. Nesse encontro entre o biológico e o simbólico, muitas vezes a fusão esperada não ocorre. A linguagem apresentada pela mãe à criança não comporta em si uma possibilidade de absorção que empurre esse ser para um campo amplo, como o social. É como se a criança pudesse submergir em palavras, mas não conseguisse entrada no fluxo social.

A psicanálise, principalmente os estudos apoiados na teoria proposta por Lacan, tem se ocupado dessa situação. Inserir a criança no campo da linguagem por meio da passagem do materno para o social, como afirma Jerusalinky (2008), por ele designada como baseada em duas matrizes: a linguística e a edipiana.

A primeira permite capturar a língua e, portanto, o fato de vir falá-la até certo ponto, mas é a impressão da segunda sobre a primeira que abre a possibilidade de o locutor designar-se como "eu", ou seja, de conquistar um lugar de enunciação numa história, um lugar para discorrer. (JERUSALINSKY, 2008, p. 11).

Desde seu nascimento, a criança é envolvida por essa linguagem apresentada pela mãe. Um nome, um sorriso, uma conversa, uma canção, todos os elementos presentes na maternagem oferecem meios para a criança constituir-se subjetivamente. Ao oferecer, a mãe espera que a criança devolva essa interação, quer com o movimento do corpo, quer posteriormente com pequenos balbucios, palavras e finalmente uma linguagem expressiva. Quando essa interatividade começa a falhar e perde a sua constante reciprocidade, "[...] vemos surgir, logo por volta dos seis meses de idade, os primeiros traços autistas" (KUPFER, 2000, p. 49). A própria autora ressalta que essa interpretação desses fatos pela psicanálise não culpabiliza as mães, mas nos faz refletir sobre a condição da estrutura psíquica e biológica que o próprio bebê apresenta. Ela afirma que "[...] falhou a função materna não porque a mãe não tivesse condições de exercê-la, mas porque seu bebê não tinha condições de absorvê-la" (KUPFER, 2000, p. 50). As expectativas que as mães têm sobre seus filhos nascem de seus desejos sobre eles, seus desejos sobre o futuro deles e seus desejos de mudança ou concretização de seus sonhos e de vida até aquele momento. A ausência de linguagem impede muitas vezes que elas se reconheçam neles ou encontrem naquela criança uma possibilidade de realização das suas esperanças. Esse processo doloroso e intenso pode acabar por fragilizar, de forma sutil, essa relação esperada, deixando a criança perdida em um mundo de linguagem sem respostas, sem interação.

A linguagem, como já vimos, pode ser expressa na fala ou no corpo, mas sempre é sublinhada por um aspecto subjetivo, um desejo de expressão permanente, presente em todo o humano. Em uma criança com essa alteração no campo da linguagem, muitas vezes o corpo pode ser usado como expressão da linguagem ou, melhor, de um desejo que nem sempre se apresenta em expressão direta.

A linguagem corporal é absorvida nessa interação, inicialmente por elementos fragmentados de imitação e, depois de internalizados, devolvida nas expressões corporais e faciais do sujeito. Essa relação primária mostra a compreensão das sutilezas da linguagem e do amplo aspecto de possibilidades do sujeito de mover-se no mundo. Podemos inferir que esse domínio da linguagem completa as relações da fala e, mais especificamente, desse campo sutil da linguagem como um todo, como uma forma de ser no mundo.

A ecolalia ou os movimentos estereotipados e repetitivos são fruto das dificuldades dessa relação entre a fala e o corpo e a sua subjetivação. Esses dois elementos, encontrados com muita frequência em pacientes com transtorno do espectro autista, são elementos importantes a serem decodificados. Como um elemento incompleto, eles apontam aspectos subjetivos que não conseguiram expressar de forma completa ou adequada, nos parâmetros esperados do desenvolvimento.

A ecolalia é a reprodução de sons ou palavras, de forma involuntária, captados do discurso de outra pessoa, em geral, dirigido ao sujeito ecolálico (DALGA-LARRONDO, 2000; PIRES, 2007). A ecolalia pode ser descrita em dois tipos: a tardia e a imediata. Na primeira, observam-se reproduções de fragmentos ou falas ouvidas anteriormente, como em programas de televisão, rádio ou músicas. A característica mais marcante é a de que, nessa reprodução, há uma imitação precisa das tonalidades e minúcias específicas de onde foram reproduzidas. Na segunda, a reprodução é de uma fala sob a forma de eco, em geral, repetindo a frase ou a palavra final proferida pelo interlocutor (PIRES, 2007).

Ao pensarmos que a linguagem é uma expressão que mescla aspectos linguísticos (a ordem da fala pronunciada) com aspectos subjetivos (o desejo do falante em expressar algo seu), a ecolalia nos remete a uma desconexão entre esses dois polos. Ao repetir, o sujeito profere uma fala descontextualizada, no tempo e no direcionamento. Contudo, podemos inferir que a escolha da palavra ou expressão não é aleatória, uma vez que dentre todo o universo de expressão a eleição desse fragmento pode ter algum significado para o sujeito. A ecolalia traz em si um processo primário de imitação, no qual aquele sujeito se apropria de um determinado objeto (a palavra) para expressar algo de seu sentimento, mesmo que a relação entre palavra e coletividade não apresentem uma correlação. Segundo Pires (2007, p. 75),

> [...] a possibilidade de imitar tem implícita a crença em uma reversibilidade entre sujeito e objeto e uma identificação entre dois sujeitos que intercambiam lugares. É, em suma, uma forma de estar junto com alguém, compartilhar corpos, movimentos e sons.

Nesse raciocínio, a palavra ecolálica serve como uma tentativa de comunicação, que, quando chega ao interlocutor, pode parecer desconectada, atemporal e sem sentido, mas que, para o emitente, é uma nova tentativa de aproximação e de direcionamento ao mundo exterior.

Podemos pensar algo similar no que se refere ao corpo e suas manifestações repetitivas. Ao se formar biologicamente, o corpo físico é um emaranhado de tecidos interligados, com sensorialidade de alta precisão, mas que ainda carece de marcas físicas para determinar sua manifestação no mundo. Esse aspecto é construído por meio da experiência subjetiva com outro ser humano. A mãe mapeia o corpo da criança, dando a ela um sentido, um direcionamento e, consequentemente, uma representação mental subjetiva de si mesma nessa relação. O corpo, hipoteticamente, poderia ser o mesmo para todos, porém, sempre haveria uma marca pessoal na sua existência, na sua expressividade. Esse é o papel da construção subjetiva, deixar marcas profundas para o reconhecimento, pelo próprio sujeito, do seu corpo e da sua relação com o universo que o fundou. O toque, o sorriso, a entonação, a força da pressão do contato, todos os elementos formam esse corpo subjetivo, esse corpo invisível, mas sempre presente. Segundo Nasio (2009, p. 8), "[...] toda sensação real é necessariamente duplicada por uma virtualidade [...] o corpo não existe no espaço, existe na cabeça daquele que o carrega". O corpo só se movimenta no espaço quando e porque há a presença dessa marca de outro, dessa relação inicial. A cada respiração, cada gesto, cada interação com seu entorno, o corpo vai sendo marcado e registrado nesse espaço virtual, de imagens interiorizadas. Segundo o mesmo autor,

> [...] o investimento libidinal não basta para que um acontecimento sensorial seja representado e vivido, é preciso também que ele esteja ligado à presença interiorizada do outro. (NASIO, 2007, p. 9).

O que o autor chama de investimento libidinal pode ser compreendido como a energia psíquica empregada em uma situação, quer pelo próprio sujeito, quer por outro humano sobre o próprio sujeito.

O corpo, espaço onde há a alfabetização primeira da nossa existência, serve como base de todas as nossas expressões. A relação entre desejo e manifestação da fala obedece a esse mesmo formato. Quando em tenra idade o domínio da fala ainda não se estabeleceu, o bebê usa seu próprio corpo para mostrar suas necessidades. Joga o corpo para a frente quando quer algo, bate pernas ou se sacode para alcançar objetos, sacode-se todo para reproduzir o som

do chocalho, estica os braços para ser movido. O corpo vai gradualmente ganhando significância e construindo uma teia de expressões físicas, já apoiadas em manifestações do seu campo subjetivo. O ato vai gradualmente sendo transformado em linguagem, ampliando a rede de conexões possíveis no campo da linguagem.

Ao nos depararmos com uma estereotipia, que Dalgalarrondo (2000, p. 118) define como

> [...] repetições automáticas e uniformes de determinado ato motor complexo, geralmente indicando marcante perda do controle voluntário sobre a esfera motora.

Podemos pensar que essa manifestação corpórea aparentemente sem sentido também carrega em si, assim como na ecolalia, uma desconexão do físico com o simbólico. Nas palavras de Cavalcanti (apud PIRES, 2007, p. 81),

> [...] o ato da palavra, quando reduzido ao corpo ou, ao contrário, perdido no anonimato do código, perde a condição intermediária que lhe dá dimensão simbólica.

O corpo, que aparentemente nas suas estereotipias, maneirismos e tiques representam apenas uma descarga tensional, nesta concepção teórica, tem nos movimentos uma representação simbólica dirigida ao seu entorno, mesmo que esse não consiga decodificá-la.

Cabe ressaltar que, ao não conseguir inserir seu campo subjetivo (seu desejo, sua vontade, sua expressividade) no campo da linguagem ou, mais especificamente, da língua, o corpo pode servir de veículo para isso. Muitos dos atos de agressão que presenciamos em todos os humanos referem-se à impossibilidade de expressão no campo sutil da linguagem, desses elementos internos. Um ato de agressão é sempre um ato não simbolizado e não controlado, mas com a necessidade de manifestação pelo sujeito.

Quando pensamos nos casos relatados, a similaridade está na presença desses elementos subjetivos que contornam o corpo da criança. As expressões são manifestas nas estereotipias do corpo e no empobrecimento da linguagem, quer por repetição, quer por ausência de linguagem.

No caso da criança de 2 anos, o que se vê é uma dificuldade de apropriação desse campo da linguagem, com dificuldade no entendimento da língua como uma possibilidade de interação com os seus pares. A linguagem quase fere, fazendo-o tapar os ouvidos, deixar de usar palavras, manifestando-se apenas por letras ou pequenos vocábulos. Quando a palavra falta, o corpo entra em ação, quer por chutes, quer pela presente ansiedade detectada pelos pais.

A construção simbólica que sustenta o brincar segue a mesma esteira do campo da linguagem. O universo interno e fantasioso que vai se manifestando nas pequenas manipulações, nas interações com qualquer brinquedo, na construção da cena fantasiosa do brincar é o mesmo que se apresenta na expressão linguística do sujeito. O brincar para a criança é o maior representante do seu mundo interno. O processo do brincar é relevante e constituinte de toda a formação desse novo ser. Ao se apropriar do seu entorno, real ou fantasioso, essa apropriação recheia seu campo simbólico ao internalizar uma representação psíquica desse elemento, ao mesmo tempo em que preenche as faltas ou ausências que vivencia na experiência. A condição imaginativa possibilita experimentar uma realidade com os mesmos poderes das vivências reais, uma vez que é no campo subjetivo que são apreendidas as modificações e interações com o mundo que o cerca. Esse é o princípio da aprendizagem que, partindo de algum elemento concreto, o sujeito internaliza seus elementos e subjetivamente os reordena de forma ilimitada, podendo passar a inferências sem mais a presença do objeto.

O menino maior nos mostra essa dificuldade do campo da linguagem. Muitas vezes, o ato de falar ou representar cumpre a função de brincar, revestindo a dureza da realidade com novas conotações, como a ironia ou o jogo de palavras. A ecolalia e as repetições constantes de frases e indagações refletem a desconexão entre o campo simbólico e a manifestação linguística. Observada na perspectiva de Pires (2007), essa ecolalia tardia refletia a necessidade de expressão, de interatividade, mas com uma descontextualização sempre presente. Ao indagar peso e altura ou ficar repetindo frase de assuntos do seu interesse particular, de forma desvinculada ao contexto do diálogo, nos faz pensar sobre a capacidade de reconhecimento da interatividade social, porém com dificuldades na modulação e na própria semântica da linguagem. É como se, nesse ato, o menino tentasse reproduzir novamente a interação estabelecida ao enunciar esse questionamento. Ao repetir incessantemente a pergunta, a ausência de sentido se interpõe ao interlocutor, por não reconhecer nenhuma lógica em repetir uma afirmação já feita e assimilada. Entretanto, ao emitente, a busca repetitiva da enunciação da mesma pergunta é uma tentativa de reprodução de um *status* inicial de sucesso na interlocução. Mesmo sem a originalidade necessária para a interlocução e apreensão da atenção do interlocutor, o menino busca, pela repetição, formar um vínculo subjetivo, um vínculo comunicativo, em uma tentativa de se tornar um ser social, como os demais do seu entorno.

Percebe-se que a inteligência mostrava-se preservada, com capacidade de absorção de vocábulo, inclusive em outro idioma, porém, o uso e a expressividade mostravam-se comprometidos. O artigo de origem desse texto nos referenda a existência de uma formação cortical anormal da linguagem, o que acarretaria implicações no campo multissensorial e na prosódia. Estudos como o de Siegal e Luca (2008) revelam que é importante avaliar o uso da prosódia na compreensão da linguagem. Referem os autores que muitos indivíduos com transtorno do espectro autista de alto funcionamento apresentam dificuldade nas nuances da língua e, consequentemente, na compreensão e interpretação de elementos contraditórios ou ambíguos presentes na interlocução. Muitos precisam de ajuda de outro interlocutor para interagir nessas circunstâncias. Isso nem sempre significa a absorção desse modo expressivo. No caso apresentado, os pais serviam como mediadores e auxiliavam nessas situações. A flexão de voz e a ausência de modulação refletem as dificuldades no campo da pragmática. A pragmática, segundo Martin apud Farrell (2008), são "[...] as habilidades que utilizamos para interagir efetivamente, compartilhar o significado e nos comunicar com os outros". Ele representa a efetivação da linguagem no campo social, de acordo com as normas culturais do sujeito.

O menino apresentava a mesma dificuldade de assimilar e utilizar esses elementos que ampliam e direcionam a interação social, de interpretar o código subjacente do processo de comunicação que se estabelece para além do simples pronunciamento de palavras na interpretação dos textos. É possível pensar que a habilidade de ler palavras e frases não torna um sujeito capaz de extrair uma interpretação possível de um texto. O processo interpretativo é amplo e envolve não apenas o que está explícito, mas também as nuances e os não ditos, não explícitos de um texto. Ao referir-se sobre o significado no campo da linguagem, Farrell (2008, p. 50) referenda que "[...] o significado é muito mais do que o uso de um lexema. [...] O falante tem de possuir um certo conhecimento de conceitos". Esse conceito referido traz em si uma amplitude no campo expressivo que não encontramos nos casos apresentados e em muitos outros relatados pela literatura.

O desafio terapêutico é o de possibilitar o máximo de experiências ao sujeito, como forma de ampliar essa condição de interação com a linguagem. Um processo de permanente reconstrução, de trocas subjetivas e de reinvestimento libidinal sobre o sujeito.

CASOS CLÍNICOS: RELATOS DE FRAGMENTOS DO TRATAMENTO

Caso 1: Menino, 2 anos e 6 meses – intervenção

O trabalho psicopedagógico baseou-se na estimulação do desenvolvimento a partir do referencial bibliográfico das autoras Euza Maria de Rezende Bonamigo, Vera Maria da Rocha Cristóvão, Heloísa Kaefer e Berenice Walfrid Levy, tendo Gesell como referência do desenvolvimento global.

Um dos pontos iniciais do trabalho foi a reorganização do campo da linguagem, tanto na ampliação do campo simbólico como na construção de elementos para a sua expressão. Para isso, a colaboração dos pais foi de extrema importância, pois eles foram inseridos no processo desde o início do acompanhamento.

Para um maior desenvolvimento da linguagem expressiva, foi sugerido aos pais que falassem as palavras e ações as quais o menino solicitava, usando-os como intermediários da linguagem. Um exemplo dessa ação se estabelecia quando havia alguma necessidade básica, como, por exemplo, beber água. Nessa situação específica, os pais foram orientados a pegá-lo pela mão e levá-lo ao objeto (água/copo), então, apontavam para o objeto e diziam o nome do objeto e a ação: "Queres água? Vou pegar o copo".

Os pais foram também orientados a auxiliá-lo a diminuir as ações de estereotipias com os brinquedos ou objetos meramente repetitivos, levando-o para explorar outras situações como água, areia, brinquedos ao ar livre, de maneira a ampliar o seu repertório lúdico e na tentativa de interagir de acordo com sua faixa etária. Segundo relatos, na casa de familiares (avós e tios), assim como em sua própria casa era comum deixá-lo com o ventilador e o aspirador. Esses brinquedos estereotipados ou repetitivos geravam prazer ao menino. Os pais foram orientados a ampliarem as possibilidades lúdicas da criança, apresentado novas experiências de interação com o meio e com outros materiais. Assim, os jogos foram gradualmente modificados para pintura em muro, auxílio para mexer com plantas, água, cordas e tudo que pudesse criar estímulo e conhecimento ambiental.

Nos primeiros encontros, o menino precisou fazer um referencial afetivo e lúdico, quando foi oferecido todo um repertório de atividades prazerosas e facilitadoras para a estimulação, ou seja, foram propiciados o prazer e a descoberta, a aprendizagem e o criativo, o fazer e a intenção, o olhar e a surpresa. As atividades de montar e desmontar, agrupar e classificar, empilhar e encaixar, identificar e nomear, amassar, pintar, jogar, rabiscar e vibrar com suas criações foram integrando a ação com o pensamento. Fruto dessa interação, a linguagem surgiu como resultado dessa apropriação do sujeito. Quando sujava a mão com a tinta e colocava no papel, dizia: "mão" e ria com sua obra. Pedia essa nova atividade com uma nova fala, quando juntou pintar com tinta, surgindo "quéio tintá". Foi desenvolvendo a atividade organizada e construindo a linguagem. O desempenho em todas as áreas foi surpreendentemente evoluindo, uma vez que antes de pedir para pintar fazia o movimento com o dedo para pedir pintura. Olhava para as coisas e para as pessoas de maneira que o olhar foi o elemento mais significativo em seu progresso e sua evolução. Já conseguia detectar som ao longe e referia o que ouvia: quando passou um avião o menino disse: "avião passou longe". Referia-se a si mesmo pelo nome, nomeava partes do corpo, nomeava objetos na figura, repetia frases de cinco palavras. Sabia detectar elementos do ambiente como frio, cansado, fome. Após algum tempo, com a ampliação da expressividade foi capaz de construir subjetivamente a capacidade de expressar ações em livros: "nenê nanando", "menino jogando". Fazia relato de experiências, antecipava e associava os fatos. A construção simbólica permitia expressar-se em uma brincadeira orientada: colocava o menino (boneco) para dormir, fazia *pizza* no forno com massinha de modelar, punha o carro na garagem. Ao final, nomeava suas produções com argila.

Posteriormente, na escola, aos 4 anos e meio, apresentava desenvolvimento adequado para a idade, respostas semelhantes aos iguais, interação com os colegas dentro do esperado e linguagem desenvolvida. Afetuoso, demonstrava constantemente seu carinho, além de sempre fazer uso de expressões cordiais como: "por favor", "obrigado" e "com licença". Quando era solicitado para execução de alguma tarefa, demonstrava grande interesse, trazendo fatos de sua vivência. Concentrava-se em tudo o que fazia, sempre motivado para fazer pintura a dedo e com pincel, colagem e os trabalhos propostos. Apreciava atividades que envolvessem música, dança e dramatização.

Caso 2: Menino, 11 anos e 8 meses – intervenção

O acompanhamento iniciado logo após o período de avaliação buscava o máximo de expressividade do menino. Reconhecer as características singulares ao seu desenvolvimento, bem como as formas de expressividade possíveis daquele sujeito foram o ponto de partida.

A família, o pai, a mãe e a irmã, ao longo dos anos, já havia desenvolvido um manejo particular ao desenvolvimento do menino. A irmã nesse período morava em outra cidade, ficando o menino com o manejo quase exclusivo dos pais. Um dos pontos ressaltados pela família era a dificuldade em auxiliar o menino em estabelecer relações com parceiros da mesma idade. Os adultos que frequentavam a casa da família em geral se mostravam mais pacienciosos com o menino, mas o mesmo não acontecia com crianças na mesma faixa etária.

No início do tratamento, houve uma mudança de escola, motivada pela busca de uma escola com experiências anteriores em inclusão escolar, capaz de suportar as características próprias do menino. O processo foi acompanhado terapeuticamente e mostrou resultados muito favoráveis. A inserção do menino na escola, por uma orientação da própria escola, foi gradual. Nas primeiras semanas, observando a elevação da ansiedade do menino na sala de aula, os pais foram orientados a trazê-lo em horários e atividades com grupos menores e complementar as atividades em casa, para a inserção progressiva no grupo de colegas. O processo, que durou dois meses, mostrou-se eficaz, tanto para o menino, como para os colegas. A dificuldade de interação e de modulação na relação com os colegas foi sendo reconstruída no campo escolar. A expressão de afeto e de agrado, que inicialmente era intensa e sem adequação, foi sendo orientada e reordenada, inclusive pelos próprios colegas.

No consultório, a linguagem inicial constituída por frases repetitivas foi gradualmente ampliando o repertório de palavras, interesses e compreensão. A exaustiva pergunta sobre peso e medida foi inicialmente redirecionada ao menino, depois foi estendida aos demais e depois, gradualmente, referendada no campo social. Perguntas reflexivas passavam a fazer parte do jogo: "Será que todos gostam de dizer seu peso?", "Que outra pergunta poderíamos fazer?".

A dificuldade em construir a ambiguidade de sentidos para as expressões foi trabalhada por meio dos interesses do menino. Orientado terapeuticamente, o menino foi inserido em uma aula de natação, inicial-

mente com o pai, depois com uma professora. Como ele sabia que o terapeuta também nadava no mesmo lugar, mas em horários diferentes, a pergunta de repetição era: "Quantos metros tu nadas?". Todas as oportunidades eram aproveitadas para que novos elementos lúdicos pudessem ser acrescentados. Aproveitando o interesse dele sobre a natação e buscando inserir uma resposta que pudesse incluir uma brincadeira ambígua, fantasiosamente o terapeuta respondia que, como era mais velho, só nadava até a metade da piscina e, quando cansava, parava no meio da piscina, pedia ao salva-vidas para trazer um sanduíche para só depois continuar a nadar. Inicialmente ele ria, imaginando a cena exatamente como descrita. Fazia algumas perguntas, referendando isso como um fato real. Contava em casa o modo como o terapeuta nadava. Durante um período muito longo essa brincadeira se repetiu, e a cada vez o terapeuta fantasiava algo um pouco diferente, um novo alimento, outra pessoa auxiliando ou algo similar. Por vezes elementos da história eram desenhados, escritos ou encenados. Cada vez a história parecia mais engraçada a ele, que imaginava concretamente a situação. Um dia, após ter nadado com o pai e recontado pela enésima vez sobre a história do terapeuta, o pai questionou se ele achava que o salva-vidas iria realmente entrar na piscina com um sanduíche. A pergunta do menino na sessão seguinte foi: "Ele (o salva-vidas) entra mesmo?". Ressaltei a importância da dúvida dele. Foi o início de uma grande mudança. A presença da dúvida passou a se manifestar cada vez mais, ampliando e subjetivando a linguagem. Com o auxílio da família, os elementos subjetivos foram apresentados, tanto no comportamento, como na linguagem. Ao final de dois anos, o menino já participava da vida social com colegas da escola (dentro e fora dela), demonstrava uma compreensão maior das expressões sociais e uma maior modulação e adequação na relação com os demais.

A última vez que foi ao consultório foi no dia em que ele disse que não queria mais pagar as consultas, porque queria que os pais guardassem o dinheiro para comprar um novo computador para ele. O tempo compartilhado já havia sido suficiente para mudanças, mesmo que a linguagem e a expressão linguística ainda apresentassem elementos singulares. Expressar sua vontade era um grande avanço e isso deveria ser respeitado, afinal, é para que ele pudesse exprimir seu próprio desejo, tornar-se sujeito com vontades próprias, que o acompanhamento se constituiu.

CONSIDERAÇÕES FINAIS

Ao pensarmos esses dois casos, mais especificamente o direcionamento das intervenções, o que fica presente é o cuidado em dar a cada um direito de expressão. Reconhecer cada um deles como um sujeito expressivo, mesmo que por canais obscuros aos demais, é o início do processo.

O processo que se estabeleceu, nos dois casos, está muito próximo do que Kupfer (2000) chama de "educação terapêutica". Nesse processo, em que preceitos psicanalíticos servem de base, a aprendizagem, no sentido amplo da palavra, está voltada para o sujeito e sua atuação no mundo. Nesse contexto, não se trata de educar ou exercitar a linguagem ou a expressão da língua apenas, mas de resgatar o sujeito no seu desenvolvimento, compreendendo que o que se manifesta não é impróprio ou alheio ao processo de inserção social. Segundo Kupfer (2000, p. 115), "[...] não busca trocar o real pelo simbólico, e sim instituir o simbólico em torno do real". O investimento está na continuidade da manifestação daquele que, do modo que consegue, busca interagir e se manifestar diante do social. Perguntas incessantes, gritos ou vocalizações de sons, mais do que impedimentos, são tentativas de expressão de sentimentos, são os elementos de linguagem manifestos, dentro das possibilidades daquele ser. Imaginávamos, mesmo em situações diferentes e com abordagens diferentes, que a mera repetição ou o treinamento contínuo de expressões de linguagem, mesmo que fossem eficientes como ponte entre pessoas, não atingiriam elementos constitutivos dessa estruturação. Em nossa concepção, a linguagem é uma expressão de desejo, uma necessidade de manifestação e de relações sociais solicitadas por quem se expressa. Mesmo quando essa ponte se quebra ou não se manifesta como esperado para o desenvolvimento, ainda ali está um sujeito falante. Sustenta nossa ideia de intervenção dentro da educação terapêutica a afirmação de Kupfer (2000, p. 116)

> [...] precisa valer-se da direção que um educador imprime a qualquer ato educativo – precisa instituir regras e se responsabilizar por sua sustentação, sem, contudo, colar-se no lugar de saber.

O lugar do saber aqui referendado pode ser compreendido como uma posição de ensinagem, na qual o processo parte de elementos internos que são impostos ao sujeito, como se o que se apresenta como linguagem e expressão fossem apenas reflexo do adoecimento e não fruto das tentativas de interação, dentro das possibilidades a que a criança reconhece como possíveis. Sobre ensinar e reconstruir as sutilezas na relação entre o terapeuta e a criança, expansível aos demais, expressa a autora,

> [...] ao mesmo tempo, deve escutar o pouco de sujeito que por vezes ali emerge ou mesmo antecipá-lo para permitir seu advento. Precisa ser capaz de outro lado, de fazer cessar a intervenção educativa, até ver surgir a ocasião de retomá-la. (KUPFER, 2000, p. 116).

O jogo de educar, apoiado na prática terapêutica, reconstrói a relação inicial dessa criança com o mundo, ora sendo sentido como invasivo e doloroso, ora sendo absorvido como um elemento confiável. O espaço terapêutico é o próprio campo simbólico manifesto, no qual, assim como uma palavra repetida inúmeras vezes perde seu sentido e afasta a interação e o interlocutor, essa mesma palavra representa a possibilidade e a manifestação do desejo de quem a profere. Nesse espaço, o terapeuta se desloca de uma posição de neutralidade, como muitas vezes acontece no tratamento de outras crianças, para se transformar em elemento ativo, muitas vezes buscando tornar-se objeto e alvo dessa criança. Sugerir, oferecer, ampliar recursos e materiais, assim como incluir-se nas histórias dos sujeitos, são tentativas de penetrar no espaço inacessível dessa criança. Ao se incluir como elemento de fala ou brinquedo, a potencialidade falante do terapeuta também é oferecida ao sujeito, podendo esse utilizar esse recurso para enriquecer seu campo simbólico. Em referência a essa ação terapêutica, Laznik-Penot (apud PIRES, 2007, p. 54) menciona que

> [...] ao reconhecer um valor significante em toda a produção da criança, gestual ou linguageira e, ao constituir a si mesmo como lugar de endereçamento do que considera, desde então, como mensagem, a criança vai poder se reconhecer *a posteriori* como fonte dessa mensagem.

Oferecer-se ao outro como um meio de expressão é mostrar o mundo, antes incompreensível, agora com possibilidade de comunicação.

É importante ressaltar que as tentativas dos pais nas duas famílias apresentadas sempre foram válidas, mas insuficientes para a ampliação e aproximação desse campo de linguagem com o social. Os pais, mergulhados no seu próprio desejo, na sua própria história e imaginação sobre a educação, não tinham amplitude para redirecionar o processo educativo. Cabe aos pais o cuidado e a maternagem inerente a essa função;

cabe ao profissional, auxiliá-los nos pontos em que essa rede de inserção e sustentação falhou. Nas duas situações relatadas, a presença dos familiares foi de extrema relevância para o processo terapêutico. Do mesmo modo que nos oferecemos como canal de comunicação diferenciada para criança, nos oferecemos como um espaço de questionamento e comunicação dos pais com suas dúvidas e saberes. Não nos cabia destituir o desejo dos pais sobre seus filhos, sobre seu modelo educativo ou de convivência familiar, senão apenas ajudá-los a efetivar essa aproximação. Do mesmo modo que a criança reconstruiu suas possibilidades comunicativas, aos pais também foi possível ampliar suas formas de aproximação, criarem novas modalidades de inserirem e serem inseridos no universo subjetivo do filho.

A linguagem não é uma ferramenta, a linguagem é o próprio sujeito manifesto. Todas as nuances, expressões ou repetições abarcam em si um olhar de mundo e uma tentativa de apropriar-se dele, da forma que é possível a cada um. Os elementos orgânicos que interferem nas construções subjetivas podem ganhar novos contornos, dependendo da ênfase com que os compreendemos. A ideia de plasticidade cerebral não está vinculada a uma ideia regenerativa, mas sim de reorganização neuroquímica a partir das experiências do sujeito. O que o artigo apresentado inicialmente nos ensina é que o corpo busca novas formas de expressão, mesmo quando seu sistema mostra-se distante do previsto. A vivência ou a experiência quotidiana da inserção do humano no campo social, inclusive por meio da linguagem, exige do aspecto meramente orgânico uma nova reordenação. No momento em que a construção subjetiva se apresenta, os elementos constituintes de um organismo buscam se moldar a uma resposta favorável ao estímulo. Ao analisar as respostas comunicativas e os caminhos neuronais nos pacientes estudados, o que percebemos é a interferência da realidade na constituição física, reforçando a ideia de que, mesmo sem que se consiga alterar uma estrutura inteira, ainda assim o corpo encontra novas formas de interagir com o ambiente.

Do mesmo modo que há uma reorganização neuronal que permite a expressão da manifestação comunicativa de um sujeito, há a necessidade do ambiente em adequar-se às possibilidades de emissão do sujeito falante. A linguagem que muitas vezes se mostra deficitária, vazia ou insuficiente, podendo ser inclusive inadequada, é a tentativa de um caminho alternativo de interação do sujeito com seus pares. Do mesmo modo que o corpo se organiza na tentativa de encontrar uma forma de expressão, o ambiente deve se ampliar na tentativa de encontrar uma nova forma de compreensão do que é manifesto. Pela palavra ou pelo corpo, pela repetição ou pela inventividade, o universo simbólico é a rede de sustentação das relações humanas e só por meio da aproximação entre nossa construção simbólica e a dos sujeitos que deixamos aproximarem-se que é possível construir um espaço de troca e de potencialidades. Ao permitirmos que o humano se manifeste em nós, nos permitimos adentrar simbolicamente a esse universo invisível do desejo do outro, poderemos estabelecer isso que chamamos comunicação, tendo, nesse caso, a linguagem como sua ferramenta.

REFERÊNCIAS

AMERICAN PSYCHIATRIC ASSOCIATION. *Manual diagnóstico e estatístico de transtornos mentais:* DSM-IV-TR. 4. ed. rev. Porto Alegre: Artmed, 2002.

AMERICAN PSYCHIATRIC ASSOCIATION. *Manual diagnóstico e estatístico de transtornos mentais:* DSM-5. 5. ed. Porto Alegre: Artmed, 2014.

ARAÚJO, Á. C.; LOTUFO NETO, F. A nova classificação americana para os transtornos mentais: o DSM-5. *Revista Brasileira de Terapia Comportamental e Cognitiva*, v. 16, n. 1, p. 67-82, 2014.

ARAÚJO, C. A.; NASCIMENTO, R. S. G. F. do; ASSUMPÇÃO JR., F. B. Autismo e psicodiagnóstico de Rorschach. *Psico*, v. 42, n. 4, p. 434-441, 2011.

ARIÈS, P. *A história social da criança e da família.* Rio de Janeiro: LTC, 1981.

BANKS-LEITE, L.; GALVÃO, I. *A educação de um selvagem:* as experiências pedagógicas de Jean Itard. São Paulo: Cortez, 2000.

BOGDASHINA, O. *Sensory perceptual issues in autism and Asperger Syndrome.* London: Jessica Kingsley, 2003.

DALGALARRONDO, P. *Psicopatologia e semiologia dos transtornos mentais.* Porto Alegre: Artmed, 2000.

DAVIES, S. et al. Face perception in children with autism and Asperger's syndrome. *Journal of Child Psychology and Psychiatry*, v. 35, p. 1033-1057, 1994.

FARRELL, M. *Dificuldades de comunicação e autismo:* guia do professor. Porto Alegre: Artmed, 2008.

FRYE, R.; BEAUCHAMP, M. Receptive language organization in high-functioning autism. *Journal of Child Neurology*, v. 24, n. 2, p. 231-236, 2009.

JERUSALINKY, A. *Saber falar:* como se adquire uma língua? Petrópolis: Vozes, 2008.

KUPFER, M. C. M. *Educação para o futuro:* psicanálise e educação. São Paulo: Escuta, 2000.

LEON, V. C. de. et al. A especificidade da compreensão metafórica em crianças com autismo. *Psico*, v. 38, n. 3, p. 269-277, 2007.

NASIO, J. D. *Meu corpo e suas imagens.* Rio de Janeiro: Jorge Zahar, 2009.

PIRES, L. *Do silêncio ao eco:* autismo e clínica psicanalítica. São Paulo: EDUSP, 2007.

ROTTA, N. T.; OHLWEILER, L.; RIESGO, R. dos S. *Transtornos da aprendizagem:* abordagem neurobiológica e multidisciplinar. Porto Alegre: Artmed, 2006.

SIEGAL. M.; LUCA, S. Language and communication disorder in autism and Asperger Syndrome. In: STEMMER, B.; WHITAKER, H. A. (Ed.). *Handbook of the neuroscience of language.* London: Elsevier, 2008.

WORLD HEALTH ORGANIZATION. *Classificação de transtornos mentais e de comportamento da CID-10:* descrições clínicas e diretrizes diagnósticas. Porto Alegre: Artmed, 1993.

Leituras recomendadas

JERUSALINKY, A. *Psicanálise e desenvolvimento infantil:* um enfoque transdisciplinar. Porto Alegre: Artes e Ofícios, 1999.

LOPES-HERRERA, S. A.; ALMEIDA, M. A. O uso de habilidades comunicativas verbais para aumento da extensão de enunciados no autismo de alto funcionamento e na Síndrome de Asperger. *Pró-Fono Revista de Atualização Científica*, v. 20, n. 1, 2008.

VASQUEZ, C. K. *Alice na biblioteca mágica:* uma leitura sobre o diagnóstico e escolarização de crianças com autismo e psicose infantil. 2008. 195 f. Tese (Doutorado em Educação) – Faculdade de Educação, Universidade Federal do Rio Grande do Sul, Porto Alegre, 2008.

Elementos neuropsicológicos do transtorno de déficit de atenção/ hiperatividade (TDAH)

5

CÉSAR AUGUSTO BRIDI FILHO,
FABIANE ROMANO DE SOUZA BRIDI
E MARA CLEONICE ALFARO SALGUEIRO

INTRODUÇÃO

O transtorno de déficit de atenção/ hiperatividade (TDAH) é uma das patologias que se apresentam com muita frequência na atualidade. Esse adoecimento atinge crianças e pode se estender por toda a vida do sujeito, trazendo prejuízos variados, com elementos que podem comprometer gravemente a qualidade de vida e as relações de quem o porta.

Ao revisar esses elementos que constituem o diagnóstico e suas especificidades, este capítulo nos leva a pensar sobre quais seriam as interfaces com o aprender e quais seriam alguns dos elementos que poderíamos inferir e intervir para uma melhor condição para essa situação.

Ao juntarmos a condição neuropsicológica com elementos da constituição psíquica e com o aprender, buscamos uma ampla visão sobre as relações, muitas vezes sutis, entre o sujeito e o seu meio. A psicopedagogia, que muitas vezes serve de ponte para essas diferentes instâncias constitutivas, encontra no ato de aprender a mediação necessária para o desenvolvimento da criança.

O relato de caso neste capítulo é uma ilustração das muitas realidades que permeiam os consultórios e encontram nesses espaços do aprender uma possibilidade de expressão e de ressignificação.

Gostaríamos de ressaltar que, no período em que esse caso foi atendido e posteriormente relatado, os critérios diagnósticos vigentes ainda eram do DSM-IV. Revisando o caso, os critérios do DSM-5 não alteram sua compreensão ou seu diagnóstico inicial. Na descrição diagnóstica revisada foram colocados os adendos necessários para a sua atualização.

ARTIGO DE ORIGEM

Este trabalho origina-se da discussão a respeito do artigo "Perfil clínico e neuropsicológico de crianças com transtorno de déficit de atenção e hiperatividade", de autoria de Rizzutti et al. (2008). O referido artigo é fruto de uma pesquisa que objetivou correlacionar o perfil clínico de crianças com suspeitas de TDAH com as características neuropsicológicas, que incluem: atenção sustentada, memória de trabalho e flexibilidade cognitiva. Nesse sentido, visou a delimitar indicadores clínicos e neuropsicológicos utilizados no protocolo de crianças com suspeita de TDAH.

Desatenção, hiperatividade e impulsividade constituem-se como sintomas centrais para compor os critérios diagnósticos de TDAH. Esses sintomas devem ser acompanhados de uma expressão clínica que afeta a interação social, a qualidade de vida, os aspectos cognitivos e o desempenho afetivo e emocional do indivíduo. Dessa forma, o TDAH é caracterizado por uma série de sintomas nem sempre claros e, por vezes, pouco distinguíveis de outras manifestações.

Segundo Rizzutti et al. (2008), a literatura especializada aponta que, para alguns pesquisadores, o DSM-IV-TR sobrestima o diagnóstico considerando que muitas crianças avaliadas seriam excluídas se incluíssemos uma avaliação neuropsicológica detalhada capaz de delimitar as diversas áreas envolvidas. Nesse sentido, muitos estudos têm recomendado uma avaliação neuropsicológica complementar para a definição do diagnóstico do TDAH.

Os autores reconhecem que a determinação de instrumentos mais adequados e sensíveis à heterogeneidade clínica do TDAH permanece controversa, assim como a delimitação de indicadores clínicos e neuropsicológicos utilizados no protocolo de crianças com suspeitas de TDAH. Com base na análise do perfil clínico e neuropsicológico de crianças encaminhadas ao ambulatório no setor de TDAH no Núcleo de Atendimento Neuropsicológico Infantil e Interdisciplinar (NANI), da Universidade Federal de São Paulo, o estudo objetivou delimitar os indicadores clínicos e neuropsicológicos utilizados no protocolo de crianças com suspeita de TDAH.

Em linhas gerais, a pesquisa envolveu 150 crianças participantes de 7 a 14 anos. Destas, 26 foram excluídas por apresentarem manifestações relativas a transtornos invasivos do desenvolvimento, atraso neuropsicomotor e deficiência intelectual. Das 124 crianças que permaneceram no estudo, 49 não preenchiam os critérios de TDAH apresentando outras manifestações, tais como: transtorno de aprendizagem, alteração da dinâmica familiar, distúrbios adaptativos e déficit cognitivo. Dessa forma, embora o diagnóstico clínico de TDAH esteja baseado nos sintomas que são sistematizados em escalas internacionais, tais como o DSM-IV-TR, uma avaliação multidisciplinar que envolva procedimentos avaliativos dos aspectos neuropsicológicos apresenta-se como necessária para a produção de um diagnóstico diferencial.

O estudo sugere múltiplas correlações entre os escores dos testes neuropsicológicos úteis para a definição do diagnóstico de TDAH e um perfil clínico mais detalhado. Além disso, é possível determinar diferentes perfis neuropsicológicos e, consequentemente, diferentes abordagens de intervenção terapêutica.

ASPECTOS DIAGNÓSTICOS DO TDAH

Os critérios do DSM-5 (AMERICAN PSYCHIATRIC ASSOCIATION, 2014) que catalogam o transtorno de déficit de atenção/hiperatividade ratificam os critérios apresentados no DSM-IV-TR (AMERICAN PSYCHIATRIC ASSOCIATION, 2002), ou seja, os critérios com seus subtipos relativos a descrição do processo de atenção ou hiperatividade apresentam os mesmos elementos. Os critérios apontam que, para que haja o diagnóstico, é necessário que as dificuldades de atenção se expressem por meio de dificuldades em prestar atenção em detalhes ou na continuidade de tarefas: dificuldades em manter a atenção em tarefas acadêmicas ou lúdicas, dificuldades em organizar tarefas, com mau gerenciamento do tempo, dificuldade em manter a ordem em objetos e tarefas sequenciais, evitação de tarefas que exijam persistência mental prolongada, fácil distração por estímulos externos e dificuldades, por esquecimento, em atividades cotidianas frequentes.

O critério C aponta que os sintomas devem estar presentes em mais de um ambiente, escola e casa, com amigos ou lazer. O critério D descreve que os sintomas devem estar afetando e interferindo no funcionamento social, acadêmico ou profissional ou reduzindo a sua qualidade. O critério E é utilizado para diagnóstico diferencial, sendo necessário que esse transtorno não seja apenas uma consequência de algum outro transtorno mental.

A diferença no DSM-5 (AMERICAN PSYCHIATRIC ASSOCIATION, 2014, p. 60) está no critério B, que descreve: "Vários sintomas de desatenção ou hiperatividade-impulsividade estavam presentes antes dos 12 anos de idade.". Essa sinalização que amplia a idade de 7 para 12 anos nos critérios atuais pode ser clarificada na descrição das características diagnósticas, apontadas pelo próprio DSM-5. Segundo o manual, o TDAH começa na infância, e a necessidade de que em idade inferior aos 12 a criança já apresente sintomas significativos é um dos dados importantes para o diagnóstico.

O DSM-5 (AMERICAN PSYCHIATRIC ASSOCIATION, 2014) aponta alguns dados relevantes sobre esse adoecimento. Calcula-se que 5% das crianças e 2,5% dos adultos têm TDAH, sendo que há uma prevalência maior em meninos do que meninas. Os dados apontam, porém, que, em relação ao gênero, meninas tendem a apresentar primariamente sintomas de desatenção.

Em geral, os pais detectam uma atividade motora excessiva ainda na primeira infância, porém, o TDAH tende a ser detectado no ensino fundamental, em que as situações de desatenção vão ficando mais relevantes e prejudiciais para o desempenho da criança. Os sintomas podem estabilizar ou apresentar agravamento em idades posteriores, como a adolescência, chegando à vida adulta com sintomas graves de desatenção – mesmo quando houver redução da hiperatividade.

Um fator importante para esclarecer o estudo dos sintomas que compõem o quadro de TDAH está relacionado ao entendimento do processo de desenvolvimento da infância e ao que representa aquela atitude motora ou desatenta da criança. Nas palavras de Rohde et al. (2000, p. 8)

> [...] é necessário uma avaliação cuidadosa de cada sintoma e não somente a listagem de sintomas. [...] É fundamental verificar se a criança não segue as instruções por não conseguir manter a atenção durante a explicação das mesmas. Em outras palavras, é necessário verificar se o sintoma supostamente presente correlaciona-se com o construto básico do transtorno, ou seja, déficit de atenção e/ou dificuldade de controle inibitório [...].

Ao separarmos o sintoma como uma expressão do controle inibitório, de comportamentos associados a educação, compreensão de limites, dinâmica familiar e escolar, pode-se iniciar o processo de investigação propriamente dito.

Sob o aspecto neurobiológico, aponta Szobot et al. (2001) que o déficit fundamental no TDAH é a incapacidade de modular a resposta ao estímulo, com a impulsividade e a desatenção. Os circuitos neuronais associados com o transtorno incluem o córtex pré-frontal, gânglios da base e o cerebelo. A autora ainda indica que pesquisas que referendam alterações anatômicas percebidas por meio de estudos com análise morfológica das imagens também têm contribuído para a compreensão do substrato neurobioquímico da doença. Há relato de alterações detectadas por meio de ressonância magnética (RM) condizentes com a disfunção pré-frontal-estriatal direita, com perda da assimetria normal do caudato, menor globo pálido direito, menor região frontal anterior direita, menor cerebelo e reversão da assimetria normal nos ventrículos laterais. Contudo, a base diagnóstica e o critério de avaliação de TDAH é o critério clínico, apontado pelos manuais diagnósticos, como o DSM-5 e a CID-10. Sobre o uso de exames neurológicos para o diagnóstico, refere Lopes, Nascimento e Bandeira (2005) que exames de neuroimagem (tomografia, ressonância magnética ou SPECT cerebral) devem ser pesquisados em sua validade diagnóstica. Porém, o eletroencefalograma dos indivíduos com TDAH não apresenta anormalidades típicas capazes de auxiliar o diagnóstico.

CONCEITUALIZAÇÃO SOBRE ATENÇÃO

A atenção é uma atividade mental que pode ser definida como um fenômeno por meio do qual pode ser processada ativamente uma quantidade limitada de informações entre as informações disponíveis nos nossos órgãos dos sentidos, nossas memórias armazenadas e outros processos cognitivos (STERNBERG, 2000). É essa parte da estrutura psíquica que nos permite selecionar e utilizar informações dentro dos recursos mentais disponíveis. Está diretamente ligada às funções executivas e à inteligência, permitindo que elementos possam ser assimilados e reorganizados e, posteriormente, realocados na memória.

Sob o aspecto anatômico-funcional, é difícil delimitar um lobo ou área específica, uma vez que, conforme a circunstância, objeto ou sentido utilizado, áreas variadas são acionadas no sistema nervoso central, tal como já apontava Luria (1981). O autor já indicava a região do lobo frontal como sendo responsável pela organização atencional. Pesquisas posteriores, como a de Posner (apud GONÇALVES; MELO, 2009), confirmam e propõem que a via dorsal seria parte de um sistema atencional que alimentaria, por meio de representações espaciais, o lobo frontal. Nessa região, ocorreria uma escolha das ações adequadas. Segundo Gonçalves e Melo (2009), a correlação neural existente entre as redes de atenção e alerta parece funcionar integrando dois sistemas corticais principais, o córtex parietal posterior e frontal anterior, incluindo o giro do cíngulo e estruturas subcorticais, como tálamo e SARA.

Dalgalarrondo (2000) indica o sistema reticular ativado ascendente como aquele que possibilita o nível de consciência básico e as áreas corticais pré-frontais como aquelas que promovem o processo de seleção e concentração, além de estabelecerem critérios hierárquicos para a consciência, selecionando o foco da atenção. Indica o autor que aspectos emocionais e afetivos da atenção, mobilizados em áreas límbicas, devem interagir com a hierarquia e seleção das atividades conscientes da atenção.

Em sintonia, esses sistemas neuronais permitem que a atenção cumpra as suas funções e seus objetivos. Na atenção consciente, três objetivos ficam evidentes, como aponta Sternberg (2000): a) monitorar interações com o ambiente, mantendo a consciência dos níveis de adaptação naquela situação; b) ligar memória (passado) e sensações (presente), possibilitando um sentido de continuidade de experiências e servir como base para a identidade pessoal; e c) controlar e planejar ações futuras com base nos dados de memória e as sensações presentes.

Sternberg (2000) ainda distingue as quatro funções principais da atenção:

1 Atenção seletiva: escolhe prestar atenção a alguns estímulos e/ou ignorar outros.
2 Vigilância: espera atentamente detectar o aparecimento de um estímulo específico.
3 Sondagem: procura ativamente estímulos particulares.

4 Atenção dividida: distribui a atenção disponível para coordenar mais de uma tarefa ao mesmo tempo.

A atenção ainda pode ser compreendida em seus processos por meio da distinção da sua natureza. Pode ser dividida em *atenção voluntária*, que possui concentração ativa e intencional da consciência sobre determinado estímulo, e *atenção espontânea*, suscitada pelo interesse momentâneo ou acidental sobre algum estímulo. É essa parte da atenção que em geral está disfuncional nos casos em que o controle voluntário não consegue exercer as suas funções adequadamente. A atenção ainda pode ser percebida pelo seu direcionamento. Pode ser que esteja voltada para o externo, para as atividades e situações no mundo exterior, geralmente de natureza sensorial, ou pode estar voltada para o interno, quando se volta para os processos internos do indivíduo, relacionada com os processos reflexivos e introspectivos do indivíduo (DALGALARRONDO, 2000).

Ressalta-se que a atenção é um processo mental que pode ser afetado pelos demais processos psíquicos. Nesse caso, a atenção – ou a falta dela – é consequência de dificuldades no processamento cognitivo ou afetivo desse sujeito. Alterações de humor ou afetivas, dificuldades na concretização das atividades de áreas executivas, condições exigidas da inteligência diante de tarefas podem afetar diretamente o funcionamento da atenção, gerando um quadro sintomático similar ao dos transtornos específicos dessa área psicopatológica.

ELEMENTOS DE UM CASO CLÍNICO

Entrevista familiar

Carla[1] foi trazida pelos pais para uma avaliação psicopedagógica solicitada pela escola por apresentar dificuldades no processo de alfabetização, falta de concentração e dificuldades em acompanhar as atividades escolares. No momento da avaliação psicopedagógica estava com 7 anos e frequentava o 1º ano do ensino fundamental. Filha de mãe funcionária pública com ensino superior e pai autônomo com nível médio de escolaridade. É a única filha do casal.

Segundo os pais, o maior problema da filha refere-se à concentração. Preocupam-se porque ela ainda não sabe ler e relatam que, no início do ano letivo, Carla gostava somente de passear nos corredores da escola. Os pais reconhecem a necessidade de impor limites considerando que é uma criança agitada, inquieta e muito mimada. Em contrapartida, descrevem a filha como sendo muito curiosa, carinhosa e com boa memória, considerando que ela não esquece nada do que vê e escuta. De acordo com a menina, ela gosta de estudar na escola, jogar futebol e pular corda. Quando crescer, deseja ser doutora de animais (médica veterinária).

Na entrevista familiar, os pais afirmaram que a gestação foi planejada e desejada. A menina nasceu de cesárea, aos nove meses. Ao nascer, apresentou icterícia e um episódio de convulsão nos primeiros dias de vida. Era um bebê chorão, agitado e de sono intranquilo. Mamou no seio até o sétimo mês. Segundo os pais, teve pequeno atraso para caminhar e falar. Deixou de usar fralda aos 3 anos e não apresentou enurese noturna. Chupou bico e tomou mamadeira até os 7 anos. Ingressou no maternal aos 4 anos e não apresentou dificuldades em se adaptar. Na escolinha, apresentava queixas de comportamento agitado e inquieto, apesar de ser carinhosa com todos. Costumava participar e gostar das atividades e brincadeiras propostas, apesar de não conseguir permanecer por muito tempo na mesma atividade.

---

[1] Nome fictício, visando a preservar a identidade do sujeito.

Em casa também não se detinha por muito tempo em filmes e brinquedos. Manifestava preferência por brincar com seus animais de estimação e costumava desmontar seus brinquedos e bonecas.

Segundo os pais, a menina manifesta muito insegurança e medos: medo de chuva, de ficar sozinha e de dormir sem estar acompanhada. Costuma negociar para obter o que deseja, na maioria das vezes dominando a situação, pois é bastante mimada.

De acordo com a professora, Carla é muito agitada, desatenta e inquieta, apresenta sérias dificuldades de aprendizagem. Conversa bastante e geralmente não conclui as tarefas. Está repetindo o 1º ano. Só realiza os deveres de casa com o auxílio da mãe e costuma se distrair com frequência, demonstrando cansaço. Em relação ao seu material escolar, é desorganizada, esquece onde guarda suas coisas e com frequência perde seu material.

Segundo os pais, apesar das dificuldades escolares, a menina parece ser bem esperta para algumas coisas, como no uso do celular e do computador. Manifesta forte apego à mãe, controlando o seu dia pelo celular. Costuma ligar várias vezes para a mãe, inclusive durante o período em que está na escola, para saber onde a mãe está e que roupa está vestindo.

Avaliação psicopedagógica

A avaliação envolveu, além da entrevista familiar, entrevista com a escola e com a menina. Foram avaliados elementos relacionados aos aspectos cognitivos, psicomotor, linguagem, escrita, leitura, matemática, bem como as relações da menina com seu processo de aprendizagem escolar.

Os elementos vinculares ligados ao processo de aprendizagem foram observados pelo par educativo. Ao solicitar que a menina desenhasse uma pessoa que ensina e uma pessoa que aprende, temos a produção apresentada na Figura 5.1.

A paciente não atribuiu um título a sua produção. Ao relatar/criar uma história com o que havia desenhado, afirma: "Desenhei eu e a professora. Nós vamos para o recreio onde eu vou tomar um café e conversar com minhas amigas. E também vou no banheiro". É possível observar que os personagens estão lado a lado e sorrindo. Apesar disso, a produção não apresenta a presença de ele-

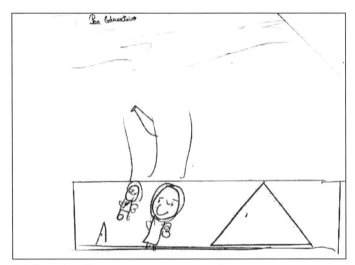

Figura 5.1 Par educativo: uma pessoa que ensina e uma pessoa que aprende.

mentos escolares nem a circulação do conhecimento sistematizado. Apesar de reportar à escola (na medida em que desenha ela e a professora), a situação descrita refere a um momento de descontração no cotidiano da escola – o recreio. Dessa forma, a representação sobre uma situação de aprendizagem envolvendo quem ensina e quem aprende não está focada no contexto de sala de aula nem abrange os elementos e os conhecimentos escolares.

No que se refere aos aspectos psicomotores, a paciente é canhota. Apresenta preferência no uso do olho, da mão e do pé esquerdos. Mostrou destreza e prontidão para chutar e atirar em alvos. Reconhece a direita e a esquerda em si, mas se confunde ao ter de identificar no outro. Apesar de conseguir nomear e indicar as diferentes partes do corpo localizando-as em si mesma, sua representação da figura humana apresenta uma carência de detalhes, conforme indica a Figura 5.2.

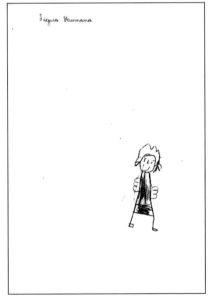

Figura 5.2 Desenho da figura humana.

É possível percebermos a ausência de partes importantes do corpo, como os braços. E ainda aparecem representados somente três dedos das mãos. Apesar de a figura manifestar uma proporcionalidade entre as diferentes partes da representação humana, ela está "solta" no espaço. No que tange ao desenvolvimento do esquema corporal, a paciente encontra-se na fase do corpo percebido ou descoberto. Segundo Oliveira (2002), essa fase vai dos 3 aos 7 anos e caracteriza-se por ser o período quando a criança passa a ver seu corpo como ponto de referência para situar-se e situar os objetos no tempo e no espaço. O nível de comportamento motor e intelectual pode ser caracterizado como o período pré-operatório, para Piaget, manifestado por uma inteligência perceptiva e uma capacidade representativa ainda centralizada sobre e a partir do próprio corpo.

As habilidades visuomotoras e as habilidades referentes à coordenação motora fina também se apresentavam fragilizadas, na medida em que o traçado das letras no caderno e ao escrever mostrava-se incompreensível. Com frequência, a paciente não conseguia ler e compreender o que havia escrito.

E ainda no que se refere à estruturação espaço-temporal, é possível identificarmos dificuldades nessa organização quanto à grafia, na medida em que manifestava a escrita espelhada de algumas letras e números, tais como o 1, 6 e 3. Apesar de saber os dias da semana, confundia-se ao ordená-los e ainda não conhecia todos os meses do ano.

A representação da família (Fig. 5.3) mostra uma assimetria entre os membros familiares, com uma expressividade no tamanho da figura representativa da mãe. Proporcionalmente, a figura tem o duplo tamanho da figura representativa do pai, o que nos faz inferir sobre a intensa ligação entre a criança e a mãe. A posição frontal

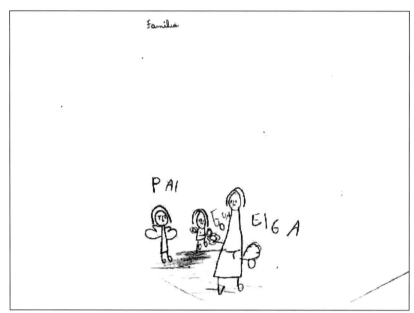

Figura 5.3 Representação gráfica da família.

entre essas duas figuras, expressa um direcionamento exclusivo de uma a outra. A figura paterna, mais afastada das três, mostra que ele também se dirige e se volta à figura materna, emparelhado à figura da criança.

No que se refere à estruturação do pensamento, foram utilizadas as provas piagetianas de conservação das quantidades discretas, conservação da massa, conservação do líquido, seriação e inclusão de classes. A menina apresentou nível de pensamento pré-operatório, no subestágio intuitivo global. O pensamento pré-operatório caracteriza-se pelo aparecimento da linguagem e pela capacidade representativa. O comportamento e a linguagem egocêntrica, característicos desse período, produzem explicações sobre os acontecimentos e fenômenos que se fundamentam em uma lógica pessoal. Dessa forma, temos uma inteligência pré-lógica organizada por meio dos elementos perceptivos e representativos. Nesse contexto, as operações lógicas de ordenar, classificar, quantificar e seriar manifestavam fragilidades, encontrando-se em fase de estruturação. Como característica dessa etapa de pensamento, Carla apresentava o realismo nominal atribuindo o tamanho da escrita das palavras ao tamanho dos objetos. Dessa forma, afirmava que a palavra *casinha* é menor do que a palavra *casa*, porque a primeira é pequeninha. Da mesma forma, afirmava que as palavras *céu* e *boi* tinham muitas letras, porque se referem a coisas grandes.

Quanto à escrita, Carla reconhece as letras quando apresentadas em ordem alfabética e realiza a atribuição sonora ao escrever. Sua produção (tanto espontânea quanto dirigida) mostra que se encontra em nível silábico de construção da escrita, conforme mostram as Figuras 5.4 e 5.5.

É possível observar, por meio da escrita espontânea das palavras *árvore* (AVOE) e *nuvem* (UVN), bem como por meio da escrita dirigida de *cavalo* (CAVO) e *macaco* (MAO), a hipótese silábica referente ao processo de alfabetização, considerando a atribuição de uma letra para representar graficamente uma sílaba.

Neurologia e aprendizagem 103

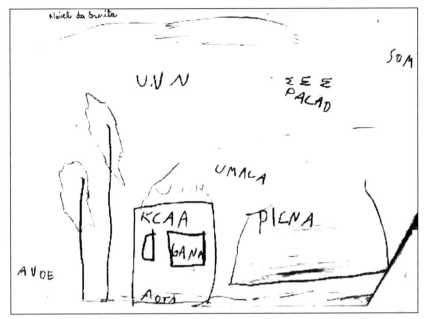

Figura 5.4 Escrita espontânea.

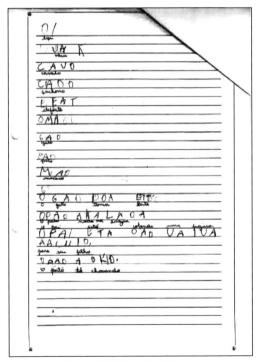

Figura 5.5 Escrita dirigida.

No que se refere aos elementos matemáticos, Carla conhece as formas geométricas (quadrado, triângulo, círculo e retângulo) e consegue agrupá-las a partir de diferentes atributos: cor, forma, tamanho e espessura. Porém, confunde-se quando é solicitada a união de dois ou mais atributos, como, por exemplo: triângulo azul, pequeno e fino. Conta, escreve e quantifica os números de 1 a 29, sendo capaz de realizar operações de adição e subtração simples com o uso de materiais concretos.

Acompanhamento psicopedagógico

O acompanhamento psicopedagógico objetivou prioritariamente a ressignificação de Carla com seu processo de aprendizagem formal, bem como com o ambiente escolar. Nesse sentido, intencionou-se que o espaço psicopedagógico pudesse romper com as situações de insucesso manifestadas por meio de comportamentos como: não copiar toda a matéria do quadro, não conseguir desenvolver as atividades e não concluir as tarefas propostas.

Carla apresentava as estruturas operatórias de pensamento ainda em desenvolvimento, encontrava-se em processo de aquisição da leitura e da escrita, manifestava algumas fragilidades ligadas aos aspectos psicomotores, com especial atenção à organização do esquema corporal e aos elementos vinculados à coordenação motora fina. Poder-se-ia pensar que essas fragilidades ligadas ao desenvolvimento e aprendizagem eram consequência do TDAH ou pioravam a manifestação dos sintomas referentes a esse quadro. De qualquer forma, tinha-se a certeza de que essas dimensões se retroalimentavam e agravavam a situação escolar de Carla.

Nesse contexto, a atenção ganhou um espaço central na proposição do acompanhamento psicopedagógico. Era importante o desenvolvimento de situações que garantissem o início, o meio e o fim das atividades em uma mesma sessão psicopedagógica, permitindo a Carla uma atenção focada e sustentada em uma mesma atividade. Assuntos e temáticas de interesse foram privilegiados. O jogo simbólico ainda presente no comportamento da menina serviu de ponto disparador para outras atividades. Aos poucos, foi cedendo espaço para o jogo de regras e uma organização que envolvia desde a escolha do jogo, a sua organização no espaço e no tempo, a apropriação (muitas vezes, adaptações) de suas regras, o desenvolvimento do jogo propriamente dito e o registro do que havia sido realizado. Esses tempos/momentos de organização e execução das atividades se constituíram como uma rotina psicopedagógica por meio da qual Carla conseguia garantir o desenvolvimento e a conclusão das atividades (nesse caso, o jogo e seu registro).

A internalização de regras por meio dos jogos privilegiou os jogos que envolviam o trabalho com o corpo, seu domínio e deslocamento no tempo e no espaço. Dessa forma, jogos e brincadeiras, como amarelinha, com bolas, bolas de gudes, com corda, eram alguns dos preferidos de Carla e foram significativamente explorados na intervenção psicopedagógica.

A forma como iria registrar as atividades/jogos era de escolha da paciente, que optava em desenhar o que havia realizado no atendimento psicopedagógico. Do desenho, aos poucos o registro passou a ser uma representação escrita, primeiramente por meio da palavra, chegando à construção de frases simples com duas ou três palavras, demonstrando a apropriação de Carla sobre os domínios da escrita.

O jogo ocupou importante espaço na intervenção psicopedagógica com Carla atuando como um meio para o engajamento (vínculo) nas atividades, para o seu desenvolvimento, para a ampliação do tempo de permanência em uma mesma atividade, para a manutenção da atenção focada e para oportunizar experiências de finalização das atividades propostas (o que não acontecia em sala de aula, considerando que não concluía as tarefas escolares).

O jogo dividiu seu protagonismo com momentos de criação e construção. Dessa forma, a representação gráfica e concreta de uma história lida era frequente nos encontros. Carla gostava de histórias, em especial contos de fadas. As fadas e suas varinhas mágicas traziam à cena e à vida algumas possibilidades (objetivas e subjetivas) propostas e vividas por Carla. Após a leitura da história, Carla escolhia o que desejava construir, como, por exemplo: os personagens (Chapeuzinho Vermelho), parte da história (quando Rapunzel fica presa na torre do castelo), elementos da história (a casinha da Branca de Neve e dos sete anões). A construção concreta exigia o planejamento da ação, a escolha de materiais, a execução da ação e colocava em operação os elementos cognitivos, motores e executivos necessários à aprendizagem e ao desenvolvimento de Carla. O uso de materiais como sucatas oferecia a paciente à possibilidade de criação de novas formas para esses materiais e a construção de outros sentidos, significados e possibilidades.

Cabe aqui ressaltar a importância desse espaço subjetivo para a aprendizagem. O jogo, mais do que peças ou brincadeiras, é um dos construtos mais importantes da aprendizagem. O espaço lúdico é o canal de acesso ao campo simbólico, ao registro que funda os processos de aprendizagem.

O que chamamos campo simbólico é um espaço subjetivo que se cria em torno de cada ser humano. Ao tornar-se humano, aquele que nasce é envolvido pelos sonhos e pelas expectativas de uma cultura, de uma época, de outro ser humano. O papel que muitas vezes cabe à mãe e ao qual chamamos de maternagem é o representante de uma sociedade com amarras

subjetivas que contém a determinação do que deve ser ensinado a esse novo ser.

Nas palavras de Winnicott (2000, p. 122),

> [...] a realidade interna está sempre sendo construída e enriquecida pelas experiências instintivas em relação aos objetos externos e pela contribuição dos objetos externos (na medida em que tais contribuições podem ser percebidas).

Esse enriquecimento interno, que estará presente por toda a vida do ser humano, serve de base para toda e qualquer aprendizagem. Ao mesmo tempo em que será possível modificar a realidade externa, por meio da aquisição de novos conhecimentos, a realidade interna (o campo simbólico) também é afetada por essa interação.

Na relação direta com o aprender, podemos pensar que o aprendizado não está na ordem do cognitivo, mas sim do simbólico. A cognição é uma forma de registro que o campo lúdico encontra de manifestar-se na relação com os outros. A capacidade, o desejo e aquilo que chamamos aprendizagem é fruto de uma manifestação de uma realidade interna. Uma criança que se nega a aprender ou que precisa utilizar outros elementos sintomáticos para se manifestar em uma situação expressa, nessas condições, sua realidade interna em sofrimento.

O espaço interno das representações ganha contornos por meio das escolhas que o sujeito faz no seu percurso de internalizações. Visto apenas exteriormente, a aprendizagem parece uma interiorização da realidade que se apresenta à criança, porém, a aprendizagem também pode ser a exteriorização da realidade interna. Ao se deixar tocar por alguma coisa, algo que remeta a uma condição interna afetiva e prazerosa, a criança abre-se para a entrada do mundo externo. Na relação afetiva prazerosa, as representações tornam-se uma ferramenta de aproximação com o mundo externo, fazendo com que aquilo que chamamos de cognição se reconfigure. Na afirmação de Imbasciati (1998, p. 147), "[...] o mundo interno é completamente diferente do mundo externo, no entanto, é o modo que tem para conhecer o mundo externo".

Ao reconhecermos essa relação subjetiva, presente no cotidiano de todos, o papel terapêutico passa a ser o de possibilitar que o sujeito expresse o seu mal-estar, aquilo que nominamos como sintoma, transtorno ou imaturidade. O espaço que visa a ser terapêutico deve acolher as manifestações possíveis desse universo interior, buscar reconhecer em cada ato ou palavra, jogo ou oposição, uma mensagem advinda do universo interior, do campo simbólico dessa criança.

O engajamento e o vínculo estabelecido com o espaço psicopedagógico, bem como com as atividades desenvolvidas provocaram significativos avanços que reverberaram no comportamento manifestado por Carla em casa e na escola. As dificuldades na escola atenuaram-se na medida em que consegue copiar com sucesso, concluir as atividades propostas e ampliar sua participação, embora ainda necessite de apoio da professora para concluir avaliações mais extensas. Mostra-se mais engajada e envolvida com o grupo escolar, o aumento das suas interações sociais oferece melhores condições de mediação dos processos de aprendizagem e desenvolvimento. As experiências bem-sucedidas permitiram a diminuição da insegurança e ansiedade manifestadas no início. Em casa conseguiu vencer os medos. Agora adormece sozinha em seu quarto na companhia da TV. Recebe ajuda da família para realizar suas tarefas de casa e estudar, sente-se muito entusiasmada para cumprir os objetivos que estipulou referentes ao estudo e ao envolvimento com as atividades escolares. Dessa forma, a atenção da família dirigida à menina envolve um ocupar-se de forma positiva e produtiva. Destaca-se ainda a melhora manifestada em relação à necessidade de controlar a mãe.

CONSIDERAÇÕES FINAIS

Os aspectos relevantes desse relato centraram-se na atenção, tendo em vista que esse foi um dos elementos preponderantes na queixa inicial da família e da escola.

A atenção, tida como uma das funções mentais importantes para a aprendizagem, tem recebido uma gama de estudos que tentam qualificar, determinar e enquadrar seu funcionamento. O artigo (RIZZUTI, 2008) que serviu de base para este estudo revela que a avaliação do perfil neuropsicológico poderia lançar novas luzes sobre a epidemia de TDAH que nos assola atualmente. Muitos autores concordam com essa perspectiva, indicando que o conhecimento do desenvolvimento neuropsicológico pode mostrar indícios que fogem da atenção como patologia principal.

Sendo a atenção uma das funções psíquicas que aproximam o sujeito da sua realidade, quando tomada de forma isolada, sempre poderá parecer ao avaliador que esta não se apresenta em conformidade com a necessidade do avaliado. Uma queixa de atenção, em geral, está associada a uma incapacidade produtiva em um ou mais setores da vida de alguém. Contudo, a atenção, por estar ligada a funções como a inteligência, orientação, memória e afeto, pode sofrer interferência quando uma ou mais dessas áreas estão prejudicadas. Quando uma criança não atingiu o nível de desenvolvimento cognitivo necessário para alguma aprendizagem específica, como vemos cotidianamente na sala de aula, a dificuldade pode estar ligada à função da inteligência. Porém, nesse exemplo, a atenção será diretamente atingida, uma vez que é necessário que o objeto a ser observado passe por um reconhecimento mnêmico, além de estar vinculado a um significado e um sentido para quem o observa.

Dessa forma, o diagnóstico de alteração da função da atenção deve envolver as demais áreas do desenvolvimento, além de estar consonante com a faixa do desenvolvimento em que a criança se encontra. O que a autora ressalta ao questionar o diagnóstico e indicar a avaliação do perfil neurológico da criança para essas situações é resgatar um sentido observacional, um reconhecimento da criança como um todo. O Exame Neurológico Evolutivo serve como um norteador do processo maturacional da criança e das relações que ela estabelece com o ambiente. Em ambientes muito protetores ou pouco estimuladores, em que adultos resolvem as situações e facilitam a vida da criança, o corpo não encontra espaço para desenvolvimento. Quando o ambiente não exige, no aspecto físico e mental da criança, o corpo padece no seu desenvolvimento. Esse padecer inclui funções como a atenção que podem ficar prejudicadas.

O corpo é o primeiro elemento utilizado para a construção da subjetividade, da cognição e do afeto, como costumamos dividir. O corpo em movimento absorve o ambiente, deixando sobre ele as verdades da sua existência. Ao registrar no corpo e por meio dele, a criança cria uma representação interna, formulando uma cadeia crescente de conhecimentos ao qual chamamos de inteligência. O que chamamos inteligência é o resultado da interação do corpo com o ambiente.

No caso relatado, observamos que a queixa relacionada com a atenção refletia um desnivelamento em relação às exigências escolares. Ao não dar conta do que era solicitado, ao estranhar o que lhe era proposto, a menina buscava, por meio de atitudes como agressão e desatenção, explicitar o seu sofrimento interno. A dificuldade então passa a ser compreendida e o olhar desliza do campo da atenção para o campo do aprender. A retomada da sincronia do tempo da aprendizagem com as condições cognitivas refletiu no comportamento, na interação e na aquisição diante do aprender. A criança que havia encontrado na retração, no colo materno permanente, um refúgio para a sua angústia, quando sintonizada com as novas possibilidades no mundo externo, retoma seu desenvolvimento e segurança.

A curiosidade que nunca a abandonou, manifestando-se por atividades como celular, jogos e brincadeiras de montar e desmontar bonecas, reflete o desejo permanente de interagir com a realidade. Muitas vezes, a criança só encontra na dor e no corpo essa possibilidade relacional. Outras vezes, joga para a vontade de aprender, para a relação com o ambiente escolar. Reconhecer que uma dificuldade atencional pode estar relacionada com outros fatores do desenvolvimento infantil é, com certeza, uma manifestação de cuidado do adulto para com a criança.

REFERÊNCIAS

AMERICAN PSYCHIATRIC ASSOCIATION. *Manual diagnóstico e estatístico de transtornos mentais:* DSM-IV-TR. 4. ed. rev. Porto Alegre: Artmed, 2002.

AMERICAN PSYCHIATRIC ASSOCIATION. *Manual diagnóstico e estatístico de transtornos mentais:* DSM-5. 5. ed. Porto Alegre: Artmed, 2014.

DALGALARRONDO, P. *Psicopatologia e semiologia dos transtornos mentais.* Porto Alegre: Artmed, 2000.

GONÇALVES, L. A.; MELO, S. R. de. A base biológica da atenção. *Arquivos de Ciências da Saúde da UNIPAR,* v. 13, n. 1, p. 67-71, 2009.

IMBASCIATI, A. *Afeto e representação:* para uma análise dos processos cognitivos. São Paulo: Editora 34, 1998.

LOPES, R. M. F.; NASCIMENTO, R. F. L. do; BANDEIRA, D. R. Avaliação do transtorno de déficit de atenção/hiperatividade em adultos (TDAH): uma revisão de literatura. *Avaliação Psicológica,* v. 4, n. 1, 2005.

LURIA, A. R. *Fundamentos de neuropsicologia.* São Paulo: EDUSP, 1981.

OLIVEIRA, G. C. de. *Psicomotricidade:* educação e reeducação num enfoque psicopedagógico. 7. ed. Petrópolis: Vozes, 2002.

RIZZUTTI, S. et al. Perfil clínico e neuropsicológico de crianças com transtorno do déficit de atenção e hiperatividade. *Arquivos de Neuro-Psiquiatria*, v. 66, n. 4, p. 821-827, 2008.

ROHDE, L. A. et al. Transtorno de déficit de atenção/hiperatividade. *Revista Brasileira de Psiquiatria*, v. 22, supl. 2, p. 07-11, 2000.

STERNBERG, R. *Psicologia cognitiva*. Porto Alegre: Artes Médicas, 2000.

SZOBOT, C. M. et al. Neuroimagem no transtorno de déficit de atenção/hiperatividade. *Revista Brasileira de Psiquiatria*, v. 23, supl. 1, p. 32-35, 2001.

WINNICOTT, D. W. *Da pediatria à psicanalise*: obras escolhidas. Rio de Janeiro: Imago, 2000.

Transtorno de déficit de atenção/hiperatividade (TDAH) e intervenção pedagógica: o caso "Vine, o corpo falando"

6

SANDRA C. SCHROEDER E VIVIANE BASTOS FORNER

INTRODUÇÃO

O transtorno de déficit de atenção/hiperatividade (TDAH) é uma construção nosológica que atinge um número considerável de crianças no mundo todo. A Organização Mundial da Saúde (OMS) estima que entre 2,5 e 5% dos adultos, na maioria das culturas, sofram as consequências desse transtorno no seu cotidiano.

Quando nos ocupamos desse assunto, nosso interesse, mais do que fazer uma descrição criteriosa sobre a temática do TDAH, foi pensar alternativas para uma nova construção conceitual. Partindo do princípio de que a hiperatividade é uma manifestação corpórea, pela agitação que sempre contém, imaginamos que um novo olhar para esse aspecto poderia auxiliar profissionais nas suas práticas cotidianas.

É sabido que o uso de medicamentos pode auxiliar no controle do sistema nervoso central como um todo, porém, uma criança é também a expressividade do seu corpo, é a construção subjetiva que motiva o gesto, é a interatividade necessária para conhecer o mundo.

Neste capítulo, a ênfase se inclina sobre as considerações sobre o corpo, suas relações com o aprender e com o processo terapêutico. Ressaltamos a importância do trabalho psicomotor nessa intervenção e a necessidade de estimulação e do equilíbrio com crianças nessa situação.

O trabalho que motivou este estudo fez parte de uma apresentação no Grupo de Estudos de Neurologia Avançada. Para essa atividade, foi realizado um estudo do artigo "Children With Attention Deficit Hyperactivity Disorder Have Impaired Balance Function: Involvement of Somatosensory, Visual and Vestibular Systems" (em português, "Crianças com transtorno de déficit de atenção/hiperatividade com prejuízo na função de equilíbrio: envolvimento dos sistemas somatossensorial, visual e vestibular"), de Shum e Pang (2009).

O artigo tem como objetivo comparar a *performance* de equilíbrio e o controle da organização para o equilíbrio em crianças com TDAH-C (apresentação combinada),[1] em relação a crianças com o desenvolvimento típico. Para tanto, foram pesquisadas 43 crianças com TDAH e 50 crianças

---

[1] Transtorno de déficit de atenção/hiperatividade com apresentação combinada (TDAH-C): denominação conforme o DSM-5 (314.01) (AMERICAN PSYCHIATRIC ASSOCIATION, 2014).

com desenvolvimento típico. Foram utilizados testes de validação, como o Sensory Organization Test (SOT), e protocolos indicativos das funções relacionadas ao equilíbrio como o sistema somatossensorial, vestibular e visual.

As compreensões advindas desse estudo nos trouxeram uma compreensão para o caso clínico que chamaremos de "Vine". Esse relato de intervenção a partir de uma abordagem psicopedagógica tem como objetivo ilustrar o artigo estudado, além de ser uma tentativa de expandir a discussão sobre as possibilidades que a psicopedagogia oferece.

TRANSTORNO DE DÉFICIT DE ATENÇÃO/HIPERATIVIDADE: CONCEITUALIZAÇÕES INICIAIS

Retomando a literatura médica encontramos como definição conceitual do transtorno de déficit de atenção/hiperatividade um sintoma neurocomportamental classificado em três categorias: desatenção, hiperatividade e impulsividade. Portanto, o TDAH se caracteriza por um nível inadequado de atenção em relação ao esperado, o que leva a distúrbios motores, perceptivos, cognitivos e comportamentais (ROTTA, 2006).

Na CID-10 (WORLD HEALTH ORGANIZATION, 1993), o que chamamos de TDAH está classificado no grupo F90 – Transtornos Hipercinéticos, que incluem o transtorno ou síndrome de déficit de atenção com hiperatividade. Nessa classificação, a principal característica é um grave déficit na atenção e a presença de hiperatividade. Ressaltam a necessidade de que esteja presente em mais de uma situação, como casa e escola, por exemplo.

O DSM-IV-TR (AMERICAN PSYCHIATRIC ASSOCIATION, 2002), vigente até o ano de 2014, descreve as mesmas características sintomáticas: desatenção e hiperatividade. Entre os critérios, o fator idade

(7 anos) é um preditor da classificação. A classificação ainda menciona três subtipos: com predomínio de desatenção, com predomínio de hiperatividade e uma combinação de ambas (apresentação combinada).

A principal diferença com o DSM-IV é o fato de ter sido retirado o limite de idade de 7 anos para o aparecimento dos sintomas. No DSM-5 (AMERICAN PSYCHIATRIC ASSOCIATION, 2014, p. 60), o item relativo à idade aponta que "[...] vários sintomas de desatenção e hiperatividade-impulsividade estavam presentes antes dos 12 anos de idade". Com isso, novos elementos da vida da criança, como a escola ou outras relações presentes, auxiliam a configurar e reconhecer o quadro que a criança apresenta.

São também características desse quadro o comprometimento do equilíbrio e do controle da organização sensorial, pois são crianças muito agitadas, movimentando um corpo que não se acomoda.

Sabe-se que não é um transtorno de aprendizagem, mas os sintomas nucleares desse transtorno comportamental (desatenção, hiperatividade e impulsividade) têm um grande prejuízo na vida escolar, afetando a compreensão dos sistemas simbólicos da leitura, da escrita e da matemática.

O transtorno é multifatorial, envolvendo genética e esferas ambientais. Ele se evidencia quando os sintomas principais (desatenção, hiperatividade e impulsividade) se manifestam em uma intensidade acima do esperado para a fase do desenvolvimento neuropsicomotor e cognitivo da criança.

CONHECENDO O MUNDO DA CRIANÇA COM TDAH

Alguns destaques que podem nos alertar para a percepção desse quadro. As crianças com TDAH podem apresentar:

- Dificuldade demonstrada em se concentrar em uma determinada tarefa por um período considerado normal para sua idade. Por isso, não lhes agrada tarefas de atenção focada, sendo as atividades físicas mais procuradas. Quando são hiperativas, o quadro é de agitação involuntário, a impulsividade presente as faz se comportar de forma inadequada e a falta de controle as coloca em situação de risco.

- Esquecem com facilidade, parecem não ouvir o que lhes é dito, pois só ouvem o que lhes interessa.
- À medida que são repreendidas, vão construindo uma autoimagem negativa e grande dificuldade em tolerar frustrações e limites. Sentem-se marginalizadas e com dificuldades de adaptar-se em interações sociais.
- Sua autoestima precisa se alimentar de reforço positivo e promoções de motivação.
- Não prestam atenção em detalhes, como consequência cometem erros em atividades escolares, não terminando as tarefas.
- Demonstram dificuldades na organização e no planejamento de tarefas em que é exigido um esforço mental sustentado.
- Quando são hiperativas, sua atividade motora se apresenta exageradamente intensa, desejando sempre a próxima atividade.

RECORTES NECESSÁRIOS DE MANEJO

Algumas situações ou atitudes podem favorecer a relação da criança com o seu cotidiano:

- Precisam que o ambiente estruture o que não conseguem estruturar internamente por conta própria.
- Lembrete de instruções, acordos claros, rotina, encorajamento de competências.

- Um olhar firme (de pais ou professores) pode tirar a criança da desatenção, possibilitando uma pergunta.
- Quanto mais cedo for feito o diagnóstico, os problemas secundários serão mais bem atendidos e manejados pelo tripé de apoio – família, escola e terapias. A criança vai assumindo a gerência do processo da sua aprendizagem e aprende a viver com o cérebro mais livre de rótulos (preguiçoso, sem vontade, desatento, sem desejo) com possibilidade de focar melhor a atenção. A família terá movimentos mais saudáveis de manejo, compreensão e ajuda, consolidando persistência e vínculos nesse processo.
- O objetivo do tratamento não é a cura, pois se trata de um transtorno neuroquímico. É necessária a reorganização de um comportamento funcional satisfatório consigo mesmo, na família, na escola e na sociedade. TDAH é um problema crônico, que pode e deve ser minimizado.
- O tratamento medicamentoso age sobre o problema neuroquímico que dificulta a atenção, melhorando as condições de aprendizagem e possibilitando melhores desempenhos.
- A escolha da escola é feita pelos pais com suas expectativas e idealizações, buscando para o filho o que existe de melhor. Muitas vezes é necessária a intervenção do psicopedagogo nessa ajuda, para que seja feita a melhor opção contextualizada, considerando o perfil da criança.
- Crianças com TDAH necessitam de adultos que exerçam seu papel normativo: orientar, conter, construir acordos com limites consistentes. Sem excessos de atitudes controladoras e punitivas, com flexibilidade de negociações.
- Mediante a solicitação de tarefas escolares, essas crianças, muitas vezes,

deixam de realizar o solicitado, fazendo outras atividades, em função da dificuldade de filtrar estímulos.

O QUADRO CLÍNICO DE VINE: RELAÇÕES ENTRE O CASO E O ARTIGO ESTUDADO

O artigo de Shum e Pang (2009), que deu origem a este estudo, ressalta que o TDAH é um dos transtornos comportamentais mais comuns na infância, afetando aproximadamente de 3 a 5% das crianças com desenvolvimento típico. Além dos sintomas clássicos, como falta de atenção, impulsividade e hiperatividade, as evidências acumuladas dos estudos comportamentais e eletrofisiológicos demonstram que muitas crianças com TDAH sofrem de deficiência no processamento sensorial. Em pesquisa de investigação de neuroimagem, os estudos de crianças com TDAH também demonstraram anormalidades não apenas nas regiões do cérebro importantes para as funções executivas, como o córtex pré-frontal, mas também nas áreas que fazem parte do controle sensoriomotor, especialmente cerebelo e gânglios basais. Esses fatores podem estar na base do subdesempenho motor relatado anteriormente em algumas crianças com TDAH.

O controle do equilíbrio é uma função sensoriomotora importante que pode ficar comprometida na população que sofre do TDAH, porque requer a habilidade de integrar a entrada dos sinais de vários sistemas sensoriais e usá-los de forma integrada para gerar as ações motoras coordenadas, a fim de manter o equilíbrio do corpo. O estudo do desempenho do equilíbrio em crianças com TDAH é importante, visto que os transtornos de capacidade de manter o equilíbrio podem interferir nas atividades e participação e aumentar o risco de lesões. Além desse artigo, apenas dois estudos examinaram a contribuição sensorial para a função do equilíbrio em crianças com TDAH.

Os objetivos do estudo transversal de caso controle foram: comparar a capacidade de equilíbrio e organização sensorial do controle do equilíbrio em pé entre as crianças em idade escolar com TDAH-C e crianças com desenvolvimento típico, pareados por idade e sexo, e identificar quais sistemas podem contribuir aos déficits de equilíbrio em crianças com TDAH-C.

As crianças com TDAH-C tiveram um déficit significativo no desempenho do equilíbrio em pé em todas as condições que incluíam a interrupção dos sinais sensoriais. O sistema visual tende a ser mais envolvido na contribuição ao déficit de equilíbrio em crianças com TDAH-C do que os sistemas somatossensorial e vestibular. Primeiro, usou-se uma amostra conveniente, por isso uma propensão para autosseleção pode ser envolvida. Por exemplo, os pais que estavam preocupados com a habilidade da criança de manter o equilíbrio podiam estar mais dispostos a participar do estudo. Segundo, apenas uma pequena parte das crianças estava recebendo medicação para tratar o TDAH. A amostra podia refletir um grupo de crianças com a expressão mais amena do TDAH. Seria interessante explorar ainda mais o desempenho do equilíbrio em crianças que estão tomando medicamentos para tratar o TDAH. Finalmente, não se examinou como o déficit do equilíbrio afeta atividade e participação, função importante que ainda aguarda amostra de conveniências.

REPENSANDO A CRIANÇA NO SISTEMA

As configurações familiares atuais mudaram – a família nuclear tradicional (estável, idealizada e fechada) já não é o único e principal modo de organização familiar. As novas configurações familiares são mais dispersas: "pais", "mães", "filhos" e "irmãos" se disseminam em diversas figuras com mobilidade e superposição espacial e temporal promovendo uma atividade atencional diferente. (FERNÁNDEZ, 2012, p. 23).

Pensando nas configurações atuais de família e escola, ambientes potencializadores de ajuda e contenção, relembramos alguns tópicos de semelhanças e diferenças entre passado e presente para o entendimento desse espaço na vida da criança. O caminho da aprendizagem passa pelo lúdico, sua ausência poderá trazer consequências para o aprendizado escolar (Fig. 6.1).

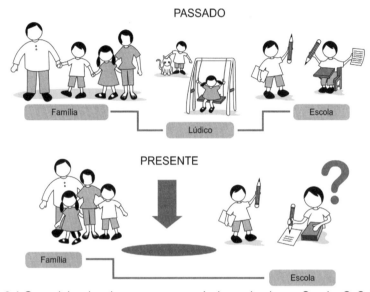

Figura 6.1 O caminho da criança para a escola (organizada por Sandra C. Schroeder).

Segundo Oliveira (1996), a falta de um espaço físico para atuar transforma-se na falta de um espaço interno para sentir. Hoje existe um estrangulamento de espaços, as crianças perderam os movimentos lúdicos da rua pelo novo estilo de moradia e também pela falta de segurança. Esses espaços são preenchidos pela tecnologia em excesso, prejudicando o desenvolvimento psicomotor. As crianças também ficam prejudicadas na interação dos seus limites que, segundo Cypel (2006), são importantes, pois vão demarcando claramente para o indivíduo em desenvolvimento o que pode ou não, o que lhe pertence e o que é do outro, em uma somatória que lhe permite aprender a conviver com a frustração e inibir comportamentos impulsivos.

O CÉREBRO E AS CONEXÕES COM A APRENDIZAGEM

Não ter um desempenho satisfatório na escola ou ter dificuldade no aprendizado não significa que a criança não goste de estudar. A falta de concentração pode ter origem no cérebro, na comunicação entre os neurônios.

A criança ativa se distrai, mas gerencia os estímulos não afetando sua produção escolar, enquanto a criança hiperativa se distrai, diante dos distratores ambientais, visuais e auditivos, não gerencia esses estímulos e se perde na produção escolar. Essa desconexão as coloca na esfera do TDAH devido à dificuldade encontrada na transmissão sináptica e recaptação do neurotransmissor.

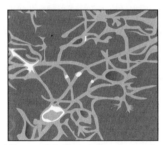

Figura 6.2 Conexões normais.

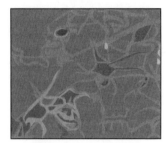

Figura 6.3 Conexões enfraquecidas – hipótese TDAH.

A CRIANÇA E SEUS MOVIMENTOS

Educação psicomotora	Educação física
A educação psicomotora tem uma conotação mais pedagógica muito utilizada em classes maternais. Trata-se de um trabalho realizado pela introjeção de novos modelos de funcionamento propostos, sendo um verdadeiro processo de facilitação de APRENDIZAGEM, para escola ou para vida (MORIZOT, 1979, p. 16).	A criança, por meio de atividades de educação física, deverá movimentar o corpo, reconhecendo as suas partes, orientando-se, localizando-se e direcionando-se, percebendo o rápido, o simultâneo, o lento; deverá desenvolver melhores condições de participar de brinquedos, dramatizações e mímicas (MORIZOT, 1979, p. 257).

No investimento das atividades físicas ocorrem melhorias nos seguintes aspectos: velocidade, força, equilíbrio, ritmo, agilidade, resistência, flexibilidade e descontração. A educação psicomotora, por sua vez, busca uma integração do esquema corporal, postura, dissociação dos movimentos, maior domínio da coordenação global, fina e óculo manual, estruturação da organização espacial e temporal e o ritmo.

Quando temos o desafio de trabalhar com uma criança com TDAH pensamos em que imagem do seu corpo esta criança possui. Conforme Schilder, quanto mais for evoluída essa imagem, mais as praxias serão também evoluídas e o funcionamento práxico do corpo virá constituir essa imagem no sentido global do esquema corporal. Assim, todos os movimentos e as ações refeitos e refletidos no ambiente terapêutico somarão riquezas a essa imagem que se reorganiza e se aperfeiçoa pela ação do indivíduo no espaço e sobre os objetos (BERGÈS, 2008).

Quanto mais cedo a criança for diagnosticada, maior é a chance de se organizar em suas ações, levando em consideração o desenvolvimento neurológico e as "janelas de oportunidade", que são abertas pela plasticidade neural ou pela possibilidade de maior número de conexões nervosas que possibilitam a aprendizagem por meio de novas experiências.

As estratégias que melhor organizam o sujeito com dificuldades de manutenção da atenção, que tornam a aprendizagem significativa e que encaminham recursos para uma melhor memorização, são, muitas vezes, esquecidas pelo corpo docente. Fala-se das atividades que envolvem o movimento e a prática de associá-las aos conhecimentos vivenciados em sala de aula. Crianças que no seu cotidiano não conseguem concluir tarefas necessitam de uma atenção especial para que participem do recreio e das atividades que estimulam a organização do movimento do corpo com excelência. Ao contrário do que entendem alguns educadores, esses são momentos preciosos. Eles possibilitam a execução de movimentos que estimularão a reorganização do gesto, aperfeiçoarão os movimentos torpes que muitas vezes os tornam impulsivos e desmedidos em seu relacionamento social. Essa orientação é fundamental, porque faz parte do atendimento psicopedagógico, considerar as vias perceptomotora e sensoriomotora como linhas de ação prioritárias no atendimento do transtorno.

As crianças com TDAH chegam absolutamente destituídas da possibilidade de agir livremente no grupo, pois percebem sua inabilidade e torpeza, se escondem ou se omitem de jogar com os colegas no recreio. No entanto, por meio do atendimento psicopedagógico, têm oportunidade de compartilhar dificuldades no espaço protegido do ambiente terapêutico e começam a "desafiar-se", de forma incansável, na busca da autonomia e destreza.

A INTERVENÇÃO PSICOPEDAGÓGICA: ÊNFASE NA ÁREA PSICOMOTORA

Durante o seminário, foi apresentado um vídeo com situações de atendimento em que se procurava estimular a atenção e o equilíbrio, pensando em referendar as ideias do texto por meio de atividades realizadas em nosso cotidiano de trabalho. O vídeo, inicialmente, mostrava cenas de crianças em situações em que o controle do equilíbrio é estimulado. Essa importante função sensoriomotora, conforme o artigo lido, pode ficar comprometida na população que sofre do TDAH, uma vez que requer a habilidade de integrar a entrada dos sinais de vários sistemas sensoriais e usá-los de forma conjunta para gerar ações motoras coordenadas. Dessa maneira, todas as atividades propostas em atendimento têm o objetivo de fornecer a essas crianças experiências desafiadoras e lúdicas que lhes proporcionem o uso integrado dos esquemas.

A seguir, listaremos algumas das atividades desenvolvidas, comentando-as. Todas elas estimulam a organização sensorial do controle do equilíbrio e, fundamentalmente, são oferecidas em um contexto terapêutico, ambiente livre de críticas e repleto de cuidado e incentivo. Essas atividades acabam tornando a vida dos pacientes mais ágil ao mesmo tempo em que facilitam o aprender e os fazem se sentir encorajados a participar das brincadeiras junto a outras crianças, proporcionando-lhes melhor convivência social. Momentos que costumavam ser de angústia e tensão em sala de aula passam a ser vividos com alegria.

Em primeiro lugar, chamamos a atenção para a possibilidade de oferecer brincadeiras, às vezes "arrojadas", e, ao mesmo tempo, ensinar a importância da prevenção de acidentes e o cuidado com o ambiente ao redor. Analisamos junto à criança os perigos existentes no local e preparamos proteções para impedir possíveis danos ao corpo colocando almofadas e colchões nos locais que oferecem risco.

Em segundo lugar, destacamos a importante tarefa de registrar por meio de desenho ou pintura todas as atividades vivenciadas, podendo apoiar-se em fotografias e observação dos materiais e do ambiente criado para a brincadeira. Essa é a maneira mais indicada de proporcionarmos uma integração real entre a ação e o pensamento, desenvolvendo a capacidade de simbolizar ações, habilidade tão importante para uma saudável aprendizagem. Finalmente, ressaltamos a adaptação das atividades sugeridas para cada idade e condição motora. Ou seja, todas as atividades poderão ser modificadas conforme cada criança e profissional.

Atividade: "Tarzan na bolona"

Uma das atividades que mais gostam de realizar é a de pendurar-se em uma corda presa em um gancho localizado no teto e, com o embalo da corda (observado previamente), lançar-se sobre a bola suíça e, sentando nela, equilibrar o corpo e rolar em direção ao colchão, caindo nele, divertindo-se e orientando-se a partir da brincadeira (Fig. 6.4).

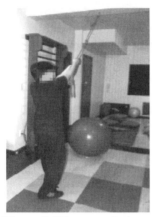

Figura 6.4 Tarzan na bolona.

Essa atividade promove a integração de muitos movimentos simultâneos, além de estimular a força dos membros superiores para conseguirem pendurar-se na corda, ou seja, sustentarem o peso do corpo, controlando ações coordenadas. É importante ressaltar que essa atividade embasa muitos outros ganhos esperados para um bom desempenho escolar: por exemplo, a dissociação de movimentos, fundamental para a escrita. Antes de iniciar essa brincadeira, é necessário que a criança consiga sustentar o peso do corpo na corda com o auxílio da força dos braços. Essa corda deverá ser de algodão para não provocar dor e possível esfolamento das mãos (Fig. 6.5).

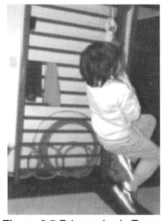

Figura 6.5 Brincando de Tarzan usando corda de algodão.

ATIVIDADE: EQUILÍBRIO EM PRANCHAS E EM BOLA SUÍÇA

Equilibrar-se em pranchas de diferentes graus de dificuldade estimula a propriocepção, proporcionando a percepção integrada dos dois lados do corpo: o direito e o esquerdo. Isto é, desenvolve a capacidade perceptomotora, que junto com a verticalidade são fundamentais para que o sujeito consiga orientar-se no espaço.

Na atividade de equilíbrio em cima de bola suíça com variadas posições, a criança alterna o ponto de contato com o chão: ora pé esquerdo e mão direita, ora o contrário (Fig. 6.6a).

Em um momento posterior, é possível organizar graficamente a atividade junto com a criança, usando papéis e materiais gráficos. A criança, nesse momento, inicia um processo de percepção e de transposição da sua aprendizagem no ato gráfico (Fig. 6.6b).

a)

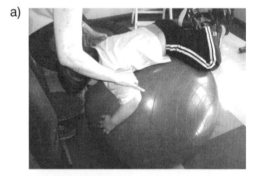

b)

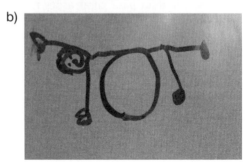

Figura 6.6 Atividade de equilíbrio em bola suíça.

ATIVIDADE: EQUILÍBRIO DE BOLAS EM PARTES DO CORPO E EM MATERIAIS PLANOS

Equilibrar bolas (começar pelas mais macias que são mais fáceis de não rolar) em diferentes partes do corpo, com raquetes (primeiramente com borda e, depois, sem ela; grandes e pequenas) e, ao mesmo tempo, caminhar sem deixá-las cair (Fig. 6.7).

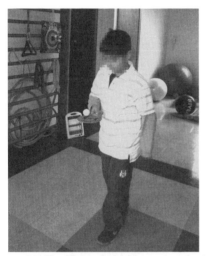

Figura 6.7 Equilibrando bolas com raquetes.

ATIVIDADE: CIRCUITOS COM E SEM APOIO VISUAL

O uso de materiais diversos (escada, banquetas, bolas, cordas, bambolês, pranchas de equilíbrio, espaldar, banco sueco, jogos, etc.) em uma brincadeira de "circuito", na qual a criança desenvolve a habilidade de integrar a entrada dos sinais de vários sistemas sensoriais, coordenar ações motoras e manter o equilíbrio é uma das situações em que, além do estímulo psicomotor, trabalha-se a criatividade, pois as crianças acabam sugerindo desafios que podem ser compartilhados com outras crianças no ambiente escolar ou de casa. Interessante como as crianças são capazes de criar brincadeiras e o quanto essa autoria reforça a autoestima, revertendo em ganhos imprevisíveis.

A ideia da retirada do apoio visual fornece um desafio maior à criança, que necessita organizar a habilidade do equilíbrio e da coordenação motora. Sugere-se que, após a experimentação, repetidas vezes, de um circuito com apoio visual, ele seja realizado com uma venda nos olhos (se a criança aceitar bem). Essa atividade exige maior atenção para que ocorra a adaptação motora, estimulando a organização sensorial e promovendo informações sensoriais ainda não experimentadas. Ou seja, essa vivência vai gerar a necessidade de uma resposta de controle motor adequada para a situação, assim, novas aprendizagens ocorrem (Fig. 6.8).

Conforme Lundy-Ekman (2000), o sistema nervoso central utiliza informações sensoriais para criar uma imagem da posição e do movimento de todo o corpo e do ambiente que o cerca. Proporcionar atividades em que a criança deva percorrer trajetos, executando ações previamente combinadas, em que deverá coordenar movimentos com

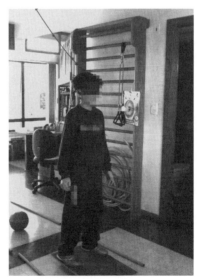

Figura 6.8 Circuito com a retirada do apoio visual.

diferentes partes do corpo, em variadas posições, ritmos e direções no espaço, certamente estimula essa organização.

Ainda com relação à atividade de circuitos, referimos a importância da representação da sequência de ações vivenciadas. Leonhardt (2006) nos indica estratégias de intervenções, em que espaços e ações são simbolicamente percebidos e realizados por meio de material concreto e miniaturas de objetos.

ATIVIDADE: "BOLINHAS PULANTES"

Ilustrando o comentário anterior, sugerimos a atividade com bolinhas de borracha de diferentes tamanhos, iniciando pelas maiores (bolas de tênis), que são mais facilmente agarráveis pelo tamanho da mão. Aos poucos, conforme adaptação da criança à atividade, é possível introduzir bolinhas cada vez menores e com pique mais veloz. Revezamento de bolinhas com a mão direita e esquerda, para baixo, para cima, uma ou mais vezes, gradualmente aumentando a dificuldade e a quantidade de ações em uma sequência que deverá ser repetida.

ATIVIDADE: EQUILÍBRIO DE MATERIAIS DIVERSOS

Equilibrar peças tridimensionais que se encaixam, como pedras irregulares, palitos e blocos. A percepção das várias formas dos objetos, das informações sensoriais que eles e o ambiente fornecem é preciosa fonte de reorganização de equilíbrio corporal (Fig. 6.9).

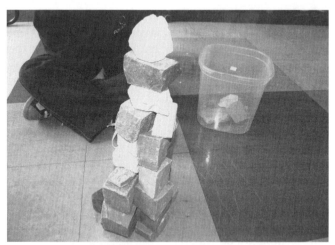

Figura 6.9 Material tridimensional – pedras.

ATIVIDADE: "BOLA NO BALANÇO"

Essa atividade exige muita atenção no que diz respeito aos cuidados com a segurança da criança. Ela deverá equilibrar o corpo em uma rede ou balanço em movimento sem o auxílio das mãos para segurar-se. Para tanto, é necessário ajustar a altura do brinquedo, bem como proteger o chão com colchão e almofadas, além de certificar-se de que a criança já obteve êxito em equilibrar-se nesse instrumento sem o apoio das mãos.

Embalando-se na rede, o terapeuta lança para o paciente a bola, este a devolve para o terapeuta, continuando o embalar-se, recebendo uma bola, ou se-ja, em movimento, coordenar ações no espaço e tempo promove a habilidade de usar informações sensoriais vestibulares para manter o equilíbrio. Ao balançar-se na rede, oferecemos a experiência de receber sinais somatossensoriais conflitantes, exigindo constante atenção, organização e reorganização da coordenação dos movimentos a cada jogada (Fig. 6.10).

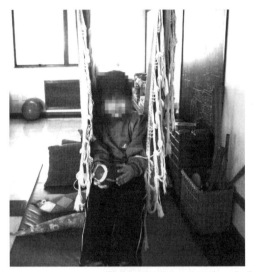 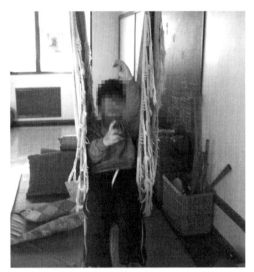

Figura 6.10 Lançando a bola do balanço em movimento.

CASO CLÍNICO: VINE, O CORPO FALANDO...

A família

Vine é um menino de 6 anos e 5 meses, cursando jardim B, filho mais velho de pais com instrução superior, profissionais liberais. A família tem dificuldades no relacionamento, mãe com história de depressão, tratamento psicoterápico e medicamentoso – suspeita de alcoolismo e sentimento de culpa pelas dificuldades escolares de Vine.

Os pais divergiam em relação às dificuldades do filho. A mãe, desde o início do pedido de ajuda, anamnese, devolutivas e entrevistas, fazia-se presente, embora sinalizasse as suas dificuldades de manter as combinações de horário.

A impressão geral que a mãe sinalizava é a de que tudo estava muito sofrido com eles, com os filhos e, em especial, com Vine. Transparecia muita ansiedade, desorientação e pouca esperança de que a situação do filho mudasse. Dizia que o marido a culpava pelos insucessos de Vine, ao mesmo tempo em que negava a necessidade de um novo tratamento. Achava o marido muito infantil. Quando contrariado pelo filho, colocava-se em situação de igualdade com a criança. A mãe repetia muitas vezes: *Ajude meu filho. Será que vamos conseguir acalmá-lo? Quero que ele seja acreditado no grupo da escola e dos amigos. Cansei de tratamentos.*

Anamnese

Segundo os relatos da mãe, a gestação foi normal e o parto foi cesárea. Havia muita tensão na relação do casal nesse período. Vine dormia bem, algumas vezes com os pais, e com frequência o sono era muito agitado. Não usou bico. Mamou no peito até os 11 meses e começou a caminhar nessa mesma época. A mãe não lembrava o período em que Vine disse as primeiras palavras. Na ocasião já estava em acompanhamento psicoterápico há um ano.

No momento da entrevista de anamnese, a mãe verbalizou: *Não lembro mais de nada. Só o que é recente. Por onde meu filho passa todos se queixam dele. Parece um tufão. É querido, mas tem dificuldade para manter amigos. A irmã, que é mais nova, é calma e atenta* (sic).

Primeiros momentos

Vine se apresenta como se descesse de um corpo virtual, colocando-se em um espaço real com o desejo lúdico de brincar e conquistar sua autoria na aprendizagem. É porta-voz de uma demanda escolar de uma cultura que pressiona o saber das letras, dos números, da ação concentrada na ponta do lápis e da criação. Em seu *mundo imaginário, queria ser um competente escritor,* em uma realidade de atenção desfocada. Vine indica o trabalho lúdico, com o desejo de brincar e de ter sucesso na escola.

Quando nos apresentamos, Vine estava finalizando o nível B. Tive a impressão de um menino arteiro inquieto, mas que trazia no brilho dos seus olhos um viver lúdico a ser descoberto. Um artista, talvez, pela sua habilidade ou astúcia enquanto colocava a clareza de seu poder. Franzino, elétrico, sem muito corpo, pouco cuidado na sua aparência, com tênis na mochila e os pés descalços. Porta-voz de um caos familiar:

Na fala de Vine: *Quero ajuda para prestar atenção na aula, ir bem na escola. Eu te pago e tem que ser como eu quero. Lá na minha casa eu mando em todos, até a empregada já mandei embora.* Continuou com frases como: *Meus colegas não gostam de mim, são parados e eu sou de mandar. Eles não querem trabalhar comigo porque sou inteligente, sei mais do que eles, sei da África, Estados Unidos e México. Só não consigo terminar meus trabalhos. Não gosto de trabalhar na mesa, não consigo parar. Quero correr, pular, porque na escola e em casa eles brigam comigo para parar.* Em outro momento ainda afirma: *Estou gostando daqui, meu corpo gosta de movimento e na sala de aula é difícil ficar sentado.*

Depois de brincar com circuito de atividades da sala, cesta de basquete, balanço, escada, cipó, corda, me disse: *Quero desenhar e tu escreves o que eu vou dizer sobre o meu trabalho: um menino sendo nada* (Fig. 6.11).

Vine demonstrava pouca persistência nas atividades, desarmonia dos movimentos, com sinais preditivos de hipótese de um caso de TDAH-C.

Nas atividades em que era exigida uma demanda de atenção concentrada de organização espaço-temporal, aparecia sua desordem sequencial, riqueza de vocabulário, pobreza de registros. Nas atividades de expressão gráfica, sofria porque tinha dificuldade de parar, ficar

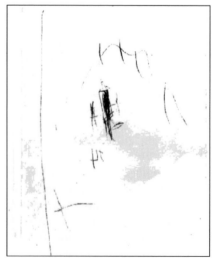

Figura 6.11 Desenho "um menino sendo nada".

atento, com prejuízos no uso da cola, tesoura, lápis e folha de desenho. Pedia ajuda no desejo de buscar prazer no seu universo escolar e tinha consciência de sua agitação corporal impeditiva do seu desempenho.

Percepção da escola

Na entrevista com a escola, houve o consenso de que essa criança era o causador de situações difíceis: *Não está bem, não sabemos o que vai aprontar. É um aluno de risco. Sabemos que a mãe tenta ajudar, mas também não tem persistência com os tratamentos.* É comprometido em atenção e produção, suas dificuldades começaram desde o nível A.

Nesse encontro, dentre as estratégias combinadas, ficou o pedido de encaminhamento ao neuropediatra para o próximo ano, já que as férias de verão estavam próximas, devido às hipóteses de um déficit de atenção misto.

Neuropediatra

Ao iniciar o 1º ano escolar, fez avaliação neurológica e, como apresentava baixo peso, a decisão de medicá-lo foi tomada somente seis meses depois. No intervalo entre o primeiro exame evolutivo, mostrava progressos, embora tivesse pouca persistência em se manter nas atividades que exigissem mais tempo de concentração.

1ª avaliação – Março/ano

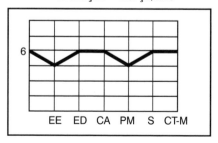

2ª avaliação – Novembro/ano: início da medicação

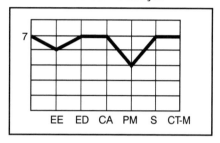

3ª avaliação – (Cinco meses depois)

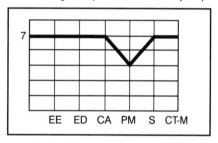

EE – Equilíbrio estático; ED – Equilíbrio dinâmico; CA – Coordenação apendicular; PM – Persistência motora; S – Sensibilidade e gnosias; – CT-M – Coordenação tronco e membros.

Após ser medicado, os progressos se evidenciaram na questão comportamental e pedagógica, e seu exame neurológico evolutivo sinalizou as melhoras resgatando as áreas de imaturidade.

Evolução no 1º ano

Foi um dos primeiros alunos a ler na sala de aula. Na escrita, vibrava com seus bilhetes. Descobriu o desenho e o brilho das cores, transformou o saber. Respeitava as combinações e colaborava com a turma. Escolheu a letra cursiva por ser de gente grande. Apesar das dificuldades com a motricidade fina, tinha prazer em querer acertar.

O olhar da professora – 2º ano

A professora relata que, enquanto explicava a inclusão do número, pensando na pergunta que iria fazer para levá-los a concluir, Vine pede licença e diz: *Descobri que os números sempre têm mais um ou menos um. Por exemplo: o cinco é o quatro mais um, e o quatro é o cinco menos um.*

Vine viveu na escola um espaço de descobertas, chegou nas letras, nos números, poderoso, não pelo mando, mas pela descoberta do seu saber, conforme se pode observar na Figura 6.12. Também vivenciou o lúdico das relações, percebendo na escola, no SOE e na orientadora um espaço amigo para colocar seus segredos.

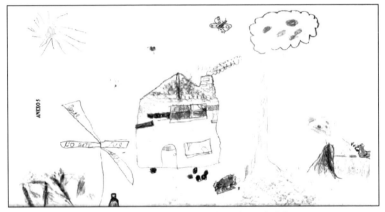

Figura 6.12 Descoberta do saber de Vine.

Despedida

No início do 3º ano, o tratamento foi interrompido pelas dificuldades econômicas familiares. Na sessão de despedida disse: *Hoje encerramos, então quero terminar meu tema aqui. Quero que tu escutes a minha música (Ana Júlia) e lanche comigo.* Desenhou o espaço da sala nomeando como "Espaço feliz" (Fig. 6.13). E acrescentou: *Quando eu precisar, te ligo. Aqui está a pulseira que eu fiz para ti.* Deu-me um beijo e acenou muitos tchaus.

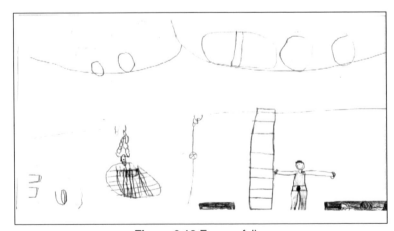

Figura 6.13 Espaço feliz.

Vine incluiu na sua aprendizagem estratégias para fazer, aprender e pensar. Saiu mais estruturado em suas funções cognitivas: atenção, memória, percepção, habilidades visuoespaciais, praxias, gnosias e funções executivas com a possibilidade de um novo momento na sua aprendizagem, pensar aprendendo (Fig. 6.14).

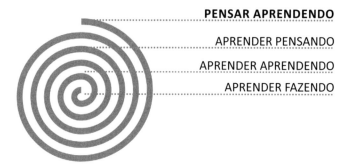

Figura 6.14 Passos do processo de pensar (organizada por Sandra C. Schroeder).

O trabalho psicopedagógico com Vine

Lembrando o lúdico dos jogos, os espaços da psicomotricidade com seus núcleos de atividades que envolvem o corpo, sensações, percepções, afetividade (sistema límbico) com disponibilidade para ação (sistema motor) e o desempenho da produção escolar (funções executivas), inicia-se a intervenção psicopedagógica com Vine.

Abrimos espaço de acolhimento e continência, mediamos competências, transitamos nos núcleos das quatro áreas: socioafetivo (competências), psicomotor, psicolinguístico e cognitivo. Acreditamos na ajuda da plasticidade do cérebro, do desejo, do orgânico, do ambiental e da estrutura familiar.

O menino organizou o esquema corporal e a cognição. Das atividades pelas quais passou, foi preenchendo o espaço que faltava para acompanhar a escola, como mostram as Figuras 6.15 e 6.16.

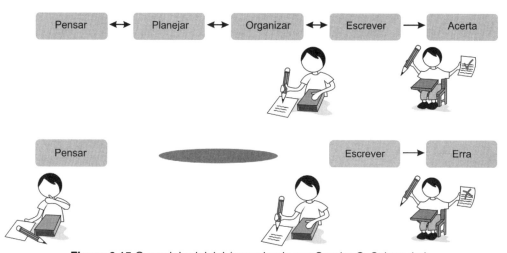

Figura 6.15 O caminho inicial (organizada por Sandra C. Schroeder).

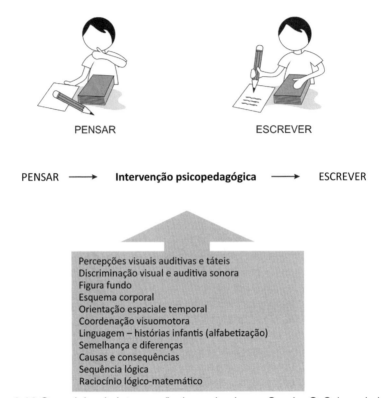

Figura 6.16 O caminho da intervenção (organizada por Sandra C. Schroeder).

O caminho inicial

A criança com TDAH precisa ser lembrada sempre que deve pensar antes de responder, planejar, organizar e reorganizar as alternativas e soluções para ter êxito nas respostas. Com as intervenções, seus processos de pensamento serão orientados para reflexão e verbalizações da sua atividade mental. Vine descobriu o poder das competências, levou consigo o equilíbrio do seu saber, deixando-nos a riqueza do seu crescimento.

CONSIDERAÇÕES FINAIS

O sujeito é uma síntese da construção organizacional de histórias de aquisições conquistadas por meio das experiências de movimentações vividas. É por meio da atividade corporal e do jogo que adquire alicerces sensório-perceptivos-motores que vão estar na base dos comportamentos exigidos pelas aprendizagens escolares: autodomínio corporal-afetivo-emocional para evitar dificuldades de concentração, de lateralização e de precisão psicomotora que constituem os principais obstáculos às aprendizagens da leitura, da escrita e do cálculo.

As crianças com TDAH-C com dificuldades de equilíbrio e coordenação motora precisam de um olhar mais focado de intervenção nas dificuldades de organização tônico-posturais. Referimo-nos ao equilíbrio pelo simbolismo que ele reflete no plano da representação e do conhecimento.

O que mais causa dificuldades a essas crianças é a grande oferta de estímulos, de informações trazidas pela tecnologia, colocando-se na esfera hipoativa de pensar, perdendo o lúdico e a criatividade, resultando desinteresse e apatia. O consumismo mais perigoso é aquele que se instala no plano das ideias, porque dificulta o escolher e a triagem de estímulos, desfocando a atenção.

A psicopedagogia escolhe caminhos de procurar condições que promovam o desenvolvimento das capacidades, com as quais cada ser humano conta. Desfoca a atenção dos déficits e foca atenção no potencial do sujeito, integrando-o nas esferas familiar, escolar e no grupo social, com uma melhor autoestima de sucesso.

Crianças, como as do caso Vine, precisam que o olhar psicopedagógico tenha, como foco, a intervenção psicomotora. Assim, no decorrer de suas vidas, integrarão suas aprendizagens. Dessa forma, se despedem do espaço de atendimento, levando consigo a produção de "belos fósseis" para a continuidade de suas trajetórias. Suas descobertas e os registros da intervenção constituirão marcas indeléveis de UM CORPO QUE FALA.

REFERÊNCIAS

AMERICAN PSYCHIATRIC ASSOCIATION. *Manual diagnóstico e estatístico de transtornos mentais:* DSM-IV-TR. 4. ed. rev. Porto Alegre: Artmed, 2002.

AMERICAN PSYCHIATRIC ASSOCIATION. *Manual diagnóstico e estatístico de transtornos mentais:* DSM-5. 5. ed. Porto Alegre: Artmed, 2014.

BERGÈS, J. *O corpo na neurologia e na psicanálise:* lições clínicas de um psicanalista de crianças. Porto Alegre: CMC, 2008.

CYPEL, S. O papel das funções executivas nos transtornos da aprendizagem. In: ROTTA, N. T.; OHLWEILER, L.; RIESGO, R. dos S. *Transtornos da aprendizagem:* abordagem neurobiológica e multidisciplinar. Porto Alegre: Artmed, 2006.

FERNÁNDEZ, A. *A atenção aprisionada:* psicopedagogia da capacidade atencional. Porto Alegre: Penso, 2012.

LEONHARDT, D. R. Avaliação e clínica das praxias e dispraxias na aprendizagem: mapeamento da dor gráfica. In: ROTTA, N. T.; OHLWEILER, L.; RIESGO, R. dos S. *Transtornos da aprendizagem:* abordagem neurobiológica e multidisciplinar. Porto Alegre: Artmed, 2006.

LUNDY-EKMAN, L. *Neurociências:* fundamentos para a reabilitação. Rio de Janeiro: Guanabara Koogan, 2000.

MORIZOT, R. Aspecto fonoaudiológico. *Jornal Brasileiro de Reabilitação Vocal,* v. 2, n. 1, p. 15-18, 1979.

OLIVEIRA, G. de C. Contribuições da psicomotricidade para a superação das dificuldades de aprendizagem. In: SISTO, F. F. et al. (Org.). *Atuação psicopedagógica e aprendizagem escolar.* Rio de Janeiro: Vozes, 1996.

ROTTA, N. T. Transtornos da atenção: aspectos clínicos. In: ROTTA, N. T.; OHLWEILER, L.; RIESGO, R. dos S. *Transtornos da aprendizagem:* abordagem neurobiológica e multidisciplinar. Porto Alegre: Artmed, 2006.

SHUM, S. B. M.; PANG, M. Y. Children with attention deficit hyperactivity disorder have impaired balance function: involvement of somatosensory, visual, and vestibular systems. *The Journal of Pediatrics,* v. 155, n. 2, p. 245-249, 2009.

WORLD HEALTH ORGANIZATION. *Classificação de transtornos mentais e de comportamento da CID-10:* descrições clínicas e diretrizes diagnósticas. Porto Alegre: Artmed, 1993.

Leituras recomendadas

ALFANO, A.; COUTINHO, G.; VIANNA, R. Transtorno do déficit de atenção e hiperatividade: quadro clínico, neuropsicologia e tratamento psicoterápico. In: ALVES, L. M.; MOUSINHO, R.; CAPELLINI, S. A. (Org.). *Dislexia:* novos temas, novas perspectivas. Rio de Janeiro: Wak, 2011.

BACHELARD, G. *A poética do espaço.* São Paulo: Martins Fontes, 1989.

BROWN, T. E. *Transtorno de déficit de atenção:* a mente desfocada em crianças e adultos. Porto Alegre: Artmed, 2007.

CALLARI, A.; JARDINI, R. S. R. *O dilema da desatenção.* Bauru: Renata Jardini, 2010.

CAPELLINI, S. A.; GERMANO, G. D.; CUNHA, V. L. O. (Org.). *Transtornos de aprendizagem e transtornos de atenção:* da avaliação à intervenção. São José dos Campos: Pulso, 2010.

CAPOVILLA, F. C.; MONTIEL, J. M. *Transtornos de aprendizagem da avaliação à reabilitação.* São Paulo: Artes Médicas, 2008.

CIASCA, S. M.; RODRIGUES, S. D.; SALGADO, C. A. *TDAH:* transtorno do déficit de atenção e hiperatividade. Rio de Janeiro: Revinter, 2010.

CONDEMARÍN, M.; GOROSTEGUI, M. E.; MILICIC, N. *Transtorno do déficit de atenção:* estratégias para o diagnóstico e intervenção psico-educativa. São Paulo: Planeta do Brasil, 2006.

CYPEL, S. *A criança com déficit de atenção e hiperatividade:* atualização para pais, professores e profissionais da saúde. São Paulo: Lemos, 2001.

DOLTO, F. *A imagem inconsciente do corpo.* São Paulo: Perspectiva, 1982.

FONSECA, V. da. *Cognição, neurologia e aprendizagem*: abordagem neuropsicológica e psicopedagógica. Petrópolis: Vozes, 2007.

FONSECA, V. da. *Terapia psicomotora:* estudo de casos. Petrópolis: Vozes, 2008.

GOLDSTEIN, S.; GOLDSTEIN, M. *Hiperatividade:* como desenvolver a capacidade de atenção da criança. Campinas: Papirus, 1994.

GRANDO, J. C. (Org.). *A (des)construção do corpo.* Blumenau: Edifurb, 2001.

GUARDIOLA, A. Transtorno da atenção: aspectos neurobiológicos. In: ROTTA, N. T.; OHLWEILER, L.; RIESGO, R. dos S. *Transtornos da aprendizagem:* abordagem neurobiológica e multidisciplinar. Porto Alegre: Artmed, 2006.

JOHNSON, D. J.; MYKLEBUST, H. R. *Distúrbios de aprendizagem:* princípios e práticas educacionais. 2. ed. São Paulo: Pioneira, 1987.

LE BOULCH, J. *O desenvolvimento psicomotor do nascimento até os seis anos.* Porto Alegre: Artes Médicas, 1982.

LE BOULCH, J. *Educação psicomotora:* a psicocinética na idade escolar. Porto Alegre: Artes Médicas, 1987.

LE BOULCH, J. *Desenvolvimento psicomotor e aprendizagem.* Porto Alegre: Artmed, 2008.

LEVIN, E. *A clínica psicomotora:* o corpo na linguagem. Petrópolis: Vozes, 1995.

MATTOS, Paulo. *No mundo da Lua.* São Paulo: Lemos, 2001.

PANTANO, T.; ZORZI, J. L. *Neurociência aplicada à aprendizagem.* São José dos Campos: Pulso, 2009.

REBOLLO, M. A. et al. *La psicomotricidad.* Montevideo: Prensa Médica Latinoamericana, 2007.

RIESGO, R. S. Transtorno da atenção: comorbidades. In: ROTTA, N. T.; OHLWEILER, L.; RIESGO, R. dos S. *Transtornos da aprendizagem:* abordagem neurobiológica e multidisciplinar. Porto Alegre: Artmed, 2006.

ROHDE, L. A.; DORNELES, B. V.; COSTA, A. C. Intervenções escolares no transtorno de déficit de atenção/hiperatividade. In: ROTTA, N. T.; OHLWEILER, L.; RIESGO, R. dos S. *Transtornos da aprendizagem:* abordagem neurobiológica e multidisciplinar. Porto Alegre: Artmed, 2006.

SCHILDER, P. *A Imagem do corpo:* as energias construtivas da psique. São Paulo: Martins Fontes, 1950.

SCHWARTZMAN, J. S. *Transtorno de déficit de atenção.* São Paulo: Mackenzie, 2001.

SENA, S. da S.; DINIZ NETO, O. *Distraído e a 1000 por hora.* Porto Alegre: Artmed, 2007.

SFOGGIA, A.; FURTADO, N. R. A hiperatividade e o déficit de atenção. In: FRUTADO, N. R. et al. *Limites:* entre o prazer de dizer sim e o dever de dizer não. Porto Alegre: Artmed, 2009.

TANI, G. *Leituras em educação física:* retratos de uma jornada. São Paulo: Phorte, 2011.

TOLEDO, M. M.; SIMÃO, A. Transtorno e déficit de atenção/hiperatividade. In: CIASCA, S. M. (Org.). *Distúrbios de aprendizagem:* proposta de avaliação interdisciplinar. São Paulo: Casa do Psicólogo, 2003.

TOPCZEWSKI, A. *Hiperatividade:* como lidar? São Paulo: Casa do Psicólogo, 1999.

VAYER, P. *O equilíbrio corporal:* uma abordagem dinâmica dos problemas da atitude e do comportamento. Porto Alegre: Artes Médicas, 1984.

A integração sensorial na intervenção terapêutica com crianças com transtorno de déficit de atenção/hiperatividade (TDAH)

7

DANIELA ZIMMER

INTRODUÇÃO

Este capítulo tem o objetivo de mostrar o trabalho da terapia ocupacional, utilizando a abordagem de Integração Sensorial, para promover o desenvolvimento da criança com transtorno de déficit de atenção/hiperatividade (TDAH). Ressalta a importância do estudo e da constante busca de conhecimento, das questões neurológicas e de desenvolvimento, relacionadas ao quadro apresentado. As discussões levantadas por grupo multidisciplinar contribuíram para o sucesso do tratamento e a mudança na vida de um menino com TDAH e sua família.

O artigo "Children with Attention Deficit Hyperactivity Disorder Have Impaired Balance Function: Involvement of Somatosensory, Visual, and Vestibular Systems" (em português, "Crianças com transtorno de déficit de atenção/hiperatividade com prejuízo na função do equilíbrio: envolvimento dos sistemas somatossensorial, visual e vestibular"), foi publicado em 2009, no *Journal of Pediatrics* (SHUM; PANG, 2009). O texto refere uma pesquisa realizada com crianças com transtorno de déficit de atenção/hiperatividade, apresentação combinada (TDAH-C) relacionando o equilíbrio com os sistemas somatossensorial, vestibular e visual. A pesquisa teve como objetivo comparar o desempenho do equilíbrio e de organização sensorial de crianças com TDAH-C e com crianças com desenvolvimento típico. Foram avaliadas 43 crianças com TDAH tipo combinado e 50 crianças com desenvolvimento típico, todas em idade escolar.

A avaliação foi realizada com o Teste da Organização Sensorial (em inglês, Sensory Organization Test, SOT), que avaliou a relação entre o equilíbrio e a capacidade da criança de usar as informações dos sistemas, vestibular, somatossensorial e visual. O SOT é composto por seis condições sensoriais, cujas respostas são percebidas e registradas por meio de uma plataforma móvel (informações somatossensoriais), a presença ou ausência da visão (informações visuais) e as aferências vestibulares. Para comparar as variáveis dos resultados entre os grupos, foi utilizada a análise multivariada de covariância (MANCOVA).

Os resultados revelaram que as crianças com TDAH-C apresentaram redução significativa de equilíbrios compostos, vestibular e altos índices visuais, comparadas às crianças do grupo controle. Apresentaram déficits significativos no desempenho do equilíbrio em pé em todas as condições que incluíam alterações de sinais sensoriais. O sistema visual foi o mais significativo no déficit de equilíbrio dessas crianças.

Esses resultados mostraram o quanto são importantes a avaliação e o acompanhamento dessas crianças na abordagem da integração sensorial, com o objetivo de organizar e desenvolver todos esses sistemas, que são a base para o desenvolvimento neuropsicológico e da aprendizagem.

TRANSTORNO DE DÉFICIT DE ATENÇÃO/HIPERATIVIDADE (TDAH)

O TDAH é um transtorno de desenvolvimento do autocontrole que se manifesta por dificuldades com os períodos de atenção, com o controle do impulso e com o nível de atividade.

Existe uma lista de 18 sintomas, dos quais nove são de desatenção e nove de hiperatividade e impulsividade. Se a criança apresentar seis ou mais sintomas de desatenção, ela será considerada com TDAH predominantemente desatenta. Se apresentar seis ou mais sintomas de hiperatividade e impulsividade, será considerada TDAH predominantemente hiperativa impulsiva. Apresentando seis ou mais sintomas de desatenção com seis ou mais sintomas de hiperatividade/impulsividade, será considerada TDAH-C (apresentação combinada) (AMERICAN PSYCHIATRIC ASSOCIATION, 2014). A principal causa do TDAH é genética e geralmente os sintomas ficam mais evidentes quando a criança entra na escola (ROHDE; BENCZIK, 1999).

O transtorno de déficit de atenção/hiperatividade frequentemente compromete o rendimento escolar e convívio social da criança, sendo que a atenção seletiva a estímulos relevantes é requisito para a ocorrência das aprendizagens em geral (MOOJEN; DORNELES; COSTA, 2003). A criança com TDAH do tipo desatenção não consegue prestar atenção aos detalhes, comete erros por descuido, demonstra dificuldade de concentração em tarefas e/ou jogos por não conseguir prestar atenção ao que é solicitado. Muitas vezes não consegue concluir as tarefas e atividades iniciadas, assim como seguir as regras e as instruções; é desorganizada com suas coisas e materiais, evita atividades nas quais é exigido esforço mental; costuma perder objetos pessoais e esquece coisas importantes e facilmente distrai-se com estímulos não relacionados com a atividade que está sendo realizada.

A criança com TDAH do grupo de hiperatividade/impulsividade apresenta contínua movimentação com as mãos e pés quando está sentada e dificuldade em manter-se sentada por muito tempo. É uma criança inquieta, pode pular e correr demasiadamente em situações inadequadas; é muito barulhenta quando joga ou brinca, é agitada, fala demais, responde às perguntas quase sempre antes de terem sido concluídas, interrompe a fala do outro, tem dificuldade para esperar a vez e intromete-se nas conversas e atividades dos outros constantemente (ROHDE; BENCZIK, 1999). Segundo Gomes et al. (2007), o TDAH é o distúrbio neurocomportamental mais comum na infância. Os sintomas do TDAH são originados por disfunções no funcionamento cerebral (SZOBOT; STONE, 2003).

Crianças com idade entre 6 e 9 anos já apresentam comportamentos inadequados de hiperatividade e desatenção, dificuldades para utilizar a memória de trabalho, controlar as emoções e falta de destreza motora, levando frequentemente ao fracasso escolar (CONDEMARÍN; GOROSTEGUI; MILICIC, 2006).

O QUE É INTEGRAÇÃO SENSORIAL?

Integração sensorial (IS) é uma abordagem terapêutica, desenvolvida e utilizada pelo profissional terapeuta ocupacional, que trabalha e desenvolve a organização das sensações para que a criança possa usar o corpo de modo efetivo no meio ambiente, respondendo aos desafios impostos pelo ambiente para a aprendizagem.

Segundo Rotta (2006), o ato de aprender se passa no sistema nervoso central (SNC), onde ocorrem modificações funcionais e comportamentais, que dependem do contingente genético de cada indivíduo, associado ao ambiente onde este está inserido. O ambiente é responsável pela contribuição sensitivo-sensorial, que contribui com os aspectos afetivo-emocionais da aprendizagem (ROTTA, 2006).

Toda informação ou sensação que recebemos do meio e do nosso corpo vem por meio dos nossos sistemas sensoriais: visual, auditivo, olfativo, gustativo, tátil, vestibular e proprioceptivo.

A integração sensorial é descrita como a capacidade neurobiológica da criança de processar e integrar as informações sensoriais e responder de forma adaptativa (BUNDY; LANE; MURRAY, 2000). Conforme as crianças experimentam e vivenciam tipos e combinações de informações sensoriais, elas gradativamente serão capazes de produzir respostas adaptativas adequadas. A partir dessas respostas adaptativas, o sistema nervoso da criança armazenará o conhecimento acerca dessas informações, adquirindo experiência, a qual será utilizada para responder às futuras vivências. A partir do momento em que a criança obtém sucesso nos desafios impostos pelo meio ambiente, o seu cérebro organizará as sensações produzindo respostas adaptativas mais complexas (BUNDY; LANE; MURRAY, 2000). A esse processo dá-se o nome de integração sensorial, o que nos permite a compreensão de como as sensações podem afetar o aprendizado, o desenvolvimento social, emocional e os níveis de atenção (ROLEY; JACOBS, 2011).

Na década de 1970, Ayres (1979) realizou diversos estudos, visando a descobrir as razões que faziam algumas crianças não conseguirem aprender como as outras e os problemas produzidos pelo não aprender. Ela baseou seus estudos na neurociência e nas pesquisas realizadas na área educacional e neurocomportamental. Constatou que era essencial considerar os sistemas vestibular, proprioceptivo e tátil, que poderiam ser a base para a aprendizagem. Esses sistemas nos fornecem informações em relação à gravidade, aos movimentos do nosso corpo, à sensação e à discriminação tátil.

As relações entre integração sensorial e as crianças com TDAH

Crianças com TDAH podem apresentar dificuldades de integrar os estímulos sensoriais como as crianças sem esse transtorno. Podem, também, manifestar dificuldades de aprendizagem, problemas de comportamento, problemas de linguagem e de relacionamento com as demais pessoas. Outro sintoma que pode ser observado em algumas crianças com TDAH é a dificuldade no processamento das informações sensoriais, resultando em comportamento inadequado da criança no ambiente.

A terapia de integração sensorial parte do conceito de que a criança aprende sobre si e sobre o mundo, por meio dos sentidos. No caso de crianças com TDAH, existe uma falha de comunicação entre o que os sentidos recebem e o que chega ao cérebro. As informações podem chegar com muita intensidade ou com pouca intensidade. Em ambos os casos, a criança poderá ter dificuldade em regular seu comportamento. A habilidade para integrar essas informações sensoriais é fundamental para a aprendizagem e a organização do comportamento.

Sistema vestibular

O sistema vestibular é responsável por fornecer informações sensoriais sobre os movimentos do corpo e a posição da cabeça no espaço, por sua movimentação, mudança da velocidade ou direção do movimento. Tem relação com o sistema motor, permitindo correções posturais reflexas a estimulações bruscas e estabilização do olho durante a movimentação corporal. Esse sistema influencia diretamente no processo auditivo e de linguagem, no aprendizado, na função oculomotora e no esquema corporal (MANGEOT et al., 2001).

As crianças com processamento vestibular alterado podem apresentar reações emocionais impróprias e insegurança gravitacional. Essa insegurança gravitacional é o que vai ocasionar nas crianças dificuldade para usar a visão e controlar cada situação, bem como se movimentarem com confiança.

Sistema tátil

Para Ayres (1979), o sistema somatossensorial é considerado primordial para o desenvolvimento, pois o tato é considerado um sentido predominante durante a evolução humana, sendo um componente essencial para a evolução ativa do ambiente no desenvolvimento infantil. O sistema tátil é o responsável por transmitir informações proprioceptivas e cinestésicas conscientes e inconscientes, como toque, pressão, localização, contorno, qualidade e detalhes espaciais de estímulos mecânicos. Os proprioceptores e as informações trazidas por eles são essenciais para a consciência da posição dos membros e seus movimentos, o que denominamos de sentido cinestésico.

Sistema proprioceptivo

O sistema proprioceptivo é que nos permite identificar exatamente em que posição está cada parte do corpo em cada movimento. A estimulação proprioceptiva permite que a criança adquira a percepção e o controle do seu próprio corpo, propiciando informações relativas à movimentação dos músculos e tendões, posição das articulações, incluindo a sensação posicional articular estática e cinestésica viabilizando informações sensoriais do movimento.

Sistema visual

O sistema visual recebe informações do meio ambiente. Informações relacionadas a forma, cor, movimentos, profundidade e também memória. Esse sistema está diretamente conectado com o controle de equilíbrio e postura, sempre relacionado às mudanças do corpo (MANSON; KANDEL, 1999).

A visão é produzida pela ação integral entre muitas partes do cérebro, também incluindo estímulos visuais, somatossensorial, vestibular e comportamentos motores. (AYRES apud LAMPERT, 1999, p. 19).

Sistema auditivo

O sistema auditivo recebe os estímulos por meio de receptores localizados dentro do ouvido. Esses estímulos são captados e enviados até áreas específicas do cérebro, onde são identificados e interpretados (GUYTON; HALL, 2011). Por meio do sistema auditivo, é possível identificar a presença de estímulos, mesmo quando estes estiverem fora do campo de visão.

Sistema gustativo

Os receptores gustativos são excitados por substâncias químicas presentes nos alimentos ingeridos.

A língua é considerada órgão receptor da gustação, nela se encontra a maior parte dos receptores diferenciados para sensação gustativa, como doce, salgado, azeda e amarga. (GUYTON; HALL, 2011, p. 683).

Sistema olfativo

Segundo Lent (2001), a função do sistema olfativo é interpretar o estímulo dos odores e impulsos que são reconhecidos pelas regiões corticais apropriadas.

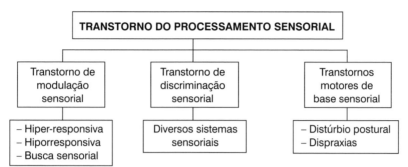

Figura 7.1 Classificação do processamento sensorial.
Fonte: Miller et al. (2007).

DISFUNÇÕES DE INTEGRAÇÃO SENSORIAL

Disfunção de integração sensorial é um distúrbio definido por problemas no processamento das aferências sensoriais pelo sistema nervoso central (FISHER; MURRAY, 1991). As principais áreas trabalhadas na disfunção da integração sensorial pelo terapeuta ocupacional são: problema da modulação sensorial, dispraxia e deficiência vestibular e de integração bilateral, como indicado na Figura 7.1 (PARHAM; MAILLOX, 1995).

Modulação sensorial

Modulação é a capacidade para controlar e regular as informações, garantindo uma resposta apropriada a um estímulo sensorial. A disfunção de modulação sensorial pode ser caracterizada como problemas no ajuste e no processamento das mensagens neurais que levam informações sobre a intensidade, frequência, duração e complexidade de estímulos sensoriais. Crianças com disfunções na modulação podem ser crianças desorganizadas e apresentar problemas de adaptação (MILLER et al., 2007).

Dispraxia

Praxia é a capacidade que a criança tem de realizar um ato motor mais ou menos complexo, anteriormente aprendido, de forma voluntária (ROTTA, 2006). A praxia envolve três processos básicos: a ideação – o que fazer; o planejamento – como fazer; e a execução – a projeção da ação. É a capacidade de saber o que fazer e como fazer.

A dispraxia é definida por Ayres (1979) como dificuldade para idealizar, planejar e executar um ato motor não habitual na sequência correta, envolvendo dificuldades em uma ou em todas as áreas citadas.

A somatodispraxia se refere à dificuldade na habilidade de planejar e executar tarefas motoras aprimoradas ou não habituais secundárias a um distúrbio de processamento sensorial (AYRES, 1979).

Desordem vestibular e de integração bilateral e sequenciamento

A desordem vestibular e de integração bilateral é um sequenciamento de uma disfunção no processamento vestibular central, caracterizada por incapacidade na coordenação dos dois lados do corpo, reações de equilíbrio ineficientes, tônus muscular diminuído e desorganização do comportamento.

Defensividade tátil

Segundo Ayres (1979), defensividade tátil é uma disfunção de modulação sensorial definida como a inabilidade para interpretar de modo efetivo, anterior à percepção, o significado do toque ou experiências de toque dentro de um contexto, de uma situação e de forma a ter significado para o uso pelo organismo (AYRES apud FISHER; MURRAY, 1991).

Crianças com defensividade tátil vão apresentar alterações emocionais diante de estímulos que se configuram como ameaçadores e comportamento de fuga e aversão. A defensividade tátil tem sido relacionada à disfunção vestibular e à dispraxia. É caracterizada como uma reação aversiva ao toque e, muitas vezes, está associada ao TDAH.

A criança com defensividade tátil experimenta o estímulo de maneira diferente daquela que apresenta uma boa integração neurológica. São crianças que não gostam de serem tocadas nos momentos de afeto ou durante as atividades e brincadeiras. São geralmente muito sensíveis, ansiosas, hiperativas e desatentas. Reagem de maneira defensiva a estímulos táteis. Não gostam de banho, cortar unhas e cabelos. Ficam extremamente incomodadas em situações que envolvem o toque, não gostam de se sujar e mostram-se desconfortáveis em ambientes ruidosos.

CASO NICK

Nick foi diagnosticado com transtorno de déficit de atenção/hiperatividade (TDAH) aos 5 anos de idade. As dificuldades e alterações de comportamento e aprendizagem apareceram quando ele iniciou a vida escolar. Aos 6 anos iniciou medicação com metilfenidato e acompanhamento psicopedagógico com enfoque no aprendizado escolar. Os resultados mostraram-se pouco efetivos, não abrangendo todas as dificuldades apresentadas por ele. Ele passou a ser visto como uma criança problema, com dificuldade de aprendizagem e comportamento, o que levou a família a trocá-lo de escola.

Na nova escola, os problemas e as dificuldades continuaram. Ele passou a frequentar aulas de reforço e continuou com acompanhamento psicopedagógico, mas as dificuldades continuavam. Em 2011, com 8 anos, iniciou avaliação e acompanhamento na terapia ocupacional, em que foi observado que suas dificuldades iam muito além das dificuldades de aprendizagem. Nick apresentava significativo déficit de atenção, comportamento hiperativo, dificuldades psicomotoras, déficit de equilíbrio estático, dificuldades nas gnosias e dificuldades na coordenação motora ampla e fina. Manifestava ainda dificuldades e alterações quanto à percepção e discriminação sensorial relacionadas às funções proprioceptivas e vestibulares, apresentando déficit no processamento e no recebimento das informações sensoriais, o que resultava no comportamento inadequado dele no ambiente com consequente prejuízo escolar e social.

Passou a realizar duas sessões de integração sensorial por semana. Foram realizadas reuniões com a neuropediatra e com a escola. Na escola, os professores foram orientados com o objetivo de ajudar no processo de aprendizagem e avaliação escolar. A família foi convocada a participar ativamente durante as atividades, com o objetivo de se trabalhar com as dificuldades e alterações manifestadas quanto à aprendizagem e ao comportamento.

A terapia teve como principal objetivo a organização das informações sensoriais para que ele fizesse uso funcional nas atividades realizadas diariamente, como respostas adaptativas às condições impostas pelo meio. Foram oferecidas situações na qual ele recebeu e respondeu a estímulos sensoriais e desafios ambientais, envolvendo sempre o planejamento motor, ideação e solução dos problemas.

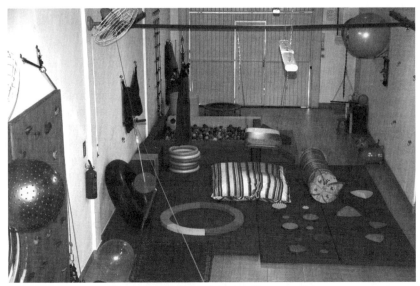

Figura 7.2 Sala de integração sensorial.

As sessões de terapia foram realizadas dentro da sala de Integração Sensorial, espaço elaborado para ser seguro, oferecendo diversos estímulos por meio de equipamentos, como bolas, rolos, piscina de bolinhas, cama elástica, parede de escalada, equipamentos suspensos, redes, balanços, almofadas, colchões. Nick foi estimulado a explorar ativamente a sala (Fig. 7.2).

Os sistemas vestibular e proprioceptivo foram estimulados por meio de várias atividades, como, por exemplo, saltar na cama elástica, o que provoca estímulos sensoriais em todas as articulações, músculos e pele, gerando respostas motoras. Bolas, rolos, colchões, almofadas, tapetes e materiais texturizados foram utilizados de diversas maneiras para estimular os sistemas proprioceptivo, tátil e vestibular. Esses materiais muitas vezes foram associados aos equipamentos suspensos, visando a facilitar ajustes posturais e reações de equilíbrio.

As tábuas e os equipamentos de equilíbrio foram utilizados visando a desenvolver as respostas posturais e de equilíbrio. A piscina de bolinhas teve como objetivo estimular os sistemas tátil, proprioceptivo e visual. Os equipamentos suspensos, como balanço, redes, plataformas e cavalo, foram utilizados visando a estimular funções sensoriomotoras, desenvolvendo o planejamento motor. O sistema tátil foi estimulado por meio do revestimento dos brinquedos e equipamentos texturizados. Os sistemas proprioceptivo e vestibular foram estimulados por meio dos movimentos do balanço, respostas posturais e equilíbrio, contração muscular, proporcionando a extensão e flexão dos músculos, tendões e estimulando as articulações. Esses equipamentos também foram utilizados para promover a flexão antigravidade e ajustes do tônus muscular. As atividades sempre se deram de forma lúdica e desafiadoras.

Nick se beneficiou muito com a integração sensorial, demonstrando a cada dia ser mais capaz de processar as informações sensoriais de maneira mais eficiente, provocando uma melhora da autoestima, das habilidades motoras, do comportamento e de adaptação, desenvolvendo significativamente seu relacionamento nos grupos sociais (família e escola) e, consequentemente, favorecendo uma melhor qualidade de vida para ele e sua família.

Em janeiro de 2014, Nick, então com 10 anos, frequentando o 5º ano do ensino fundamental, passou a apresentar aumento nas dificuldades de aprendizagem associado a distúrbios no sono. Foi encaminhado para realizar nova avaliação neuropediátrica, em que foi confirmado diagnóstico de TDAH, associado com quadro de ansiedade e imaturidade neuropsicológica. Foi ressaltada a melhora significativa no desenvolvimento neuropsicológico com os acompanhamentos realizados e a necessidade de se dar continuidade à intervenção. Foram receitadas medicações para controlar a ansiedade e consequente melhora na qualidade do sono, bem como medicação para ajudar na concentração durante o período escolar. Nick e sua família também foram encaminhados para uma avaliação e acompanhamento psicológico.

Nick continua realizando acompanhamento na terapia ocupacional e intervenção psicopedagógica. O trabalho é realizado em parceria com a escola visando a seu pleno desenvolvimento. Na escola continua tendo a necessidade de um olhar diferenciado da equipe pedagógica e do professor para que consiga alcançar os objetivos propostos e desenvolva a aprendizagem. A cada dia, surgem novas demandas, novos desafios e as intervenções terapêuticas e objetivos traçados são reavaliados.

O sucesso do crescimento no desenvolvimento neuropsicológico de Nick se dá muito em função de a família ter buscado um diagnóstico e iniciado as intervenções precocemente, participando de forma ativa no processo terapêutico. A parceria da família com equipe interdisciplinar que o acompanha também é essencial para o desenvolvimento neuropsicológico e sucesso escolar.

CONSIDERAÇÕES FINAIS

A aprendizagem e as respostas comportamentais adequadas estão diretamente associadas às respostas adaptativas entre a criança e as informações provenientes do ambiente e do próprio corpo. Essas aprendizagens e respostas comportamentais dependem da integridade do processamento sensorial que, na criança com TDAH, encontra-se alterada. Podemos concluir que a abordagem da integração sensorial bem-sucedida pode oportunizar à criança o processamento da informação sensorial de maneira mais eficiente, melhorando suas habilidades motoras e comportamentais, contribuindo significativamente para uma melhor adaptação aos ambientes e favorecendo uma melhor qualidade de vida.

REFERÊNCIAS

AMERICAN PSYCHIATRIC ASSOCIATION. *Manual diagnóstico e estatístico de transtornos mentais:* DSM-5. 5. ed. Porto Alegre: Artmed, 2014.

AYRES, A. J. *Sensory integration and the child.* Los Angeles: Western Psychological Services, 1979.

BUNDY, A. C.; LANE, S. I.; MURRAY, E. A. *Sensory integration*: theory and practice. 2nd ed. Philadelphia: F. A. Davis, 2000.

CONDEMARÍN, M.; GOROSTEGUI, M. E.; MILICIC, N. *Transtorno do déficit de atenção*: estratégias para o diagnóstico e intervenção psico-educativa. São Paulo: Planeta do Brasil, 2006.

FISHER, A. G; MURRAY, E. A. Introduction to sensory integration theory. In: BUNDY, A. C.; LANE, S. I.; MURRAY, E. A. *Sensory integration*: theory and practice. Philadelphia: F.A. Davis, 1991.

GOMES, M. et al. Conhecimento sobre o transtorno de déficit de atenção/hiperatividade no Brasil. *Jornal Brasileiro de Psiquiatria,* v. 56, n. 2, p. 94-101, 2007.

GUYTON, A. C.; HALL, J. E. *Tratado de fisiologia médica.* 12. ed. Rio de Janeiro: Elsevier,2011.

LAMPERT, R. Modelo de integração sensorial. *Revista Reabilitar,* v. 4, p. 16-23, 1999.

LENT, R. *Cem bilhões de neurônios*: conceitos fundamentais de neurociência. Rio de Janeiro: Atheneu, 2001.

MANGEOT, S. D. et al. Sensory modulation dysfunction in children with attention-deficit hyperactivity disorder. *Developmental Medicine and Child Neurology*, v. 43, n. 6, p. 399-406, 2001.

MANSON, C.; KANDEL, E. R. Central visual pathways. In: KANDEL, E. R.; SCHWORTZ, J. H.; JESSELL, T. M. *Principles of neuroscience*. 3rd ed. New York: Elsevier, 1999.

MILLER, L. J. et al. Concept evolution in sensory integration: a proposed nosology for diagnosis. *American Journal of Occupational Therapy*, v. 61, n. 2, p. 135-140, 2007.

MOOJEN, S; DORNELES, B; COSTA, A. Transtorno de déficit de atenção e hiperatividade e as consequências na aprendizagem. In: ROHDE, L. A.; MATTOS, P. (Org.). *Princípios e práticas em TDAH:* transtorno de déficit de atenção/ hiperatividade. Porto Alegre: Artmed, 2003.

PARHAM, D. L.; MAILLOX, Z. Sensory integration. In: CASE-SMITH, J.; ALLEN, A. S.; PRATT, P. N. (Ed.). *Ocupational therapy for children*. St. Louis: C. V. Mosby, 1995.

ROHDE, L. A.; BENCZIK, E. R. *Transtorno de déficit de atenção/hiperatividade*: o que é? Como ajudar? Porto Alegre: Artes Médicas, 1999.

ROLEY, S. S.; JACOBS, S. E. Integração sensorial. In: CREPEAU, E. B.; COHN, E. S.; SCHELL, B. A. B. *Willard & Spackman:* terapia ocupacional.11. ed. Rio de Janeiro: Guanabara Koogan, 2011.

ROTTA, N. T. Transtorno da atenção: aspectos clínicos. In: ROTTA, N. T.; OHLWEILER, L.; RIESGO, R. dos S. *Transtornos da aprendizagem*: abordagem neurobiológica e multidisciplinar. Porto Alegre: Artmed, 2006.

SHUM, B. M.; PANG, M. Y. C. Children with attention deficit hyperactivity disorder have impaired balance function: involvement of somatosensory, visual, and vestibular systems. *The Journal of Pediatrics*, v. 155, n. 2, p. 245-249, 2009.

SZOBOT, C. M., STONE, I. R. Transtorno de déficit de atenção/hiperatividade: bases neurológicas. In: ROHDE, L. A.; MATTOS, P. (Org.). *Princípios e práticas em TDAH:* transtorno de déficit de atenção/ hiperatividade. Porto Alegre: Artmed, 2003.

8 Atraso do desenvolvimento neuropsicomotor e intervenção psicopedagógica: fragmentos de um caso

FABIANE ROMANO DE SOUZA BRIDI
E CÉSAR AUGUSTO BRIDI FILHO

INTRODUÇÃO

Algumas experiências clínicas são tão marcantes que nos fazem refletir, não apenas sobre as nossas próprias práticas, mas sobre a teoria que as envolve. Muitas nos fazem abandonar um princípio teórico ou buscar sua ampliação em outros campos. O caso que relataremos neste capítulo nos possibilitou uma convergência entre três campos do saber: neurologia, psicologia e psicopedagogia. Poucas vezes essa intersecção é tão clara durante um atendimento clínico, tendo em geral, cada profissional, uma visão mais precisa de um único campo. Por algum motivo, nessa situação o entrelaçamento foi possível durante todo o processo terapêutico. Partindo de um encaminhamento clínico da neuropediatra, mas antevendo as consequências para a vida escolar e nos relacionamentos afetivos, a criança foi inicialmente encaminhada para uma avaliação psicológica. Descartada a hipótese de deficiência intelectual ou algum outro transtorno atualmente enquadrado nos transtornos do espectro autista (AMERICAN PSYCHIATRIC ASSOCIATION, 2014), a criança foi encaminhada para acompanhamento psicopedagógico. A mãe realizava consultas sistemáticas com o psicólogo, sob a orientação da psicopedagoga. Aproximar a mãe de uma nova condição de maternagem foi o intuito desse acompanhamento, uma vez que ela própria reconhecia suas dificuldades nessa interação. Para que isso fosse realizado, a troca de informações e os direcionamentos terapêuticos precisavam ser debatidos entre os profissionais. O resultado é visível, como descreveremos ao longo do capítulo.

Esse aprendizado foi uma mudança para a criança e para a família, mas também para a equipe que cuidava desse caso. A condição teórica que sustentou as práticas em diferentes campos consegue convergir e transformar-se em um pensamento voltado à criança.

O que descrevemos neste capítulo é o desenrolar desse atendimento, mesclado pelas compreensões que fomos desenvolvendo ao longo do processo. Convidamos o leitor a refazer esse processo novamente, perpassando por teorias diversas, mas que organizam como construto final uma criança expressiva e com maior interatividade, com domínio da linguagem e das suas condições de infância. Nossos construtos teóricos ficaram inseridos ao longo do texto, em uma tentativa de aproximar a teoria da prática clínica.

O presente capítulo é também decorrente do estudo sobre o artigo "Protocolo para observação do desenvolvimento cognitivo e de linguagem expressiva – PODCLE" (Protocol of expressive language and cognition development observation – PELCDO), publicado pela *Revista Brasileira de Fonoaudiologia*, (BÜHLER et al., 2008).

O artigo propõe um protocolo para observação do desenvolvimento cognitivo e de linguagem expressiva, entre o período sensoriomotor e o pré-operatório. As autoras elaboraram esse protocolo para servir como um instrumento que norteasse o acompanhamento da criança nessa fase.

Como base teórica na epistemologia genética de Jean Piaget, as autoras avaliaram crianças com desenvolvimento típico para a verificação de viabilidades e validade do protocolo. Foram utilizados elementos metodológicos que garantiram a validade do teste.

O protocolo é constituído por quatro quadros contendo os indicadores do desenvolvimento cognitivo e de linguagem expressiva em seus estágios iniciais, além das pontuações correspondentes às realizações apresentadas pelas crianças. Os indicadores que compõe o quadro avaliativo da cognição são os aspectos que avaliam: a aplicação de esquemas sensoriomotores; deslocamento de objetos no espaço; permanência do objeto; imitação de esquemas motores; experiência com objetos novos; uso de objetos como meios; uso de esquemas simbólicos simples; uso de esquemas simbólicos combinados. Os indicadores do desenvolvimento da linguagem expressiva durante o período sensoriomotor e início do pré-operatório são: uso de gestos dêiticos; uso de gestos representativos; produção de verbalizações acompanhadas por gestos; e produção de verbalizações isoladas.

Ressaltam as autoras que o protocolo serve tanto para localizar a criança em seu desenvolvimento cognitivo e de linguagem expressiva, quanto para acompanhar o desenvolvimento longitudinal durante os períodos analisados.

AVALIAÇÃO PSICOPEDAGÓGICA

Gabriela chegou ao atendimento psicopedagógico com 5 anos de idade, encaminhada pela neuropediatra após avaliação médica neurológica. Nesse período, realizava acompanhamento fonoaudiológico há um ano e já havia realizado uma avaliação psicológica, a qual havia indicado a necessidade de a mãe aderir a um acompanhamento psicológico. Frequentava uma escola de educação infantil, porém, apresentava muitas faltas e manifestava dificuldade de relacionamento com as demais crianças.

Na avaliação neuropediátrica, realizou o exame neurológico evolutivo apresentando padrões de desenvolvimento neuropsicomotor referente a 3-4 anos.

O Exame Neurológico Evolutivo (ENE) é uma ferramenta extremamente importante para a compreensão do desenvolvimento global da criança. Mais do que buscar os elementos patológicos que podem estar compondo as dificuldades na realidade cotidiana da criança, esse instrumento é um processo investigativo sobre o próprio desenvolvimento. Segundo Machado, Egewarth e Rotta (2001), o ENE avalia o nível do desenvolvimento em que as funções neurológicas se encontram, assim como o desenvolvimento global neuropsicomotor. No caso de lesões ou disfunções do sistema nervoso central (SNC), essas funções estarão alteradas. Contudo, na criança, o Exame Neurológico muda sua expressão clínica de acordo com a faixa etária, acompanhando o amadurecimento cerebral. É sobre o amadurecimento mental que recai a ênfase nessa situação avaliativa. Alterações no nível de desenvolvimento do SNC podem afetar o cotidiano da criança, causando impedimentos ou subdesenvolvimentos em habilidades necessárias para a aprendizagem, incluindo a linguagem.

O pediatra em geral é o primeiro profissional a detectar alterações no desenvolvimento infantil. Quando percebe que a criança não atingiu a etapa evolutiva esperada para a idade, pode acionar outros profissionais para uma melhor avaliação da situação. Segundo Rotta e Pedroso (2004), sendo a criança um ser de desenvolvimento dinâmico, indo de uma etapa a outra de forma crescente e escalonada, é necessário reconhecer quais as expectativas para cada fase e área da vida da criança para a realização da avaliação. Conhecer o contexto em que está inserida auxilia no reconhecimento das expectativas de normalidade para aquela criança. Para isso, conhecer a história, desde a concepção até a etapa do exame, é importante e ajuda a compreender alguns dos fatores intervenientes que possam estar dificultando o desenvolvimento normal.

A ideia de observação neurofisiológica relacionada à maturação progressiva, assim como a compreensão de que a evolução das estruturas cerebrais no período perinatal e da primeira infância apresentam rápida evolução, está presente na neurologia infantil. Marcelli (1998) conceitualiza o processo de amadurecimento neurológico por meio da observação de três áreas do desenvolvimento: *a anatomia*, ou seja, a morfologia propriamente dita, *as funções neurológicas,* ou sistemas potenciais, e *o funcionamento,* que é a ativação desse sistema. Para o autor, a imaturidade é muitas vezes associada a uma falta, o que constituiria uma redução das características e propriedades da maturação. Nessa ideia, a imaturidade seria apenas um estado simplificado de maturidade.

Para Marcelli (1998), o essencial do movimento de maturação consiste em observar a ressonância entre as condutas, ou seja, a função executada e a estrutura neuroanatômica. A função depende das relações que se formam com o meio e suas necessidades, assim como a condição anatômica depende do aparelho inato e das condições de desenvolvimento físico.

Sob o aspecto anatomofuncional, um conceito importante é o de "plasticidade cerebral". Segundo Ferrari et al. (2001), as abordagens à plasticidade neural e à recuperação comportamental foram discutidas por estudos da área. A busca de correlações entre lesão no SNC e alterações neuronais e recuperação comportamental permitiu verificar a ocorrência de mudanças morfológicas e funcionais das estruturas nervosas relacionadas com o comportamento. Os estudos referentes à plasticidade neural mostraram que o SNC é mais plástico do que se acreditava. Sendo assim, a ideia de modificabilidade durante o curso do desenvolvimento passa a ser aceita na comunidade científica. Estudos revelam que, no desenvolvimento típico (sem lesões que comprometam as funções), a plasticidade cerebral das funções corticais superiores, tais como as gnosias, praxias e linguagem, pode sofrer modificações em vários níveis, do molecular ao cognitivo (ROTTA, 2006).

Corso (2007) aponta para a pouca ênfase e análise desse aspecto na avaliação de crianças. A retomada de um exame neuropsicomotor pode apontar, além de aspectos orgânicos, elementos interacionais com o ambiente que afetam diretamente o desenvolvimento cognitivo. Nas palavras da autora:

> [...] o exame do desenvolvimento psicomotor (e neuropsicomotor) e suas relações com a aprendizagem vem sendo pouco enfatizado nas últimas produções teóricas no campo da Psicopedagogia e da Psicologia da Educação, que vêm privilegiando, em suas análises, outros aspectos que incidem sobre a aprendizagem, tais como, por exem-

plo, fatores psicogenéticos, linguísticos, sociais e escolares. (CORSO, 2007, p. 81).

Gabriela era a segunda filha dessa mãe. Na época da concepção, os pais já estavam separados. Durante a gestação e depois do nascimento de Gabriela, os pais não chegaram a ter uma vida em comum. Moravam na casa Gabriela e sua mãe, já que sua irmã mais velha vivia com a avó materna.

Segundo o relato da mãe, Gabriela não foi planejada. Após ter descoberto que estava grávida, a mãe afirma ter realizado acompanhamento pré-natal e todos os exames necessários à saúde dela e do bebê. Quando estava com 6/7 meses, necessitou fazer uso de medicação para "segurar o bebê" e, aos 7 meses, descobriu que o bebê era uma menina, sendo que o seu desejo era de que fosse um menino. A mãe afirma ter feito uma rejeição nunca verbalizada, tendo falado pela primeira vez desse sentimento para o psicólogo, meses antes, durante a realização da avaliação psicológica na menina. A mãe reconhece que faz pouco investimento na filha, relatando não brincar nem ensinar a criança.

Ao recontar a história da filha, a mãe desvela sua própria história e das suas relações. Quando um bebê está para nascer, a mãe constrói na maternagem uma teia sutil que envolverá a criança e a conduzirá no seu desenvolvimento. A mãe, ou quem exerce a maternagem, é responsável por emprestar sua própria história, seus desejos e suas fantasias para vislumbrar um futuro para essa criança. O cuidado físico e afetivo que envolve a criança é fruto dessa construção subjetiva oferecida pela mãe. O bebê ao nascer é envolvido por essa trama, sendo inserido no campo da linguagem, que não se traduz apenas em fala, mas na própria gestualidade de relação com o mundo. A criança absorve o que lhe é dado e, a partir de então, inicia sua própria história, amarrando-se para sempre à teia inicial.

Ao ser conduzida para a consulta com especialistas, a criança traz em si os fragmentos que compõem a sua história e as situações de fracassos que os pais e ela sentem em relação a algo que não se concretizou. Isso nem sempre é explícito ou verbalizado, mas está presente nas entrelinhas do discurso enunciado: seja na queixa da mãe, seja no corpo da criança. Nas palavras de Mannoni (1999, p. 9),

> [...] o mal estar de que se fala é objetivável (na pessoa da criança), mas, se a queixa dos pais tem por objeto a criança real, ela também implica a representação que o adulto faz da infância.

A criança manifesta no seu sintoma uma história familiar, uma desilusão, uma condição. O corpo e seu desenvolvimento, muitas vezes depositário mudo de um desinvestimento materno, padece em um sintoma externo que pode ser tomado apenas como elemento de um adoecimento adquirido. Ao olharmos para um sintoma, devemos entender que ele é fruto de uma história, de uma relação, de um modo de interagir. Tomar o sintoma como algo a ser consertado ou repreendido em sua manifestação reforça apenas o quanto a criança não foi compreendida.

Mannoni (1999) referenda que a criança em desamparo demanda uma palavra justa, para que por meio dessa palavra um domínio seja conquistado: o direito de compreender o que lhe ocorre de absurdo nessas situações. O especialista que acolhe mãe e criança deve reconhecer no seu papel essa necessidade. Ele não pode somente anunciar um diagnóstico possível, precisa ajudar a criança a descobrir o ponto de sua história que ainda se mostra obscuro, de qual desejo (ou falta dele) ela é constituída. Se um diagnóstico norteia um processo investigativo para nomear a criança a partir dele, corre o risco de esconder a criança sob esse estigma permanente, impossibilitando qualquer ato criativo para sair dessa condição.

O enlace materno-infantil remete à construção de um espaço simbólico, no qual ao brincar a criança reconhece os elementos da realidade externa dentro de si. O nosso campo subjetivo, aquele espaço simbólico, que nos constitui e direciona nossas ações, é recheado ao longo da vida, com base nas relações mais primitivas, mais tenras da nossa formação. O que uma mãe investe afetivamente, o que sente, mesmo quando não expresso em palavras, é captado pela criança em gestos, olhares e abandonos.

A menina chega ao atendimento psicológico apresentando significativas dificuldades de linguagem. Apesar de falar todo o tempo, era muito difícil compreender o que falava. Porém, a situação de ser incompreendida não inibia a menina de continuar falando e de tentar uma comunicação com as pessoas. Mostrava-se bastante desinibida.

Considerando a idade de 5 anos e as características do pensamento infantil referentes a esse período de formação das estruturas mentais, era primordial conhecer de que forma estava ocorrendo a passagem da ação à operação por meio da representação. Nesse sentido, o conhecimento a respeito da constituição do pensamento simbólico teve prioridade no processo psicopedagógico avaliativo e de intervenção.

Gabriela não brincava, sua interação com os objetos (brinquedos) caracterizava-se por ser manipulativa: tirava todas as panelinhas, pratinhos e copinhos de uma caixa, colocava em outro lugar ou guardava novamente na caixa. Essa ação não era acompanhada/contextualizada por meio de uma ação imaginativa/criativa de faz de conta.

O brincar é constitutivo da criança. Uma criança que não brinca, que não vivencia espontaneamente o ato de brincar, é uma criança em estado de adoecimento. Nesse espaço lúdico, que fica entre o objeto externo (o brinquedo) e o espaço interno (o campo simbólico), é que podemos nos constituir e absorver o que a realidade externa nos oferta. Winnicott (1975, p. 80) enfatiza que

> [...] é no brincar, e somente no brincar, que o indivíduo, criança ou adulto, pode ser criativo e utilizar a sua personalidade integral: e é somente sendo criativo que descobre o seu eu.

Ao brincar a criança pode ressignificar sua história e suas relações, pode remontar seu lugar na teia simbólica que a envolve.

Em termos cognitivos, é por meio do brincar que a criança vai estabelecer ações lógicas, como seriar, classificar, ordenar, parear. Gabriela não realizava seriação e classificação, sequer fazia correspondência termo a termo. O fato de não brincar trazia efeitos no que tange aos diferentes aspectos do seu desenvolvimento: cognitivo, psicomotor, afetivo, linguístico e psíquico.

O brincar estereotipado é uma representação da inapropriação do campo da linguagem e da expressividade possível da criança. O esvaziamento simbólico presente na brincadeira nos reflete uma ausência de investimento da criança no seu fazer, no seu brincar, consequentemente, dos investimentos que ela própria recebe. O brincar repetitivo, que apenas transporta objetos de um lado a outro, mostra um brinquedo que não ganha significado para quem com ele brinca. O brinquedo não faz parte de uma cena, não tem significado em uma história, não desenvolve um sentimento de pertença na criança. Crianças muito pequenas utilizam objetos para explorar o mundo. Tiram dele o cheiro, o gosto, o som. Constroem relações mediadas pelos objetos, mas também interagem com a realidade por meio dele. Há nesse momento lúdico uma fusão entre a criança e o objeto, um fazendo par com o outro, retirando do externo e recobrindo com o interno. O lúdico é fruto desse cruzamento constituinte entre o brincar e a criança.

À medida que cresce, a criança passa a usar o objeto como representativo, como elemento constituinte de uma cena, de uma intenção, de sua extensão. Ao construir uma cena, o modo como escolhe e organiza os brinquedos, a interação fantasiosa e seus objetivos em reproduzi-la nos mostram o modo como ela sente o ambiente que a cerca, de que forma constitui as relações e as percebe. As estereotipias, vistas em situações de adoecimento mais graves, como transtorno do espectro autista e psicose, também podem ser vistas, em uma amplitude muito menor, em momentos ou estágios da vida em que o sofrimento da criança é mais intenso. As estereotipias são, nas palavras de Laznik-Penot (apud PIRES, 2007, p. 60), "[...] imitações que não se transformam em identificações". As identificações são o recobrimento necessário ao brincar, são a construção possível entre o objeto-brinquedo e o campo simbólico da criança. Ao se ausentar dessa interação, a estereotipia mostra o esvaziamento do desejo da criança em interagir com o externo.

As noções ligadas ao corpo e aos aspectos psicomotores também se apresentavam fragilizadas. Gabriela não conhecia todas as partes do corpo, confundindo-se ao ter de nomeá-las e indicá-las em si e nos outros. Apresentava receio em deslocar-se no espaço quando subia ou descia degraus, necessitando segurar-se, demonstrando medo e desequilíbrio ao locomover-se. Fragilidades vinculadas ao equilíbrio estático e dinâmico foram observadas. As noções conceituais de longe, perto, em cima, embaixo, dentro, fora e ao lado ainda não haviam sido construídas. Quanto aos aspectos ligados à coordenação motora fina e visuomotora, destacava-se a necessidade de qualificar e refinar esses aspectos. A paciente era destra, optava em usar lápis e canetas mais grossos (tipo canetão/jumbo) e também no formato triangular. Apresentava grande dificuldade no manejo com a tesoura.

O corpo inscreve desde o nascer o destino que foi reservado para a criança. O cuidado materno refletido diretamente no corpo, nas angústias e preocupações, assim como as satisfações que também propicia, moldam o desenvolvimento do corpo infantil. A mãe que se preocupa demasiadamente com o corpo da criança corre o risco de ter essa única via de resposta da criança. A somatização pode ser uma via de comunicação construída pela criança, na única linguagem que a mãe entende. Ao ter de utilizar o corpo, a criança coloca em risco a linguagem expressiva como fonte de contato com o mundo externo, desenvolvendo uma linguagem apenas somática, pobre para manifestações mais complexas. O adoecimento, a imaturidade, a dor podem significar expressões de sofrimento psíquico que só encontram no orgânico um olhar de reconhecimento. Nasio (2009) ressalta que não basta o investimento libidinal (afetivo), é necessário que um acontecimento sensorial seja representado na presença interiorizada do outro. Afirma: "[...] é preciso afeto, decerto, mas também do *outro*. Se sinto uma dor, é sempre em referência ao outro." (NASIO, 2009, p. 9). Entendemos que a dor pronunciada por ele não precisa ser apenas a sensação dolorida que recobre o corpo nas lesões, mas todo o aspecto que desvirtue o corpo do seu desenvolvimento, gerando sofrimento.

Ao não se reconhecer em suas potencialidades e desconhecer o seu lugar no mundo, a menina nos revela que o universo infantil e suas descobertas eram insuficientes e pobres nos seus desafios. As ações corpóreas, quando pouco estimuladas, retraem o desenvolvimento amplo e fino da motricidade, do equilíbrio ou do movimento de pinça – necessário para a escrita. O sujeito precisa reconhecer as várias formas de interagir e manipular os diversos recursos possíveis para a sua expressão.

Em consonância com autores da sociologia da infância, Buss-Simão et al. (2010) referendam o termo *corporificação*. Nesse conceito, a corporificação é um processo gradativo e aprendido de internalização de regras, preceitos, hábitos, por meio do qual certas formas de comportamento tornam-se automáticas, enraizadas nas práticas corporais. O processo se daria apenas como forma de assimilação e reprodução, não havendo espaço para a reinvenção ativa das crianças. Os autores, na busca de uma superação dos reducionismos e determinismos das dicotomias entre natureza e cultura nas concepções de corpo e infância, propõem esse processo de *corporificação* como "espaços de criação" e "reinvenção". Nesses espaços, a *corporificação* é compreendida como papel ativo das crianças, que, por meio dela, assimilam, reproduzem, mas também produzem algo novo, constroem e também reconstroem a si e seu mundo social.

Gabriela não conhecia as formas geométricas nem as cores. Apesar de contar na sequência até 5 e conhecer alguns números, não fazia a correspondência com a quantidade. Não realizava a diferenciação entre desenho e letra, alegando em muitos momentos estar escrevendo enquanto desenhava.

A representação gráfica da figura humana caracterizava-se pelo desenho celular, composto de um círculo indicando cabeça e corpo, braços e pernas, como mostra a Figura 8.1.

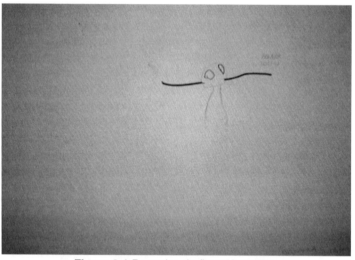

Figura 8.1 Desenho da figura humana.

A manifestação do comportamento de Gabriela caracterizava um quadro de atraso no desenvolvimento global. Aspectos físicos e psicológicos estavam entrelaçados, sendo necessário para a criança ajudá-la a reinventar um novo jeito de se comunicar, de interagir com o externo, de se expressar – incluindo a apropriação de diferentes linguagens.

ACOMPANHAMENTO PSICOPEDAGÓGICO

– Agora tu é a mamãe, e eu sou a filhinha!

Gabriela

A intervenção psicopedagógica teve uma frequência de duas vezes na semana. Priorizou um trabalho voltado aos aspectos simbólicos de Gabriela. De uma simples manipulação dos objetos, intencionava-se que Gabriela pudesse criar cenas de faz de conta e exercitar o jogo simbólico.

Em um primeiro momento foi priorizado um trabalho utilizando materiais como bolas, balões, cordas e bolinhas de sabão. Uma simples caminhada em cima da corda para colocar um pé na frente do outro e equilibrar-se ganhava um contexto imaginativo e um cenário dentro do espaço psicopedagógico por meio das dramatizações. Dessa forma, Gabriela não caminhava simplesmente em cima de uma corda, mas "[...] atravessava uma ponte e deveria equilibrar-se para não cair no 'furioso' rio que passava por debaixo. Além disso, do outro lado da floresta teria que descobrir um tesouro escondido (dentro de um balão)[...]".

As histórias, os significados e os sentidos que, em um primeiro momento, foram emprestados à Gabriela aos poucos passaram a ser inventados pela menina, que assumia uma autoria na proposição das cenas simbólicas. No desenvolvimento do jogo simbólico, as crianças trazem elementos e situações vivenciadas no seu cotidiano realizando em muitos momentos uma imitação diferida, porque evocam mentalmente uma situação já distante no tempo e no espaço por meio de seus gestos imitativos.

Brincadeiras de mamãe e bebê protagonizaram esse primeiro tempo da intervenção psicopedagógica. Por um bom tempo, Gabriela ocupou o papel de mãe nesses momentos de faz de conta. Por vezes, ela era a mãe, por vezes, manipulava as bonecas que eram as "mães" na brincadeira. O conteúdo dessas representações envolvia situações conflituosas entre a mamãe e o bebê. E, com frequência, o bebê morria ao final da história.

A revivência de uma cena dolorida ou prazerosa na infância nos remete novamente aos processos de simbolização contínuos que constituem o desenvolvimento

infantil. Gutfreind (2010), ao relatar seu trabalho com contos no campo terapêutico, referenda que, ao abrir um espaço lúdico da criança, por meio da combinação de imagens, jogos e ilusões, a criança poderá inventar, imaginar, jogar, olhar de outra forma para o concreto, guardando-o em um local interno, onde poderá se refugiar nos momentos difíceis ao longo da sua vida. Ao sinalizar esse trânsito permanente de interação-reflexão, o autor abre espaço para a criatividade como elemento terapêutico. Ao inventar uma brincadeira, a criança pode ludicamente reviver os seus medos e seus sentimentos prazerosos, sem que se sinta ameaçada ou esvaziada deles.

A ludicidade possibilita que a criança viva outros papéis, ensaie outras respostas, encontre novas soluções que seriam impossíveis se apenas revivesse constantemente, por pensamentos ou sentimentos, o que lhe causava sofrimento. Ao inverter os papéis, ela pode ser a mãe, pode ser o bebê, pode ser a terapeuta que ajuda. Ou pode ser todos juntos, na cena que cria e comanda. Os mecanismos internos é que vão determinar qual cena já pode ser exposta e revivida, qual brincadeira suporta seus sentimentos. Os temores das brigas, da morte ou do abandono encontram na cena da brincadeira uma expressão suportável da angústia que, ao mesmo tempo em que expõe, exige novas soluções para o desenrolar da cena. Ao reinventar sua visão sobre a cena-sentimento, internamente vai se desprendendo da imobilização, da sensação de impotência e dor, que constituem o seu sintoma.

Apesar da importância do conteúdo referente à brincadeira, importava, em termos de atendimento psicopedagógico, oportunizar esse espaço de construção dos elementos simbólicos, por meio dos quais Gabriela era capaz de (re)significar e elaborar situações vivenciadas no seu cotidiano, mas principalmente construir e ampliar sua capacidade representativa, imaginativa e criativa.

A fixação em um papel foi invertida após muitas vezes termos repetido a brincadeira. Certo dia, Gabriela chega ao atendimento, traz à cena os elementos (brinquedos) para o início de uma experiência compartilhada de faz de conta e determina: *"Tu é a mamãe, e eu sou a filhinha!"*. A brincadeira inicia. A mamãe acorda sua filhinha, oferece o café, dá banho, troca sua roupa e a arruma para irem à escola. Em determinado momento da brincadeira Gabriela determina: *"Agora tu tem que matar a filhinha!"*. E recebe como resposta a contrapartida: *"Não, eu não vou matar! Ela é minha filhinha e eu vou cuidar!"*. A brincadeira continuou com a mamãe oferecendo zelo e cuidado à sua filha. A partir desse dia, Gabriela não matou nem sugeriu a morte dos seus filhinhos.

As tentativas de interação com os jogos de regras nesse primeiro momento de atendimento demonstravam o egocentrismo de Gabriela, que não conseguia internalizar as regras do jogo e acabava por estipular suas próprias regras modificando conforme seus interesses e vontades.

As brincadeiras de mamãe e filhinha cederam lugar às brincadeiras de escola, nas quais Gabriela era a professora e administrava as situações de aprendizagem com seus alunos. Nesse contexto, os elementos escolares, tais como lápis, caneta, régua, caderno e quadro, começaram a ocupar a cena das brincadeiras e do atendimento psicopedagógico. Por meio das brincadeiras, Gabriela promovia situações bem-sucedidas de aprendizagem escolar garantindo o sucesso desse processo.

As brincadeiras passaram a dividir a atenção de Gabriela com atividades de representação gráfica, como desenhos e pinturas, utilizando diferentes materiais na confecção dessas produções, como indica a Figura 8.2.

Nessa produção já é possível identificar uma evolução no que tange ao desenho e à representação da figura humana que apresentam cabeça, tronco e membros, bem como elementos mais detalhados, como olhos, nariz, boca, cabelos e

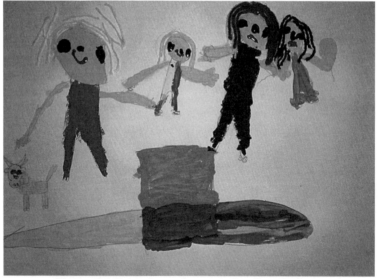

Figura 8.2 Desenho e pintura da família utilizando diferentes materiais, como tinta, cola colorida e lã.

os dedos da mão. E ainda, as diferenciações entre desenho e letra começam a ser manifestadas na medida em que Gabriela desenha e faz tentativas de escrita do seu nome, conforme demonstra a Figura 8.3.

Uma reavaliação neuropediátrica foi feita após seis meses de acompanhamento psicopedagógico. Os resultados do exame neurológico evolutivo são apresentados no gráfico na Figura 8.4.

É possível visualizar os importantes progressos realizados por Gabriela, bem como os significativos efeitos da intervenção psicopedagógica nos aspectos neuropsicomotores.

O fato de que o organismo biológico é a infraestrutura em que se assentam todos os processos psíquicos, incluindo a aprendizagem, torna necessária a consideração do desenvolvimento físico e psicomotor (e dos aspectos neurológicos aí implicados) quando se abordam, quer a nível teórico, quer a nível prático (exame da dificuldade de aprendizagem de um paciente), questões de aprendizagem e de dificuldade de aprendizagem. (CORSO, 2007, p. 80).

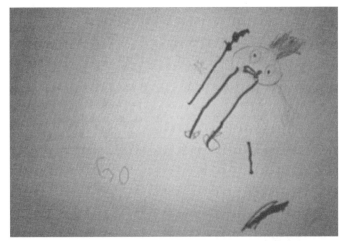

Figura 8.3 Desenho e escrita do nome de Gabriela.

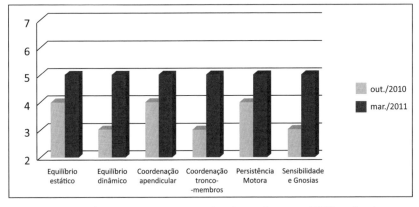

Figura 8.4 Gráfico com o desempenho da paciente no ENE realizado em outubro de 2010, no momento de chegada ao atendimento psicopedagógico, e refeito em março de 2011, no momento de reavaliação neurológica.

Após seis meses de trabalho, a defasagem de idade *versus* habilidades neuropsicomotoras havia sido compensada e a criança apresentava condições favoráveis para as aprendizagens escolares.

No que tange aos aspectos escolares, foi orientada à família a troca de escola. Considerando o potencial constitutivo do espaço escolar, foi indicado que a família procurasse uma instituição com uma proposta pedagógica que atendesse às novas necessidades da criança. A relação que a família estabelecia com o espaço (escolar) precisou ser revista (considerando as frequentes faltas que a paciente apresentava). Além disso, a percepção da mãe compreendia a "escolinha" como um lugar para deixar a Gabriela quando precisa se envolver com questões pessoais e não havia com quem deixar a menina. Dessa forma, teve-se a tentativa de se (re)significar a escola como um importante espaço de aprendizagem e desenvolvimento sendo essencial a frequência da menina nesse espaço.

A troca de escola foi realizada, e Gabriela iniciou o ano de 2011 na pré-escola. Foi feita a indicação de acompanhamento psicopedagógico duas vezes na semana. Conversas sistemáticas com a família (mãe) foram realizadas com o intuito de esclarecer que, apesar dos importantes avanços realizados por Gabriela, o acompanhamento psicopedagógico seria necessário por mais um tempo.

Gabriela seguiu com acompanhamento psicopedagógico, e as letras, em especial as letras do seu nome, passaram a ser objeto de seu interesse. Na cena psicopedagógica, todos os elementos a serem usados eram escolhidos e decididos por Gabriela. Dessa forma, ela decide fazer uma produção, em uma folha A3, com as letras do seu nome (Fig. 8.5).

Coloca um céu de tinta guache, as nuvens e o sol com cola colorida; pede para que seu nome seja escrito de forma que ela possa pintá-lo (cada letra de uma cor. Agora já sabia as cores e podia experimentar com elas) e contornar cada letra com cola *glitter* (cada contorno de um brilho de uma cor). Pintar com pincel dentro de um espaço determinado, contornar com cola *glitter* e colar pedrinhas

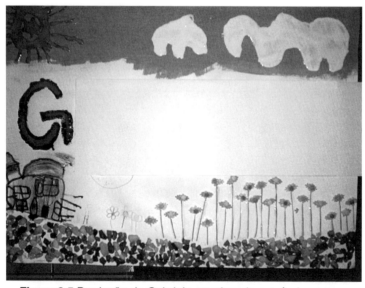

Figura 8.5 Produção de Gabriela envolvendo o próprio nome.

uma ao lado da outra exigia um grande trabalho de coordenação motora fina, necessário à aprendizagem e ao desenvolvimento de Gabriela. O caminho verde de pedrinhas ganha um colorido ao longo do percurso. Sobre esse caminho colorido é construída uma casa e, no pátio dessa casa, é cultivado um jardim. O jardim é composto de flores que são seriadas: duas flores rosas, duas flores amarelas, duas flores azuis. Cada flor tem um caule fininho que foi precisamente medido e colado. Parece convergir para essa produção todos os elementos objetivos e subjetivos, todos os aspectos necessários à aprendizagem de Gabriela.

CONSIDERAÇÕES FINAIS

A avaliação do desenvolvimento neuropsicomotor tem no desenvolvimento cognitivo e na linguagem expressiva um olhar mais direcionado das autoras Bühler et al. (2008). Acreditam elas que, como no caso da menina Gabriela, um olhar atento é capaz de detectar dificuldades e retomar o desenvolvimento esperado para as crianças dessa faixa etária. O instrumento avaliativo que as autoras sugerem firma parâmetros e auxilia os profissionais a compararem o desenvolvimento da criança, com fins de poderem intervir, sempre que necessário.

A imaturidade, apontada por Marcelli (1998) e Ferrari et al. (2001), nos mostra que nem sempre as dificuldades apresentadas pelo sistema nervoso são de ordem lesional ou patológica, porém, podem também significar um empobrecimento das relações com o ambiente. O corpo e, mais precisamente, o sistema nervoso, que sustentam as organizações de ordem orgânica, precisam da interação com o ambiente para serem potencializados e se desenvolverem. A cognição, no que se refere ao aspecto da aprendizagem, rompe com uma

dicotomia corpo-mente mostrando que, para que se utilize o potencial neuronal, esses devem atuar sobre um determinado ambiente. A atuação sobre o mundo externo é capaz de provocar, de marcar, de interiorizar a experiência, sob a forma de representações, no campo simbólico da criança.

Todas as experiências são válidas e deixam seus registros na vida de todos os seres humanos. O desejo de nascimento, mesmo quando não expresso explicitamente, já é uma marca definitiva de inserção no campo simbólico. Todas as condições posteriores são fruto dessa receptividade, das interações que o mundo propicia, da capacidade de se deixar marcar e afetar por essas experiências. A inteligência e a cognição são frutos da interatividade do sujeito com seu meio, apoiado em um desenvolvimento orgânico saudável.

Quando recebemos Gabriela em nossos consultórios, o que percebíamos era uma menina com parcos registros das suas experiências de vida. Advinda de um lar onde, apesar de ter os cuidados básicos atendidos, suas relações afetivas e criativas eram pouco estimuladas. Com uma fala que reproduzia para si mesma, mas sem a necessidade de pactuar com outrem o seu significado, a menina desenvolveu um universo próprio de linguagem.

Como sabemos, a linguagem é parte original, parte herdada da cultura. A originalidade está na capacidade com que cada um organiza sua expressão, sua vontade de comunicar. O partilhamento cultural, por sua vez, é um pacto estabelecido em um determinado grupo para sua interação. Nessa medida, ao ser inserida no universo da comunicação, a criança deve acordar em usar os meios que tal grupo estabeleceu. Uma palavra está ligada a uma representação de alguma coisa. A palavra comum a todos serve de base para essa troca, apesar de cada falante ter sua original forma de representá-lo internamente. Nessa troca, a criança tem de deixar de expressar apenas como gostaria, mas deve dirigir-se ao outro com o intuito de comunicar-se, usando as palavras determinadas previamente pelo grupo. Para que isso ocorra, o adulto deve ajudar nessa construção, ofertando sua própria rede de conhecimentos e, sob o olhar atento e constante, inserir a criança nesse ambiente. Esse processo, que não se refere exclusivamente à fala, mapeia todo o desenvolvimento humano. Para que o aspecto motor como um todo se desenvolva, o mesmo investimento pactuado será dado à criança, possibilitando ou impedindo que ela faça a exploração do seu entorno.

No caso de Gabriela, muitas etapas e circunstâncias foram construtivas. Ao interagir com a criança e oferecer-lhe um universo lúdico, estimulante e de ampla aceitação da sua condição, os terapeutas reconstroem aquele que deveria ser o desenvolvimento esperado, naquela faixa do desenvolvimento. Ao apropriar-se desse desafio, a criança exige do seu próprio corpo o uso de potencialidades adormecidas que configuravam o quadro de imaturidade que motivou a consulta.

O que se percebe na comparação da avaliação neurológica é um avanço significativo, em um espaço de tempo pequeno. Isso nos indica que a plasticidade cerebral é fruto da interação corpo-ambiente. No universo lúdico residiu a potencialidade da intervenção, porque nessa abordagem nada do que a criança tinha foi rejeitado, apenas acrescido pela via relacional.

O que chamamos cognição – muitas vezes vista apenas pela sistematização escolar – é fruto de uma gama muito mais ampla de conhecimento. A formalização de uma solicitação do contexto escolar, como a escrita, por exemplo, é sustentada por uma rede que envolve afetividades e habilidades desenvolvidas anteriormente. Para níveis mais elevados, observado sob a óptica piagetiana, é necessário que a criança tenha passado por várias etapas anteriores. As flores retratadas na última produção, que contém em sua formação, elementos de seriação e agrupamento, só podem ser feitas porque o desenho do boneco-celular da primeira figura também foi permitido em uma fase anterior. O círculo do miolo da flor nasceu do corpo do boneco-célula. A inteligência é fruto da interatividade e não nos basta como educadores apenas buscar o resultado final em forma de flor, se formos incapazes de perceber em qual jardim nasceu essa criança.

Por fim, observamos e acompanhamos o quanto uma criança, quando permitida viver sua infância corpórea e psíquica, mesmo que em uma etapa tardia do seu desenvolvimento, pode reorganizar as etapas do seu crescimento. O acolhimento com a família, assim como a intervenção direta sobre a criança, nos mostra que devemos estar preparados para amparar pais e filhos em situações que perpassam para além da formalidade escolar ou da expectativa do desenvolvimento.

REFERÊNCIAS

AMERICAN PSYCHIATRIC ASSOCIATION. *Manual diagnóstico e estatístico de transtornos mentais:* DSM-5. 5. ed. Porto Alegre: Artmed, 2014.

BÜHLER, K. E. et al. Protocolo para observação do desenvolvimento cognitivo e de linguagem expressiva (PODCLE). *Revista Brasileira de Fonoaudiologia*, v. 13, n. 1, p. 60-68, 2008.

BUSS-SIMÃO, M. et al. Corpo e infância: natureza e cultura em confronto. *Educação em Revista*, v. 26, n. 3, p. 151-168, 2010.

CORSO, H. V. Dificuldades de aprendizagem e atrasos maturativos: atenção aos aspectos neuropsicomotores na avaliação e intervenção psicopedagógica. *Revista Psicopedagogia*, v. 24, n. 73, p. 76-89, 2007.

FERRARI, E. A. de M. et al. Plasticidade neural: relações com o comportamento e abordagens experimentais. *Psicologia: Teoria e Pesquisa*, v. 17, n. 2, p. 187-194, 2001.

GUTFREIND, C. *O terapeuta e o lobo:* a utilização dos contos na psicanálise da criança. Rio de Janeiro: Artes e Ofícios, 2010.

MACHADO, A. G.; EGEWARTH, C.; ROTTA, N. T. Avaliação do desenvolvimento neuropsicomotor em escolares de primeira série e sua relação com o estado nutricional. *Jornal de Pediatria,* v. 77, n. 3, p. 189-196, 2001.

MANNONI, M. *A criança, sua "doença" e os outros.* São Paulo: Via Lettera, 1999.

MARCELLI, D. *Manual de psicopatologia da infância de Ajuriaguerra.* 5. ed. Porto Alegre: Artmed, 1998.

NASIO, J. D. *Meu corpo e suas imagens.* Rio de janeiro: Jorge Zahar, 2009.

PIRES, L. *Do silencio ao eco*: autismo e clínica psicanalítica. São Paulo: EDUSP, 2007.

ROTTA, N. T. Transtorno da atenção: aspectos clínicos. In: ROTTA, N. T.; OHLWEILER, L.; RIESGO, R. dos S. *Transtornos da aprendizagem*: abordagem neurobiológica e multidisciplinar. Porto Alegre: Artmed, 2006.

ROTTA, N. T.; PEDROSO, F. S. *Desenvolvimento neurológico*: avaliação evolutiva. *Revista AMRIGS,* v. 48, n. 3, p. 175-179, 2004.

WINNICOTT, D. W. *O brincar e a realidade.* Rio de Janeiro: Imago, 1975.

9 Dificuldades intelectuais leves no desempenho escolar e social: funcionamento intelectual *borderline*

FÁTIMA BALBELA

INTRODUÇÃO

Este capítulo se refere a uma pesquisa realizada por Fernell e Ek (2010), da Unit of Neurodevelopmental Disorders, Department of Paediatrics, Skaraborgs Hospital, Mariestad, Sweden Department of Psychology, sobre a dificuldade de diagnosticar crianças e adolescentes que, ainda que avancem ano após ano nos anos escolares, apresentam baixo desempenho escolar.

A pesquisa de Fernell e Ek chama a atenção para a relação entre a capacidade intelectual (QI) de um determinado grupo de crianças e adolescentes e seu desempenho escolar e social. Essas crianças e adolescentes apresentam problemas escolares e comportamentais, além de significativas limitações funcionais, mas não se enquadram em um diagnóstico preciso. A autora sugere que a escola e também a sociedade se preparem para adaptar as condições de ensino e de trabalho para essa minoria de indivíduos que apresentam um funcionamento intelectual limítrofe.

Atualmente, as pesquisas da neurociência e da neuropsicologia têm contribuído significativamente para a educação, uma vez que estão focando sua atenção nas difi-culdades e nos transtornos de aprendizagem. Esses estudos sobre o funcionamento do cérebro nos vários momentos da aprendizagem apontam para o diagnóstico, cada vez mais precoce, tanto das dificuldades como dos transtornos de aprendizagem.

Esse diagnóstico geralmente é feito por uma equipe multidisciplinar das áreas da saúde e da educação, que orienta a conduta mais adequada para o acompanhamento escolar e familiar do paciente e passa a atender as necessidades individuais de cada instância envolvida no processo.

Entretanto, nem sempre o diagnóstico precoce é realizado, pois as dificuldades intelectuais leves, muitas vezes, despertam tardiamente a atenção de educadores, ainda que repercutam na vida escolar e social dessas crianças e desses adolescentes que não correspondem positivamente às demandas escolares, apesar do grande esforço que despendem nas tarefas, após significativas horas de estudo, para atingir o mínimo esperado para o ano escolar que frequentam.

As dificuldades intelectuais leves são também conhecidas como Funcionamento Intelectual Limítrofe (*Borderline Intellectual Functioning* – BIF). Esse tipo de dificuldade é consequência de um atraso no desempenho cognitivo e neuropsicomotor durante o período de desenvolvimento da criança, que pode estar vinculado à falta de estimulação ou ao comprometimento do sistema nervoso central (SNC), o que acarreta um atraso do desenvolvimento na motricidade, na linguagem ou na cognição.

Esse fato, entretanto, só se evidencia em idade escolar avançada, em uma faixa etária que prevalece entre 10 a 14 anos, e esse é um dos principais motivos da demora no diagnóstico, que é feito por meio de um exame neurológico do desenvolvimento, baseado nas fases maturacionais da criança, e de uma avaliação psicológica que mede as habilidades intelectuais e grafomotoras, além de avaliar as características da personalidade e as habilidades da vida diária.

A etiologia das dificuldades intelectuais, segundo Rotta, Ohlweiler e Riesgo (2005, p. 21),

> [...] pode ser decorrente de alterações anatômicas do SNC e de déficits funcionais do SNC, provocados por alterações metabólicas, infecção, desnutrição, alterações hipóxico-isquêmicas ou trauma.

As razões para essas dificuldades podem ser classificadas em três grandes grupos: pré-natais, perinatais e pós-natais.

No período pré-natal, os principais fatores etiológicos são infecções e parasitoses, rubéola, toxoplasmose, citomegalovírus e HIV, intoxicações por drogas, álcool, tabaco, etc., radiações, traumatismos e determinadas condições maternas (doenças crônicas, anemia grave, desnutrição).

No período perinatal, ocorrências de anoxia e hipoxia, prematuridade, baixo peso e infecções também fazem parte da etiologia do retardo.

No período pós-natal, as causas podem ser infecções do SNC (meningites e encefalites), traumas cranianos, doenças desmielinizantes, desnutrição proteica, intoxicações, radiações, epilepsia, entre outras condições.

Para melhor esclarecimento quanto ao funcionamento do indivíduo com retardo mental, o DSM-IV (AMERICAN PSYCHIATRIC ASSOCIATION, 2002) classificava a condição em quatro níveis de gravidade, apresentados na Tabela 9.1.

Tabela 9.1 Categorias de classificação do retardo mental segundo o DSM-IV

Categoria	Desvio Padrão	Quociente de inteligência (QI)	Capacidade intelectual	Suporte necessário
Leve	2-3	50-55 a 70	Educável	Intermitente
Moderado	3-4	35-40 a 50-55	Treinável	Limitado
Grave	4-5	20-25 a 35-40	Muito comprometido	Extenso
Profundo	> 5	< 20-25	Muito comprometido	Permanente

Fonte: Rotta, Ohlweiler e Riesgo (2005).

O DSM-5 (AMERICAN PSYCHIATRIC ASSOCIATION, 2014) apresenta alterações quanto à nomeação do quadro descrito. O retardo mental, presente no DSM-IV, aparece na nova edição do manual como "deficiência intelectual (transtorno do desenvolvimento intelectual)". O novo critério referenda que os déficits podem ser

funcionais, tanto adaptativos, quanto intelectuais. Esses déficits podem referir-se ao campo conceitual, social ou prático.

Para que esse diagnóstico possa ser confirmado, é necessário reconhecer que seus déficits tenham ocorrido durante o período do desenvolvimento, além de importantes comprometimentos no funcionamento intelectual e adaptativo. No campo da intelectualidade, os déficits podem estar relacionados com prejuízos em raciocínio, planejamento, solução de problemas, abstração, juízo crítico, e é possível verificá-los pela aprendizagem acadêmica ou por experiência. No que se refere aos critérios sobre déficits em funções adaptativas, eles resultam do fracasso em atingir padrões de desenvolvimento e socioculturais em relação a independência social ou responsabilidades no campo social.

O critério ainda ressalta que o termo "retardo mental", utilizado anteriormente (sobretudo nos Estados Unidos, por questões legais), passou a ser substituído por "deficiência mental", mas muitas vezes aparece em periódicos de pesquisa como "deficiência intelectual".

O sistema de QI utilizado anteriormente agora é descrito por "Especificadores", tendo em vista que o sistema de QI apresentava dificuldades principalmente em níveis inferiores de avaliação. No novo sistema, os critérios apresentam descrições sobre o domínio conceitual, social e prático, como forma de avaliar os elementos adaptativos que compõe cada um dos níveis de funcionamento.

No DSM-5, no que se refere à deficiência intelectual leve, a descrição sobre a condição adaptativa em crianças no campo "domínio conceitual" afirma que em idade escolar existem dificuldades em aprender habilidades acadêmicas que envolvem leitura, escrita, matemática, sendo necessário apoio em uma ou mais áreas para o alcance das expectativas associadas (AMERICAN PSYCHIATRIC ASSOCIATION, 2014).

Na descrição sobre o campo "domínio social" é referenda imaturidade nas relações sociais, em comparação com os pares de mesma faixa etária. Essa imaturidade se manifesta por meio de situações como: reconhecer ou perceber pistas sociais; dificuldades relacionadas a uma linguagem mais concreta (com poucos elementos de subjetivação) ou imatura e limitada percepção

do risco em situações sociais, como o risco de ser manipulado pelos demais.

No campo "domínio prático", a relevância está na necessidade de apoio nas tarefas complexas da vida diária, em comparação com seus pares. Em geral, os indivíduos, mesmo na vida adulta, necessitam de apoio para tomar decisões de cuidados de saúde e decisões legais, bem como para aprender e desempenhar uma profissão de forma competente.

As dificuldades intelectuais leves são de difícil diagnóstico, pois a criança apresenta um desenvolvimento evolutivo frequentemente normal nos anos iniciais ou apenas um leve atraso em sua evolução. O desempenho psicomotor fica um pouco abaixo do esperado para a idade, a linguagem não apresenta anomalia grosseira e a inserção social é quase sempre satisfatória. Daí a razão de não chamar a atenção dos pais ou dos cuidadores.

O objetivo deste estudo foi o de alertar médicos, familiares e educadores que acompanham o desenvolvimento de uma criança para os sutis sintomas que podem passar despercebidos durante o desenvolvimento infantil.

Ainda que atrasos no desenvolvimento psicomotor, como sentar, andar, engatinhar, ou na linguagem (fala) sejam pouco representativos durante os anos iniciais de crescimento, eles podem acarretar significativos danos no desempenho escolar e social da criança no futuro, quando impactam no ambiente escolar e social, pois conduzem a prejuízos emocionais e a déficits cognitivos. Mesmo que, de acordo com a American Psychiatric Association, o funcionamento intelectual limítrofe corresponda a um QI entre 70-84, ou seja, – 1 e – 2 desvios padrão da normalidade e que esse nível intelectual faça parte da variação normal, esses aspectos não podem ser desconsiderados por aqueles que convivem com a criança.

Apesar da recente mudança nos critérios no DSM-5, é sabido que, mesmo que os critérios diagnósticos apresentem uma nova proposta de compreensão sobre um determinado campo psicopatológico, no espaço social, esses novos conceitos levam um tempo para serem absorvidos e validados. O *Manual diagnóstico e estatístico de transtornos mentais* – DSM-IV-TR (AMERICAN PSYCHIATRIC ASSOCIATION, 2002, p. 74) utilizava o termo "retardo mental leve" para se referir a

> [...] um grupo que desenvolve habilidades sociais e de comunicação durante os anos pré-escolares (de 0 aos 5 anos), apresenta um prejuízo mínimo nas áreas sensoriomotoras e, com frequência, não se diferencia facilmente de crianças sem retardo mental até uma idade mais tardia. Ao final da adolescência, podem atingir habilidades acadêmicas equivalentes aproximadamente ao 6º ano escolar. Durante a idade adulta, geralmente adquirem habilidades sociais e profissionais adequadas para um custeio mínimo das próprias despesas, mas podem precisar de supervisão, orientação e assistência, especialmente quando sob estresse social ou econômico incomum. Com apoios apropriados, os indivíduos com Retardo Mental Leve, habitualmente, podem viver sem problemas na comunidade, de modo independente ou em contextos supervisionados.

A análise sobre o desempenho escolar referida por Fernell e Ek (2010), em pesquisa realizada na Suécia, na Índia e nos Estados Unidos chama a atenção para a correlação entre o QI e os resultados das avaliações escolares. Os resultados da pesquisa revelam que baixo QI, associado a fracos resultados escolares, predispõe a problemas de condutas que interferem na vida social desses indivíduos. Quando diagnosticados, os indivíduos com dificuldades intelectuais limítrofes podem ser mais bem preparados para a vida escolar, assim como para a vida social e profissional.

Nesse sentido, pensar na educação como competência social é acreditar que família e escola devem estar acompanhando as mudanças científicas e tecnológicas que o novo mundo impõe. Essas mudanças interferem diretamente sobre o aprender e estão entrelaçadas a elementos fundamentais para que a aprendizagem se estabeleça.

ELEMENTOS REFERENTES AOS PROCESSOS DE APRENDIZAGEM

São múltiplos os fatores que se sobrepõem ao desempenho escolar adequado, porque também são múltiplos os que interferem no aprender. Diante dessa premissa, é preciso definir o que é *o aprender*, para, então, poder entender os caminhos que a aprendizagem percorre. "Aprender é um processo de aquisição produzido pela ação da experiência que se traduz em uma mudança de comportamento" (REBOLLO, 2004, p. 17).

A aprendizagem envolve o ser em sua totalidade e, para que ela ocorra, são necessárias condições básicas. Ao contrário do que pensam alguns, essas condições começam a se estabelecer no momento da concepção. Com o desenvolvimento do novo ser, em um processo rápido de multiplicação celular, origina-se a construção de uma nova história, já sensível ao afeto e preparando-se para "aprender" a vida. A nova vida inscreve-se no afeto – condição primordial – para desenvolver a capacidade que o ser humano tem para aprender e se desenvolver.

> O ato de aprender passa pelo SNC, onde ocorrem modificações funcionais e condutuais, que dependem do contingente genético de cada indivíduo, associado ao ambiente em que está inserido. (ROTTA, 2006, p. 116).

A aprendizagem é um processo de interação entre fatores genéticos, orgânicos e ambientais, que se alicerça no SNC.

A partir dessa forte relação, instala-se a capacidade para aprender. Portanto, aprender está vinculado ao desenvolvimento maturativo cerebral e funcional de cada indivíduo, acrescido de toda a sua carga genética e inserido em um ambiente no qual ocorre uma constante e importante troca de relações e vivências, que vão estruturar a personalidade desse novo ser. Unidos em um ato contínuo, o orgânico e o psicológico iniciam a formatação de um fértil e maravilhoso campo para a aprendizagem: o ser humano.

O homem é um ser único que necessita perpetuar sua história, e o faz por meio de registros que mostram sua evolução. Esses registros indicam mudanças constantes nas quais, por meio da inteligência, consegue repassar seus conhecimentos a cada novo ser que nasce. Nesse sentido, afirmam Baddeley, Anderson e Eysenk (2011, p. 83), "[...] os humanos formam uma espécie que consegue sobreviver por meio da aprendizagem". Baseado em um estudo elaborado por Hebb (1949 apud BADDELEY; ANDERSON; EYSENCK, 2011, p. 105) para explicar a base fisiológica da aprendizagem, acrescentam, ainda, que "[...] a capacidade de aprender é crucial ao desenvolvimento tanto do ser humano como da sociedade".

A aprendizagem, sob o ponto de vista neuropediátrico, se estabelece pela lembrança e pela mudança:

> [...] quando um estímulo já é conhecido do sistema nervoso central, desencadeia uma lembrança, quando o estímulo é novo desencadeia uma mudança. (ROTTA, 2006, p. 16).

Nesse sentido, Baddeley, Anderson e Eysenk (2011) fazem também referência a "neurônios que se entrelaçam", para constituir a aprendizagem. A certeza de que conhecimentos anteriores servem de base para conhecimentos posteriores estabelece o fato de que o aprender é uma relação adaptativa do homem com o meio onde vive. Para Kaefer (2006, p. 84),

> [...] a capacidade de aprender pressupõe uma base vincular, isto é, capacidade de vinculação e de constância objetal afetiva, a sua capacidade de relacionar-se e de interagir com o mundo, bem como o seu modo de aprender.

Nesse pressuposto psicológico, mais uma vez o aprender está intimamente ligado não só a uma estrutura orgânica, mas também emocional. Como enfatiza Kaefer (2006, p. 84),

> [...] a aprendizagem normal baseia-se na premissa de que o desenvolvimento psicológico se constrói a partir da interação de fatores orgânicos, genéticos, biológicos e ambientais.

É nesse contexto em que estão inseridos os caminhos pelos quais a aprendizagem percorre e norteia a inteligência, segundo Piaget, à luz das concepções afetivas e cognitivas que compreendem o desenvolvimento cognitivo. Biólogo voltado para a área da psicologia, dedicou 60 anos de sua vida reunindo dados de pesquisa referentes ao desenvolvimento mental. Epistemólogo genético (epistemologia é a ciência que explica como o conhecimento é adquirido), seu trabalho incansável de pesquisa foi voltado para o estudo de como o processo da inteligência se desenvolve na criança. Seu estudo foi baseado na análise e na descrição cuidadosa das mudanças qualitativas do desenvolvimento e no funcionamento das estruturas cognitivas em interação com o meio ambiente. Segundo ele, citado por Valett (1977, p. 7),

> [...] a inteligência é basicamente uma função biológica que age por meio de duas funções básicas: a cognitiva e a afetiva, cada qual constituindo um aspecto de adaptação ao meio ambiente.

As convicções que Piaget assinala sobre a aprendizagem são as de que ela é a aquisição de uma habilidade ou de uma informação específica, baseada nas estruturas intelectuais existentes no desenvolvimento do indivíduo.

A inteligência humana é compreendida como a forma de adaptação mais refinada, que permite atingir o equilíbrio das regulações entre o sujeito e o meio. A adaptação é um equilíbrio entre a assimilação (incorporação de elementos do meio já estruturado no indivíduo) e a acomodação (são as modificações das estruturas do indivíduo em função das alterações do meio).

Em todo o seu trabalho, Piaget considerou a importância do desenvolvimento e sua relação com o meio. Considera ele que todo o desenvolvimento cognitivo obedece a estágios em um *continuum* de organizações mentais passíveis de mudanças cada vez mais complexas e organizadas, que estão estabelecidas em estágios de desenvolvimento.

Com o propósito de definir a estruturação cognitiva, Piaget organizou o desenvolvimento intelectual em estágios, com suas respectivas características que, resumidamente, apresentamos a seguir.

1º) *Estágio da inteligência sensoriomotora* (0-2 anos): caracteriza-se pelo comportamento basicamente motor. O desenvolvimento cognitivo é percebido à medida que os esquemas são construídos.

2º) *Estágio do pensamento pré-operacional* (2-7 anos): caracteriza-se pelo desenvolvimento da linguagem e de outras formas de representação e pelo rápido desenvolvimento conceitual. O raciocínio é pré-lógico.

3º) *Estágio das operações concretas* (a partir de 12 anos): caracteriza-se pela capacidade de aplicar o pensamento lógico aos problemas no presente, no concreto.

4º) *Estágio das operações formais* (a partir de 12 anos): caracteriza-se pelo nível mais elevado de desenvolvimento das estruturas cognitivas, de modo que as crianças se tornam aptas a aplicar o raciocínio lógico a todas as classes de problemas.

De acordo com a concepção piagetiana, a aprendizagem só ocorre mediante a consolidação das estruturas de pensamento, que organizam a aprendizagem sob os esquemas anteriores, garantindo a passagem e o sucesso para o estágio posterior. Dessa forma, um estágio é dependente da consolidação e da superação do esquema anterior.

Uma vez adquirido um conhecimento, para que ocorra a construção de um novo, é preciso que se estabeleça um desequilíbrio nas estruturas mentais, isto é, os conceitos já assimilados necessitam passar por um processo de desorganização para que possam, novamente, a partir de uma desacomodação, reorganizarem-se, estabelecendo um novo conhecimento. Esse processo é denominado equilibração das estruturas mentais, ou seja, a transformação de um conhecimento prévio em um novo.

Piaget afirma que algumas condições são necessárias ao desenvolvimento cognitivo, uma vez que a dinâmica interior de cada nível e entre os níveis de desenvolvimento depende da interação entre fatores essenciais ao desenvolvimento cognitivo.

Fatores como maturação e hereditariedade, experiência ativa, interação social e equilibração sempre são acompanhados pelo desenvolvimento afetivo (sentimentos, valores e interesses) que resultam, segundo ele, em conhecimento. Para Piaget, "[...] toda criança passa necessariamente, por todos os níveis de desenvolvimento na mesma ordem" (WADSWORTH, 2003, p. 32). Dessa forma, as relações que se estabelecem para que a aprendizagem realmente ocorra mobilizam o ser humano em toda sua capacidade e contexto no qual está inserido.

Para o ser humano, o aprender e a vida iniciam no mesmo momento. A partir daí, o aprender está comprometido com o desenvolvimento do ser, pronto para perceber as sensações, as emoções e as mudanças. Não basta um coração que pulsa, um pulmão que respira. Ao ser humano é indispensável integrar todas as sensações à vida, em uma relação constante de trocas e vivências com o mundo, que, junto com o complexo funcionamento de nosso cérebro, estabelece sua integridade orgânica e psíquica.

Os pressupostos teóricos de Piaget relacionam a aprendizagem com o meio ambiente. A capacidade do ser humano em aprender é estabelecida por sua condição orgânica, por fatores emocionais e pelo meio onde vive. De acordo com essa premissa, a família, desde os primeiros dias de vida da criança, tem papel importantíssimo, estruturando o vínculo desse ser com o aprender. "É a mãe que percebe e modula a expressão não-verbal e afetiva dos estados psicobiológicos de seu bebê." (FERREIRA apud ROTTA, 2006, p. 435).

A forte relação que se estabelece entre mãe e filho, muito antes do nascimento, já sustenta o aprender com suas necessidades vitais, em uma interação orgânica com o meio sociocultural em que o bebê está inserido. As condições neurofisiológicas e psicológicas associadas a um ambiente favorável tornam o indivíduo apto para a aprendizagem. Da mesma forma, o indivíduo responde a uma maturação orgânica e funcional, determinada por etapas subsequentes de crescimento que correspondem a um desempenho esperado em relação à sua idade cronológica.

Após o nascimento, são também esperadas as superações de cada fase do desenvolvimento, que necessariamente também obedecem a uma ordem cronológica, sendo seus pequenos desvios aceitáveis em função da carga genética de cada um e dos estímulos que o meio ambiente proporciona. As diferenças individuais se estabelecem e tornam-se consequência de ritmos próprios, porém devem acompanhar padrões evolutivos determinados para cada ser único.

Dessa forma, comportamentos sequenciais e progressivos são esperados para cada etapa da vida. O indivíduo segue uma ordem evolutiva orgânica, funcional e emocional cada vez mais complexa e, progressivamente, vai se tornando apto para viver socialmente. O crescimento e o desenvolvimento devem estar dentro de um tempo cronológico esperado que respeite uma hierarquia sequencial em um ritmo organicamente organizado. Essa sequência de comportamentos permite que, ao ingressar na pré-escola, onde se inicia uma nova etapa social, a criança e a família fiquem mais expostas às comparações entre iguais.

Com o início da escolaridade formal, podem aparecer dificuldades ou atrasos que despertem e exijam maior atenção por parte das pessoas que a cercam, porque o rendimento escolar encontra-se no limite dos resultados esperados. Desse modo, os anos iniciais de escolaridade revelam a necessidade de um maior acompanhamento por parte dos pais e da escola. Essas crianças com dificuldades despertam a atenção e, apesar de demandarem um maior controle por parte dos pais e professores, não conseguem obter resultados acima da média esperada para o nível de escolaridade em que se encontram. Até então o desenvolvimento evolutivo, emocional e cognitivo apenas "foge" à linha de normalidade.

A escola, por sua vez, também apresenta um currículo gradual, que desenvolve conteúdos adequados ao respectivo nível de escolaridade. O processo de aprendizagem formal nos padrões gerais propõe esquemas de avaliação, nos quais, são estabelecidos parâmetros curriculares de desempenho escolar ao final de cada período (trimestre, semestre ou ano).

Há um expressivo índice de crianças que não se enquadra em um diagnóstico preciso. Embora superem as etapas ano após ano, são muitas as dificuldades apresentadas nos trabalhos avaliativos escolares. Ao mesmo tempo, envolvem a família e a escola com questionamentos sobre as razões que as impedem de obter melhor desempenho. Não raro, a criança, a escola e a família percorrem vários caminhos até encontrarem a melhor maneira de conduzir a aprendizagem formal. Sob esse enfoque, muitas vezes o aprender é inibido pela falta de integração de um ou vários fatores que sustentam a aprendizagem. Sinais de baixo desempenho escolar devem ser investigados a fim de impedir que causem sofrimento na criança ou no adolescente durante sua vida escolar.

A neurologia, a psicologia, a fonoaudiologia e a psicopedagogia, juntamente com a família e a escola, entrelaçadas, buscam as causas que acompanham o baixo desempenho dessas crianças e adolescentes.

Dificuldades, transtornos e questões pedagógicas podem ser diagnosticados durante o período de investigação. No entanto, o resultado dessa investigação nem sempre traduz um diagnóstico para as dificuldades de aprendizagem, podendo esse quadro estar incluído nos transtornos do espectro autista (TEA), no transtorno de déficit de atenção/hiperatividade (TDAH) e na dislexia.

Em uma abordagem multidisciplinar, entende-se a necessidade de investigação sob os vários enfoques que envolvem a aprendizagem, pois crianças com dificuldades intelectuais limítrofes devem fazer avaliação neurológica, psicológica e psicopedagógica, assim como observação das atividades de vida diárias. Essa avaliação visa a detectar as capacidades cognitivas e afetivas da criança.

O resultado assertivo das hipóteses de uma investigação garante, de certa forma, minimizar o sofrimento no aprender da criança. Porém, muitas vezes, o baixo rendimento escolar está sutilmente vinculado a um leve atraso no potencial intelectual do escolar.

Segundo Kaefer (2006), os testes mais utilizados para a avaliação são as Escalas Wechsler de Inteligência (WISC), que incluem três versões (para adultos, adolescentes e crianças em idade pré-escolar), e os Testes Grafomotores e de Personalidade. Embora o DSM-5 não mais estabeleça o QI como parâmetro principal para o diagnóstico da deficiência intelectual, a WISC ainda hoje é um instrumento psicológico e neuropsicológico que

> [...] não só é capaz de detectar o nível intelectual [...] mas serve principalmente para avaliar as funções específicas, permitindo a detecção de sinais de ordem orgânica, neurológica e/ou emocional que possam estar na origem das disfunções cognitivas encontradas. (KAEFER, 2006, p. 86).

A autora ainda salienta que o "[...] quociente intelectual – QI trata do desempenho efetivo do indivíduo, que pode ou não corresponder à sua capacidade potencial de inteligência" (KAEFER, 2006, p. 86).

Muitas vezes a criança apresenta um resultado abaixo do esperado para seu desempenho, isto é, potencialmente a criança pode responder melhor às situações que envolvem a aprendizagem, porém suas condições de funcionamento diante do aprender não correspondem a sua capacidade potencial.

Kaefer (2006) salienta também que, em alguns momentos, a criança pode estar sendo muito exigida nas questões de aprendizagem e que sua capacidade funcional pode estar no limite máximo de desempenho. Daí a importância da avaliação psicológica, que mostra o limite entre o que se espera para a faixa etária em que a criança se encontra e o que ela está conseguindo desempenhar mentalmente.

O resultado dessa avaliação, nos casos de dificuldades intelectuais leves, permite identificar um QI abaixo do esperado para a idade, mas muito próximo da normalidade. Esse leve desvio padrão nas habilidades intelectuais que fica na faixa média inferior

(QI entre 74 e 84) não permite adequar essas crianças em um diagnóstico de transtorno do desenvolvimento intelectual.

Nesse sentido, o diagnóstico de funcionamento intelectual limítrofe não está classificado como uma "deficiência específica", porém, indica limitações cognitivas que prejudicam o desempenho funcional, responsáveis por respostas negativas na vida familiar e social desses indivíduos.

Sem dúvida, as avaliações neurológicas, psicológicas e psicopedagógicas são igualmente preponderantes para o diagnóstico de dificuldades intelectuais leves. Nelas buscam-se sintomas que estejam interferindo no desempenho escolar da criança. Sintomas emocionais, cognitivos e sinais neuropsicológicos que, sob o olhar clínico de médicos e terapeutas, traduzem um diagnóstico.

A busca por esclarecer os processos que interferem diretamente na aprendizagem reporta-se à necessidade, então, dessa abordagem realizada anteriormente sobre as fortes relações entre as funções neurológicas, cognitivas e emocionais que sustentam o indivíduo para que ele se desenvolva plenamente. Com efeito, os estudos sobre o desenvolvimento psicológico, neurológico e cognitivo e sobre os funcionamentos normal e patológico não são suficientes para a inserção escolar e social do indivíduo em seu processo de desenvolvimento.

Diante da teoria piagetiana, que descreve com propriedade o funcionamento cognitivo da criança e os seus processos de evolução, a psicopedagogia busca alternativas que visem ao desenvolvimento de novas habilidades, respeitando o modo particular de aprender. Paralelamente, a psicologia contribui de forma significativa por meio da análise dos fatores internos e externos do desenvolvimento e do comportamento individual sob o ponto de vista emocional, relacionando o indivíduo e seu aprender com o mundo. Assim sendo,

> [...] a aprendizagem, como qualquer fenômeno psicológico, só pode ser entendida a partir de uma abordagem multifatorial, em que intervêm fatores biológicos e fatores psicossociais. As vivências infantis interagem com o patrimônio genético, fazendo de uma função psíquica um fenótipo complexo, influenciado por muitos tipos de fatores. (FERREIRA apud ROTTA, 2006, p. 436).

Dessa forma, reiterando que o desenvolvimento afetivo e cognitivo é modulado pelas interações ambientais, que estão fortemente vinculadas às interações afetivas desde o nascimento, a psicopedagogia encontra fundamentos para intervenção, procurando, assim, atender as necessidades de cada um.

Na pesquisa que serve de base a este estudo, dentre os achados que despertam a atenção, está a relação entre o grau de "educação das mães" e a maior ou menor interação materna. Segundo a pesquisa, quanto menor a educação das mães, menor a sua relação de troca com o filho e, consequentemente, maiores as chances de encontrarmos nessas crianças limitações cognitivas que prejudicam seu funcionamento, mas não tão graves que permitam classificá-las como uma "deficiência específica". Segundo Fernell e Ek (2010), crianças com dificuldades intelectuais leves, que não recebem um bom envolvimento materno, tendem a desenvolver uma "desregulação emocional e comportamental".

Foi observado que as mães dessas crianças tiveram um menor nível de educação do que as mães de crianças com desenvolvimento típico. Nessa abordagem, Kaefer (2006) se refere à "aprendizagem psicológica", que pode ser determinante para o vínculo que se faz necessário, junto com a "máquina humana", para estabelecer a unidade essencial do aprender.

Nesse sentido, crianças e adolescentes com dificuldades intelectuais leves ficam dependentes de um olhar mais perspicaz dos profissionais da área da educação e da saúde, pois, ainda que não apresentem sintomas característicos de outros distúrbios de aprendizagem, têm um desempenho escolar abaixo do esperado. Muitas vezes, demonstram significativo desinteresse pela escola e pelas atividades escolares e podem, em muitos casos, começar a apresentar, paralelamente, problemas de conduta.

A psicopedagogia, que na sua essência procura intervir no processo de aprendizagem e em suas dificuldades, encontra, na queixa inicial dos pais sobre o desempenho da criança ou do adolescente, o começo da investigação dos problemas que estão afetando o desenvolvimento do aprender. Muitas vezes, é o resultado dessa "escuta psicopedagógica" que formula as hipóteses sobre a melhor conduta a ser adotada. No entanto, o que poderá trazer a síntese e a definição de um diagnóstico é a multidisciplinaridade, um trabalho conjunto de profissionais de diversas áreas. Posteriormente, inicia-se o atendimento psicopedagógico, que trata as necessidades particulares de cada indivíduo no que se refere à aprendizagem.

Para a psicopedagogia, o fato de se estabelecer um diagnóstico, ainda que tardio, é preponderante, porque nele se encontram os meios para minimizar o problema que envolve o processo de aprender. De forma individual, a intervenção incide, também, no acompanhamento da criança junto à escola e à família em um contínuo processo afetivo e cognitivo. Assim sendo, em uma abordagem mais ampla, vários enfoques estão vinculados às questões de aprendizagem sob o olhar psicopedagógico. São as questões sociais, econômicas, políticas, pedagógicas e psicológicas, que podem vir a interferir diretamente na aprendizagem formal.

Cada passagem de ano "arrastando", "arranhando", "com as calças na mão" vem carregada de mais sofrimento. A vida emocional individual e a da família também sofrem com tanta demanda e tanta pressão. Escola e família vivenciam a mesma angústia. Normalmente, a família acompanha esse processo doloroso sem entender a razão do baixo desempenho. Ao acúmulo de tarefas complementares, horários extras de aulas e laboratórios de aprendizagem somam-se as múltiplas atividades da criança, que responde muito pouco à demanda escolar. A criança, assim como a família, sofre um desgaste de energia na busca de melhores condições escolares e de vida. O "invisível", mas observável esforço para chegar a metas de desempenho, de acordo com critérios estabelecidos, aparece nos trabalhos escolares e nos testes avaliativos.

A criança e o adolescente com dificuldades intelectuais leves, sob o ponto de vista psicopedagógico clínico, necessitam de uma observação permanente de seu desempenho, com vistas não só a acompanhar sua maturação, mas também a utilizar a estimulação mais adequada que, dessa forma, contribuirá para o desenvolvimento das habilidades sociais e das práticas educacionais.

As condições que impõem o "limite" entre o padrão normal e o desempenho escolar de cada um podem ser observadas quando a criança passa a ter um desempenho abaixo do esperado nos níveis ou estágios das operações intelectuais, conforme especificados nos estudos de Piaget.

Nesse contexto, ao atingir anos mais avançados de escolaridade, seu nível de pensamento não consegue acompanhar o processo quantitativo e qualitativo da demanda curricular. Aparecem as discrepâncias no processo de aprendizagem e em suas habilidades e recursos pessoais, e a criança mostra-se incapaz de atingir níveis mais elevados de pensamento. Segundo Piaget, as crianças evoluem cognitivamente, de forma hierarquizada, mas os ritmos de desenvolvimento podem variar de uma criança para outra, assim como de uma cultura para outra. Em razão das características supramencionadas, os desvios cognitivos podem ser observados e comparados em uma curva normal. Por isso, é importante investigar o porquê de essas crianças apresentarem um ritmo mais lento de desenvolvimento cognitivo para evitar posteriores lacunas de aprendizagem.

Um dos fatores que podem interferir no desenvolvimento cognitivo a que Piaget se refere é a "[...] maturação, o desdobramento das possibilidades mentais relacionadas aos aspectos físicos do sistema nervoso" (PIAGET apud WADSWORTH, 1987, p. 231).

> A maturação do sistema nervoso, segundo Piaget, restringe o desenvolvimento cognitivo bem como abre possibilidades para o novo desenvolvimento. [...] tal maturação não depende somente do genoma e do crescimento de cada fenótipo [...] é o produto de interações estreitas entre genoma e o ambiente. (WADSWORTH, 1987, p. 231).

Nesse sentido, as avaliações neurológicas e psicológicas mostram ao psicopedagogo o padrão de desenvolvimento em que a criança se encontra, permitindo assim detectar desvios e sintomas e pensar nas intervenções necessárias com condutas diferenciadas.

A criança com dificuldades intelectuais leves acompanha os anos iniciais de escolaridade, nas quais o currículo escolar está adequado ao pensamento pré-operacional e ao operacional concreto. À medida que a criança evolui em condições adequadas, seu raciocínio passa a fazer um maior número de representações mentais e assim começa a estabelecer conceitos que proporcionam o pleno desenvolvimento da linguagem, organizando o pensamento pré-operacional (2 a 7 anos) e estruturando-o para o pensamento operacional concreto.

Nesse processo contínuo, em que o nível de pensamento vai se estruturando cog-

nitivamente, a criança torna-se capaz de desenvolver um raciocínio lógico e de resolver situações-problema concretas. Esse é o chamado período das operações concretas (7 a 11 anos).

Durante esse período, a criança é capaz de descentrar suas percepções, acompanhar transformações e realizar operações lógicas (seriação, conservação e classificação) cada vez mais complexas e que servem de base para o conceito de número. O pensamento opera sobre os objetos e os fatos concretos observáveis e reais. Inicia-se, assim, o processo de reversibilidade do pensamento, que torna a criança capaz de compreender e julgar fatos reais. Nesse período a criança é capaz de raciocinar sobre o todo e suas partes simultaneamente. Ao final desse estágio, a criança é capaz de aprender regras centrais que a fazem pensar sobre o meio em que vive e adaptar-se ao ambiente. Para Piaget, superar o pensamento operacional concreto é estar apto a "[...] raciocinar efetivamente sobre o presente, o passado e o futuro" (WADSWORTH, 2003, p. 126).

O período das operações formais (a partir de 12 anos) é, do ponto de vista funcional, segundo Piaget, caracterizado pelo raciocínio científico e pela construção de hipóteses. Ao atingir a idade de 15-16 anos, o adolescente deve estar pensando em variáveis que busquem soluções para situações-problema.

> Do ponto de vista funcional, o pensamento concreto e o pensamento formal são semelhantes. Ambos empregam operações lógicas. A principal diferença entre os dois pensamentos consiste na maior abrangência de raciocínio do pensamento formal. (PIAGET apud WADSWORTH, 2003, p. 126).

Do ponto de vista psicopedagógico, baseado nos estudos piagetianos, o pensamento concreto estabelece, basicamente, relações sobre o que é palpável e conhecido e vincula-se fortemente às experiências vividas.

Já o estágio do pensamento formal exige um raciocínio baseado em formulação de hipóteses sobre o presente, o passado e o futuro. Isso representa uma maior abrangência das noções de tempo e de espaço, distribuídas em circunstâncias nas quais podem ser percebidos fatos já ocorridos ou previstos e planejados, em uma inclusão mais ampla das vivências e das experiências de cada um. Ele é caracterizado pelo pensamento hipotético. A criança torna-se conscientemente dedutiva (pensa nas causas e nos efeitos) e é capaz de elaborar proposições hipotéticas, isto é, prever fatos possíveis para refletir sobre o real. Para Piaget, "[...] a preocupação com o pensamento é o componente fundamental do estágio das operações formais" (KAGAN; MUSSEN; CONGER, 1977, p. 263). Nessa perspectiva, o esperado para o desenvolvimento adequado de uma criança é que, na medida em que ela se desenvolve, sua capacidade para aprender acompanhe o seu desenvolvimento biológico e emocional, garantindo-lhe condições essenciais para que ela possa chegar a estágios mais avançados de desempenho no futuro.

O nível de pensamento que corresponde aos anos escolares a partir do 5º ano exige raciocínio e pensamento cada vez mais abstratos. Sob essa perspectiva, evidentemente, as dificuldades intelectuais leves só são reconhecidas em idade escolar mais adiantada. Existem dois grandes desafios para os indivíduos que apresentam dificuldades intelectuais leves: o diagnóstico precoce e o prognóstico.

A psicopedagogia, alicerçada na neurociência e na psicologia, busca o vínculo entre a aprendizagem e a forma individualizada do "aprender a aprender". Para que a intervenção psicopedagógica possa estabelecer metas e minimizar o sintoma, buscando o desenvolvimento psi-cossocial do indivíduo, o diagnóstico é significativo.

O processo de intervenção psicopedagógica está voltado para o desempenho não só das capacidades intelectuais, mas também para o desempenho do adolescente como indivíduo, fortalecendo sua competência social. De certa forma, a psicopedagogia viabiliza a adequação das condutas socioeducacionais para fortalecer, no adolescente, a capacidade de autonomia, a evolução de interesses e as relações sociais.

É importante salientar que a família também deve ser abordada, para que possa contribuir na qualidade das relações afetivas e das interações com o meio, desempenhando um papel facilitador para a vida socioeconômica e cultural do adolescente. O apoio aos pais torna-se de fundamental importância para a interação entre eles e a criança, de modo que, em conjunto com os terapeutas e médicos, possam planificar o futuro respeitando as habilidades individuais.

Assim sendo, a pesquisa e a teoria sobre o desenvolvimento intelectual, em que Piaget fundamentou a estruturação do processo de construção do conhecimento, servem de base de intervenção para a psicopedagogia. Compete a nós, psicopedagogos, apoiados na multidisciplinaridade, atender às necessidades dessas crianças, no ritmo individual e de acordo com a história de cada uma, e adaptá-las à vida em sociedade.

Refletir sobre as razões que podem levar a um diagnóstico de dificuldades intelectuais leves envolve a sociedade como um todo, mas principalmente os profissionais da saúde e da educação. Essa, talvez, seja uma forma de evitar um diagnóstico tardio e assim contribuir para um melhor desenvolvimento cognitivo da criança. Ao mesmo tempo, é necessário pensar nos padrões normais de desenvolvimento que o ser humano apresenta no início de seu ciclo vital no que se refere à linguagem e aos aspectos psicomotor, cognitivo e social. Sinais de risco podem servir como advertência para a estimulação precoce e, assim, garantir a primazia da plasticidade cerebral.

Nessa perspectiva, a psicopedagogia busca permanentemente recursos para acontecer o "aprender a aprender", embasada nos estudos piagetianos e valendo-se da evolução tecnológica, entrelaçada às ciências da saúde e da educação.

A HISTÓRIA DE MARIANA

Elementos da avaliação psicopedagógica

O caso em estudo relata o impacto do diagnóstico de dificuldades intelectuais leves em uma família que não teve o tempo como fator preditor de maiores danos no desempenho cognitivo e emocional do filho.

A etiologia das dificuldades apresentadas no momento da procura terapêutica parece ser bem pontual: apenas uma dificuldade na alfabetização. Entretanto, a busca em compreender a ocorrência das dificuldades e que níveis atingem conduz à ação psicopedagógica por meio de uma avaliação e à formulação de hipóteses a respeito da queixa inicial: *não consegue aprender a ler e não está acompanhando a turma.*

Mariana, 6 anos e 10 meses, filha única, frequenta o 1º ano de uma escola particular. O parto foi cesáreo, e a menina pesava 3,450 kg. Mamou até os 8 meses, caminhou com 1 ano e 2 meses, falou palavras soltas com 10 meses e frases com 3 anos: *Sempre falou muito pouco.* Chupou bico até os 4 anos e usou mamadeira até 3 anos. Apresentava enureses esporádicas até os 6 anos.

Entre os 3-4 anos de idade, a mãe assumiu cargo importante, ficando mais tempo ausente nesse período, de modo que o pai assumiu por mais tempo os cuidados da menina.

Entre os antecedentes familiares, a mãe relata que sua irmã tem um grau de transtorno do espectro autista e até hoje, com 45 anos, apresenta dificuldades para leitura e escrita.

Mariana é vaidosa, está sempre bem arrumada e preocupada com as roupas que usa. Apática, fala pouco. Chega às sessões e senta. Mostra-se pouco disponível para a realização de atividades e jogos. Não demonstra curiosidade em explorar o ambiente psicomotor nem questiona sobre caixas, jogos e brinquedos expostos pela sala. Diante de situações previstas para mobilizar sua curiosidade, permanece quieta, com as mãos entre as pernas e olhar pouco expressivo. Simplesmente chega e aguarda o que vai ser proposto.

Segundo a mãe, acorda muito cedo e é mais ativa nesse período. À tarde gosta de dormir, ver televisão e frequenta duas vezes por semana a escola de balé. A pessoa responsável por ela no período da tarde é uma senhora de mais de 60 anos analfabeta.

Segundo os pais, Mariana tem crises de birra em casa: briga por qualquer coisa, grita, morde, retruca o pai e depois chora. Desde pequena, quando é levada para sua cama, relatam que não gosta de ficar sozinha. Tem dificuldade em vestir-se, não toma banho sozinha e nega-se a realizar higiene pessoal.

A mãe relata que "[...] *naquele primeiro ano de escolinha não frequentava as salas regularmente. Faltava muito devido a muitas otites e infecções respiratórias*". Em 2011, foi matriculada na educação infantil, nível B, na escola particular que frequenta até hoje. Segundo relato da mãe, "[...] *também não era muito frequente, devido ao fato de ser no turno da tarde. Acordava muito cedo e dormia depois do almoço. Ficava muito difícil acordá-la para le-*

vá-la à escola". Quando acontecia, ficava sempre de mau humor e não produzia muito. No ano de 2012, frequentou então o 1º ano no turno da manhã.

Na escola, Mariana não apresenta dificuldades em relacionar-se com o grupo, porém, em sala de aula, mostra-se apática e não consegue acompanhar as atividades, segundo relato da professora. Apresenta dificuldade em copiar, caderno incompleto e desorganizado (sem noção de início e sucessão), letra bastante grande. Não quantifica e mostra dificuldade na construção numérica. Também durante as sessões de psicopedagogia em alguns momentos, mostra-se "ausente", com olhar distante.

As avaliações psicomotora e psicopedagógica realizadas em fim de agosto de 2012 mostraram um perfil psicomotor imaturo com hipotonia muscular.

Nas habilidades de leitura e escrita seu desempenho é compatível com o nível pré-silábico. Reconhece de forma inconsistente algumas letras do alfabeto, sem associação fonética. Sua linguagem é pouco fluente. Seus relatos não são organizados e apresenta dificuldade de articulação em alguns fonemas. Apresenta muita dificuldade na compreensão de ordens. Na grafia, apresenta falhas no fechamento de círculos. Apreende o lápis de forma adequada, porém, sua expressão gráfica é incipiente e com traçado irregular.

Desenha a figura humana de cabeça para baixo: inicia o desenho pela cabeça, posicionando-a na parte inferior da folha, depois continua o corpo e as pernas a seu modo.

O nível de pensamento nas provas piagetianas encontra-se em estágio pré-operatório: subestágio intuitivo global. Mostra dificuldades nas operações lógicas (seriar, classificar, ordenar, quantificar) e infralógicas (espaço e tempo).

Mostra falhas no manejo com objetos de uso diário, como garfo, faca, sabonete, toalha (lavar e secar as mãos). Não consegue vestir os tênis ou botas, assim como casacos ou moletons.

Foram solicitados exames para fins de diagnóstico, resumidamente descritos: sob o ponto de vista neurológico apresentou imaturidade neurológica, demonstrada no Exame Neurológico Evolutivo (ENE) rebaixado para 4-5 anos; o eletroencefalograma (EEG em vigília, sem fotoestimulação) apresenta discreta lentificação dos ritmos de base para a idade; os exames de hormônio e cariótipo foram normais; a avaliação com médico otorrinolaringologista detecta cornetos aumentados; a avaliação com oftalmologista foi normal; a avaliação psicodiagnóstica realizada em março de 2013 mostra o gráfico de aptidões cognitivas, indica desempenho intelectual global em nível limítrofe com a normalidade. A área verbal encontra-se preservada (nível médio) com prejuízo significativo em juízo crítico e normativo, atenção-concentração, raciocínio aritmético e pensamento reversível. Mostra muita fragilidade para lidar com desafios da autonomia e do crescimento. Quando muito exigida, tende a desligar-se dos estímulos externos, parecendo refugiar-se no mundo da fantasia:

QI Verbal: 76 Limítrofe
QI Execução: 70 Limítrofe
QI Total: 71 Limítrofe

O processo de intervenção psicopedagógica

A intervenção inicial foi no manejo da família com Mariana no sentido de salientar a importância na participação das atividades da vida diária, de forma que permitam a ela pensar, refletir e chegar a conclusões, mobilizando estruturas cognitivas, estimulando seu raciocínio verbal, perceptivo e motor.

Na clínica, as estratégias de intervenção psicopedagógica têm como objetivo principal estimular as áreas defasadas apresentadas nas avaliações: juízo crítico e normativo, atenção-concentração, raciocínio aritmético, fundamentados nos quatro fatores em que Piaget explica o desenvolvimento da inteligência: maturação e hereditariedade, experiência ativa, interação social e equilibração. Da mesma forma, Mariana busca desenvolver suas habilidades de aquisição da leitura e escrita (consciência fonológica).

Após um ano de intervenção psicopedagógica, parece que Mariana está mais feliz. Lentamente mostra sinais de curiosidade e prazer e na vida.

Nesse sentido, os princípios que norteiam o atendimento psicopedagógico e psicomotor baseiam-se na premissa de que a plasticidade cerebral se sobrepõe à condição de todas as condutas a serem seguidas por aqueles que fazem parte do mundo de Mariana. O dinamismo com que nosso cérebro capta do ambiente os estímulos que são o alicerce e os facilitadores para que se desenvolvam novas estruturas cognitivas beneficia a menina.

As contribuições que a neurociência e a neuropsicologia trazem para a sociedade fundamentam a intervenção psicopedagógica apoiadas na multidisciplinaridade. Nesse sentido, em Piaget, encontra-se o alicerce que direciona o atendimento psicopedagógico de Mariana.

REFERÊNCIAS

AMERICAN PSYCHIATRIC ASSOCIATION. *Manual diagnóstico e estatístico de transtornos mentais:* DSM-IV-TR. 4. ed. rev. Porto Alegre: Artmed, 2002.

AMERICAN PSYCHIATRIC ASSOCIATION. *Manual diagnóstico e estatístico de transtornos mentais:* DSM-5. 5. ed. Porto Alegre: Artmed, 2014.

BADDELEY, A.; ANDERSON, M. W.; EYSENCK, M. W. *Memória.* Porto Alegre: Artmed, 2011.

FERNELL, E.; EK, U. Borderline intellectual functioning in children and adolescents: insufficiently recognized difficulties. *Acta Paediatrica,* v. 99, n. 5, p. 748-753, 2010.

KAEFER, H. Semiologia psicológica. In: ROTTA, N. T.; OHLWEILER, L.; RIESGO, R. dos S. *Transtornos da aprendizagem*: abordagem neurobiológica e multidisciplinar. Porto Alegre: Artmed, 2006.

KAGAN, J.; MUSSEN P.; CONGER, J. *Desenvolvimento e personalidade da criança.* 4. ed. São Paulo: Harbra, 1977.

REBOLLO, M. A. *Dificultades del aprendizaje.* Montevideo: Prensa Médica Latinoamericana, 2004.

ROTTA, N. T. Transtorno da atenção: aspectos clínicos. In: ROTTA, N. T.; OHLWEILER, L.; RIESGO, R. dos S. *Transtornos da aprendizagem*: abordagem neurobiológica e multidisciplinar. Porto Alegre: Artmed, 2006.

ROTTA, N. T.; OHLWEILER, L.; RIESGO, R. dos S. *Rotinas em neuropediatria.* Porto Alegre: Artmed, 2005.

VALETT, R. *Tratamento de distúrbios de aprendizagem.* São Paulo: Universidade, 1977.

WADSWORTH, B. *Inteligência e afetividade da criança na teoria de Piaget.* São Paulo: Pioneira, 2003.

WADSWORTH, B. *Piaget para o professor da pré-escola e 1ºgrau.* 3. ed. São Paulo: Pioneira, 1987.

Leituras recomendadas

FERREIRA, M. H. M. Aprendizagem e problemas emocionais. In: ROTTA, N. T.; OHLWEILER, L.; RIESGO, R. dos S. *Transtornos da aprendizagem*: abordagem neurobiológica e multidisciplinar. Porto Alegre: Artmed, 2006.

MARCELLI, D. *Manual de psicopatologia da infância de Ajuriaguerra.* 5. ed. Porto Alegre: Artmed, 1998.

ROTTA, N. T.; OHLWEILER, L.; RIESGO, R. dos S. *Transtornos da aprendizagem:* abordagem neurobiológica e multidisciplinar. Porto Alegre: Artmed, 2006.

WECHSLER, D. *Escala de Inteligência Wechsler para crianças.* São Paulo: Casa do Psicólogo, 2002.

Por entre fábulas, rãs e grilos: sobre as possibilidades criativas do espaço psicopedagógico

10

FABIANE ROMANO DE SOUZA BRIDI E
CÉSAR AUGUSTO BRIDI FILHO

PARA INICIARMOS UMA HISTÓRIA...

A escrita desse caso assume a impossibilidade de se dizer tudo. A intervenção psicopedagógica realizada em um marco temporal de quatro anos não é possível de estar presente na íntegra no decorrer das páginas que seguem. Dessa forma, traremos elementos/fragmentos dessa relação que, nesse momento, protagonizam a história que contaremos. Organizados desse modo, produzem um texto que ganha vida a partir da própria ação de quem lê.

> Gostaria de saber, disse para si mesmo, o que se passa dentro de um livro quando ele está fechado. É claro que lá dentro só há letras impressas em papel, mas, apesar disso, deve acontecer alguma coisa, porque quando o abro existe ali uma história completa. (ENDE, 2010, p. 14-15).

Contaremos uma história... A contação de história neste texto/contexto se apresenta de duas formas: refere a própria história que ora contamos e como recurso da intervenção psicopedagógica realizada.

A escrita dessa história tem seu início ao nos debruçarmos sobre o desenvolvimento do sistema de classificação da função motora grossa para a paralisia cerebral.[1] O conhecimento sobre esse sistema de classificação deveria vir acompanhado de um caso, mediante o qual pudéssemos visualizar e compreender a proposição classificatória referente à função motora e expandirmos as aventuras para os territórios psicopedagógicos. É o que tentaremos fazer no âmbito desta escrita...

UMA BREVE INTRODUÇÃO SOBRE FUNÇÃO MOTORA E PARALISIA CEREBRAL

O artigo "Desenvolvimento do sistema de classificação da função motora grossa (GMFCS) para paralisia cerebral" (ROSENBAUM et al., 2008) constituiu-se como objeto inicial de nosso estudo. Segundo Oliveira, Golin e Cunha (2010), há um número reduzido de métodos de avaliação padronizados aplicáveis a crianças com paralisia cerebral, e o Sistema de Classifi-

---

[1] O estudo sobre essa temática ocorreu no âmbito dos Seminários Avançados sobre Neurologia e Aprendizagem, coordenados pela Dra. Newra Rotta.

cação da Função Motora Grossa (GMFCS) constitui-se como um dos mais utilizados mundialmente, na clínica e na pesquisa.

A proposição classificatória desse sistema foi baseada em uma simples noção de que deveria ser possível dividir a função motora grossa em "poucas" categorias, nas quais crianças e familiares reconheceriam diferenças significativas no seu funcionamento diário.

Dessa forma, o Sistema de Classificação da Função Motora Grossa (GMFCS) compreende uma classificação proposta a partir das capacidades funcionais e das limitações dos indivíduos. O referido sistema sustenta que uma classificação baseada no desempenho da função motora na vida cotidiana poderia aumentar a comunicação entre as famílias e os profissionais e, consequentemente, a fidedignidade dos dados estatísticos relacionados às crianças pesquisadas.

O objetivo do GMFCS consiste em discernir elementos particulares da função motora que diferenciavam crianças em idade semelhante em diferentes categorias funcionais.

Dessa forma, está organizado em cinco níveis a partir do movimento iniciado voluntariamente, com principal ênfase no sentar e no andar. As diferenciações entre os níveis consideram as limitações funcionais, o uso de tecnologia assistiva e auxílios para a locomoção (andadores, muletas, bengalas e cadeira de rodas) e a qualidade do movimento.

Objetiva-se definir qual nível melhor representa as habilidades atuais da criança (em casa, na escola e na comunidade) e suas limitações na função motora. Os cinco níveis são apresentados em cada uma das cinco etapas considerando a idade cronológica: de 0 a 2 anos, 2 a 4, 4 a 6, 6 a 12 e de 12 a 18 anos. Faz-se importante ressaltar que estudos longitudinais demonstraram uma manutenção do nível de classificação.

O GMFCS é aplicado de acordo com a idade da criança e os estudos sustentam o conceito de que essa classificação possui bom grau de estabilidade ao longo dos anos, ou seja, uma criança geralmente permanece no mesmo nível. (OLIVEIRA; GOLIN; CUNHA, 2010, p. 221).

Nesse sentido, uma vez que a criança tenha sido classificada no nível II, existe a tendência de que ela permaneça nesse mesmo nível ao longo do seu desenvolvimento.

UMA POSSÍVEL RELAÇÃO ENTRE O GMFCS E ANTÔNIO

Antônio[2] nasceu de uma gravidez gemelar, planejada e induzida por meio de medicação para estimulação ovariana. No momento da gravidez, a mãe tinha 31 anos. Foi prematuro de 28 semanas, teve Apgar 10, nasceu com 1.060 g e necessitou permanecer na Unidade de Tratamento Intensivo (UTI) Neonatal por 60 dias.

No que tange às possíveis relações entre prematuridade, longa permanência nas unidades de tratamento intensivo e paralisia cerebral, cabe destacar que:

> Em função dos cuidados técnicos em unidades de terapia intensiva, os recém-nascidos de baixo peso e os de muito baixo peso têm tido maior sobrevivência, porém, com expressiva possibilidade de apresentar paralisia cerebral quando comparados a recém-nascidos a termo. (CIASCA; MOURA-RIBEIRO; TABAQUIM, 2006, p. 410).

No dia em que nasceu, teve um quadro de pneumotórax e houve necessidade de inserir um dreno no pulmão direito. Os médicos e a família trabalham com a hipótese de que naquele momento pode-

---

[2] O nome utilizado é fictício com o objetivo de preservar a identidade da criança e de sua família.

ria ter faltado oxigenação cerebral, o que, consequentemente, teria ocasionado o quadro de paralisia cerebral manifestada pela criança. Após o problema pulmonar ter sido solucionado, Antônio permaneceu na UTI para ganhar peso e melhorar a respiração. Ficou entubado grande parte do tempo em que permaneceu internado.

Segundo o relato dos pais, desde o nascimento o menino teve acompanhamento médico sistemático. Os pais desconfiavam que houvesse algo "estranho" com o bebê considerando a rigidez motora que apresentava. Aos 5 meses, foi iniciada a fisioterapia devido ao atraso motor manifestado como efeito da prematuridade. Aos 8 meses, por indicação da neuropediatra, iniciou o acompanhamento fonoaudiológico.

A lesão só foi descoberta aos 11 meses. Até se chegar a esse dado, Antônio realizou consultas médicas periódicas e avaliações sobre o desenvolvimento neuropsicomotor. As avaliações demonstraram um atraso no desenvolvimento. Apesar da correção da idade devido à prematuridade, o bebê não correspondia às aprendizagens e habilidades esperadas. Após a realização de exames clínicos (eletroencefalograma), a neuropediatra pela primeira vez referiu o diagnóstico de paralisia cerebral.

A encefalopatia crônica não progressiva, mais conhecida como paralisia cerebral, é consequência de uma lesão que afeta o sistema nervoso central em período de maturação estrutural e funcional (OLIVEIRA; GOLIN; CUNHA, 2010).

De acordo com Ciasca, Moura-Ribeiro e Tabaquim (2006), o emprego do termo "paralisa cerebral" refere um grupo heterogêneo de alterações clínicas, caracterizado por distúrbios motores e alterações posturais permanentes que ocorre no cérebro imaturo, podendo, ou não, estar associado a alterações cognitivas. Nesse sentido, constitui-se na causa mais comum de incapacidade física evidenciada pelo comprometimento neuromotor.

Esse quadro pode ter sua origem nos períodos pré, peri e pós-natal, havendo um consenso na área de que seu aparecimento, decorrente das distintas etiologias, ocorre até o final do segundo ano de vida.

A família alega a forma difícil como foi dada a notícia e o prognóstico restrito diante das informações disponibilizadas pela neuropediatra que no momento acompanhava o caso. Esses fatores os fizeram procurar a opinião médica de outra profissional, que confirmou o diagnóstico liberado anteriormente, mas especificou o tipo de paralisia apresentada, bem como ressignificou as possibilidades prognósticas do caso. Antônio apresenta um quadro de paralisia cerebral de trato piramidal de grau leve.

A paralisia cerebral é classificada de acordo com seu tipo clínico – espástica, atetósica, ataxia e formas mistas – e características neurológicas.

Antônio apresenta um quadro de paralisia cerebral espástica. Tal condição afeta o sistema piramidal e caracteriza-se pela presença de hipertonia do tipo elástica. A espasticidade caracteriza-se por um desequilíbrio na contração muscular comprometendo a realização das ações motoras e tarefas da vida diária. Nesse sentido,

> [...] os sintomas e sinais devem expressar a área lesada bem como sua extensão, refletindo neurologicamente, os padrões anormais de postura e movimento; pode ser constatado ainda maior ou menor envolvimento de linguagem, percepção visual, auditiva, memória, comportamento e afeto em maior e menor grau de gravidade, repercutindo na aprendizagem. (CIASCA; MOURA-RIBEIRO; TABAQUIM, 2006, p. 410).

Antônio faz fisioterapia duas vezes na semana, hidroterapia uma vez na semana, tem acompanhamento com o ortopedista e faz aplicações periódicas de toxina botulínica.

Faz uso de boteira, caminha com o auxílio do andador ou de um adulto que segure sua mão. Apesar das limitações na marcha apresenta mobilidade, pois se desloca no espaço por meio do engatinhar. Ao engatinhar, firma as mãos e puxa as pernas ao mesmo tempo sem fazer a alternância entre elas. Prefere sentar sobre as pernas, na posição que forma um "W". Consegue fazer essa posição quando não está usando as boteiras. Ao sentar em outras posições, com frequência perde o controle de tronco e desequilibra-se necessitando de apoio para permanecer na posição.

Conforme o GMFCS e seus diferentes níveis para crianças de 2 a 4 anos,[3] é possível encontrar proximidade entre as características presente no comportamento de Antônio e as descritas no Nível III da classificação.

> Nível III As crianças mantêm-se sentadas no chão frequentemente na posição de W (sentar entre os quadris e os joelhos em flexão e rotação interna) e podem necessitar de assistência do adulto para assumir a posição sentada. As crianças rastejam em prono ou engatinham (sobre as mãos e joelhos), frequentemente sem movimentos alternados de perna, como seus métodos principais de locomoção. As crianças podem puxar-se para levantar em uma superfície estável e andar de lado segurando-se nos móveis por distâncias curtas. As crianças podem andar curtas distâncias nos espaços internos usando aparelhos auxiliares de locomoção, necessitando de assistência do adulto para direcioná-la e virá-la. (PALISANO et al., 1997, p. 219).

Ao chegar ao atendimento psicopedagógico, Antônio manifestava todos esses comportamentos motores. O desafio que se colocava à psicopedagogia era de articular as características psicomotoras manifestadas diante do quadro de paralisia cerebral com as dimensões da aprendizagem e do desenvolvimento.

UM ENCONTRO: A CHEGADA DE ANTÔNIO AO ESPAÇO PSICOPEDAGÓGICO

Abro a porta e lá está Antônio sentado no colo de sua mãe.
Olhares se cruzam, sorrisos se manifestam, possibilidades se iniciam...

Antônio chega ao atendimento psicopedagógico com 2 anos e 11 meses nas vésperas de completar 3 anos. Vem encaminhado pela neuropediatra que o acompanha. O encaminhamento, na concepção da neuropediatra, tem um objetivo preventivo considerando os muitos casos de paralisia cerebral que apresentam também alterações cognitivas. Segundo Ciasca, Moura-Ribeiro e Tabaquim (2006), a paralisia cerebral pode vir associada a outros fatores, dentre os mais encontrados temos a deficiência mental (30 a 40% dos casos). Nesse sentido, a neuropediatra solicita uma avaliação e o desenvolvimento de um trabalho psicopedagógico que possa acompanhar essas relações.

No momento em que chega ao atendimento, os pais não apresentam queixas significativas em termos de aprendizagem. Segundo a família, a maior dificuldade refere-se à execução das atividades motoras e nos efeitos dessas impossibilidades para as aprendizagens escolares.

No que tange às relações entre lesão cerebral e ato motor, Fonseca (2009, p. 43) afirma:

> [...] quando uma área está disfuncional ou lesada, a organização da praxia encontra-se comprometida, podendo gerar ora uma dispraxia ora uma apraxia, dependendo do efeito e do foco da lesão considerada.

Em função da lesão, Antônio, por exemplo, não caminhava de forma independen-

---

[3] Idade de Antônio quando chegou ao atendimento psicopedagógico.

te, não tinha a aprendizagem, a internalização e a capacidade motora para realizar tal ação. Outros movimentos apresentavam-se disfuncionais (ou dispráxicos). Nesse sentido, realizava a ação motora, mas com dificuldades na execução. Destacam-se nesse conjunto os atos motores que envolviam a dissociação de movimentos e habilidades motoras finas (ou mais refinadas), tais como pegar, folhear e pinçar.

A relação entre paralisia cerebral e deficiência mental talvez encontre suas raízes nas estreitas conexões entre atividade motora e atividade mental. No campo da psicologia, Piaget (2003), Wallon (1989) e Vygotsky (1997) ocuparam-se dessa questão e são consensuais ao afirmarem que a inteligência, primeiramente, é uma inteligência prática/motora e que esta constitui a base/origem dos processos simbólicos, da inteligência lógica e do pensamento abstrato, ou seja, os processos mais complexos da mente humana inicialmente estão baseados em ações motoras tornando-se, posteriormente, ações mentais. Essa conexão também é endossada pelo campo da neurologia.

> Os estudos das praxias na criança mostram que há um paralelismo entre o desenvolvimento práxico e o intelectual, de tal maneira que o movimento adquire um potencial cognitivo. [...] Podemos dizer que o movimento está na base da atividade simbólica e se encontra no início da corticalização. (ROTTA, 2006a, p. 211).

No caso do Antônio, o reconhecimento das influências recíprocas entre lesão cerebral, ato motor e o comprometimento da organização práxica, apresentava-se como um importante elemento a ser considerado para se conseguir identificar e viabilizar fatores compensatórios, no sentido vygotskyano do termo.

> Todo defeito cria os estímulos para elaborar uma compensação [...]. O fato funda-mental que encontramos no desenvolvimento agravado pelo defeito é o duplo papel que desempenha a insuficiência orgânica no processo de desenvolvimento da formação da personalidade da criança. Por um lado defeito é menos, a limitação, a debilidade, a diminuição do desenvolvimento; por outro, precisamente porque cria dificuldades, estimula um avanço elevado e intensificado. (VYGOTSKY, 1997, p. 14).

Porém, para o autor, os fatores compensatórios não se processam de forma natural nem sempre terão êxito. Nesse sentido, a dimensão social e os processos de mediação ocupam lugar central e decisivo na possibilidade de prover elementos compensatórios e incidir na aprendizagem e no desenvolvimento infantil, potencializando-os.

Na situação de Antônio, as limitações motoras, em algumas ocasiões, impediam a realização das atividades, em outras, exigiam a necessidade de adaptações para serem efetivadas. Nesse sentido, era importante garantir condições de participação e realização das atividades por meio de elementos compensatórios, bem como garantir o estabelecimento das interações sociais, considerando ser, por meio dessas interações, que aprendizagens são mediadas e impulsionam o desenvolvimento humano.

Para os teóricos vinculados à psicologia histórico-cultural, como Vigotskii, Luria e Leontiev (1988), reside a afirmação de que os elementos históricos e culturais incidem sobre a aprendizagem e o comportamento humano definindo novos contornos e determinando o próprio funcionamento cerebral. Para Luria (1991, p. 16),

> [...] medidas historicamente geradas para a organização do comportamento humano determinam novos vínculos na atividade do cérebro humano.

Em tal afirmação, reconhecem as influências do ambiente na atividade cerebral e nas alterações vivenciadas por esse sistema a partir do uso de ferramentas e instrumentos historicamente construídos, bem como de novas necessidades externas, demandas e exigências sociais. Dessa forma, os fatores históricos e culturais caracterizam tanto a ontogênese como a filogênese da espécie humana.

A importância dos elementos históricos e culturais também protagoniza a cena ao pensarmos no funcionamento de um organismo qualitativamente diferente e nas possibilidades de intervenção junto a esse organismo.

> [...] apesar do neurodesenvolvimento ter seu curso guiado pela maturação, a presença de um evento disruptivo (lesão cerebral) ou de um componente congênito que altera este processo promove a eclosão de um novo sistema qualitativamente diferente do considerado normal. Entretanto, Luria (1991) argumenta que este sistema desviante é igualmente plástico e que a cultura pode ofertar ferramentas que serão incorporadas a este, potencializando o seu funcionamento e minimizando as limitações impostas pela lesão e/ou disfunção do sistema nervoso central. (HAZIN et al., 2010, p. 105-106).

A plasticidade desse sistema e sua capacidade de aprendizagem são referidas como "[...] um processo complexo, dinâmico estruturado a partir de um ato motor e perceptivo, que, elaborado corticalmente, dá origem a cognição." (GUARDIOLLA; FERREIRA; ROTTA, 1998). Conforme apontado, o processo de aprendizagem é uma confluência de fatores orgânicos (sistema nervoso central, SNC) e fatores externos (ambiente), sendo a aprendizagem o resultado do encontro desses dois sistemas.

> [...] mudanças ambientais interferem na plasticidade cerebral e, consequentemente, na aprendizagem. Definida a aprendizagem como modificação no SNC, mais ou menos permanentes, quando o indivíduo é submetido a estímulos e/ou experiências de vida, que vão se traduzir em modificações cerebrais. Dessa forma, fica bem claro que as

alterações plásticas são as formas pelas quais se aprende. (ROTTA, 2006b, p. 453).

Dessa forma, tal qual o desenvolvimento normal, o SNC evolutivamente vai sendo desafiado pelo ambiente e ampliando suas potencialidades de ação sobre ele.

Pesquisas e teorias apontadas por Rotta (2006b), como as referências de Ramon y Cajal e Aguayo, já na década de 1980, mostram a possibilidade regenerativa do SNC, sublinhando a capacidade neuronal de se adaptar às novas realidades. Em situações de necessidade regenerativa, o organismo deve ser observado por dois aspectos; a gravidade da lesão e a plasticidade cerebral. Assim,

> [...] o ambiente onde está inserido o indivíduo pode favorecer ou prejudicar a formação de conexões cerebrais, melhorando ou piorando o seu desempenho final. (ROTTA, 2006b, p. 469).

É a partir dessa afirmação que podemos inferir que a relação estabelecida pelo campo subjetivo (aprendizagem) com o orgânico (sistema nervoso) encontra eco em autores como Luria e Vygotsky, já referendados.

Ao estabelecermos uma situação de aprendizagem, no sentido amplo desse conceito, estabelecemos diante de um elemento orgânico uma nova experiência adaptativa, quer ela ocorra em uma realidade física, quer seja apenas sob o aspecto imaginário-simbólico.

O campo simbólico é o espaço no qual as vivências são assimiladas e internalizadas, passando a fazer parte do universo afetivo e cognitivo de todos os sujeitos. É na inscrição dessa história interna, sempre vivenciada de forma singular, que cada sujeito molda seu olhar sobre o mundo, suas necessidades físicas e psíquicas, o direcionamento do seu desejo.

A confluência corpo-psiquismo é a díade que movimenta o humano em cada momento da sua vida, possibilitando que encontre novas formas de se expressar ou retome antigas formas para enfrentar novas situações. Confirmando essa linha de raciocínio, Fonseca (2009) aproxima as referências da cognição com o desenvolvimento orgânico.

> O cérebro, como órgão da civilização (VYGOTSKY, 1986, 1979a, 1979b) e como órgão da aprendizagem (LURIA, 1990, 1980b) transforma precocemente a ação em pensamento e, posteriormente, o pensamento em ação; tal circularidade e anel funcional permitiu a espécie humana um processo evolutivo e maturativo sem paralelo na natureza, consubstanciando a função principal dos lobos frontais na produção de comportamento ou condutas superiores. (FONSECA, 2009, p. 57).

De acordo com os pais, Antônio se alimenta e dorme bem. Dorme sozinho em seu quarto. Tem certa independência na realização das atividades diárias. Toma sua mamadeira, escova seus dentes, vai deitar em seu berço e dorme sem necessitar que um adulto permaneça junto até que o sono venha.

Desloca-se por toda a casa engatinhando. Consegue se comunicar, solicitar o que deseja e dizer o que lhe incomoda. Tem boa memória, consegue lembrar e recontar situações vivenciadas, tais como um passeio ou uma história que tenha escutado. Adora que leiam histórias para ele!

Adora água, gosta de se molhar e estar na piscina. Tem medo de temporal e de cachorro! É muito chorão! A mãe o considera manhoso! Relata que os avós o superprotegem.

Ingressou na escola com 2 anos. Demorou muito para se adaptar à escola. Chorava, não desejava ficar. Após esse período de adaptação, passou a ir bem, sem resistência e feliz. Gosta de ir à escola de educação infantil que frequenta.

Considerando o encaminhamento da neuropediatra, o relato dos pais e a avaliação psicopedagógica inicial, a intervenção junto a Antônio teve três grandes intencionalidades. A primeira delas era conhecer os efeitos da dificuldade motora quanto aos aspectos da aprendizagem e do desenvolvimento, com especial atenção aos elementos escolares. Interessava saber como as adequações eram realizadas na proposição das atividades pedagógicas no contexto de sala de aula e no ambiente escolar. E ainda se estavam sendo garantidas a Antônio as condições de realização das atividades ou se ele estava deixando de participar e interagir em função dos impedimentos motores. Antônio frequentava uma escola particular de educação infantil de pequeno porte. As turmas se caracterizavam por serem pequenas, eram compostas, em média, por oito alunos.

O segundo objetivo era conhecer as condições apresentadas por Antônio de realização das atividades. Olhar para os aspectos individuais, como os elementos psicomotores, cognitivos, linguísticos e afetivos, identificando as facilidades/potencialidades e as dificuldades em cada uma dessas dimensões. A análise das condições individuais relacionadas às condições do contexto escolar daria subsídios para poder intervir potencializando os processos de aprendizagem.

E a terceira intenção situou-se em uma ação preventiva no sentido de evitar que prejuízos de ordem cognitiva se estabelecessem e prejudicassem os processos de aprendizagem, desenvolvimento e escolarização de Antônio.

"A POÇÃO MÁGICA" DA INTERVENÇÃO PSICOPEDAGÓGICA

Eu quero ler um livro!
Vamos ler um livro?
Lê uma história para mim?

Antônio

O gosto por histórias já era um elemento anunciado pelos pais no momento da entrevista inicial. Os pais, ao serem questionados sobre as preferências de Antônio, afirmavam: *Adora que leiam histórias para ele!*

A manifestação do desejo de Antônio por meio de um convite: *Vamos ler um livro?* era algo recorrente em nossos encontros. Foi preciso considerar esse pedido! Considerar como forma de olhar para Antônio, como meio de garantir a presença e a circulação, no espaço psicopedagógico, de elementos com alto teor afetivo. Naquele momento era importante que Antônio começasse a construir um processo de autoria na intervenção psicopedagógica. Elencar elementos e ações que desejasse realizar era o caminho para o estabelecimento de um vínculo afetivo e cognitivo com a atividade propriamente dita (escolhida), com a psicopedagoga e com o espaço psicopedagógico. Além disso, a relação vincular ampliaria as chances de maior envolvimento e permanência na atividade, de desenvolver níveis de percepção, atenção, memória, linguagem e pensamento mais elevados.

Com frequência, Antônio permanecia grande parte do tempo da sessão na realização de uma mesma atividade. Isso sinalizava seu envolvimento! Além disso, esperava-se que situações vivenciadas e aprendidas no contexto psicopedagógico pudessem ser usadas em outro contexto. Nesse sentido, esperava-se, por exemplo, que a capacidade atencional de permanecer por um longo tempo (30/40 minutos) em uma mesma atividade fosse transposta para outros espaços da sua vida e em outras situações de aprendizagem, com especial prioridade às aprendizagens escolares.

O processo vincular constitui-se como princípio da intervenção psicopedagógica: vínculo entre psicopedagoga e paciente; entre o sujeito e os elementos culturais presentes na cena psicopedagógica; entre o sujeito e o conhecimento historicamente construído e que possibilitam o (re)contar de uma história relacionada à condição humana e ao mundo construído e habitado pelo homem.

Antônio sinalizava a necessidade de que lhe contassem uma história, talvez a sua história, ou apontava a necessidade de escutar e conhecer outras histórias para, talvez, compreender a sua própria história.

A contação de história é algo constitutivo da humanidade. Uma ação eminentemente humana e cultural que habita o imaginário social. Como referenda Corso e Corso (2006, p. 285),

> [...] a ficção, infantil ou adulta, supre os indivíduos de algo que não se encontra facilmente em outros lugares: todos precisamos de fantasia, não é possível viver sem escape.

A fantasia serve como recheio e é propulsora para novas experiências, anexando ao espaço subjetivo a habilidade de lidar com situações imaginárias ou futuras, utilizando-se da experiência cognitiva e balizada pelo contorno afetivo da sua própria história de vida.

Gutfreind (2010) distingue contos tradicionais das criações modernas. Citando Loiseau (1992), considera-se como *tradicional* aquele conto que adquiriu, "no fundo e na forma, certa maturidade", ou seja, trata-se de um conto antigo que aparece sob diferentes formas a depender das especificidades regionais e culturais. Ao contrário, as *criações modernas* não possuem a perpetuação temporal, não se configuram como tradicionais, apesar de serem reconhecidas como importantes no processo de contação de histórias.

Quanto à importância cultural, cabe destacar que os *contos tradicionais* ocupam de longa data um lugar importante nas sociedades. "Lendo-os convenci-me de que o conto popular de transmissão oral pode, de certa forma, ter acompanhado sempre a humanidade." (GUTFREIND, 2010, p. 27).

Na compreensão de que a intervenção psicopedagógica constitui-se na inserção do sujeito na cultura, trabalhar a partir de contos e fábulas apresentava-se plenamente justificável e altamente potente. Além disso, pesquisas como a de Gutfreind (2010) afirmam os impactos constitutivos em termos de estruturação psíquica e cognitiva dos pequenos quando usamos a contação de história.

Os efeitos dos contos e das fábulas na constituição psíquica infantil também se constituíram como objetos de análise de outros autores como Bettelheim (1980) e Corso e Corso (2006). Constituímo-nos pelo olhar e pela ação do outro, necessitamos que o outro nos conte e teça uma história para que possamos contar a nossa própria história. Segundo Gutfreind (2010), perto de uma história sempre há alguém que a conte, e essa combinação é considerada uma das boas fontes da saúde mental. Isso porque diante da história que o outro nos conta somos capazes de construir um espaço interno, simbólico e de aprendizagem que nos possibilite lidar com os aspectos da realidade, nem sempre prazerosos e muitas vezes sofridos.

A solicitação de Antônio para que lhe contassem uma história vinha acompanhada do convite para que Antônio escolhesse a história a ser contada. Nesse período em que estivemos juntos, algumas histórias foram contadas. Um dos livros selecionados era um grande livro (Fig. 10.1) composto por nove fábulas atrativamente ilustradas (Fig. 10.2).[4]

As fábulas são contos tradicionais que existem há muitos séculos. Originária do latim *fabula*, a palavra significa história, conto, narrativa. As fábulas caracterizam-se por apresentarem personagens animais com atributos humanos, como a fala e os costumes. Além disso, cada fábula traz em seu enredo um ensinamento moral, a fim de que os personagens animais possam servir de exemplo aos homens e ao seu desenvolvimento moral. Dentre as diferentes fábulas, Antônio escolheu "A poção mágica da rã" para trabalharmos.

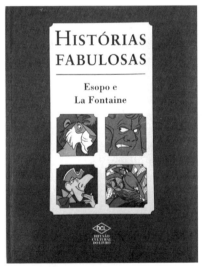

Figura 10.1 Capa do livro escolhido por Antônio.
Fonte: Esopo e La Fontaine (2005a).

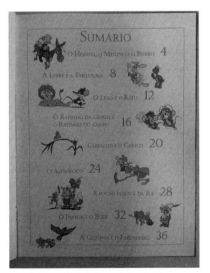

Figura 10.2 Sumário do livro com as nove fábulas.
Fonte: Esopo e La Fontaine (2005a).

---

[4] No momento do trabalho específico com essas fábulas, Antônio já estava com 5 anos.

> ## A POÇÃO MÁGICA DA RÃ
>
> Um dia, a rã teve uma grande ideia. Quer dizer, pelo menos ela achava que era uma grande ideia.
>
> Saiu cedinho para procurar potes de vidro. Depois lavou-os bem e encheu-os de água da lagoa.
>
> – Prontinho! Amanhã cedo eu vou para a cidade vender essa água como se fosse poção mágica. Todo mundo vai acreditar em mim!
>
> E conforme tinha planejado, saiu logo cedo do brejo em direção à cidade.
>
> Muito esperta, ela parou no lugar mais movimentado e montou sua barraquinha.
>
> – Venham, venham! Chegou a hora de resolver todos os seus problemas. Essa poção mágica arruma namorado, manda a tristeza embora, tira espinhas, manchas da pele, é bom para dor de barriga....
>
> E as pessoas foram chegando para ouvir a rã.
>
> – Eu posso virar um elefante bem grandão com essa poção? – perguntou o rato.
>
> – Eu posso perder uns quilinhos? – duvidou o porco.
>
> – E eu posso encontrar uma namorada? – questionou o jacaré.
>
> Era "eu posso" que não acabava mais. E podia tudo.
>
> A rã começou a vender um monte de poções.
>
> Quando a rãzinha se deu conta, já estava quase terminando seus vidros de "poção mágica". Ela estava toda feliz, fazendo planos para voltar no dia seguinte...
>
> Até que a raposa, muito desconfiada, disse:
>
> – Então quer dizer que essa poção cura tudo?!? Sei, sei... Então faça uma demonstração: que tal tirar essas manchas de sua pele?
>
> A rã foi ficando sem graça, se encolhendo toda... E foi aí que todo mundo percebeu que ela tinha mentido e começou a pegar o dinheiro de volta.
>
> A pobre coitada teve de sair voando, quer dizer, pulando da cidade!
>
> ## MORAL DA HISTÓRIA: A MENTIRA TEM PERNAS CURTAS

Fonte: Esopo e La Fontaine (2005b).

Por meio da fábula, foi proposto o desenvolvimento de uma intervenção com base nos Ciclos de Transformação e Integração Simbólica (CITIS), criado por Leonhardt (2006). Era importante construir com Antônio formas de representação da história com o objetivo de internalizá-la e compreendê-la, de construir uma experiência vivida e representativa (gráfica/concreta) da fábula.

Os CITIS envolvem um conjunto de ações em torno de um tema escolhido pelo próprio paciente que se propõe a retomar "[...] os passos característicos da escala evolutiva [...]" (LEONHARDT, 2006, p. 243) e estão organizados em oito passos que envolvem elementos como sentir, pensar, agir, representar. Na condição de uma estratégia psicopedagógica apresenta-se como uma potência no sentido de conseguir integrar diferentes dimensões do *ser* humano. Além disso, sua estrutura é sensível na medida em que permite ser flexibilizada para contemplar as especificidades do sujeito e do contexto no qual se desenvolve a estratégia psicopedagógica.

No caso de Antônio, a escolha temática dos CITIS envolveu o trabalho com um tema mais estruturado, nesse caso, a fábula. Essa opção deu-se em função de sua pouca idade. Diferentemente teria sido se ele tivesse elencado um tema integrador e construído/desenvolvido/escrito a sua própria história.[5]

Nesse momento, a construção de situações de significado foi produzida pela própria escolha da criança em trabalhar a referida fábula. A significação é justamente o sustentáculo para o desenvolvimento da ação, que compreende diferentes dimensões do agir. Sobre a realização dos CITIS,

> O importante no seu processar é mais do que "realizar" uma ação: é desenvolver em seu próprio mundo "a ação consciente e simbólica", a construção do pensar criativo. Formalizado por meio de signos culturalmente reconhecidos e elaborados, os materiais viabilizam a passagem do mundo abstrato para o concreto pela mesma via – agora em sentido inverso, na qual um dia o mundo concreto viabilizou a abstração. (LEONHARDT, 2006, p. 243).

O transitar por esses dois mundos: concreto e abstrato com o Antônio foi constituído de seis momentos. O *primeiro* deles constituído pela escolha da fábula. O *segundo* pela leitura e a escuta da fábula. Conversas sobre o que havia sido lido e escutado, bem como relações com o que se conhecia constituíram o *terceiro* momento. No caso dessa fábula, a moral da história referia-se às consequências para quem usa a mentira. Uma associação direta foi feita com a história do Pinóquio e seus parceiros de aventura, o Gepeto e o Grilo falante, por meio da lembrança de que quem mente "cresce o nariz". O *quarto* momento envolveu a representação da história com a construção da cena/local onde acontece, o deslocamento no espaço representando os personagens, o uso de recursos concretos, como fantoches e miniaturas. O *quinto* momento, utilizando materiais de "bricolagem", envolveu a construção de uma maquete para representar a história. Foram utilizados os seguintes materiais: isopor, tinta, pedrinhas coloridas, massinha de modelar, cola colorida, palitinhos, algodão, etc. O *sexto* momento compreendeu o início de uma representação escrita dos elementos presentes na maquete, como os diferentes animais, a poção mágica, a água, a lagoa, entre outros elementos. Considerando a dificuldade motora para a realização da escrita gráfica, utilizamos letras móveis adaptadas[6] (Fig. 10.3) para fazer essa identificação/associação entre elementos concretos e sua letra inicial.

Importante considerar que as letras móveis adaptadas tiveram grande importância no contexto da intervenção no sentido de potencializar os processos de escrita. A ideia era de que a utilização do recurso adaptado servisse para ajudar no processo de apropriação do sistema alfabético, bem como nas muitas combinações possíveis de serem realizadas ao escrevermos. No caso em questão era mais fácil e potente a combinação de diferentes letras do que a escrita delas. A utilização exclusiva do recurso gráfico poderia ter limitado o processo de construção da escrita considerando a dificuldade motora. Porém, a utilização exclusiva do recurso adaptado teria tirado de Antônio a possibilidade de se experimentar pelo mundo gráfico. Dessa forma, ações de escrita gráfica ocuparam a cena pedagógica e se fizeram presente. Nesse sentido, foi necessária uma negociação entre as duas possibilidades de produção escrita (Fig. 10.4).

---

[5] Possibilidade muito usada com crianças com mais idade, adolescentes e adultos.

[6] As letras móveis foram adaptadas com a utilização de tampinhas plásticas de água mineral e/ou refrigerante. Cada letra foi colada com cola quente em uma tampinha. Vale destacar que esse foi um recurso muito utilizado no decorrer da intervenção psicopedagógica. Dessa forma, tínhamos um conjunto de letras móveis adaptadas no consultório, e outro conjunto foi confeccionado e dado a Antônio para que pudesse utilizá-lo em casa e na escola.

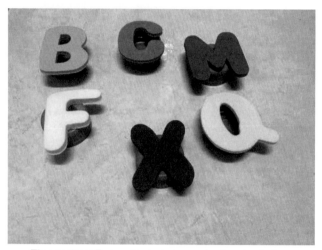

Figura 10.3 Exemplo de letras móveis adaptadas.

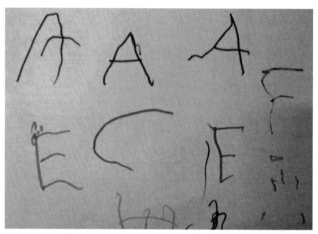

Figura 10.4 Produção escrita do Antônio. Refere-se às letras iniciais do seu nome e de pessoas da sua família, bem como da psicopedagoga.

A fábula trabalhada anteriormente deu a tônica da brincadeira (jogo) que segue na sequência. A presença no consultório de um "grilo falante" ou de um "grilo que pula" (Fig. 10.5) foi o motivo para o estabelecimento de um jogo simbólico, permeado por regras e pela construção do conceito numérico.

A brincadeira objetivava fazer o grilo pular. Para isso, pressionávamos o grilo contra o chão para fixar sua ventosa no piso. Segundos depois, o grilo pulava. O seu pulo, que em um primeiro momento gerou susto, acabou por produzir risadas no decorrer da brincadeira. Ao pular, o grilo caía, sua queda foi classificada por Antônio de duas formas: de barriga para baixo (Fig. 10.6) ou de barriga para cima (Fig. 10.7).

Espontaneamente, Antônio começa a contar quantas vezes o grilo caía de barriga para cima e quantas vezes ele caía de barriga para baixo. Como a brincadeira se estendeu fazendo o grilo pular muitas vezes, sugeri a Antônio que fizéssemos o registro dos pulos do grilo no quadro branco (Fig. 10.8). A forma de registro envolveu o desenho, a escrita, a representação da quantidade e do número. O registro gráfico foi feito pela psicopedagoga, mas Antônio era quem sinalizava em qual espaço a marcação deveria ser feita. A brincadeira durou toda a sessão psicopedagógica, e foi lembrada e retomada por Antônio em outros momentos.

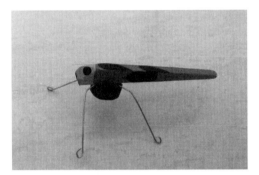

Figura 10.5 Grilo.

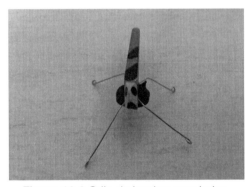

Figura 10.6 Grilo de barriga para baixo.

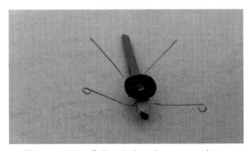

Figura 10.7 Grilo de barriga para cima.

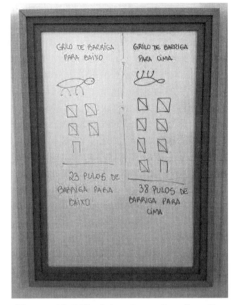

Figura 10.8 Registro dos pulos do grilo.

A FÁBULA DA RÃ MENTIROSA, UM GRILO QUE FALA ENQUANTO PULA E O MENINO QUE ESCREVE: A HISTÓRIA QUE A PSICOPEDAGOGIA ESCREVEU EM UM CORPO DIFERENTE – OU AQUILO QUE DEVERIAM SER AS CONSIDERAÇÕES FINAIS...

Podemos imaginar que esses pequenos pedaços de história e vida que se encaixam mostram o processo de um menino em construção da sua própria história. Em parte, talvez. Esse relato é uma fábula, não porque não aconteceu, mas porque institui uma fantasia que se conecta com a história de cada leitor, ao percebermos esse momento mágico, que, por sua ludicidade, transforma um destino organizado em uma lesão, capaz de reordenar expectativas e futuros.

Por ser uma fábula, damo-nos o direito de imaginar como todos esses elementos se agregam e que rumos tomam quando o momento final chega.

Ao ser detectado um fator lesional ou qualquer outro que possa alterar o cumprimento das expectativas de um novo ser, muitos sonhos se desfazem. A fantasia prevista ao nascimento, somada às expectativas sobre esse novo ser se desvanecem no ar. A imagem de bebê completo, como o esperado, se esvai. Os profissionais que trabalham com criança bem sabem que qualquer criança trazida por um adulto representa um sentimento de incapacidade ou incompletude naquele que a porta. A entrada de um terceiro elemento – o terapeuta – visa a resgatar um resquício do sonho original e dar à criança uma possibilidade de pronunciamento do seu próprio desejo e forma de construir o mundo. Nas palavras de Mannoni (1985, p. 31), isso

> [...] vai ajudar o indivíduo a construir a sua demanda, a constituir-se na sua fala em relação a própria história, para extrair, finalmente, uma mensagem onde poderá ser veiculado um sentido.

A intervenção não está centrada em características físicas ou recuperações de lesão, mas antes em estabelecer um contato com o sujeito que a porta. Assim como na *História sem fim*, escrita por Ende (2010), o que é capaz de fazer a fantasia retornar e nada mais se perder é apenas um grão de areia ou neve, que traz em si a imagem da sua própria história. Na superfície inerte de qualquer corpo lesionado, repousa a possibilidade do grão simbólico do renascimento, desde que conduzida pelo próprio sujeito. O autor referenda a busca do personagem pelas "águas da vida" que o reconduziriam à sua família

> [...] e não havia nada mais além da superfície plana e branca que se estendia a perder de vista para todos os lados, mas sentia que a imagem, que ele segurava cuidadosamente nas suas mãos, o impelia numa direção determinada. (ENDE, 2010, p. 378).

Era com suas mãos que Antônio se locomovia, não da forma esperada, nem mesmo colocando uma perna em frente à outra, mas puxando o próprio corpo inerte em direção ao futuro. Se ajudado por mecanismos ou mãos adultas, melhor, senão o fazia por sua conta e risco. Movia-se em pequenos saltos, parando com pernas abertas, como uma pequena rã. Uma rã inteligente que logo encantou com sua lábia e seu modo de vender seus sonhos. A rã que vendia sonhos alheios fez surgir em cada um que o cercava a busca por um pote mágico de soluções: uma neurologista que queria aplacar a ação de um futuro ainda incerto, pais que temiam mais algum novo fracasso na vida, uma psicopedagoga que desejava garantir as aprendizagens vivenciais e escolares. Vendendo a água das possibilidades realizáveis, Antônio foi se apropriando do seu próprio universo interno, reconstruindo ações em que antes só havia inércia. A rã, em contato com a astuciosa raposa, vivencia a dúvida no seu próprio discurso. A mescla de fantasia e realidade necessária para a convivência humana então se estabelece.

A fantasia é necessária para a sobrevivência humana, como afirmam Corso e Corso (2006), mas, quando em demasia, aliena o sujeito das relações com os demais e com a possibilidade de alteridade que nos constitui permanentemente. Winnicott (2000, p. 221), ao referendar sobre a capacidade de distinguir a diferenciação entre o mundo interno e o externo, ainda em tenra infância, afirma que "[...] o bebê já é capaz de mostrar através do seu brincar, que ele compreende que tem um interior, e que as coisas vêm do exterior". Esse é o jogo de dentro-fora vivenciado no mundo das fábulas, em que é possível construir uma identificação, sofrer, chorar e alegrar-se como um personagem, viver e aprender a sua lição e experiência e com isso ampliar sua imaginação e sua simbolização desses feitos. O que um conto de fadas permite é a construção de um amplo campo simbólico, no qual experiências fantasiosas são vividas como se fossem realidades, mas sem o sofrimento que a mesma realidade infligiria ao sujeito.

> [...] a criança extrairá significados diferentes do mesmo conto de fadas, dependendo de seus interesses e necessidades do momento. Tendo oportunidade, voltará ao mesmo conto quando estiver pronta a ampliar os velhos significados ou substituí-los por novos. (BETTELHEIM, 1980, p. 8).

Não nos cabe interpretar quais motivos ou porque essa fábula foi escolhida naquele momento, mas sim permitir que haja uma escolha e que a criança defina qual sua necessidade naquele momento. Ao abrir a portinhola do seu pensar, com a chave do seu próprio desejo, o processo terapêutico ganha o contorno mágico necessário para a sua ação. Eis então que surge o grilo falante...

...Ou seria um grilo pulante? Um grilo pulante que fala com seu corpo, que quando pressionado contra o chão ganha as alturas e faz rir. Um corpo pulante que assusta no início, mas que acha seu espaço no universo lúdico da brincadeira e que com isso acolhe a todos. É uma experiência contável e incontável ao mesmo tempo, quer seja contada pela sua representação matemática, quer nunca possa ser contada a outros por se tratar da experiência do sonho de um corpo que nem sempre obedece ao que se imagina ou deseja. O grilo pula, o Antônio pula com ele, e o grilo e o Antônio estão no ar, flutuando, podendo ser o que quer que sonhem ou desejam.

O corpo que chegou carregado agora flutua em um mar de sonhos. Não são mais necessárias pernas para seguir adiante (se bem que elas poderiam ajudar bastante). Agora a rã falante vende sonhos, os seus próprios, e o grilo dentro dele o leva adiante a saltos largos.

Saltos largos que atualmente o faz caminhar (agora com muletas) e se aventurar com destreza pelo mundo encantado dos números e das letras. Diferentemente da mentira, Antônio não tem as pernas curtas. Está saltitando por aí, carregando no bolso um pote cheio de águas da vida.

REFERÊNCIAS

BETTELHEIM, B. *A psicanálise dos contos de fadas.* Rio de Janeiro: Paz e Terra, 1980.

CIASCA, S. M.; MOURA-RIBEIRO, M. V. L. de; TABAQUIM, M. de L. Aprendizagem e paralisia cerebral. In: ROTTA, N. T.; OHLWEILER, L.; RIESGO, R. dos S. *Transtornos da aprendizagem:* abordagem neurobiológica e multidisciplinar. Porto Alegre: Artmed, 2006.

CORSO, D. L.; CORSO, M. *Fadas no divã:* psicanálise nas histórias infantis. Porto Alegre: Artmed, 2006.

ENDE, M. *A história sem fim.* 9. ed. São Paulo: Martins Fontes, 2010.

ESOPO; LA FONTAINE. *Histórias fabulosas.* São Paulo: DCL, 2005a.

ESOPO; LA FONTAINE. A poção mágica da rã. In: ESOPO; LA FONTAINE. *Histórias fabulosas.* São Paulo: DCL, 2005b.

FONSECA, V. da. *Cognição, neuropsicologia e aprendizagem:* abordagem neuropsicológica e psicopedagógica. 3. ed. Petrópolis: Vozes, 2009.

GUARDIOLA, A.; FERREIRA, L. T. C.; ROTTA, N. T. Associação entre desempenho das funções corticais e alfabetização em uma amostra de escolares de primeira série de Porto Alegre. *Arquivos de Neuro-Psiquiatria*, v. 56, n. 2, p. 281-288, 1998.

GUTFREIND, C. *O terapeuta e o lobo:* a utilização do conto da psicoterapia da criança. Rio de Janeiro: Artes e Ofícios, 2010.

HAZIN, I. et al. Contribuições da neuropscicologia de Alexsandr Romanovich Luria para o debate contemporâneo sobre as relações mente-cérebro. *Mnemosine*, v. 6, n. 1, p. 88-110, 2010.

LEONHARDT, D. R. Avaliação e clínica das praxias e dispraxias na aprendizagem: mapeamento da dor gráfica. In: ROTTA, N. T.; OHLWEILER, L.; RIESGO, R. dos S. *Transtornos da aprendizagem:* abordagem neurobiológica e multidisciplinar. Porto Alegre: Artmed, 2006.

LOISEAU, P. Childhood absence epilepsy. In: ROGER, J. et al. (Ed.). *Epileptic syndromes in infancy, childhood and adolescence.* London: John Libbey & Company, 1992.

LURIA, A. *Curso de psicologia geral.* Rio de janeiro: Civilização Brasileira, 1991.

MANNONI, M. *A primeira entrevista em psicanálise.* 4. ed. Rio de Janeiro: Campus, 1985.

OLIVEIRA, A. I. A. de; GOLIN, M. O.; CUNHA, M. C. B. Aplicabilidade do Sistema de Classificação da Função Motora Grossa (GMFCS) na paralisia cerebral: revisão da literatura. *Arquivos Brasileiros em Ciências da Saúde*, v. 35, n. 3, p. 220-224, 2010.

PALISANO, R. et al. Sistema de classificação da função motora grossa para a paralisia cerebral (GMFCS). *Developmental Medicine & Child Neurology*, v. 39, p. 214-223, 1997.

PIAGET, J. *Seis estudos de psicologia.* 24. ed. Rio de Janeiro: Forense Universitária, 2003.

ROSENBAUM, P. L. et al. Development of the Gross Motor Function Classification System for cerebral palsy. *Developmental Medicine & Child Neurology*, v. 50, n. 4, p. 249-253, 2008.

ROTTA, N. T. Dispraxias. In: ROTTA, N. T.; OHLWEILER, L.; RIESGO, R. dos S. *Transtornos da aprendizagem:* abordagem neurobiológica e multidisciplinar. Porto Alegre: Artmed, 2006a.

ROTTA, N. T. Plasticidade cerebral e aprendizagem. In: ROTTA, N. T.; OHLWEILER, L.; RIESGO, R. dos S. *Transtornos da aprendizagem:* abordagem neurobiológica e multidisciplinar. Porto Alegre: Artmed, 2006b.

VIGOTSKII, L.; LURIA, A.; LEONTIEV, A. *Linguagem, desenvolvimento e aprendizagem.* São Paulo: Ícone, 1988.

VYGOTSKY, L. S. *Obras escogidas V:* fundamentos de defectologia. Madrid: Visor, 1997.

WALLON, H. *As origens do pensamento na criança.* São Paulo: Manole, 1989.

WINNICOTT, D. W. *Da pediatria à psicanálise:* obras escolhidas. Rio de Janeiro: Imago, 2000.

Inclusão escolar de aluno com paralisia cerebral utilizando as tecnologias de informação e comunicação

11

REGINA DE OLIVEIRA HEIDRICH

INTRODUÇÃO

Este trabalho é parte de uma tese de doutorado do Curso de Pós-Graduação de Informática em Educação da Universidade Federal do Rio Grande do Sul. Após trabalharmos com paralisados cerebrais, constatamos que a informática é um forte fator de apoio para inclusão educativa. O principal problema é a falta de informação e formação de professores no ensino regular, para que possam dar a assistência necessária a esses alunos em suas aulas.

A pesquisa foi realizada durante acompanhamento e observação duas vezes na semana, durante quatro anos, do Aluno 1. Após finalizarmos o doutorado, continuamos acompanhando esse aluno em projeto de pesquisa intitulado "*Design* inclusivo de equipamentos, brinquedos e vestuário".

Gostaríamos de ressaltar que substituímos todas as ocorrências da palavra "deficientes" que aparecem neste texto por *dEficientes*. Essa alteração se justifica pelo fato de desejarmos ressaltar a Eficiência na deficiência. Segundo o *Dicionário Houaiss da Língua Portuguesa* (HOUAISS; VILLAR, 2001, p. 926), o significado da palavra dEficiente é: "[...] que tem alguma deficiência, falho, falto; deficitário, incompleto; aquele que sofre ou é portador de algum tipo de deficiência.". Pelo menos neste trabalho esperamos que o ser "Ente" seja mais importante do que o seu déficit, seja lá qual for.

Muitos autores têm ressaltado a importância do respeito pelo ser diferente, e o filósofo francês Morin (2000) descreve que as interações entre indivíduos produzem a sociedade que testemunha o surgimento da cultura e que retroage sobre os indivíduos pela cultura.

> A complexidade humana não poderia ser compreendida dissociada dos elementos que a constituem: todo desenvolvimento verdadeiramente humano significa o desenvolvimento conjunto das autonomias individuais, das participações comunitárias e do sentimento de pertencer à espécie humana. (MORIN, 2000, p. 54).

O mesmo autor ainda afirma que:

> [...] cabe à educação do futuro cuidar para que a ideia de unidade da espécie humana não apague a ideia de diversidade e que a da sua diversidade não apague a da unidade. Há uma unidade humana. Há uma diversidade humana. A unidade não está apenas nos traços biológicos da espécie Homo sapiens. A diversidade não está apenas nos traços psicológicos, culturais, sociais do ser humano. Existe

também diversidade propriamente biológica no seio da unidade humana; não apenas existe unidade cerebral, mas mental, psíquica, afetiva, intelectual; além disso, as mais diversas culturas e sociedades têm princípios geradores ou organizacionais comuns. É a unidade humana que traz em si os princípios de suas múltiplas diversidades. Compreender o ser humano é compreender sua unidade na diversidade, sua diversidade na unidade. É preciso conceber a unidade do múltiplo, a multiplicidade do uno. A educação deverá ilustrar este princípio de unidade/diversidade em todas as esferas. (MORIN, 2000, p. 55).

Acreditamos ser Edgar Morin, hoje, um grande representante das ideias que dizem respeito à diversidade humana, pois o autor considera esse um grande desafio à educação do futuro, em uma sociedade globalizada, capitalista e, no caso do nosso país, ainda com sérios problemas econômicos e sociais.

A introdução do computador na educação tem provocado uma verdadeira revolução na concepção de ensino e de aprendizagem. A quantidade de programas educacionais e as diferentes modalidades de uso do computador mostram que essa tecnologia pode ser bastante útil no processo de ensino-aprendizagem e, à medida que esse uso se dissemina, passa a ser uma ferramenta de complementação, de aperfeiçoamento e de possível mudança na qualidade do ensino.

As mudanças acarretadas pela sociedade da informação foram muito rápidas, sendo que a maioria dos professores não conseguiu acompanhá-las. O uso do computador como meio educacional acontece junto com um questionamento da função da escola e do papel do professor. Em uma sociedade que busca o ensino de qualidade para todos, é fundamental que, além do uso de novas tecnologias, o professor esteja preparado para receber, em suas classes regulares, alunos com deficiência. Porém, atualmente, esses alunos estão sendo aceitos na rede regular de ensino, sem que o professor tenha alguma formação na área de inclusão, além de não possuir a formação necessária para o uso de informática. No âmbito das tecnologias assistivas, o computador pode ser um caderno eletrônico, desde que sejam utilizados *hardwares* e *softwares* adequados.

Tecnologia assistiva é qualquer item, peça de equipamento ou sistema de produtos, adquirido comercialmente ou desenvolvido artesanalmente, produzido em série, modificado ou feito sob medida, que é usado para aumentar, manter ou melhorar habilidades de pessoas com limitações funcionais, sejam físicas ou sensoriais.

Dessa forma, um contexto educacional inclusivo, que favoreça as funcionalidades do aluno com deficiência motora, necessita recorrer aos apoios de facilitadores sociais, como a tecnologia assistiva, nas seguintes modalidades: auxílio em atividades de vida diária; material escolar e pedagógico adaptado; comunicação aumentativa e alternativa; informática acessível; acessibilida-de e adaptações arquitetônicas; mobiliário, adequação postural e mobilidade (BRASIL, 2007).

Neste sentido, a criança com deficiência física não pode estar em um mundo à parte para desenvolver habilidades motoras. É preciso que ela receba os benefícios tecnológicos e de reabilitação em constante interação com o ambiente ao qual ela pertence. É muito mais significativo à criança desenvolver habilidades de fala se ela tem com quem se comunicar. Da mesma forma, é mais significativo desenvolver habilidade de andar se para ela está garantido o seu direito de ir e vir. (BRASIL, 2007, p. 17).

PARALISIA CEREBRAL OU ENCEFALOPATIA CRÔNICA NÃO PROGRESSIVA

Willian John Little, um ortopedista inglês, descreveu pela primeira vez, em 1843, a encefalopatia crônica da infância, e a definiu como patologia relacionada a diferentes causas e caracterizada especialmente por rigidez muscular. Em 1862, estabeleceu-se a relação entre esse quadro e o parto anormal. Posteriormente, Freud, em 1897, sugeriu a utilização da expressão paralisia cerebral (PC), que foi consagrada por Phelps, ao se referir a um grupo de crianças com distúrbios motores mais ou menos severos, devido à lesão no sistema nervoso central (SNC), semelhantes ou não à síndrome de Little (DIAMENT, 1996; ROTTA, 2001).

A PC, ou encefalopatia crônica não progressiva da infância (ECNPI), é consequência de uma lesão estática que afeta o sistema nervoso central em fase de maturação estrutural e funcional. É uma disfunção predominantemente sensoriomotora, envolvendo distúrbios no tônus muscular, na postura e na movimentação voluntária, podendo, também, estar associada a outras alterações, como deficiência mental, visual e quadro convulsivo (GERALIS, 2007; SCHWARTZMAN, 2004). Rosenbaum (2007) atualizou o conceito de paralisia cerebral e a definiu como um grupo de desordens do desenvolvimento do movimento e da postura que causa limitação de atividades, atribuído a um distúrbio não progressivo que ocorre no desenvolvimento fetal ou no cérebro do lactente. A desordem motora da paralisia cerebral é normalmente acompanhada por distúrbios de sensação, cognição, comunicação, percepção, comportamento, por crise epiléptica e por problemas musculoesqueléticos secundários (ROSENBAUM, 2007).

De acordo com Piovesana (2002), a PC é uma condição com múltiplas etiologias. Po-de ser causada por fatores hereditários ou eventos ocorridos nos períodos os pré, peri ou pós-natal até os 2 anos de idade (ALLEGRETTI; MANCINI; SCHWARTZMAN, 2002; MANCINI et al., 2004; PIOVESANA, 2002). As causas podem ser genéticas, congênitas, inflamatórias, infecciosas, por eventos anóxicos, traumáticos e metabólicos (SANKAR; MUNDKUR, 2005).

Crianças prematuras ou muito pequenas estão sujeitas a sofrer paralisia cerebral por lesões vasculares, pois seus vasos sanguíneos encefálicos têm paredes muito frágeis, o que pode ocasionar alguma hemorragia intraventricular (FINNIE, 2000). Problemas como a falta de oxigênio antes, durante ou após o nascimento, danos tóxicos ou envenenamento por álcool ou drogas usadas pela mãe durante a gestação, trauma encefálico (p. ex., queda, acidente de automóvel), distúrbios metabólicos, infecções do sistema nervoso, como encefalite ou meningite, também podem causar paralisia cerebral (FINNIE, 2000; GERALIS, 2007; LEVITT, 2001). Inúmeros vírus apresentam uma capacidade de neuroinvasão (invasão do sistema nervoso central) e neurovirulência (capacidade de infectar e provocar distúrbios na função da célula neural), podendo prejudicar o desenvolvimento maturacional do encéfalo da criança (MILLER; CLARK, 2002).

Identificar a etiologia da PC ainda é um fator nebuloso. Embora muitas vezes a história clínica e a gestacional permitam essa identificação, outras tantas ficam sem respostas. Segundo Souza e Ferrareto (2001), a maior causa de PC é a anóxia perinatal por um trabalho de parto anormal ou prolongado. A prematuridade entra como segunda maior causa da ECNPI. Em contrapartida, Sankar e Mundkur (2005) afirmam que entre 75 e 80% dos casos ocorrem devido a danos pré-natais e menos de 10% começam devido a trauma ao nascimento ou asfixia.

Segundo Himmelmann, Hagberg e Uvebrant (2010), com relação à idade gestacional (IG), 36% das crianças nascidas com idade gestacional inferior a 28 semanas têm paralisia cerebral. Em crianças nascidas entre 28 e 32 semanas de gestação, esse índice cai para 25%, reduzindo-se para 2,5% em crianças com idade gestacional entre 32 e 38 semanas. Entre 38 e 40 semanas de IG, o índice de crianças com paralisia cerebral volta a crescer e chega a 32%. Com base nesses dados, é possível afirmar que a paralisia cerebral ocorre mais frequentemente em prematuros e nascidos a termo.

As características e os comprometimentos das crianças com paralisia cerebral são marcados por síndromes clínicas heterogêneas (GAUZZI; FONSECA, 2004). Segundo Rotta (2001) e Miller e Clark (2002), a classificação das encefalopatias crônicas da infância pode ser feita de várias formas, levando em conta o momento lesional, o local da lesão, a etiologia, a sintomatologia ou a distribuição topográfica. Considerando os aspectos anatômicos e clínicos, que são os elementos principais do quadro clínico, a paralisia cerebral pode ser classificada como: espástica ou piramidal; coreoatetósica ou extrapiramidal; atáxica e mista. A forma espástica é a mais frequente, acometendo 72 a 91% das crianças com PC (ODDING; ROEBROECK; STAM, 2006).

Conforme Miller e Clark (2002), a PC espástica deixa a criança com os membros fracos e rígidos. Ela subdivide-se em: tetraplegia, quando os quatro membros são severamente afetados, com incidência de 9 a 13%; hemiplegia, quando um hemicorpo é afetado (lado esquerdo ou direito), ocorre entre 25 e 40% dos casos (FINNIE, 2000); diplegia, quando os membros inferiores são mais afetados que os superiores, com incidência de 10 a 33% (MILLER; CLARK, 2002).

A representação dessas principais formas de lesão pode ser vista na Figura 11.1 e as respectivas regiões afetadas do encéfalo são apresentadas na Figura 11.2.

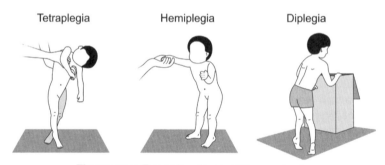

Figura 11.1 Exemplos de paralisia cerebral.
Fonte: Braga (1995).

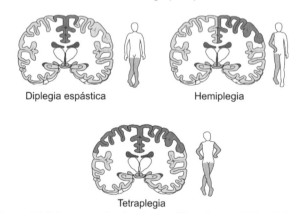

Figura 11.2 Representação das regiões do encéfalo afetadas.
Fonte: Braga (1995).

A forma atetósica é aquela na qual a criança apresenta movimentos involuntários constantes, mesmo tentando ficar imóvel (9 a 22%). Na atáxica, a criança apresenta dificuldades em coordenar o movimento (MILLER; CLARK, 2002). Segundo Finnie (2000), a criança atáxica não tem movimentos involuntários quando está sentada imóvel, mas realiza movimentos voluntários desajeitados e inábeis e, portanto, caracteriza-se pela incoordenação estática e cinética. É a manifestação mais rara com incidência de 2%. O comprometimento misto representa uma combinação de duas formas anteriormente descritas (9 a 22%) (MILLER; CLARK, 2002).

O grau do comprometimento está diretamente relacionado com fatores como a extensão da lesão, sua localização, o período em que ocorreu e a forma como a criança é estimulada e tratada ao longo do seu desenvolvimento (FINNIE, 2000; GERALIS, 2007; LEVITT, 2001).

Uma vez que a paralisia cerebral influencia o modo como as crianças se desenvolvem, ela é conhecida como um distúrbio (deficiência) do desenvolvimento. Sendo assim, muitas fases do desenvolvimento neuropsicomotor serão omitidas, o que acarreta diversas alterações que podem comprometer a funcionalidade na realização das atividades de vida diária (AVD's), independência, autonomia e a participação social (FINNIE, 2000; GERALIS, 2007; MANCINI et al., 2004).

INCLUSÃO EDUCACIONAL

O processo de inclusão se refere a um processo educacional que visa a estender ao máximo a capacidade da criança com deficiência na escola e na classe regular. É um processo constante que precisa ser continuamente revisto.

As primeiras iniciativas oficiais de atendimento educacional para as pessoas com deficiências no Brasil ocorreram a partir da segunda metade do século XIX, com a criação de duas instituições públicas: Imperial Instituto dos Meninos Cegos, em 1854, e o Instituto dos Surdos-Mudos, em 1856. Ambas foram criadas por decretos imperiais na cidade do Rio de Janeiro e ofereciam educação básica e profissionalizante. Para a pesquisadora em história da educação especial, Jannuzzi (2004, p. 20), o surgimento da educação do dEficiente no Brasil aconteceu devido ao envolvimento de "[...] pessoas sensibilizadas com o problema, que encontraram apoio governamental". Nesse período não havia uma legislação educacional que regularizasse o atendimento educacional aos dEficientes. A autora Jannuzzi (2004, p. 27) ainda afirma que esses dois institutos foram sempre privilegiados,

> [...] pois estiveram ligados ao poder central até 1973, quando então se subordinaram ao Centro Nacional de Educação Especial (CENESP), primeiro órgão de política educacional para a área.

Sassaki (1997) afirma que essa história teve quatro fases principais:

- A primeira, que corresponde ao período anterior ao século XX, pode ser chamada de fase da exclusão, na qual a maioria das pessoas com deficiência e outras condições era tida como indigna de educação escolar.
- A segunda fase, chamada de segregação, já no século XX, começou com o atendimento às pessoas dEficientes dentro de grandes instituições que, entre outras coisas, propiciavam classes de alfabetização. A partir da década de 1950 e mais fortemente nos anos 1960, com a eclosão do movimento dos pais de crianças a quem era negado ingresso em escolas comuns, surgiram as escolas especiais e, mais tarde, as classes especiais dentro

de escolas comuns. O sistema educacional ficou com dois subsistemas funcionando paralelamente e sem ligação um com o outro: a educação comum e a educação especial.

- A terceira fase, localizada na década de 1970, constituiu a fase da integração, embora a bandeira da integração já tivesse sido defendida a partir do final dos anos 1960. Nessa nova fase, houve uma mudança filosófica em direção à ideia de educação integrada, ou seja, escolas comuns aceitavam crianças ou adolescentes dEficientes nas classes comuns ou, pelo menos, em ambientes o menos restritivo possível. Entretanto, consideravam-se integrados apenas aqueles estudantes com deficiência que conseguissem adaptar-se à classe comum como esta se apresentava, portanto, sem modificações no sistema. A educação integrada ou integradora exigia a adaptação dos alunos ao sistema escolar, excluindo aqueles que não conseguiam adaptar-se ou acompanhar os demais alunos. As leis sempre tinham o cuidado de ressaltar a condição "preferencialmente na rede regular de ensino", o que deixava em aberto a possibilidade de manter crianças e adolescentes com deficiência nas escolas especiais.
- Finalmente, a quarta fase, a de inclusão, surgiu na segunda metade da década de 1980, incrementou-se nos anos 1990 e vai adentrando o século XXI. A ideia fundamental desta fase é a de adaptar o sistema escolar às necessidades dos alunos. A inclusão propõe um único sistema educacional de qualidade para todos os alunos, com ou sem deficiência e com ou sem outros tipos de condição atípica. A inclusão se baseia em princípios como: a aceitação das di-

ferenças individuais como um atributo e não como um obstáculo, a valorização da diversidade humana pela sua importância para o enriquecimento de todas as pessoas, o direito de pertencer e não de ficar de fora, o igual valor das minorias em comparação com a maioria. A educação inclusiva depende não só da capacidade do sistema escolar (diretor, professores, pais e outros) em buscar soluções para o desafio da presença de tão diferentes alunos nas classes, como também do desejo de fazer de tudo para que nenhum aluno seja novamente excluído com base em alguma necessidade educacional muito especial.

Sassaki (1997) ainda aponta alguns pressupostos básicos, que devem ser levados em consideração ao analisarmos o processo de inclusão educativa:

1. o que é melhor para pessoas dEficientes depende de inúmeros fatores (desejo dos pais; desejo das próprias pessoas dEficientes; opinião das autoridades educacionais; a realidade escolar da cidade ou região, etc.);
2. escola integrada e escola integradora significam a mesma coisa, na proposta surgida na fase da integração;
3. na proposta de inclusão, a escola especial, a sala de recursos e os professores de educação especial terão novas e mais importantes funções, e as classes especiais não serão mais necessárias;
4. uma escola inclusiva, diferentemente de uma escola integradora, acolhe todos os alunos adaptando-se às suas diferentes necessidades;
5. uma escola comum, tal qual sempre existiu, não se torna automaticamente uma escola inclusiva só porque admitiu alguns alunos com deficiência nas classes comuns;

6. uma escola comum só se torna inclusiva depois que se reestruturou para atender à diversidade dos novos alunos em termos de necessidades especiais (não só as decorrentes de deficiência física, mental, visual, auditiva ou múltipla, como também aquelas resultantes de outras condições atípicas), em termos de estilos e habilidades de aprendizagem dos alunos e em todos os outros requisitos do princípio da inclusão, conforme estabelecidos no documento Declaração de Salamanca e o Plano de Ação para a Educação de Necessidades Especiais".[1] Trata-se do mais completo texto sobre inclusão na educação, em cujos parágrafos fica evidenciado que a educação inclusiva não se refere apenas às pessoas com deficiência e sim a todas as pessoas, deficientes ou não, que tenham necessidades educacionais especiais em caráter temporário, intermitente ou permanente. Isso se coaduna com a filosofia da inclusão, na medida em que a inclusão não admite exceções – todas as pessoas devem ser incluídas (ORGANIZAÇÃO DAS NAÇÕES UNIDAS PARA A EDUCAÇÃO, A CIÊNCIA E A CULTURA, 1994).

Para que a inclusão ocorra de fato, Carvalho (2004) adverte que esse é o momento de reflexão acerca da formação de nossos professores em geral, pois sabemos que a educação brasileira enfrenta graves desafios, reflexos dos problemas estruturais com os quais temos vivido. Ainda segundo a autora, todo professor, como profissional da aprendizagem que é, deve ser especialista no aluno, como

ser que evolui, que constrói conhecimentos, que tem sentimentos e desejos e que traz para a escola sua bagagem de experiências de vida e de informações.

Santarosa (1992) salienta justamente essa nova relação do professor e justifica que a sua formação deve ter como finalidade a consciência crítica de seu papel, devendo estar comprometido com a melhoria da qualidade de seu trabalho, do seu ensino, de sua atuação como educador e mediador que dinamiza a troca de ação entre o sujeito e o objeto do conhecimento, com vistas à apropriação do saber (interação individual), entre sujeito e grupo (interação interindividual), viabilizando o desenvolvimento de personalidades autônomas no domínio cognitivo-moral, social e afetivo. Santarosa (1996) continua:

> [...] a formação do professor, em qualquer área, deve ressaltar seu papel como construtor do conhecimento e pensador de sua prática pedagógica, comprometido com sua atuação como educador em um mundo de constantes mudanças e avanços tecnológicos.

Pode-se afirmar que para que a inclusão ocorra realmente é necessário que os professores estejam apropriados da tecnologia, para que possam utilizar todas as ferramentas da melhor maneira possível. Essa necessidade é reafirmada por Lima (2007), para quem o desenvolvimento tecnológico e o processo de globalização da informação por meio da imagem modificaram os processos de desenvolvimento cultural por introduzirem novas formas de mediação. As novas gerações desenvolvem-se com diferenças importantes em relação às gerações precedentes, por meio, por exemplo, da interação com a informática.

---

[1] O referido documento foi adotado por mais de 300 participantes, representando 92 países e 25 organizações internacionais, presentes na Conferência Mundial sobre Educação de Necessidades Especiais: acesso e qualidade, realizada na cidade de Salamanca, Espanha, em junho de 1994, com o patrocínio da UNESCO e do governo espanhol.

O computador somente funciona, efetivamente, como instrumento no processo de ensino-aprendizagem, se for inserido em um contexto de atividades que desafiem o grupo em seu crescimento. A informática educativa servirá como ferramenta dentro de um ambiente que valorize o prazer do aprendiz em construir seu processo de aprendizagem, por meio da integração de conteúdos significativos. O papel do professor na utilização do computador é fundamental, uma vez que é ele quem cria, organiza e promove o ambiente da aprendizagem.

Baptista (2009) afirma que o modo contemporâneo de escolarização precisa ser colocado em cheque, principalmente pelas transformações no mercado de trabalho, nas formas de comunicação e acesso à informação, na estrutura e na vida urbana, nas configurações e nas relações familiares, etc.

TEORIA HISTÓRICO-CULTURAL DE VYGOTSKY

Segundo a teoria histórico-cultural de Vygotsky, o indivíduo se constitui, como tal, não somente devido aos processos de maturação orgânica, mas, principalmente, por meio de suas interações sociais, a partir das trocas estabelecidas com seus semelhantes. As funções psíquicas humanas estão intimamente vinculadas ao aprendizado, à apropriação (por intermédio da linguagem) do legado cultural de seu grupo.

Esse patrimônio, material e simbólico, consiste no conjunto de valores, conhecimentos, sistemas de representação, construtos materiais, técnicas, formas de pensar e de se comportar que a humanidade construiu ao longo de sua história. Para que a criança possa dominar esses conhecimentos, é fundamental a mediação de indivíduos, sobretudo dos mais experientes de seu grupo cultural.

Mas para que exista apropriação é preciso também que exista internalização, que implica a transformação dos processos externos (concretizados nas atividades entre as pessoas) em um processo intrapsicológico (no qual a atividade é reconstruída internamente). O longo caminho do desenvolvimento humano segue, portanto, a direção do social para o individual.

Portanto, na perspectiva de Vygotsky, construir conhecimentos implica uma ação partilhada, já que é por meio dos outros que as relações entre sujeito e objeto de conhecimento são estabelecidas.

O paradigma esboçado sugere, assim, um redimensionamento do valor das interações sociais (entre os alunos e o professor e entre as crianças) no contexto escolar. As interações passam a ser entendidas como condição necessária para a produção de conhecimentos por parte dos alunos, particularmente aquelas que permitam o diálogo, a cooperação e a troca de informações mútuas, o confronto de pontos de vista divergentes e que implicam a divisão de tarefas, nas quais cada um tem uma responsabilidade que, somadas, resultarão no alcance de um objetivo comum. Cabe, portanto, ao professor não somente permitir que elas ocorram, mas promovê-las no cotidiano das salas de aula.

Dessa maneira, a heterogeneidade, característica presente em qualquer grupo humano, passa a ser vista como fator imprescindível para as interações na sala de aula. Os diferentes ritmos, comportamentos, experiências, trajetórias pessoais, contextos familiares, valores e níveis de conhecimentos de cada criança (e do professor) imprimem ao cotidiano escolar a possibilidade de troca de repertórios, de visão de mundo, confrontos, ajuda mútua e consequente ampliação das capacidades individuais.

Em síntese, uma prática escolar baseada nesses princípios deverá, necessariamente, considerar o sujeito ativo (e interativo) no seu processo de conhecimento, já que ele não é visto como aquele que recebe passivamente as informações do exterior. Todavia, a atividade espontânea e individual da criança, apesar de importante, não é suficiente para a apropriação dos conhecimentos acumulados pela humanidade. Portanto, deverá considerar também a importância da intervenção do professor (entendido como alguém mais experiente da cultura) e, finalmente, as trocas efetivadas entre as crianças (que também contribuem para os desenvolvimentos individuais).

A partir do exame de teses expressas por Vygotsky, é importante que façamos algumas considerações acerca do papel do professor. O referencial analisado sugere a necessidade de redefinição de sua função. Podemos dizer que, nessa abordagem, o professor deixa de ser visto como agente exclusivo de informação e formação dos alunos, uma vez que as interações estabelecidas entre as crianças também têm um papel fundamental na promoção de avanços no desenvolvimento individual.

Isso não significa, no entanto, que seu papel seja indispensável ou menos importante. Muito pelo contrário, a função que ele desempenha no contexto escolar é de extrema relevância, já que é o elemento mediador (e possibilitador) das interações entre os alunos e das crianças com os objetos de conhecimento.

A mediação é um processo essencial para tornar possíveis processos ou funções psicológicas tipicamente humanas, ou seja, voluntárias, intencionais, controladas pelo próprio sujeito. São denominadas por Vygotsky como funções psicológicas superiores[2] (FPS): "As funções psicológicas superiores apresentam uma estrutura tal que entre o homem e o mundo real existem mediadores, ferramentas auxiliares das atividades humanas" (OLIVEIRA, 1993, p. 26-27). As FPS originam-se das relações entre os indivíduos humanos, ou seja, na participação do sujeito em atividades compartilhadas com outros (BAQUERO, 1998), por isso não aparecem de forma repentina, apresentam uma natureza histórica e são de origem sociocultural. Por outro lado, as funções psicológicas inferiores (FPI) ou outros processos psicológicos elementares são inconscientes e involuntários, caracterizam-se por serem imediatos, ou seja, reações diretas a uma determinada situação, e são de origem natural e biológica, portanto, são controlados pelo meio físico e social. Nessa perspectiva, o que determina o desenvolvimento das FPS não é fundamentalmente a mudança biológica, mas sobretudo a utilização do que Vygotsky denominou como elementos mediadores. O desenvolvimento "[...] se dá não em círculo, mas em espiral, passando pelo mesmo ponto a cada nova revolução, enquanto avança para um nível superior" (VYGOTSKY, 1984, p. 63).

Vygotsky trabalhou com o pressuposto de que o desenvolvimento biológico e o desenvolvimento cultural formam uma unidade, na qual o processo de desenvolvimento psicológico é determinado tanto pelo nível de desenvolvimento orgânico ou biológico quanto pelo nível de utilização de elementos mediadores culturais. A interação entre o sujeito-ambiente se dá por meio do uso de dois tipos de elementos mediadores, os instrumentos e os signos. A presença de elementos mediadores introduz um elo a mais nas relações sujeito-meio, tornando-as mais complexas.

Os instrumentos, elementos mediadores externos, são ferramentas materiais interpostas entre o sujeito e o objeto de sua atividade, ampliando as possibilidades de transformação da natureza. São feitos ou buscados para certo objetivo e vão carregar consigo a função para a qual foram criados. São também um objeto social e

---

[2] FPS são processos psicológicos qualitativamente mais elevados, como: linguagem, memória lógica, atenção voluntária, formação de conceitos, pensamento verbal, etc.

mediador da relação entre o homem e o mundo. É importante lembrar que animais também se utilizam de instrumentos, mas de forma rudimentar. Ainda que esses instrumentos exerçam função mediadora entre indivíduo e objeto, Vygotsky entende como sendo diferente dos instrumentos humanos. Os animais não são capazes de criar instrumentos com objetivos específicos e também não guardam esses instrumentos para serem utilizados, tampouco os usam como conquista a ser passada ao seu grupo social. Eles têm a capacidade de transformar o ambiente em um momento exclusivo, mas não têm a capacidade de cultivar sua relação com o meio em um processo histórico-cultural, como acontece com seres humanos.

> A função do instrumento é servir como um condutor da influência humana sobre o objeto da atividade; ele é orientado externamente; deve necessariamente levar mudanças nos objetos. Constitui um meio pelo qual a atividade humana externa é dirigida para o controle e domínio da natureza. (VYGOTSKY, 1984, p. 62).

Os signos são elementos mediadores internos, meios auxiliares para solucionar um dado problema psicológico como lembrar, comparar, escolher, etc. Dirigem-se ao controle de ações psicológicas, seja do próprio indivíduo, seja de outras pessoas. São elementos que representam ou expressam outros objetos, eventos, situações (ícone, símbolo). São interpenetráveis como representação da realidade e podem referir-se a elementos ausentes do espaço e do tempo presentes (OLIVEIRA, 1993, p. 30). Para Vygotsky (1984, p. 62), o signo

> [...] não modifica em nada o objeto da operação psicológica. Constitui um meio da atividade interna dirigido para o controle do próprio indivíduo; o signo é orientado internamente.

Tanto os signos como os instrumentos são recursos artificiais, porque são criados e adquiridos culturalmente.

O conceito de internalização é entendido pelo autor como um processo de reconstrução e transformação interna de uma operação externa, do qual se infere que o internalizado é qualitativamente diferente e não se constitui uma simples cópia do plano externo interpsicológico. Internalizar é transformar e reconstruir uma operação externa interpsicológica para uma operação interna intrapsicológica, o que se dá por meio de uma série de eventos ocorridos ao longo do desenvolvimento.

> A internalização de formas culturais de comportamento envolve a reconstrução da atividade psicológica tendo como base as operações com signos. (VYGOTSKY, 1984, p. 64).

O conceito de apropriação enfatiza que o sujeito, para apropriar-se de determinados processos, necessita da participação em uma atividade conjunta com outros sujeitos. De acordo com o autor, devemos distinguir os conceitos de atividade, ações e operações que compõem a teoria da atividade humana:

> O conceito de atividade está ligado ao conceito de motivo. Não há atividade se não há motivo. Os componentes principais de algumas atividades dos homens são as ações que eles realizam. Denominamos ação o processo subordinado à representação que se tem do resultado que se quer chegar, ou seja, ao processo subordinado a um fim consciente. Do mesmo modo que o conceito de motivo se relaciona com o conceito de atividade, o conceito de fim se relaciona com o conceito de ação. (VYGOTSKY, 1984, p. 82).

O homem se apropria dos objetos por meio de uma atividade adequada a esses elementos, isto é, a partir do momento em que começa a usá-los, formando correspondentes ações e operações motoras e mentais. A simples apresentação de um objeto dificilmente desenvolveria na criança a capacidade de sua utilização. A atividade desenvolve-se mediante as relações práticas e verbais que existem entre elas em um processo histórico-social, mediado por sua relação com as pessoas.

Os recursos de acessibilidade tecnológica são entendidos por nós como instrumentos, dirigidos para o domínio do ambiente computacional, e como signos, pois possibilitam a comunicação entre o sujeito e a máquina, por meio do *software* que utiliza um sistema de signos (a linguagem, a escrita, os números, etc.), e são considerados, por isso, ferramentas cognitivas. As tecnologias de informação e comunicação (TICs) estão impregnadas de signos, que geram

> [...] impactos na estruturação da própria sociedade, estabelecendo novos padrões comportamentais, mudanças na comunicação simbólica e o surgimento de comunidades virtuais. (GRUPO DE TRABALHO NOVAS FORMAS ELETRÔNICAS DE INTERAÇÃO, 2000, p. 2).

As pesquisas de Vygotsky não se voltaram apenas para o desenvolvimento e a aprendizagem dos alunos ditos "normais". Atribuindo grande importância à educação especial, Vygotsky (1987) coordenou e desenvolveu pesquisas nesse campo, tendo atuado com crianças e adolescentes portadores de deficiência (física, visual, mental, auditiva e múltipla), no Instituto Experimental de Defectologia (termo utilizado na Rússia, no início do século XX, para se referir ao trabalho desenvolvido com pessoas portadoras de deficiências).

> [...] A educação para estas crianças deveria se basear na organização especial de suas funções e em suas características mais positivas, em vez de se basear em seus aspectos mais deficitários. (VYGOTSKY, 1987, p. 28).

Vygotsky (1987) não ignora as definições biológicas da espécie humana; no entanto, atribui uma enorme importância à dimensão social, que fornece instrumentos e símbolos (assim como todos os elementos presentes no ambiente humano impregnados de significado cultural) que medeiam a relação do indivíduo com o mundo e que fornecem também seus mecanismos psicológicos e formas de agir nesse mundo. O aprendizado é considerado, assim, um aspecto necessário e fundamental no processo de desenvolvimento das funções psicológicas superiores.

Portanto, o desenvolvimento pleno do ser humano depende do aprendizado que realiza em um determinado grupo cultural, a partir da interação com outros indivíduos da sua espécie. Isso quer dizer que, por exemplo, um indivíduo criado em uma tribo indígena, que desconhece o sistema de escrita e não tem nenhum tipo de contato com um ambiente letrado, não se alfabetizará. O mesmo ocorre com a aquisição da fala. A criança só aprenderá a falar se pertencer a uma comunidade de falantes, ou seja, as condições orgânicas (possuir o aparelho fonador), embora necessárias, não são suficientes para que o indivíduo adquira a linguagem.

Nessa perspectiva, é o aprendizado que possibilita e movimenta o processo de desenvolvimento:

> [...] o aprendizado pressupõe uma natureza social específica e um processo através do qual as crianças penetram na vida intelectual daqueles que as cercam. (VYGOTSKY, 1984, p. 99).

Desse ponto de vista, o aprendizado é o aspecto necessário e universal, uma espécie de garantia do desenvolvimento das características psicológicas especificamente humanas e culturalmente organizadas.

É justamente por isso que as relações entre desenvolvimento e aprendizagem ocupam lugar de destaque na obra de Vygotsky. Por isso, o termo *aprendizado* deve ser entendido em um sentido mais amplo do que o usado na língua portuguesa. Quando Vygotsky fala em aprendizado (*obuchenie*, em russo), ele se refere tanto ao processo de ensino quanto ao de aprendizagem, isso porque ele não acha possível tratar desses dois aspectos de forma independente.

Ele analisa essa complexa questão sob dois ângulos: um é o que se refere à compreensão da relação geral entre o aprendizado e o desenvolvimento; o outro, às peculiaridades dessa relação no período escolar. Faz essa distinção porque acredita que, embora o aprendizado da criança se inicie muito antes de ela frequentar a escola, o aprendizado escolar introduz elementos novos no seu desenvolvimento.

Vygotsky identifica dois níveis de desenvolvimento: um se refere às conquistas já efetivadas, que ele chama de nível de desenvolvimento real ou efetivo; e o outro, ao nível de desenvolvimento potencial, que se relaciona às capacidades em vias de serem construídas.

O nível de desenvolvimento real pode ser entendido como referente àquelas conquistas que já estão consolidadas na criança, aquelas funções ou capacidades que ela já aprendeu e domina, pois já consegue utilizar sozinha, sem assistência de alguém mais experiente da cultura (pai, mãe, professor, criança mais velha, etc.).

Desse modo, quando nos referimos àquelas atividades e tarefas que a criança já sabe fazer de forma independente, como andar de bicicleta, cortar com a tesoura ou resolver determinado problema matemático, estamos tratando de um nível de desenvolvimento já estabelecido, isto é, estamos olhando o desenvolvimento retrospectivamente. Nas escolas, na vida cotidiana e nas pesquisas sobre o desenvolvimento infantil, costuma-se avaliar a criança somente nesse nível, isto é, supõe-se que somente aquilo que ela é capaz de fazer, sem a colaboração de outros, é representativo de seu desenvolvimento.

O nível de desenvolvimento potencial também se refere àquilo que a criança é capaz de fazer, só que mediante a ajuda de outra pessoa (adultos ou crianças mais experientes). Nesse caso, a criança realiza tarefas e soluciona problemas por meio do diálogo, da colaboração, da imitação, da experiência compartilhada e das pistas que lhe são fornecidas. Por exemplo, uma criança de 5 anos pode não conseguir, em uma primeira vez, montar sozinha um quebra-cabeça que tenha muitas peças, porém, pode realizar a tarefa com a assistência de seu irmão mais velho ou mesmo de uma criança de sua idade, mas que já tenha experiência nesse jogo. Esse nível é, para Vygotsky, bem mais indicativo de seu desenvolvimento mental do que aquilo que ela consegue fazer sozinha.

A distância entre aquilo que ela é capaz de fazer de forma autônoma (nível de desenvolvimento real) e aquilo que ela realiza em colaboração com os outros elementos de seu grupo social (nível de desenvolvimento potencial) caracteriza aquilo que Vygotsky chamou de zona de desenvolvimento potencial ou proximal. Nesse sentido, o desenvolvimento da criança é visto de forma prospectiva, pois a "zona de desenvolvimento proximal" define aquelas funções que ainda não amadureceram, que estão em processo de maturação, funções que amadurecerão, mas que estão presentes em estado embrionário. Essas funções poderiam ser chamadas de "brotos" ou "flores" do desenvolvimento, em vez de "frutos do desenvolvimento" (VYGOTSKY, 1984). Desse modo, pode-se afirmar que o conhecimento adequado do desenvolvimento individual envolve a consideração tanto do nível de desenvolvimento real quanto do potencial.

O aprendizado é o responsável por criar a zona de desenvolvimento proximal, à medida que, em interação com outras pessoas, a criança é capaz de colocar em movimento vários processos de desenvolvimento que, sem a ajuda externa, seriam impossíveis de ocorrer. Esses processos se internalizam e passam a fazer parte das aquisições do seu desenvolvimento individual. É por isso que Vygotsky afirma que

> [...] aquilo que é a zona de desenvolvimento proximal hoje será real amanhã, ou seja, aquilo que uma criança pode fazer com assistência hoje, ela será capaz de fazer sozinha amanhã. (VYGOTSKY, 1984, p. 98).

O conceito de zona de desenvolvimento proximal é de extrema importância para as pesquisas do desenvolvimento infantil e para o plano educacional, justamente porque permite a compreensão da dinâmica interna do desenvolvimento individual. Por meio da consideração da zona de desenvolvimento proximal, é possível verificar não somente os ciclos já completados, como também os que estão em via de formação, o que permite o delineamento da competência da criança e de suas futuras conquistas, assim como a elaboração de estratégias pedagógicas que a auxiliem nesse processo.

Esse conceito possibilita analisar ainda os limites dessa competência, ou seja, aquilo que está "além" da zona de desenvolvimento proximal da criança, aquelas tarefas que, mesmo com a interferência de outras pessoas, ela não é capaz de fazer. Por exemplo, uma criança de 6 anos pode conseguir completar um esquema de palavras cruzadas com a ajuda de um adulto ou em colaboração com algum parceiro; no entanto, uma criança de 2 anos não será capaz de realizar essa tarefa, mesmo com a assistência de alguém.

Segundo Vygotsky, o aprendizado, de modo geral, e o aprendizado escolar, em particular, não só possibilitam como também orientam e estimulam processos de desenvolvimento. Nesse sentido, argumenta:

> [...] todas as pesquisas experimentais sobre a natureza psicológica dos processos de aprendizagem da aritmética, da escrita,

das ciências naturais e de outras matérias na escola elementar demonstram que o seu fundamento, o eixo em torno do qual se montam, é uma nova formação que se produz em idade escolar. Estes processos estão todos ligados ao desenvolvimento do sistema nervoso central. [...]
Cada matéria escolar tem uma relação própria com o curso do desenvolvimento da criança, relação que muda com a passagem da criança de uma etapa para outra. Isto obriga a reexaminar todo o problema das disciplinas formais, ou seja, do papel e da importância de cada matéria no posterior desenvolvimento psicointelectual geral da criança. (VYGOTSKY, 1987, p. 116-117).

De acordo com Vygotsky, o desenvolvimento e a aprendizagem estão inter-relacionados desde o nascimento da criança. Como já mencionamos, desde muito pequenas, por meio da interação com o meio físico e social, as crianças realizam diversos aprendizados. No seu cotidiano, observando, experimentando, imitando e recebendo instruções das pessoas mais experientes de sua cultura, aprende a fazer perguntas e também a obter respostas para uma série de questões. Como membro de um grupo sociocultural determinado, ela vivencia um conjunto de experiências e opera sobre todo o material cultural (conceitos, valores, ideias, objetos concretos, concepção de mundo, etc.) a que tem acesso. Desse modo, muito antes de entrar na escola, já construiu uma série de conhecimentos do mundo que a cerca.

Vygotsky, inspirado nos princípios do materialismo dialético, considera o desenvolvimento da complexidade da estrutura humana como um processo de apropriação pelo homem da experiência histórica e cultural. Segundo ele, organismo e meio exercem influência recíproca, portanto, o biológico e o social não estão dissociados. Nessa perspectiva, a premissa é de que o homem constitui-se como tal por meio de suas interações sociais;

portanto, é visto como alguém que transforma e é transformado nas relações produzidas em uma determinada cultura. É por isso que seu pensamento costuma ser chamado de sociointeracionista.

Ao admitir interação do indivíduo com o meio como característica definidora da constituição humana, Vygotsky refuta as teses antagônicas e radicais que dicotomizavam o inato e o adquirido: as abordagens ambientalistas (pela exagerada e exclusiva ênfase às pressões do meio) e as nativistas (pelo desprezo às influências externas e pela supervalorização do aspecto hereditário e maturacional). Suas proposições parecem apontar para uma superação das oposições consagradas no campo teórico da psicologia, à medida que indicam novas bases para a compreensão da atividade humana.

Vygotsky rejeita os modelos em pressupostos inatistas que pré-escrevem características comportamentais universais do ser humano, como, por exemplo, as definições de comportamento por faixa etária, por entender que o homem é um sujeito datado, atrelado às determinações de sua estrutura biológica e de sua conjuntura histórica.

Sendo assim, a psicologia (particularmente a que se ocupa das questões do desenvolvimento) não tem grande poder de generalização, já que se circunscreve a determinadas características profundamente relacionadas à dimensão cultural e histórica do grupo tratado. Oliveira chama a atenção para dois aspectos que podem ser considerados "fenômenos psicológicos universais", nas teses elaboradas por Vygotsky. O primeiro é a plasticidade que caracteriza todo cérebro humano, entendido como um sistema aberto à informação cultural, ou seja, um sistema flexível que serve a diferentes funções (definidas pela demanda social) sem alterar sua estrutura física. O outro aspecto é que todo indivíduo depende das interações com a cultura para constituir-se como tal (OLIVEIRA, 1992).

Deve-se restringir, portanto, à descrição de determinadas características psicológicas em estágios específicos da vida (na infância, adolescência e idade adulta) em sua interação com o contexto sociocultural.

É possível constatar que o ponto de vista de Vygotsky é o de que o desenvolvimento humano é compreendido não como a decorrência de fatores isolados que amadurecem, tampouco de fatores ambientais que agem sobre o organismo controlando seu comportamento, mas sim por meio de trocas recíprocas, que se estabelecem durante toda a vida, entre indivíduo e meio, cada aspecto influindo sobre o outro.

A noção de constituição do homem como ser histórico traz implícita a concepção de que não há uma essência humana dada e imutável; pelo contrário, supõe um homem ativo no processo contínuo e infinito de construção de si mesmo, da natureza e da história. Esse processo não é linear e unidirecional, pois está intimamente relacionado à evolução histórica das necessidades e dos interesses culturais. De acordo com esses postulados, deve-se partir da atividade real desse homem para estudar o processo de seu desenvolvimento intelectual.

A obra de Vygotsky pode significar uma grande contribuição para a área da educação, à medida que traz importantes reflexões sobre o processo de formação das características psicológicas tipicamente humanas e, como consequência, suscita questionamentos, aponta diretrizes e instiga a formulação de alternativas no plano pedagógico.

Ao desenvolver o conceito de zona de desenvolvimento proximal e outras teses, Vygotsky oferece elementos importantes para a compreensão de como se dá a integração entre ensino, aprendizagem e desenvolvimento.

A leitura da obra de Vygotsky permite identificar, em várias passagens, a atenção especial que dedica à educação escolar. Sua preocupação com esse tema é coerente com a perspectiva histórica, que considera fundamental a análise das condições concretas para o desenvolvimento de um determinado tipo de cognição.

Na escola, as atividades educativas, diferentes daquelas que ocorrem no cotidiano extraescolar, são sistemáticas, têm uma intencionalidade deliberada e compromisso explícito (legitimado historicamente) em tornar acessível o conhecimento formalmente organizado. Nesse contexto, as crianças são desafiadas a entender as bases dos sistemas de concepções científicas e a tomar consciência de seus próprios processos mentais.

Ao interagir com esses conhecimentos, o ser humano se transforma: aprender a ler e a escrever, obter o domínio de formas complexas de cálculos, construir significados a partir das informações descontextualizadas, ampliar seus conhecimentos e lidar com conceitos científicos hierarquicamente relacionados são atividades extremamente importantes e complexas, que possibilitam novas formas de pensamento, inserção e atuação em seu meio. Isso quer dizer que as atividades desenvolvidas e os conceitos aprendidos na escola (que Vygotsky chama de científicos) introduzem novos modos de operação intelectual: abstrações e generalizações mais amplas acerca da realidade (que, por sua vez, transformam os modos de utilização da linguagem). Como consequência, à medida que a criança expande seus conhecimentos, modifica sua relação cognitiva com o mundo.

O ensino verbalista, baseado na transmissão oral de conhecimentos por parte do professor, assim como as práticas espontaneístas, que abdicam de seu papel de desafiar e intervir no processo de apropriação de conhecimentos por parte das crianças e adolescentes, são, na perspectiva vygotskiana, além de infrutíferos, extremamente inadequados. Seus postulados apontam para a necessidade de criação de melhores condições na escola, para que todos os alunos tenham acesso às transformações e experiências e para que possam efetivamente aprender.

A qualidade do trabalho pedagógico está associada, nessa abordagem, à capacidade de promoção de avanços no desenvolvimento do aluno. Conforme abordamos no item anterior, podemos encontrar o fundamento dessa posição no conceito de zona de desenvolvimento proximal que descreve o "espaço" entre as conquistas já adquiridas pela criança (aquilo que ela já sabe, que é capaz de desempenhar sozinha) e aquelas que, para se efetivarem, dependem da participação de elementos mais capazes (aquilo que a criança tem a competência de saber ou de desempenhar somente com a colaboração de outros sujeitos). Esse princípio desestabiliza algumas crenças bastante cristalizadas no âmbito pedagógico.

De modo geral, nos meios educacionais, ainda parece prevalecer a visão de que o desenvolvimento é pré-requisito para o aprendizado. Um bom exemplo disso são os difundidos trabalhos de "prontidão", normalmente desenvolvidos no período pré-escolar, que têm a intenção explícita de desenvolver, na criança, determinadas habilidades (como discriminação áudio-visuo-motora, noções de lateralidade, orientação espacial, etc.) com o objetivo de "prepará-las" para o futuro aprendizado da língua escrita.

Do ponto de vista da teoria histórico-cultural, isso é uma contradição, já que os processos de desenvolvimento são impulsionados pelo aprendizado. Ou seja, só "amadurecerá" se aprender. Assim, no caso do exemplo citado, a criança só poderá aprender a ler e a escrever se tiver acesso a informações sobre esse objeto de conhecimento e participar de situações planejadas de leitura e escrita. Portanto, não tem sentido esperar que primeiro ocorra o desenvolvimento para que só então seja permitido que a criança aprenda. Essa inversão, que parece apenas um jogo de palavras, sugere, na verdade, uma mudança significativa no modo de entender (e praticar) o ensino.

No cotidiano escolar, a intervenção "nas zonas de desenvolvimento proximal" dos alunos é de responsabilidade (ainda que não exclusiva) do professor, visto como tendo experiência, informações e a incumbência, entre outras funções, de tornar acessível ao aluno o patrimônio cultural já formulado pelos homens e, portanto, desafiar pelo ensino os processos de aprendizagem e desenvolvimento infantil.

Nesse sentido, a observação e o registro (p. ex., por meio de diários, relatórios, etc.) das características do grupo de crianças (como produzem, de que modo interagem, como se relacionam com os diversos objetos de conhecimento, suas descobertas, principais dúvidas e dificuldades, interesses, como brincam, etc.) podem ser uma fonte preciosa para o planejamento de atividades significativas e eficientes em termos dos objetivos que se quer alcançar.

Os que trabalham na área de formação de professores não podem esperar mudanças na atuação do professor junto a seus alunos se não mudarem a sua forma de atuar junto aos professores. Para que se possa ajudá-los na construção de novos conhecimentos (incidir na sua "zona de desenvolvimento proximal"), é preciso partir daquilo que eles sabem. Nesse sentido, entendemos que o pensamento de Vygotsky também inspira reflexões no que se refere à questão da formação dos professores.

Várias outras reflexões sobre a prática escolar ainda poderiam ser feitas, a partir das inspirações trazidas pelas ideias de Vygotsky. Chamamos a atenção apenas para alguns aspectos que, no nosso enten-

der, contribuem para uma análise da questão pedagógica.

Os postulados de Vygotsky parecem apontar para a necessidade de criação de uma escola bem diferente da que conhecemos. Uma escola em que as pessoas possam dialogar, duvidar, discutir, questionar e compartilhar saberes, onde haja espaço para transformações, para as diferenças, para o erro, para as contradições, para a colaboração mútua e para a criatividade. Uma escola em que professores e alunos tenham autonomia, possam pensar, refletir sobre o seu próprio processo de construção de conhecimentos e ter acesso a novas informações. Uma escola em que o conhecimento já sistematizado não é tratado de forma dogmática e esvaziada de significado.

Para Conforto e Santarosa (2002, p. 94), a

> [...] acessibilidade passa a ser entendida como sinônimo da aproximação, um meio de disponibilizar a cada usuário interfaces que respeitem suas necessidades e preferências.

Ao possibilitar o acesso à informação, ao desenvolvimento cognitivo e afetivo, à inclusão digital e social, bem como ao lazer, respeitando as especificidades de cada indivíduo, estamos promovendo um caminho rumo a uma sociedade digital e inclusiva, em que todos têm os mesmos direitos.

SUJEITO DO ESTUDO – RELATO DE CASO

O Aluno 1 tem paralisia cerebral do tipo atetoide[3] (hemiparesia),[4] nasceu em 11 de junho de 1992 e foi um caso de in-

---

[3] Caracterizada por distonia (variações da tonicidade muscular) e movimentos involuntários afetando o sistema extrapiramidal.

[4] Quando apenas um lado do corpo é acometido, podendo ser o lado direito ou o esquerdo.

clusão desde o início das atividades escolares. Sua paralisia cerebral não atingiu o nível cognitivo, mas o aluno apresenta problemas motores e de comunicação, não fala e a comunicação é não verbal. Não coordena os movimentos dos braços e necessita de auxílio de uma pessoa para ir ao banheiro e também recebe o alimento na boca. Com o auxílio do computador conseguiu realizar todas as atividades escolares. Possui um computador em sua casa e um em sala de aula. Faz fisioterapia e natação fora da escola. Recebeu o acompanhamento de uma professora auxiliar que ficava o tempo todo ao seu lado. Ela o levava ao banheiro e o ajudava na locomoção.

Os dados foram coletados por meio de observação e registro. Procuramos fazer reuniões constantes com os pais e professores a fim de solicitar um *feedback* de como estava sendo visto o desenvolvimento desse trabalho por parte deles e do aluno. Todos os registros foram feitos e coletados pela pesquisadora.

Os indicadores analisados foram:

- acessibilidade – considerando a definição da Lei nº 10.098, de 19 de dezembro de 2000, que define acessibilidade como a possibilidade e condição de alcance para utilização, com segurança e autonomia, dos espaços, mobiliários e equipamentos urbanos, das edificações, dos transportes e dos sistemas e meios de comunicação, por pessoa portadora de deficiência ou com mobilidade reduzida (BRASIL, 2000);
- aprendizagem e desenvolvimento do aluno;
- participação e interação social.

Aqui, nos indicadores analisados, observou-se como o aluno participava de todas as atividades propostas para todos os alunos e como fazia a interação com professores e colegas.

RESULTADOS DA PESQUISA

No caso desse aluno, fundamentalmente as tecnologias de informação e comunicação o auxiliaram na comunicação com seus professores e colegas, na apropriação do processo da escrita, na alfabetização e na possibilidade de participação de todas as atividades em sala de aula junto com seus colegas. O computador passou a ser o veículo de comunicação e a ser seu caderno, pois, devido às dificuldades de coordenação motora, o aluno não possui a habilidade da escrita.

No primeiro encontro com o Aluno 1, pudemos verificar que ele precisaria fazer uso de tecnologia assistiva, pois, devido aos seus problemas de coordenação motora, ele não conseguiria digitar porque esbarrava os dedos nas teclas, nem segurar e coordenar os movimentos do *mouse*. Mostramos alguns *softwares* educativos, e ele demonstrou grande interesse em mexer no computador.

O início do trabalho foi marcado pelas interações constantes com o computador, pois seria fundamental que o Aluno 1 se apropriasse desse conhecimento para poder iniciar sua vida escolar. Deparamo-nos com um impasse em relação ao uso da tecnologia assistiva adequada, já que a família não dispunha de recursos financeiros. Como o Aluno 1 não fala, se expressa com gritos e, às vezes, batia no computador para que pudéssemos entendê-lo, tentamos viabilizar o uso da tecnologia assistiva o mais raidamente possível. Providenciamos a colmeia (ver Fig. 11.3), que consiste em um adaptador ergonômico para

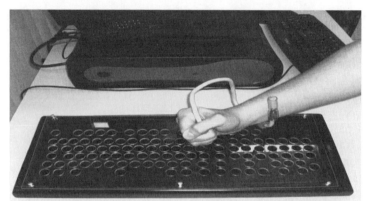

Figura 11.3 Colmeia ou adaptador ergonômico para teclado.

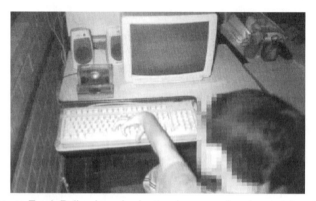

Figura 11.4 Mouse Track Ball colocado dentro de uma caixa de madeira afixada à mesa.

teclado que facilita a digitação, não permitindo esbarrar em outras teclas. Além disso, buscamos no mercado qual dos *mouses* melhor se adaptaria às suas necessidades, optando pelo Mouse Track Ball, conforme Figura 11.4.

O computador foi uma forma de aumentar a interação com os colegas. *Todos querem ver como a palavra fica no computador* (relato extraído das anotações da pesquisadora logo no início). Assim, as hipóteses testadas por esse aluno também foram testadas por seus colegas utilizando o computador como um instrumento de interação. Pudemos observar que ele se sentiu cada vez mais motivado, pois todos os colegas da sala de aula vinham "conversar" sobre as tarefas desenvolvidas.

Para Vygotsky (1987), a possibilidade de interação social é fundamental para o desenvolvimento de todos os sujeitos. Também se pode observar o estabelecimento de fortes vínculos afetivos com seus colegas de aula.

Os mesmos exercícios elaborados para seus colegas eram preparados para ele, no computador. Apenas o tempo que precisava para concluir os exercícios era maior. Na Figura 11.5 apresenta-se a ilustração de um exercício realizado em 1999 utilizando o programa Paint na fase pré-silábica, cuja proposta era desenhar um animal aquático.

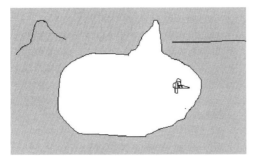

Figura 11.5 Desenho de uma baleia, criado pelo aluno.

As dificuldades surgiram em relação aos professores quando o aluno chegou ao 5º ano. Até então um professor dava conta de preparar o material em disquete e procurava adquirir os conhecimentos básicos de informática para poder se comunicar com ele. A partir daí pudemos observar que o Aluno 1 estava ajudando os professores a conhecerem e se apropriarem dos conhecimentos de informática. Várias vezes constatou-se que ele resolvia os problemas antes de os professores elaborarem uma forma de passar o conteúdo de aula.

Seguem algumas considerações em relação aos indicadores de inclusão baseados na acessibilidade, na aprendizagem e no desenvolvimento do aluno, na participação e na interação social.

No ano de 1999 foram realizadas reformas em toda a escola, já que havia mais alunos cadeirantes e alunos cegos.

Os recursos de acessibilidade, oportunizados pelas TICs, revelaram-se altamente promissores para o processo de interação e efetiva participação de alunos com deficiência junto aos seus colegas e professores. Dessa forma, a aprendizagem e a inclusão são favorecidas no contexto da sala de aula com repercussões positivas na comunidade escolar e familiar. O trabalho contribuiu ainda para mostrar a possibilidade do processo de inclusão escolar, digital e social do aluno com deficiência, com o apoio fundamental das TICs.

Os indicadores de inclusão baseados na aprendizagem e no desenvolvimento do aluno foram demonstrados nos achados de seu caderno eletrônico e nas provas. Normalmente estava entre os primeiros alunos de sua sala de aula, o que se repetiu ao longo de toda a sua vida escolar e acadêmica.

Conforme Vygotsky (2000), as atividades de leitura e da escrita, os processos psicológicos superiores devem ser significativos e fazer sentido para o aluno. Verificamos a preocupação da professora em sempre trabalhar o contexto da realidade do aluno. Nessas condições, a aquisição ou o aprimoramento da leitura e da escrita ocorrerá naturalmente, o que pudemos observar, como Vygotsky, nos trabalhos do Aluno 1.

Observamos os indicadores de aprendizagem e desenvolvimento, nas atividades desenvolvidas que ficaram registradas em disquetes, que compõem todas as etapas de alfabetização desde a fase pré-silábica até a alfabética.

Constatamos uma grande capacidade na solução de problemas e em relação aos processos de desenvolvimento e pudemos observar resultados positivos nas dimensões socioafetivas e na postura cooperativa. Podemos afirmar que a turma da sala de aula sempre o aceitou e o respeitou sem estigmatizá-lo como dEficiente. Quando passou a utilizar a cadeira de rodas, os pais, no início, tiveram grande resistência, os colegas o levavam para participar de todas as brincadeiras na hora do recreio.

Concordamos com as afirmações de Tijiboy (2001, p. 149) quando diz que:

> A interação direta que ambos os sujeitos tiveram com a informática – *hardware*, *software* e o sistema simbólico de forma mais ampla – também se constitui em uma interação social dos sujeitos com sua cultura, e essa prática parece ter fornecido também matéria prima para o desenvolvimento psicológico desses indivíduos.

Nas aulas de matemática, acompanhamos uma grande interação com seus colegas, pois conferiam com ele os resultados. O Aluno 1 era o primeiro a terminar. Quando seus colegas, mesmo observando em seu "caderno eletrônico" as diferenças, não conseguiam identificar algum erro, o Aluno 1 apontava e ainda explicava, utilizando gestos e escrevendo no computador.

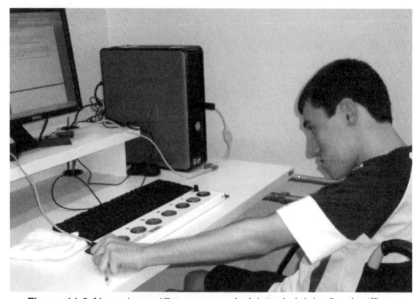

Figura 11.6 Aluno 1 aos 17 anos como bolsista de iniciação científica.

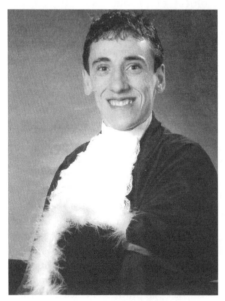

Figura 11.7 Aluno 1 graduou-se em Sistemas para a Internet em 2012.

CONSIDERAÇÕES FINAIS

Evidenciamos como os indicadores de aprendizagem e desenvolvimento, interação e participação social e acessibilidade foram percebidos ao longo do processo de observação da pesquisadora.

Podemos afirmar que, no caso de indivíduos com paralisia cerebral, a limitação motora não interfere na criatividade. O professor mediador precisa dar o suporte para que, junto com seus colegas, o aluno com PC possa desenvolver todo seu potencial criativo. Observamos no caso do Aluno 1 que, com o auxílio do computador, pôde desenhar, além de identificarmos todas as fases de alfabetização.

A partir do momento em que passou a utilizar os recursos da tecnologia assistiva, sua ansiedade em relação aos problemas de comunicação diminuiu. Podemos afirmar que a turma da sala de aula sempre o aceitou e o respeitou sem estigmatizá-lo como dEficiente. A informática e o uso de tecnologias assistivas representam para indivíduos com paralisia cerebral uma grande possibilidade de igualdade com seus colegas, pois nos dias de hoje são as tecnologias de informação e comunicação que possibilitam diminuir seus problemas motores e ajudá-los com a dificuldade de comunicação.

Essa convivência de alunos comuns e alunos com deficiência possibilitará uma escola em que esses indivíduos possam ser aceitos e não olhados com estranheza. Dessa forma, o respeito ao indivíduo diferente só será possível se as escolas começarem nos anos iniciais a proporcionar essa convivência. Assim poderão reconhecer e aceitar o potencial de um aluno com deficiência sem preconceitos e perceber que as crianças podem aprender juntas, embora com objetivos e processos diferentes.

O computador em sala de aula, além de aumentar a autoestima dos alunos, também possibilitou uma postura colaborativa que tanto é necessária à educação do futuro, pois requer a soma de esforços para a solução de problemas. Ainda em relação à autoestima dos alunos, a possibilidade de saberem que poderão seguir uma carreira e continuar os estudos os incentivou a procurar descobrir as possibilidades e os recursos de suas máquinas. A possibilidade do ensino e do trabalho a distância, áreas que tiveram um crescente aumento nos últimos anos, representa uma alternativa de trabalho e formação para esses sujeitos.

Ao questionarmos os professores sobre a experiência de ter em suas classes alunos com paralisia cerebral, constatamos que muitos deles gostaram da oportunidade de planejar e conduzir a educação como parte de uma equipe. Este trabalho é o resultado de uma experiência real, que mostra que a inclusão de indivíduos com paralisia cerebral no ensino regular é possível.

REFERÊNCIAS

ALLEGRETTI, A. L. C.; MANCINI, M. C.; SCHWARTZMAN, J. S. Estudo do desempenho funcional de crianças com paralisia cerebral diparéticas espásticas utilizando o Pediatric Evaluation of Desability Inventory (PEDI). *Temas sobre desenvolvimento*, v. 11, n. 64, p. 35-40, 2002.

BAPTISTA, C. R. (Org.). *Inclusão e escolarização:* múltiplas perspectivas. 2. ed. Porto Alegre: Mediação, 2009. v. 1.

BAQUERO, R. *Vygotsky e a aprendizagem escolar.* Porto Alegre: Artes Médicas, 1998.

BRAGA, L. W. *Cognição e paralisia cerebral:* Piaget e Vygotsky em questão. Salvador: Sarah Letras, 1995.

BRASIL. Lei nº 10.098, de 19 de dezembro de 2000. Estabelece normas gerais e critérios básicos para a promoção da acessibilidade das pessoas portadoras de deficiência ou com mobilidade reduzida, e dá outras providências. *Diário Oficial da União,* Brasília, 20 dez. 2000. Seção 1. p. 2.

BRASIL. Ministério da Educação. Secretaria de Educação à distância. *Atendimento educacional especializado.* Curitiba: Cromos, 2007.

CARVALHO, R. E. *Educação inclusiva:* com os pingos nos "is". Porto Alegre: Mediação, 2004.

CONFORTO, D.; SANTAROSA, L. M. C. Acessibilidade à web: internet para todos. *Revista de Informática na Educação: Teoria, Prática,* v. 5, n. 2, p. 87-102, 2002.

DIAMENT, A. J. Encefalopatia crônica na infância (paralisia cerebral). In: DIAMENT, A. J.; CYPEL, A. (Ed.). *Neurologia infantil.* 3. ed. São Paulo: Atheneu, 1996.

FINNIE, N. R. *O manuseio em casa da criança com paralisia cerebral.* 3. ed. São Paulo: Manole, 2000.

GAUZZI, L. D. V.; FONSECA, L. F. Classificação da paralisia cerebral. In: FONSECA, L. F.; LIMA, C. L. A. (Org.). *Paralisia cerebral:* neurologia, ortopedia, reabilitação. Rio de Janeiro: Guanabara Koogan, 2004.

GERALIS, E. *Crianças com paralisia cerebral:* guia para pais e educadores. 2. ed. Porto Alegre: Artmed, 2007.

GRUPO DE TRABALHO NOVAS FORMAS ELETRÔNICAS DE INTERAÇÃO. *Proposta de política de governo eletrônico para o Poder Executivo Federal.* Brasília: [s.n.], 2000.

HIMMELMANN, K.; HAGBERG, G.; UVEBRANT, P. The changing panorama of cerebral palsy in Sweden. X. Prevalence and origin in the birth-year period 1999-2002. *Acta Pediátrica,* v. 99, n. 9, p. 1337-1343, 2010.

HOUAISS, A.; VILLAR, M. de S. *Dicionário Houaiss da língua portuguesa*. Rio de Janeiro: Objetiva, 2001.

JANNUZZI, G. S. M. *A educação do deficiente no Brasil*: dos primórdios ao início do século XXI. Campinas: Autores Associados, 2004.

LEVITT, S. *O tratamento da paralisia cerebral e do retardo motor*. 3. ed. São Paulo: Manole, 2001.

LIMA, E. S. *Indagações sobre currículo*: currículo e desenvolvimento humano. Brasília: Ministério da Educação, Secretaria de Educação Básica, 2007.

MANCINI, M. C. et al. Gravidade da paralisia cerebral e desempenho funcional. *Revista Brasileira de Fisioterapia*, v. 8, n. 3, p. 253-260, 2004.

MILLER, G.; CLARK, G. D. *Paralisias cerebrais*: causas, consequências e conduta. São Paulo: Manole, 2002.

MORIN, E. *Os sete saberes necessários à educação do futuro*. São Paulo: Cortez, 2000.

ODDING, E.; ROEBROECK, M. E.; STAM, H. J. The epidemiology of cerebral palsy: incidences, impairments and risk factors. *Disability and Rehabilitation*, v. 28, n. 4, p. 91-183, 2006.

OLIVEIRA, M. K. *Vygotsky*: alguns equívocos na interpretação de seu pensamento. *Cadernos de Pesquisa*, n. 81, p. 67-74, 1992.

OLIVEIRA, M. K. *Vygotsky*: aprendizado e desenvolvimento; um processo sócio-histórico. São Paulo: Scipione, 1993.

ORGANIZAÇÃO DAS NAÇÕES UNIDAS PARA A EDUCAÇÃO, A CIÊNCIA E A CULTURA. *Declaração de Salamanca*: sobre princípios, políticas e práticas na área das necessidades educativas especiais. Espanha: UNESCO, 1994. Disponível em: <http://portal.mec.gov.br/seesp/arquivos/pdf/salamanca.pdf>. Acesso em: 17 abr. 2015.

PIOVESANA, A. M. S. G. Encefalopatia crônica paralisia cerebral. In: FONSECA, L. F.; XAVIER, C. C.; PIANETTI, G. *Compêndio de neurologia infantil*. Rio de Janeiro: Medsi, 2002.

ROSENBAUM, P. A report: the definition and classification of cerebral palsy April 2006. *Developmental Medicine & Child Neurology*, v. 49, p. 8-14, 2007.

ROTTA, N. T. Encefalopatia crônica da infância ou paralisia cerebral. In: PORTO, C. C. *Semiologia médica*. 4. ed. Rio de Janeiro: Guanabara Koogan, 2001.

SANKAR, C.; MUNDKUR, N. Cerebral palsy: definition, classification, etiology and early diagnosis. *Indian Journal of Pediatrics*, v. 72, p. 865-868, 2005.

SANTAROSA, L. M. C. Escola virtual na formação do professor. In: SIMPÓSIO BRASILEIRO DE INFORMÁTICA NA EDUCAÇÃO, 7., 1996. *Anais ...* Belo Horizonte: [s.n.], 1996.

SANTAROSA, L. M. C. Reflexões sobre a formação de recursos humanos em Informática na Educação. *Informática Educativa*, v. 5, p. 199-215, 1992.

SASSAKI, R. K. *Inclusão*: construindo uma sociedade para todos. Rio de Janeiro: WVA, 1997.

SCHWARTZMAN, J. S. Paralisia cerebral. *Arquivos brasileiros de Paralisia Cerebral*, v. 1, n. 1, p. 4-17, 2004.

SOUZA, A. M. C.; FERRARETO, I. *Paralisia*: aspectos práticos. 2. ed. São Paulo: Memmom, 2001.

TIJIBOY, A. V. *Apropriação das tecnologias de informação e comunicação no desenvolvimento de pessoas com paralisia cerebral*. 2001. Tese (Doutorado em Informática na Educação) – Universidade Federal do Rio Grande do Sul, Porto Alegre 2001.

VYGOTSKY, L. S. *A formação social da mente*. São Paulo: Martins Fontes, 1984.

VYGOTSKY, L. S. *Pensamento e linguagem*. São Paulo: Martins Fontes, 1987.

VYGOTSKY, L. S. *Psicologia pedagógica*. São Paulo: Artes Médicas, 2000.

Leituras recomendadas

PRESTES, Z. R. *Quando não é quase a mesma coisa*: análise de traduções de Lev Semionovitch Vigotski no Brasil: repercussões no campo educacional. 2010. 295 f. Tese (Doutorado em Educação) – Faculdade de Educação, Universidade de Brasília, Brasília, 2010.

VIGOTSKII, L. S; LURIA, A. R.; LEONTIEV, A. N. *Linguagem, desenvolvimento e aprendizagem*. São Paulo: Ícone, 1988.

Neurologia e fisioterapia na multidisciplinaridade da paralisia cerebral: relato de intervenção

12

DOUGLAS C. BITENCOURT E NEWRA TELLECHEA ROTTA

INTRODUÇÃO

A fisioterapia, mais do que apenas uma adequação ou movimentação do corpo, é uma interface da aprendizagem humana. Os aprendizados registrados no corpo constituem a base de toda a expressividade humana e sua complexa rede de entrelaçamento social. Ao registrar no corpo, em seu sistema neuronal, por meio dos órgãos do sentido, também formatamos a base para a subjetividade que constitui a formação cognitiva e o aprendizado formal.

Uma criança, ao ser privada de um desenvolvimento esperado, como no caso da paralisia cerebral (PC), deverá encontrar novos caminhos para essa elaboração subjetiva. O corpo que não responde, quer seja por uma condição espástica ou qualquer outra dificuldade, precisa reinventar um modo de aprender, assim como aquele que ensina deve encontrar um novo modo de ensinar.

A fisioterapia voltada para essa situação singular deve levar em consideração a criança e seu universo lúdico. Ao ajudar a construir o movimento, deve ter clareza de que não apenas o movimento gestual está sendo trabalhado e reordenado, mas também os aspectos sutis da fantasia que cada gesto representa. Em uma intervenção nos membros inferiores, não se constitui apenas o andar, mas toda a noção de movimento e avanço que cada sujeito carrega para o mundo. Ao se reconhecer com maiores possibilidades de movimento, uma criança se estrutura como um sujeito ativo diante das dificuldades inerentes à vida de todos. A intervenção fisioterápica mobiliza a energia constitutiva do sujeito, sua noção de mundo e abre portas para a reinvenção da vida da criança, da família e do próprio fisioterapeuta.

A família é um elemento importante na constituição da noção do corpo. É ela que determina ou impede os movimentos que uma criança pode experimentar ao longo da vida. Possibilitando maior ou menor interação com o mundo, experimentações e explorações de novos espaços ou desacreditando que a criança seja capaz de executar qualquer movimento, ela baliza as noções de imagem e ação corporal. Em situações em que a família tem entre seus membros uma criança com paralisia cerebral, passado o choque inicial da notícia, tão logo seja possível, esses cuidadores devem buscar uma intervenção fisioterápica. A precocidade e a continuidade do tratamento são determinantes para o desenvolvimento mais amplo do conjunto de ações e intervenções que vão possibilitar um maior desenvolvimento. Acolher a família em seu sofrimento e suas dúvidas, agregando seus membros em torno do tratamento, deve ser um objetivo constante. O campo lúdico pode ser uma das alternativas para isso, possibilitando que novos movimentos sejam integrados enquanto se constrói uma brincadeira. Com isso, o corpo busca novas alternativas de interação, a família reconstrói o corpo imaginado e molda um futuro de possibilidades e a fisioterapia cumpre o papel de enxergar o sujeito sob uma ótica global, em que corpo e subjetividade se entrelaçam, permitindo um aprendizado constante de todos.

PARALISIA CEREBRAL

O artigo que motivou este trabalho sobre paralisia cerebral foi "Validity of gait parameters for hip flexor contracture in patients with cerebral palsy" (em português, "Validade dos parâmetros de marcha pelo flexor do quadril em pacientes com paralisia cerebral") de Choi et al. (2011), realizado na Universidade de Bumdany, da República da Coreia.

Essa pesquisa envolveu 24 pacientes com PC e 28 indivíduos normais, com idades semelhantes. Os autores investigaram a relevância dos parâmetros cinemático e cinético do quadril por meio de três análises dimensionais da marcha, do estiramento do músculo psoas determinado usando uma técnica de modelo musculoesquelética.

Os pacientes com PC mostraram um alongamento menor do que no grupo controle. O índice flexor do quadril e do alongamento do psoas mostrou boa validade discriminante. Houve excelente correlação entre o máximo alongamento do psoas e a máxima extensão do quadril no grupo com PC. Ficou evidente que a osteotomia

pode melhorar o alongamento do psoas. O artigo foi discutido considerando os conhecimentos atuais dos tratamentos fisioterápico e cirúrgico (ortopédicos) dos pacientes com PC forma espástica.

O termo paralisia cerebral (PC) é comumente empregado para um grupo de condições caracterizadas por disfunção motora, por conta de uma lesão cerebral não progressiva no início da vida.

No passado, os distúrbios motores eram encarados como problemas singulares de músculos fracos ou rígidos e articulações deformadas, mas sabe-se que se trata de um transtorno não progressivo, porém, de um quadro motor evolutivo devido a alterações principalmente de padrões posturais anormais.

Little fez a primeira descrição de PC em 1843, definindo-a como uma patologia ligada a diferentes causas, cuja característica principal se dava por rigidez muscular, passando a ser relacionada ao parto anormal em 1862. Posteriormente, passou a ser definida como encefalopatia crônica não evolutiva da infância, tendo predominantemente a sintomatologia motora. No Simpósio em Oxford (1959), a paralisia cerebral foi definida como uma

> [...] sequela de uma agressão encefálica que se caracteriza por transtorno persistente, mas não invariável, do tono, da postura e do movimento, de causa pré, peri e pós-natal e que não é só diretamente secundária a essa lesão não evolutiva do encéfalo, mas também da influência que essa lesão exerce na maturação neurológica. (HALL, 1958).

ETIOLOGIA

O comprometimento cerebral decorre de fatores endógenos e exógenos, que, mesmo em diferentes proporções, estão presentes em todos os casos. Os fatores endógenos são representados pelo potencial genético, a suscetibilidade que o cé-

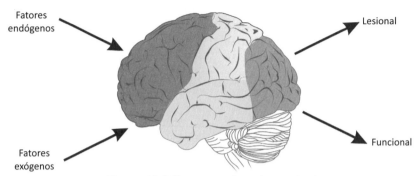

Figura 12.1 Comprometimento cerebral.

rebro tem de se lesar, a sua constituição familiar. Já nas causas exógenas, o grau de comprometimento vai depender do momento em que ocorre a lesão, seja pré-natal, perinatal e/ou pós-natal (Fig. 12.1).

Entre causas pré-natais, podemos destacar: a diminuição da pressão de oxigênio, nó ou malformação do cordão umbilical; infecções e parasitoses, como rubéola, lues, HIV, citomegalovírus e toxoplasmose; intoxicações como fumo, álcool e drogas; radiações diagnósticas, terapêuticas e criminosas; traumatismos diretos no abdome, queda em posição sentada ou de joelhos; fatores maternos como doença crônica da mãe, desnutrição, anemia grave e mãe idosa.

Causas perinatais podem ser: asfixia, parto cesáreo, parto prematuro, parto domiciliar, parto gemelar e bolsa rota por mais de 12 horas. É considerado recém-nascido asfixiado quando o índice de Apgar é menor do que 5 no primeiro minuto e menor do que 7 no quinto minuto. Noventa e cinco por cento das crianças com Apgar 3 no quinto minuto desenvolvem PC. São agravantes para a condição problemas associados como convulsões, letargia, hipotonia intensa e fraqueza para sugar (Quadro 12.1).

Quadro 12.1 Asfixia: índice do Apgar

Pontos	2	1	0
Pulso	> 100 bpm	< 100 bpm	ausente
Respiração	normal	lenta/irregular	ausente
Irritabilidade (aspiração)	"foge", espirra ou tosse	movimento facial	sem resposta
Atividade	espontaneamente ativo	pouco movimento	atonia
Cor	rosado	pés e mãos cianóticos	cianótico ou pálido

As causas pós-natais incluem: traumatismo craniencefálico, acidente vascular cerebral, infecções, parada respiratória e quase afogamento. A atividade motora depende dos sistemas piramidal, extrapiramidal e cerebelar. A paralisia cerebral pode ser classificada de acordo com o comprometimento da tonicidade muscular em espástica ou por lesão do sistema piramidal, coreoatetósica ou por lesão do sistema extrapiramidal, atáxica ou por lesão dos sistemas cerebelar/vestibular. A paralisia cerebral pode também ser mista quando mais de um sistema está comprometido.

As classificações topográficas utilizadas na PC são: quadriplegia, diplegia, paraplegia, triplegia, hemiplegia e monoplegia. Quadriplegia se refere ao envolvimento dos quatro membros, diplegia se refere ao comprometimento dos quatro membros, porém, com maior intensidade nos membros inferiores. Paraplegia é o envolvimento somente dos membros inferiores, hemiplegia é o envolvimento de um hemicorpo e monoplegia se refere ao comprometimento de um membro.

As classificações de PC podem também ser feitas a partir das alterações tônicas e são divididas em: espástica ou piramidal, em que predomina a hipertonia extensora e adutora dos membros inferiores com hipertonia flexora dos membros superiores; hipotônica/distônica ou extrapiramidal com movimentos coreoatetósicos; e hipotônicas nas formas cerebelares/vestibulares.

Neste capítulo, trataremos da paralisia cerebral do tipo espástica, salientando o quadro motor e os manejos terapêuticos.

PARALISIA CEREBRAL ESPÁSTICA

Existem inúmeras características inerentes a esse tipo de paralisia cerebral, a qual normalmente sofrerá alterações de acordo com cada paciente, mas de uma maneira geral as principais características motoras são as respostas exageradas que os músculos oferecem quando são alongados rapidamente, em que na maioria dos casos bloqueiam e limitam o movimento. Ao exame, observa-se exaltação dos reflexos tendinosos e presença de clônus, muitas vezes espontâneos, o que evidencia sinais de lesão do neurônio motor superior.

Um aspecto de suma importância a ser manejado são os padrões posturais anormais, que são mantidos por uma musculatura espástica, que, como já vimos, predominam nos músculos antigravitáreos, extensores e adutores nos membros inferiores, flexores nos membros superiores. A espasticidade poderá sofrer alterações, que vão variar de acordo com momentos de excitação, medo ou ansiedade, podendo provocar um aumento da tensão muscular. Outro fator é a posição da cabeça, devido à presença de reflexos do recém-nascido que estão presentes de forma anormal (reflexo tônico cervical assimétrico), que persistem anormalmente nessas crianças e que podem alterar momentaneamente a tonicidade muscular

Nessa condição, é importante estimular o uso voluntário dos grupos musculares de forma adequada. Frequentemente esses músculos se revelam fracos, mas mesmo espástico o músculo apresenta movimento voluntário. A musculatura antagonista se revela enfraquecida, pois há uma deficiência no balanço entre os agonistas, que não relaxam, e os antagonistas, que não conseguem a contração da musculatura oposta.

Um exemplo é a espasticidade flexora do cotovelo, não permite que os extensores sejam ativados. Muitas vezes, padrões de movimentos anormais ocorrem pela contração simultânea entre agonistas e antagonistas, permitindo que apareça um bloqueio do movimento, tornando-o incorreto e forçado. Fica evidente em pacientes espásticos a incapacidade de realizar movimentos isolados, forçando-os a uma movimentação em massa.

FISIOTERAPIA NA PARALISIA CEREBRAL

Quando falamos em fisioterapia na paralisia cerebral, não podemos deixar de enfatizar dois aspectos importantíssimos: primeiro, a família deve participar de forma contínua, ou seja, deve estar envolvida e ser orientada sobre os recursos fisioterápicos, para conseguir dar sequência e aplicá-los na residência; e, segundo, o tratamento deve ser contínuo, sem intervalos, uma vez que em períodos sem a fisioterapia, padrões anormais de movimentos e postura poderão ser novamente fortalecidos.

Pelo fato de a lesão cerebral implicar sistematicamente perturbação das funções motoras associadas a outras não motoras, há possibilidades de sequelas e deformidades mais ou menos pronunciadas. O tratamento pela fisioterapia oferece perspectivas de recuperação não desenvolvidas de outro modo. Como a criança é um ser em constante desenvolvimento, torna-se necessário que o tratamento de recuperação tenha um caráter eminentemente evolutivo de acordo com as fases de evolução motora em que a criança se encontra.

Atualmente, existe um leque muito grande de técnicas para o tratamento da paralisia cerebral. De uma maneira geral, tendem a seguir uma ordem de evolução motora da criança normal na aprendizagem de habilidades, sem perder nenhum aspecto da atividade motora. Nesse aspecto é unanimidade considerar o conceito Bobath de tratamento como o mais eficaz na intervenção dessas crianças espásticas e atetósicas. A abordagem fisioterapêutica, por meio do conceito Bobath, tem como finalidade preparar a criança para uma função, manter ou aprimorar as já existentes, atuando sempre de forma a agir sobre a espasticidade. Entretanto, o prognóstico da paralisia cerebral depende evidentemente do grau de dificuldade motora, da intensidade de retrações e deformidades esqueléticas e da disponibilidade e qualidade da reabilitação.

A abordagem de Bobath (1989) tem como objetivo modular os padrões de tônus postural anormal e facilitar padrões motores normais ou próximos da normalidade. Técnicas de inibição, facilitação e estimulação foram desenvolvidas e podem ser adaptadas para qualquer tipo de criança com PC. A tarefa do terapeuta é capacitar a criança a mover-se da forma mais próxima do esperado, melhorando o tônus postural e favorecendo experiências de padrões sensoriomotores mais normais durante a realização de habilidades funcionais. Dessa forma, é possível assegurar uma transferência do que é estimulado em terapia para as atividades de vida diária. Preparamos a criança para uma atividade funcional. O objetivo é que ela seja capaz de desempenhar as atividades posturais e voluntárias com o mínimo de interferência possível do tônus postural anormal.

Aprender a mover-se significa aprender a responder adequadamente às demandas do ambiente e a desenvolver atividades funcionais para a independência + aprendizado = experiência sensoriomotora. Para isso, são utilizadas as fases do desenvolvimento motor normal que a criança com paralisia cerebral não experienciou. Além do tratamento neuroevolutivo utilizado nas quadriplegias, diplegias e hemiplegias, também devem ser lembrados problemas diferentes que precisam de tratamentos diferenciados.

Engatinhar em quatro apoios é uma atividade normal, porém não deve ser estimulada em crianças diplégicas espásticas, pois utilizarão o padrão flexor de mobilidade predominantemente, realizando o movimento com impulsão quase que totalmente oriunda dos membros superiores, podendo levar a contraturas em flexão de quadris e joelhos. A criança deverá sempre ser estimulada, buscando, em todo tempo, o aprendizado do movimento, auxiliando na formação de experiências na busca de habilidades funcionais espontâneas futuras. Para que a criança efetue o movimento normal, a estimulação deve ser realizada por uma equipe especializada, sempre com o envolvimento dos pais.

A criança com PC tem um sistema nervoso central que, por malformação ou por lesão, não conseguiu amadurecer no nível de sua idade cronológica, tornando-a incapaz de manter o equilíbrio entre a inibição e a facilitação exercidas sobre o sistema nervoso. O equilíbrio depende do tônus e dos movimentos normais. Esse tratamento neuroevolutivo não é uma movimentação passiva e sim ativa. Para educar e atingir sua finalidade, tratando-se de um manuseio cuidadoso, no qual são carreados estímulos sensoriais da periferia para os centros que responderão com os movimentos esperados. O objetivo comum é oferecer à criança o número máximo de experiências sensoriomotoras normais ou próximas do normal. É importantíssimo uma avaliação cuidadosa, a fim de conhecer as razões pelas quais a criança pode ou não executar normalmente as suas atividades. Com relação ao manuseio, sempre devemos aplicar movimentos que influenciem o tônus muscular, pois, manipulando a criança somente nos padrões em que ela permite, ela só experimentará padrões anormais, que tendem a reforçar as anormalidades, levando a contraturas e deformidades.

Outros aspectos a serem abordados são as desordens sensoriais, que podem desorganizar sensações corporais e do próprio corpo no ambiente, dificultando o uso efetivo desse corpo no ambiente. A teoria da integração sensorial afirma que é necessário, para o melhor desenvolvimento do indivíduo, perceber, aprender e organizar as sensações do seu corpo para que ele possa realizar qualquer atividade voluntária. Outro ponto a ser analisado é a possibilidade de desenvolver novas capacidades, como se relacionar e interagir com outros, praticar e refinar padrões de comportamento, com o objetivo de predominantemente quantificar e qualificar as informações sensoriais, buscando um equilíbrio modulado e uma resposta adaptativa aos estímulos oferecidos em seu processo de aprendizagem.

Essas desordens são identificadas por meio da quebra no processamento da informação sensorial, de uma reação de não adaptação, podendo variar de hipo ou hipersensibilidade até a uma incoordenação motora. Por exemplo, o comportamento de "espectador da brincadeira" pode ser um tipo de desordem, levando a criança a preferir atividades mais paradas, como ler ou assistir a filmes. Dessa forma, devemos olhar a criança como um todo a fim de avaliar inúmeros aspectos, como controle motor, sistema proprioceptivo, sistemas vestibulares, ou seja, o sistema nervoso central e periférico em todas as suas possibilidades.

A caracterização da PC como diplégica espástica se dá, primeiramente, em relação ao comprometimento dos membros e ao tipo de tônus encontrado. As extremidades inferiores são mais gravemente atingidas do que as superiores. Em relação à qualidade do tônus encontrado, a criança espástica apresentará hipertonia elástica ou em lâmina de canivete, difícil de desfazer no início do movimento, porém, mais fácil no fim do movimento. Esse tipo de PC geralmente acomete os quatro membros, porém, com uma distribuição mais grave nos membros inferiores, apresentando um tônus aumentado, ou seja, hipertônico, levando a distúrbios de movimentação e, mesmo em repouso, um padrão espástico contínuo que é facilmente identificado.

Sabemos que a intervenção precoce é de suma importância e deve ser iniciada tão logo for identificada. A espasticidade pode ser difícil de visualizar precocemente nos casos mais leves, pois até os 6 meses o padrão espástico pode ser fraco ou quase inexistente, fazendo a criança parecer adequada para a idade. Essa situação dificulta a intervenção precoce, visto que nesses casos raramente o controle cervical e a fala estão comprometidos. Dessa forma, seu desenvolvimento está paralelo ao de uma criança típica, pelo menos até próximo dos 6 meses de idade, começando a destoar a partir dessa idade.

Quando falamos sobre o quadro motor apresentado, devemos levar em conta o tempo, a duração e a extensão da lesão para podermos identificar, pois, quanto mais precoce for o acometimento, mais grave será o quadro motor apresentado. Esse tipo de lesão é mais comum em prematuros, tornando seus marcos de desenvolvimento mais atrasados e suas aquisições motoras comprometidas. Lembramos que sempre vamos comparar ao desenvolvimento de uma criança típica.

Quando colocada em supino (em decúbito dorsal), a criança diplégica apresenta, nos membros inferiores, maior facilidade de mover uma das pernas, enquanto a outra se mantém em adução e rotação interna, podendo predispor a subluxação do quadril, lembrando que a rotação interna aumenta como consequência da extensão e da abdução dos membros inferiores.

Quando passamos para a posição prona (decúbito ventral), observamos principalmente a dificuldade de realizar movimentos isolados, apresentando movimentos em bloco. Quando apoiado nos cotovelos, acentua-se o padrão extensor e adutor em consequência da elevação da cabeça no movimento de extensão, movimento este que pode ser dificultado se o padrão tônico se apresenta extensor ou flexor. Com a movimentação em bloco, fica evidente a não dissociação de cinturas pélvica e escapular, fato este que se torna mais difícil no ato de rolar. O rolar é iniciado pela criança com diplegia espástica pelo movimento de cabeça e auxílio dos membros superiores, os membros inferiores se movem quase como consequência, em bloco, dessa forma não havendo dissociação dos membros inferiores.

A falta de dissociação de cinturas vai prejudicar a criança ao se arrastar, pois somente o movimento iniciará pela cabeça e apoio nos antebraços, tracionando-se e fazendo os membros inferiores se moverem quase que totalmente de forma passiva. Com esse padrão de movimenta-

ção anormal, o esforço e gasto energético são muito altos, aumentando o padrão espástico e tornando esses membros inferiores rígidos em extensão e adução.

Ao sentar, identificamos um padrão incapaz de sentar com os membros inferiores abduzidos e estendidos, devido à flexão insuficiente do quadril. Outro aspecto importante é a falta de equilíbrio do tronco, tornando evidente a inclinação anterior a fim de compensar essa flexão deficitária do quadril. Essa criança será capaz de sentar sozinha com a cabeça apontada para a frente, pois, ao inclinar para cima, ocorre extensão dos quadris e consequentemente eles caem para trás.

Normalmente quando sentam, colocam-se entre os calcanhares, posição que reforça o padrão anormal de adução e rotação interna, impedindo que seja exercitado o equilíbrio de tronco, tornando-o pobre nas demais atividades. Essas crianças normalmente se locomovem aos saltos, usando o apoio dos membros superiores e projetando o corpo para a frente, movendo os membros inferiores de forma automática, sem nenhuma movimentação isolada. Na posição de "gatas", permanece o mesmo padrão com semiflexão de quadril. Dessa posição, elas passam para a posição sentada facilmente. Porém, sentando entre os calcanhares, tornam o engatinhar dissociado muito difícil.

Como em todas as posturas, a assimetria torna difícil a posição em pé, uma perna fica com o calcanhar apoiado com rotação do quadril para trás, fletindo com hiperextensão do joelho, enquanto a outra perna está em rotação interna com adução, platiflexão e semiflexão do quadril e do joelho, estando os pés sobre os artelhos. Essa assimetria ocorre porque um hemicorpo está mais comprometido. Na marcha não é diferente, como é muito difícil realizar movimentos isolados devido ao padrão espástico, elas utilizam movimentos de compensação, possibilitando a realização da marcha. Normalmente fletem o tronco para dar o passo, apoiam primeiro o antipé e, quando começam a andar, não param, parecem cair de uma perna para outra, a base de sustentação é menor, há uma procura constante do centro de gravidade, o qual mestá sempre anteriorizado. Essa forma de se locomover agrava ainda mais o padrão espástico dos membros inferiores, pois a cada passo ocorre um estiramento no tendão de Aquiles, levando a uma resposta exagerada.

Dessa forma, fica evidente a necessidade de uma minuciosa avaliação, pois o desenvolvimento motor na criança com PC, tipo diplegia espástica, apresenta aspectos típicos, e os padrões motores se modificam conforme a criança vai se desenvolvendo. O quadro motor de uma criança com PC do tipo diplegia espástica é apresentado na Figura 12.2.

Sabendo desses aspectos, podemos formular um plano de tratamento que auxilie na experimentação e na vivência de atividades próximas do normal. É importante que todas as facilitações façam parte do cotidiano, para que se evitem fixações de padrões anormais de movimentação. Nessas facilitações, é importante a utilização de padrões que minimizem o tônus anormal e facilitem o movimento próximo do normal, tentando sempre que o paciente aprenda a inibir por si só e a realizar o movimento de forma correta. Para reduzir o tônus e facilitar o manuseio, podemos utilizar padrões de movimentos na bola, conforme a Figura 12.3.

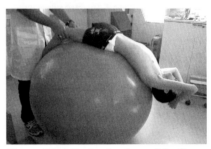

Figura 12.3 Redução do padrão flexor com auxílio do rolo ou da bola.

A criança em posição sentada com flexão de quadril e extensão dos membros inferiores influencia o tônus extensor, de maneira a diminuir e facilitar o trabalho do terapeuta e facilitar o aprendizado motor da criança, conforme indica a Figura 12.4.

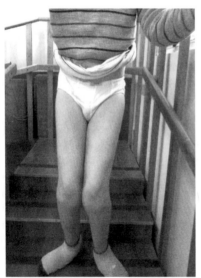

Figura 12.2 Criança com paralisia cerebral do tipo diplegia espástica.

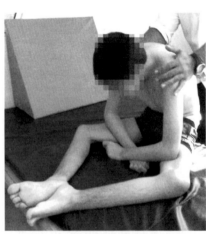

Figura 12.4 Inibição do padrão espástico extensor.

Dessa forma, fica clara a importância da fisioterapia para a continuidade do tratamento desses pacientes, a fim de educar e facilitar sempre os padrões de movimentação próximos do normal.

RISCOS DE DEFORMIDADES

Mesmo com o tratamento fisioterápico, o risco de deformidades é possível, o que mostra a necessidade da continuidade para evitar a instalação de algumas deformidades que reduzirão a resposta aos estímulos oferecidos.

Para auxiliar no posicionamento do quadril, podemos utilizar como aditamento o *sling*, que ajuda a promover rotação externa ou interna, dependendo da posição inicial colocada. O *sling* é uma faixa elástica presa na cintura pélvica e com dois prolongamentos que se enrolam nos membros inferiores, oferecendo a tração desejada e facilitando as rotações, o que consequentemente melhora o alinhamento biomecânico. Na Figura 12.5, podemos visualizar o aditamento com o *sling* e sua ação sobre o alinhamento biomecânico.

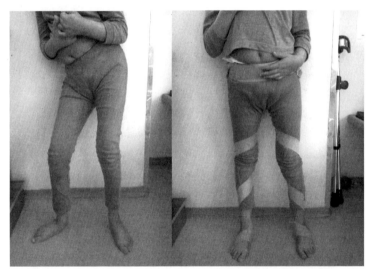

Figura 12.5 Ação do *sling* sobre o alinhamento biomecânico.

Deformidades nos joelhos

Nos joelhos, os riscos de deformidades são dos flexores. Em decorrência dos padrões adotados, é importante ao longo do tratamento que a família consiga realizar alguns dos posicionamentos indicados. Por exemplo, ficar em prono com joelhos estendidos ou sentado com os joelhos estendidos minimiza a ação flexora. Para minimizar o encurtamento e facilitar a extensão, como utilização de aditamentos, podemos fazer uso das talas extensoras, conforme indica a Figura 12.6.

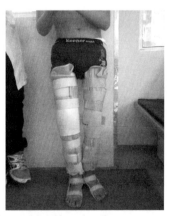

Figura 12.6 Uso de talas extensoras.

Deformidades nos pés

Para evitar o encurtamento dos tendões e promover o alongamento, pode-se colocar a criança em pé sobre uma plataforma inclinada, sentada em cadeiras com todo o pé apoiado. Essas ações podem minimizar o encurtamento.

Nesse processo, podemos contar com o auxílio dos aditamentos, como talas e órteses (Fig. 12.7), para evitar a fixação do tornozelo em plantiflexão e manter o alinhamento biomecânico para facilitar o padrão postural e de movimentação mais próximo do normal.

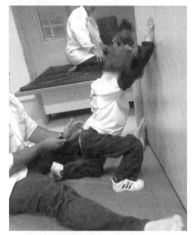

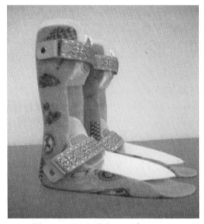

Figura 12.7 Talas e órteses.

O alongamento passivo é realizado com a criança em pé e com o corpo inclinado para a frente. Outra forma para o alongamento é colocar a criança na postura semiajoelhado (Fig. 12.8) e inclinar seu corpo sobre o pé apoiado, para promover o alongamento dos tendões, ou a criança também pode andar sobre um plano inclinado.

Figura 12.8 Posição para promover o alongamento dos tendões.

Pés em valgos

Em casos de pés em valgos, ao sentar a criança, ela deve ser posicionada com os quadris e joelhos voltados para fora, fazendo os pés assumirem a posição varo, indo com os quadris em rotação externa. Para aditamentos, poderemos solicitar a correção dos sapatos com palmilhas ou na própria sola, órteses curtas ou saltos internos para correção tanto do pé varo quanto do pé valgo (Fig. 12.9).

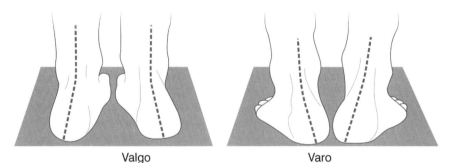

Valgo Varo

Figura 12.9 Pés em valgos e em varo.

Algumas das deformidades mais comuns nos casos de paralisia cerebral do tipo diplegia espástica foram mencionadas anteriormente. Os exemplos citados são apenas algumas ideias de intervenção para auxiliar no tratamento e na prevenção de algumas deformidades.

Dessa forma, é evidenciado como é complexo o tratamento desses pacientes, já que cada criança se desenvolve em um padrão anormal específico, ou seja, o seu próprio padrão de desenvolvimento com o passar do tempo vai se consolidando e tornando mais difícil a intervenção. Nota-se também a importância da continuidade do tratamento, para fortalecer padrões próximos dos normais.

CASO CLÍNICO

A paciente chegou ao serviço de fisioterapia aos 5 anos de idade com diagnóstico de paralisia cerebral – diplegia espástica. Apresentou histórico de parto gemelar, prematuro de 27 semanas e um bebê natimorto. Ao nascer, pesava 1.400 g e media 38 cm. Permaneceu na Unidade de Terapia Intensiva (UTI) por 23 dias, sendo três dias em ventilação mecânica.

Os pais não notaram alterações motoras até aproximadamente 1 ano de idade, quando foi observada a dificuldade para o início da marcha independente. Já havia realizado fisioterapia, hidroterapia e três aplicações de toxina botulínica (com intervalo de 6 meses), tendo sido a última em maio de 2011 na musculatura de gastroecnêmios, isquiotibiais e adutores da coxa bilateralmente.

A toxina botulínica tipo A é uma proteína de origem biológica que foi estudada inicialmente por ser causadora do botulismo – intoxicação por uma bactéria gram-negativa e anaeróbia – *clostridium botulinium*, que atinge a junção neural e causa quadro de diplopia, disfagia, miastenia e insuficiência respiratória. Inicialmente utilizada no tratamento de estrabismo, ela gera um bloqueio da junção neuromuscular, inibindo a liberação de acetilcolina injetada intramuscularmente. Não tem ação no sistema nervoso central (SNC), portanto, a liberação de acetilcolina continua, promovendo o desenvolvimento de novos receptores de acetilcolina. Dessa forma, ocorre uma janela de tratamento, que dura normalmente de 4 a 6 meses, período em que a fisioterapia deve ser intensa.

A paciente frequenta creche no turno da manhã e terapias no turno da tarde: fisioterapia duas vezes na semana e fonoaudiologia uma vez na semana. Atualmente faz uso de baclofeno 10 mg. O pai trabalha como hidráulico, viaja muito. A mãe trabalha com faxinas. São divorciados, mas o pai conversa todos os dias com a criança por telefone.

Exames complementares: apresentou RNM 08/2005 com diminuição da substância branca nos centros semiovais e substância branca profunda – leucomalácia periventricular. A leucomalácia periventricular é uma necrose multifocal da substância branca, que atinge até o ângulo externo do ventrículo lateral. É uma importante causa de paralisia cerebral e de deficiência mental. A causa de leucomalácia é uma hipóxia, que ocorre por diminuição do fluxo de oxigênio, levando à isquemia cerebral, que tende a provocar lesões mais generalizadas nos fetos mais novos e localizadas em fetos mais velhos. A diplegia espástica é a consequência mais comum nesse caso. Essa hipóxia parece decorrer das altas demandas provocadas pela proliferação da glia e uma imaturidade vascular.

Essa paciente evidenciava um quadro de hipertonia de membros inferiores mais acentuada à esquerda, encurtamento e deformidade em isquiotibiais, adutores e gastrocnêmios bilateral. Faz uso de órtese suropodálica articulada e *sling*. Realiza todas as trocas posturais baixas e trocas de decúbito de forma independente, mas começa a apresentar dificuldade a partir da postura ajoelhada, na qual não é capaz de permanecer longe dos calcanhares, demonstrando uma fraqueza de glúteo máximo, característica dos indivíduos com diplegia espástica. É incapaz de realizar a fase semiajoelhada de forma correta e chega à postura em pé com auxílio dos membros superiores, manifestando um déficit de equilíbrio nessa postura. Apresenta adução com rotação interna de quadris, flexão de joelhos e adução com rotação interna de tornozelos, acentuada à esquerda.

Para esse quadro motor e ao nível de independência exigido, eram realizados alongamentos de membros inferiores, treino da transição postural de semiajoelhado para ortostase, reforço muscular de glúteos e abdutores de quadril, dissociação de cinturas, oferecendo o plano transverso de movimentação, no qual são incluídas muitas rotações e treino de marcha lateral.

A família foi orientada durante todo o tratamento e serviu de auxílio complementar para esse caso, integrando-se ao trabalho da equipe.

CONSIDERAÇÕES FINAIS

Para o melhor entendimento e mais adequado manejo de um quadro de PC é necessário identificar a etiologia e a época em que ocorreu o evento responsável pela lesão cerebral. Quando a PC é do tipo espástico, é importante melhorar a tonicidade muscular possibilitando melhor aproveitamento da fisioterapia, por outro lado é importante controlar situações que podem agravar a lesão, como crises convulsivas, bem como atender as possíveis comarbidades que tornam mais difícil o manejo da criança com PC. Deve-se trabalhar em equipe multidisciplinar

cuja interelação é importante para o sucesso terapêutico.

É fundamenal que a família seja auxiliada no entendimento da situação, das possibilidades terapêuticas e do prognóstico. Não é só a criança que precisa de atendimento, mas também a família que está doente e é necessário ouvi-la e orientá-la e constantemente reforçá-la.

REFERÊNCIAS

BOBATH, K. *A deficiência motora em paciente com paralisia cerebral*. São Paulo: Manole, 1989.

CHOI, S. Y. et al. Validity of gait parameters for hip flexor contracture in patients with cerebral palsy. *Journal of NeuroEngineering and Rehabilitation*, v. 8, 2011.

HALL, E. Oxford study group on child neurology and cerebral palsy. *Developmental Medicine Child Neurology*, v. 8, n. 4, p. 1-32, 1958.

Leituras recomendadas

ASSOCIAÇÃO BRASILEIRA DE MEDICINA FÍSICA E REABILITAÇÃO. *Espasticidade:* avaliação clínica. [S.l.]: Projeto Diretrizes, 2006. Disponível em: <http://projetodiretrizes.org.br/5_volume/18-Espasticid.pdf>. Acesso em: 17 abr. 2015.

BOHANNON, R. W.; SMITH, M. B. Interrater reliability of a modified Ashworth scale of muscle spasticity. *Physical Therapy*. v. 67, n. 2, p. 206-207, 1987.

CANS, C. et al. Cerebral palsy of post-neonatal origin: characteristics and risk factors. *Paediatric and Perinatal Epidemiology,* v. 18, n. 3, p. 214-220, 2004.

CARVALHO, A. M. Crianças institucionalizadas e desenvolvimento: possibilidades e desafios. In: LORDELO, E.; CARVALHO, A. M.; KOLLER, H. (Org.). *Infância brasileira e contextos de desenvolvimento.* São Paulo: Casa do Psicólogo, 2002.

CURY, V. C. R. et al. The effects of the use of orthoses on the functional mobility of children with cerebral palsy. *Brazilian Journal of Physical Therapy*, v. 10, n. 1, p. 67-74, 2006.

FRANCO, C. B. et al. Avaliação da amplitude articular do tornozelo em crianças com paralisia cerebral após a aplicação de toxina botulínica seguida de fisioterapia. *Revista Paraense de Medicina*, v. 20, n. 3, p. 43-49, 2006.

GORTER, J. W. et al. Utilização da GMFM em crianças com paralisia cerebral: a necessidade de reclassificação de 2 anos de idade ou mais velhos. *Developmental Medicine & Child Neurology*, v. 51, p. 46-52, 2009.

GUERZONI, V. P. D. et al. Análise das intervenções de terapia ocupacional no desempenho das atividades de vida diária em crianças com paralisia cerebral: uma revisão sistemática da literatura. *Revista Brasileira de Saúde Materno Infantil*, v. 8, n. 1, p. 17-25, 2008.

IWABE, C.; PIOVESANA, A. M. S. G. Estudo comparativo do tono muscular na paralisia cerebral tetraparética em crianças com lesões predominantemente corticais ou subcorticais na tomografia computadorizada de crânio. *Arquivos de Neuro-Psiquiatria*, v. 61, n. 3, p. 617-620, 2003.

LEITÃO, A. Incidência da paralisia cerebral. In: LEITÃO, A. (Org.). *Paralisia cerebral:* diagnóstico, terapia, reabilitação. Rio de Janeiro: Atheneu, 1983.

LEVITT, S. *O tratamento da paralisia cerebral e do retardo motor*. 3. ed. São Paulo: Manole, 2001.

MARANHÃO, M. V. M. Anestesia e paralisia cerebral. *Revista Brasileira Anestesiologia,* v. 55, n. 6, p. 680-702, 2005.

MARQUES, A. P. *Manual de goniometria*. 2. ed. São Paulo: Manole, 2003.

MEBERG, A.; BROCH, H. Etiology of cerebral palsy. *Journal of Perinatal Medicine,* v. 32, n. 5, p. 434-439, 2004.

MELLO, S. S.; MARQUES, R. S.; SARAIVA, R. A. Complicações respiratórias em pacientes com paralisia cerebral submetidos à anestesia geral. *Revista Brasileira de Anestesiologia*, v. 57, n. 5, p. 455-464, 2007.

MUTLU, A.; LIVANELIOGLU, A.; GUNEL, M. K. Confiabilidade de Ashworth e escalas de Ashworth modificada em crianças com paralisia cerebral espástica. *BMC Musculoskeletal Disorders,* v. 9, n. 44, p. 4-9, 2008.

ROTTA, N. T. et al. Paralisia cerebral: estudo de 100 casos. *Revista HCPA,* v. 3, p. 113-116, 1983.

ROTTA, N. T. Paralisia cerebral, novas perspectivas terapêuticas. *Jornal de Pediatria,* v. 78, Supl. 1, p. S48-S54, 2002.

RUSSELL, D.; ROSEMBAUM, P.; GOWLAND, C. *Gross motor function measure (GMFM-66 & GMFM-88) user's manual*. Ontario: Mac Keith, 2002.

SCHOLTES, V. A. et al. A avaliação clínica da espasticidade em crianças com paralisia cerebral: uma análise crítica dos instrumentos disponíveis. *Developmental Medicine & Child Neurology*, v. 48, p. 64-73, 2006.

TEIVE, H. A. G.; ZONTA, M.; KUMAGAI, Y. Tratamento da espasticidade: uma atualização. *Arquivos de Neuro-Psiquiatria*, v. 56, n. 4, p. 852-858, 1998.

13 Dificuldade de escrita associada com disfunção neuromotora em criança prematura: psicopedagogia e neurologia integradas no diagnóstico e na intervenção

HELENA VELLINHO CORSO

INTRODUÇÃO

Nenhum profissional da saúde questiona a importância da anamnese. Como a etimologia da palavra sugere (*anamnese*, do grego *ana*, trazer de novo, e *mnesis*, memória), nessa entrevista o profissional busca relembrar, na história do paciente, todos os fatos que possam estar relacionados com o problema. É um ponto inicial importante no diagnóstico. Na anamnese psicopedagógica, realizada com a mãe, o profissional procura reunir o maior número de informações possível a respeito das condições de gravidez, nascimento, desenvolvimento neuropsicomotor, histórico de escolaridade. A ideia é reunir dados que permitam a melhor compreensão – e a mais efetiva intervenção – em relação à condição atual de aprendizagem daquele paciente, deficitária quando se procura um profissional da área. Apenas uma compreensão abrangente e interdisciplinar da aprendizagem, além de atualizada, pode permitir que o psicopedagogo faça as perguntas certas e valorize as informações relevantes. Nesse sentido, graças a pesquisas recentes, sabe-se hoje que uma informação sobre um nascimento prematuro, mesmo que a prematuridade não seja muito grande e que, aparentemente,

ela não tenha relação com qualquer prejuízo, deve ser valorizada e considerada como um possível componente dos quadros complexos que representam as dificuldades de aprendizagem.

Embora a maioria de crianças nascidas prematuramente não desenvolva prejuízos maiores, mais crianças prematuras do que crianças nascidas a termo desenvolvem paralisia cerebral e/ou deficiências cognitivas. Um conjunto de pesquisas recentes indica que a prematuridade está associada não só a esses conhecidos problemas mais graves, mas também ao risco adicional de prejuízos mais sutis relacionados com atenção, funções executivas, linguagem, habilidades visuoperceptivas e função motora fina, que influenciam a habilidade de sair-se bem na escola e em casa. Sabe-se que o risco de todo tipo de prejuízo aumenta com a diminuição da idade gestacional, e, de fato, a maioria dos estudos enfoca os bebês mais prematuros. Como mostra a revisão de Allen (2008), entretanto, a literatura recente indica que há um reconhecimento crescente de que bebês nascidos com 34-36 semanas gestacionais apresentam taxas mais altas de mortalidade e de prejuízos diversos do que bebês nascidos a termo.

Neste capítulo, sintetizamos os resultados de algumas dessas pesquisas. Abordamos, em primeiro lugar, a definição do quadro complexo que caracteriza o nascimento anterior a 37 semanas de gestação e as principais consequências para o desenvolvimento neurológico das crianças prematuras. Em seguida apresentamos um caso da clínica psicopedagógica, em que a dificuldade específica da escrita aparecia associada a disfunções neuromotoras leves como resultado de prematuridade. Em uma segunda aproximação teórica, necessária à compreensão do caso, abordamos o desenvolvimento neuropsicomotor e sua relação com a escrita. Ainda uma terceira aproximação teórica foi feita, no sentido de melhor compreender a dificuldade apresentada pelo paciente e sua relação com a questão da prematuridade. Aí foram abordadas as dificuldades específicas da escrita. Finalmente, procedemos a uma discussão de caso, à luz dos aspectos teóricos e de revisão de literatura.

PREMATURIDADE

A melhoria no atendimento a nascimentos prematuros e o aumento das taxas de sobrevivência se traduzem no aumento do número de prematuros sobreviventes. Revisando resultados de inúmeras pesquisas acerca das consequências da prematuridade sobre o desenvolvimento, Allen (2008) discute a recentemente reportada prevalência de deficiências no desenvolvimento neurológico de prematuros. O aumento no risco de paralisia cerebral com a diminuição da idade gestacional é bem documentado, mas estudos recentes destacam o alcance e a severidade dos prejuízos cognitivos, sensoriais, de linguagem, visuoperceptivos, de atenção e de aprendizagem em crianças prematuras. O foco de estudos mais recentes foi, portanto, deslocado para a descrição de problemas escolares e comportamentais, como disfunções neuromotoras leves, dificuldades específicas de aprendizagem e de linguagem, déficits de atenção e visuoperceptivos. Assim, vem sendo mais e mais abordado o impacto das complicações próprias da prematuridade e de seus tratamentos para o desenvolvimento neurológico.

Allen (2008) cita o segundo relatório do Institute of Medicine (IOM), que define a prematuridade não como uma doença única, mas como uma condição complexa comum que resulta de múltiplas interações genético-ambientais que levam a diferentes caminhos patofisiológicos, resultando no nascimento anterior a 37 semanas de gestação. Os fatores de risco biológicos e ambientais para a prematuridade – condições médicas da mãe, genética, exposições ambientais, tecnologia assistida de reprodução, fatores comportamentais e psicossociais e características sociais adjacentes – variam entre as populações.

Um aumento nas taxas de paralisia cerebral com a diminuição do peso de nascimento e da idade gestacional é um achado consistente em estudos sobre consequências da prematuridade, sendo que não está limitado aos bebês extremamente prematuros. Mas o que os estudos recentes vêm mostrando é que a paralisia cerebral está longe de ser a única consequência para o desenvolvimento neuromotor. Muitas crianças nascidas prematuramente demonstram leves atrasos no desenvolvimento motor fino e amplo, moderadas, mas persistentes anormalidades neuromotoras (assimetrias, tendões do calcanhar curtos), problemas de planejamento motor e/ou problemas de integração sensoriomotora que levam a falhas funcionais (como dificuldade para amarrar cadarços de sapatos), dificuldades acadêmicas e problemas socioemocionais (como baixa autoestima e dificuldades no relacionamento com pares) (ALLEN, 2008). Quanto ao desempenho cognitivo e acadêmico, as pesquisas não só confirmaram que crianças nascidas prematuramente têm mais prejuízos cognitivos e dificuldades acadêmicas do que aquelas nascidas a termo, como também sugerem que esses prejuízos são mais comuns do que falhas motoras, visuais ou auditivas. O conjunto dos estudos revisados ainda revela que ser nascido apenas algumas semanas pré-termo confere suficiente vulnerabilidade e complicações de prematuridade para aumentar as taxas de mortalidade e de morbidades sobre aqueles nascidos a termo. Mesmo os bebês considerados prematuros tardios, nascidos entre 34 a 36-37 semanas, inspiram cuidado (ALLEN, 2008).

Quanto a saber o que exatamente leva às citadas consequências para o desenvolvimento neurológico dos prematuros, a autora indica diferentes causas. As próprias patologias que levaram ao nascimento prematuro seriam uma delas. Também a imaturidade dos sistemas orgânicos do bebê, incapazes de dar conta da tarefa de sustentar-se na vida extrauterina, é um fator relevante. Há de se considerar igualmente os efeitos adversos de tratamentos obstétricos e neonatais, sem se esquecer dos fatores genéticos sobre os quais se sabe pouco (ALLEN, 2008).

O foco dos estudos sobre consequências da prematuridade foi deslocado de meros informes para predições melhoradas acerca das consequências para o desenvolvimento neurológico. Medidas de estrutura e função cerebral são o fator mais preditivo dos resultados neurodesenvolvimentais, e alguns estudos recentes enfatizaram o valor do exame com ultrassom neonatal e imageamento por ressonância magnética (IRM). Entre os preditores de um desenvolvimento neurológico alterado dos bebês prematuros estão as doenças neonatais, especialmente doenças pulmonares crônicas, como a displasia broncopulmonar. Há estudos mostrando que doença pulmonar é um fator de risco não apenas para paralisia cerebral e prejuízos cognitivos, mas também para

atrasos na linguagem, prejuízos visuomotores, inteligência abaixo da média, dificuldades acadêmicas, problemas de comportamento e de atenção, déficits de memória e disfunções executivas. Inflamação intestinal com necrose, especialmente aquelas com intervenção cirúrgica, aumenta, para o bebê prematuro, o risco de paralisia cerebral e de prejuízos visuais e cognitivos. Allen (2008) salienta, em sua revisão, o quanto o nascimento prematuro e suas consequências para o desenvolvimento neurológico das crianças nascidas prematuras são o resultado de múltiplas interações genético-ambientais.

Também em um artigo de revisão, Zomignani, Zambelli e Antonio (2009) reúnem estudos que, por meio de exames de neuroimagem, mostram que a prematuridade pode levar a alterações anatômicas e estruturais do cérebro devido à interrupção das etapas de desenvolvimento pré-natal. Os resultados ainda são controversos, mas parece haver suficiente consenso de que várias regiões do sistema nervoso central (substância cinzenta, substância branca, corpo caloso, núcleo caudado, hipocampo e cerebelo) têm seu desenvolvimento alterado na população de prematuros. Tais alterações podem causar déficits funcionais, tornando os ex--prematuros sujeitos a problemas cognitivos e motores, o que repercute nas atividades de vida diária, mesmo na adolescência e na idade adulta.

O olhar médico cuidadoso sobre crianças nascidas prematuras permitiria a detecção de fatores de risco e, desse modo, a tomada de providências que podem ser preventivas de prejuízos mais graves. Os fatores de risco para o desenvolvimento de prematuros podem ser detectados precocemente. É o que mostra um estudo longitudinal brasileiro (NOBRE et al., 2009) que acompanhou o desenvolvimento de crianças nascidas pré-termo no primeiro ano pós-natal. Os indicadores de desenvolvimento avaliados com o Denver-II indicaram que, entre os 5 e 7 meses, 20% das crianças apresentaram risco para problemas de desenvolvimento e, entre os 10 e 14 meses, 27% apresentavam riscos. Os pesquisadores ainda verificaram que as crianças nascidas com menor peso e idade gestacional e que permaneceram mais tempo hospitalizadas apresentaram mais problemas de desenvolvimento.

Como a revisão de Allen (2008) mostrou, mesmo uma prematuridade moderada, com nascimentos após a 32ª semana de gestação, pode trazer prejuízos. Dois estudos longitudinais com amostras de prematuros com essa idade gestacional verificaram prejuízos diretamente relacionados com a vida escolar. Kirkegaard et al. (2006) verificaram dificuldades de leitura e escrita no grupo de crianças nascidas entre 33 e 36 semanas, quando comparadas com crianças nascidas a termo. Mathiasen et al. (2010) mostraram que a diminuição da idade gestacional ao nascer está relacionada com a interrupção da escolarização durante o ensino básico.

Alguns estudos revelam com clareza a cadeia de eventos que liga o nascimento prematuro às dificuldades que chegam à clínica psicopedagógica. O estudo de Arnaud et al. (2007) avaliou, na idade de 5 anos, a frequência de disfunções neuromotoras leves e moderadas entre crianças acompanhadas desde o nascimento. Tal avaliação leva em conta a regulação do tono postural e muscular, os reflexos, a coordenação e o equilíbrio e o comportamento motor da face e dos olhos. Entre os prematuros, 41,4% dos nascidos antes de 33 semanas de gestação (n= 1.662) apresentavam disfunções neuromotoras leves, e 3% apresentavam disfunções neuromotoras moderadas. Entre os prematuros nascidos da 33ª à 34ª semana (n= 245), a frequência de disfunções leves foi de 30,8% e de disfunções moderadas foi de 0,5%; entre os nascidos a termo (n= 332), a frequência de disfunções neuromotoras leves e moderadas ficou em, respectivamente, 22% e 0,7%. Tais disfunções neuromotoras estavam associadas a dificuldades de aprendizagem na idade de 5 anos. Por outro lado, foram verificados diferentes fatores neonatais determinantes das disfunções neuromotoras no grupo de crianças muito prematuras, como o uso de corticoides e nascimentos múltiplos.

PRIMEIRA APROXIMAÇÃO: PREMATURIDADE E DESENVOLVIMENTO NEUROPSICOMOTOR – ESTUDO DE CASO

Entrevista inicial e anamnese

A partir de encaminhamento escolar, Lia chegou para avaliação psicopedagógica aos 8 anos e 1 mês de idade, quando cursava o 2º ano do ensino fundamental, já em meados do segundo semestre do ano letivo (2009). Já na entrevista inicial, a mãe relatou diferentes sofrimentos relacionados ao esforço para gerar filhos – a dificuldade para engravidar, os tratamentos fracassados, o sentimento de exposição durante os tratamentos, o nascimento prematuro – e toda uma sequência de fatos orgânicos e ambientais que parecem ter interagido na explicação das dificuldades escolares da menina.

Depois de anos tentando engravidar sem sucesso, a mãe de Lia recorreu ao tratamento de fertilização. Uma primeira fertilização fora bem-sucedida, mas a gestação havia sido interrompida em função de um aborto espontâneo. A segunda tentativa de fertilização vingou novamente, mas a experiência anterior (dificuldade para engravidar, duas fertilizações, e o sofrimento a elas relacionado – "a gente se sente muito exposta e manipulada" – o aborto anterior, a idade avançada) tornou bastante ansiogênica a gravidez.

Segundo a mãe, apesar dos temores, a gestação transcorreu tranquilamente até 30 semanas, quando apareceram sinais de nascimento prematuro. A mãe fez repouso absoluto por 30 dias, mas com o descolamento da placenta, Lia nasceu de 35 semanas, pesando 2.310 g, de parto cesáreo. Lia já estava em sofrimento e recebeu índice de Apgar 3 no primeiro minuto e 8 no segundo. Ficou quatro dias no hospital com a mãe, sendo que demorou para ganhar peso.

Mamou por 3 meses. Com 40 dias, ficou ictérica por 15 dias. A investigação médica foi inconclusiva, mas foram cogitadas várias causas, inclusive tumor no fígado e anemia falciforme. A hipótese que acabou prevalecendo foi a de alergia ao leite. Quando bebê, Lia apresentava sono agitado, o que foi atribuído a refluxo. Com medicamento e elevação da cabeceira da cama ela melhorou, sendo que o tratamento para refluxo durou até os seus 2 anos.

O histórico de sofrimentos relacionados ao esforço para gerar e, depois, às intercorrências de saúde da filha resultou em pais ansiosos e superprotetores. Lia dormiu no quarto dos pais até os 5 anos ("Ela dormia bem, mas nós olhávamos de hora em hora"). Lia teria apresentado dificuldade para comer com a colher, quando a mãe introduziu papinhas na sua alimentação. O bebê não comia muito, conta ela, o que a preocupava demais. A mãe, então, triturava a sopa e a colocava na mamadeira ("Eu fazia ela dormir 6 vezes ao dia para dar comida"). Admitindo ser superprotetora, ela conta que deu banho na filha até os 3 anos. Mas ainda lavava o cabelo da menina e até aquela data quem a vestia era a babá. A mãe alimentou Lia, dando-lhe comida na boca, até os 3 anos de idade e, até os 7 anos, costumava ajudá-la a limpar-se depois de usar o banheiro. A menina aprendera a amarrar o tênis com 7 anos. Engatinhou pouco, aos 9 meses, e caminhou com 11 meses. Falou bem cedo: segundo a mãe, com 1 ano e meio já apresentava a fala completamente desenvolvida.

Em idade pré-escolar, Lia não se concentrava muito durante as brincadeiras. Aos 2 anos a mãe observou que ela trocava muito de brinquedo. Até os 3 ou 4 anos a filha brincava de um jeito diferente das outras crianças, que se detinham nas brincadeiras ("Ela só desmanchava os brinquedos, dizendo que só gostava de desmanchar"). Começou a pular corda com 7 anos de idade. No balé, não conseguia fazer certos movimentos e se "emburrava" em função disso. Ficou em uma escola de educação infantil entre os 2 anos e 6 meses até os 5 anos, quando entrou em uma escola grande, para fazer o nível A. Durante o período em que frequentou a pré-escola, foi observada a falta de coordenação motora ampla e fina em diferentes atividades.

Avaliação psicopedagógica

A avaliação psicopedagógica revelou uma menina muito inteligente, sem defasagem nos domínios da leitura e da matemática. Na fala expressava-se com clareza e organização, utilizando vocabulário rico. Apresentava, entretanto, uma dificuldade importante na expressão escrita, nos três subdomínios que ela abrange – o aspecto caligráfico, o ortográfico e o geracional, referente à construção do texto.

O aspecto gráfico mostrou-se bastante comprometido, tendo sido observados: preensão atípica; lentidão no traçado; repasses; macrografismo e falta de homogeneidade no tamanho das letras (Fig. 13.1). Referências de dor, suor, cansaço e outros desconfortos foram verbalizados e localizados no instrumento Mapeamento da Dor Gráfica (LEONHARDT, 2006) (Fig. 13.2).

Neurologia e aprendizagem **221**

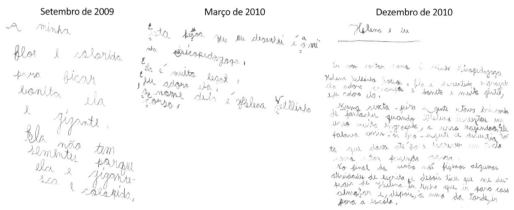

Figura 13.1 Evolução da escrita de Lia, sobretudo nos aspectos gráficos e de organização das ideias no texto.

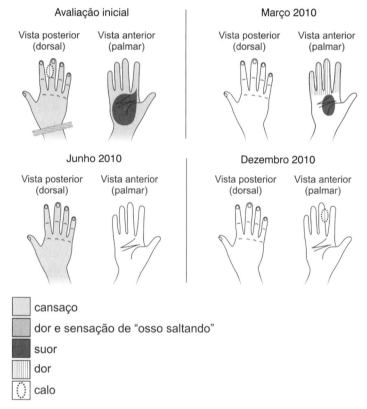

Figura 13.2 Em cinza: "cansaço"; em preto, na palma da mão: "suor".
Faixa no punho, na avaliação inicial: "dor" e "sensação de osso saltando";
o ponto no dedo médio, no primeiro e no último mapeamento: "calo".
A aplicação do instrumento Mapeamento da Dor Gráfica (LEONHARDT, 2006)
atesta a diminuição gradativa dos sintomas de disgrafia ao longo do ano de 2010.

O aspecto ortográfico também apresentou falhas, mesmo na tarefa de cópia, na qual foram observadas: substituições (m/n, e/o, s/ss), omissões (acentos, maiúsculas, sinais de pontuação) e acréscimo de letras. A produção textual mostrou-se falha em coerência, organização e extensão. Levantamos a hipótese de que a dificuldade significativa no aspecto gráfico estava comprometendo o aspecto expressivo da escrita, principalmente quando considerada sua inteligência, atestada em situações espontâneas, mas também por meio dos resultados adequados nas provas para diagnóstico da estrutura cognitiva (estrutura operatória de pensamento de nível concreto). Ao mesmo tempo, a ausência de dificuldade na compreensão leitora parecia reforçar a hipótese de que o texto falho decorria mais dessa falta de habilidade instrumental que acabava incidindo sobre o aspecto expressivo, e menos de falhas envolvendo aspectos de linguagem e pensamento.

O quadro aparente de disgrafia parecia inserido em uma questão dispráxica maior, já que Lia revelou dificuldade em movimentos amplos, envolvendo bola e corda. Algumas falhas em mecanismos perceptomotores foram reveladas no teste psicopedagógico de Mendolia e Morales (1980): confusão entre 39 e 36, dificuldade na identificação de figuras. Além disso, a figura humana mostrou-se precária e com desproporções (Fig. 13.3).

A menina mostrou-se colaboradora durante a avaliação, tendo se mostrado, também, bastante afetiva logo nos primeiros encontros. Mostrou-se também dispersiva em diferentes momentos das sessões, tanto em atividades mais lúdicas como em atividades mais estruturadas. A dispersão também foi referida pela professora de classe. Também foi observado um comportamento impulsivo em algumas situações.

Como conduta foi indicado o atendimento psicopedagógico, em uma frequência de duas sessões semanais. Solicitou-se também a avaliação neuropediátrica, especialmente em função do histórico de prematuridade do comportamento dispersivo e impulsivo.

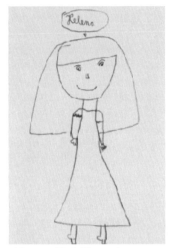

Figura 13.3 Figura humana da avaliação inicial.

Primeira avaliação neuropediátrica

Embora essa avaliação tivesse sido solicitada em meados de outubro de 2009, foi realizada em janeiro de 2010, quando Lia contava com 8 anos e 4 meses. O laudo da avaliação atesta que, quanto ao psiquismo, a menina se mostrou lúcida, cooperativa e atenta e que tônus, reflexos, força, sensibilidades e nervos cranianos eram normais. O exame neurológico evolutivo apontou para um perfil neurológico imaturo, sendo que as funções mais comprometidas eram o equilíbrio estático, a persistência motora e a coordenação de mãos. Foi observada dificuldade especial na escrita: não conseguia a individualização da pinça e necessitava das sincinesias de todas as articulações do membro superior ao escrever. As dispractognosias, além de trazerem cansaço e dor, interferiam em sua capacitação executiva. Não foi prescrita medicação, mas apenas a continuidade do atendimento psicopedagógico.

Atendimento psicopedagógico e evolução escolar

Uma evolução importante foi observada na escrita de Lia nos primeiros meses de atendimento, iniciado em outubro de 2009, tanto na fluência da escrita como na construção do texto. Em entrevista com a professora em dezembro daquele ano, foi relatado que a melhora naquele último trimestre fora suficiente para a aprovação para o 3º ano. As reavaliações mostram que as técnicas usadas para combater o quadro de disgrafia foram gradativamente permitindo o alívio dos sintomas de dor e desconforto – o que pode ser acompanhado pela sequência de mapas da mão afetada por sintomas de dor, suor, cansaço, calo e uma assim nomeada "sensação de osso saltando" (Fig. 13.2).

Paralelamente à superação dos sintomas de disgrafia, Lia foi aprimorando sua expressão escrita, apresentando textos mais extensos e organizados, como mostra a Figura 13.3. No final de 2010, a professora do 3º ano relatou o progresso significativo que havia observado na construção do texto. Segundo ela, a menina chegava a usar elementos de humor em suas histórias, o que enriquecia o texto e tornava agradável sua leitura. O atendimento psicopedagógico prosseguia. Em 2011, entretanto, quando já cursava o 4º ano, a menina, embora melhor, ficou novamente defasada em relação à demanda crescente da escola em termos de uma expressão escrita mais veloz e extensa, bem como de trabalhos mais complexos. Em maio, a professora do 4º ano indicou que, embora tivesse um bom ritmo de execução, no sentido de que conseguia concluir os trabalhos, Lia estava muito desatenta e desorganizada com o material. Também seu texto se desorganizara. Sugerimos o retorno à médica neuropediatra.

Segunda avaliação neuropediátrica

A segunda avaliação neuropediátrica, feita quando Lia contava com 9 anos e 9 meses, mostrava que houvera um crescimento grande na função coordenação apendicular, de 4 anos e meio, na primeira avaliação, avançando até 7 anos. Uma defasagem ainda importante, entretanto, permanecia. O equilíbrio estático estava agora em 7 anos, e a persistência motora permanecia nos 6 anos. Dessa vez o exame indicou que Lia estava desatenta, e foi prescrita medicação psicoestimulante. Um mês depois, Lia retornou ao consultório da neuropediatra, dessa vez usando a medicação, e o exame neurológico evolutivo foi totalmente compatível com a idade cronológica. A conclusão do exame de julho de 2011 relata que, sem a medicação, Lia mantinha todas as dificuldades em funções executivas (praxias e gnosias), embora com melhoras nítidas em coordenação apendicular e nas provas de equilíbrio. Com a medicação, a menina respondeu a todas as funções em 9 anos. A Figura 13.4 mostra o perfil neurológico de Lia em três momentos diferentes: em janeiro de 2010, aos 8 anos e 4 meses, sem atendimento psicopedagógico e sem medicação; em junho de 2011, aos 9 anos e 9 meses, com atendimento psicopedagógico e sem medicação; em julho de 2011, aos 9 anos e 10 meses, com atendimento psicopedagógico e com medicação.

Evolução do atendimento psicopedagógico e evolução escolar

Com a continuidade do atendimento psicopedagógico e o tratamento medicamentoso, Lia pôde rapidamente se organizar na escola, e seu rendimento rapidamente melhorou. Em setembro, o relato da professora já era bem diferente.

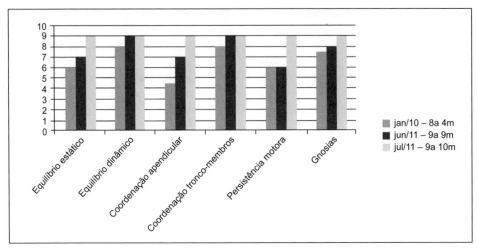

Figura 13.4 Exame neurológico evolutivo em três momentos: em janeiro de 2010, sem atendimento psicopedagógico e sem medicação; em junho de 2011, com atendimento psicopedagógico e sem medicação; em julho de 2011, com atendimento psicopedagógico e com medicação.

Ela já fora dispensada de um reforço de português que vinha recebendo. Tinha se saído muito bem em uma prova recente de interpretação de texto, com questões dissertativas. Seus textos eram organizados e denotavam que havia tido um planejamento prévio. Também nas provas de ciências, geografia, história e matemática havia se saído bem.

Em sessão, Lia fazia trabalhos progressivamente sofisticados. O desenho da Sherazade (Fig. 13.5), feito com pouquíssima mediação da terapeuta, foi um dos últimos trabalhos antes da alta. Outro desses trabalhos finais foi o desenho e o texto que se constituiriam, na brincadeira que ela havia criado, em material de divulgação da cachorrinha que estava à venda.

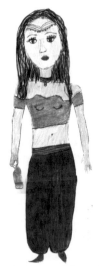
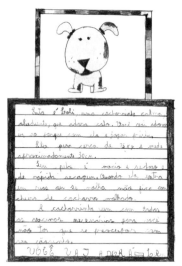

Figura 13.5 Trabalhos próximos à alta psicopedagógica: Sherazade e "material de publicidade".

SEGUNDA APROXIMAÇÃO TEÓRICA: DESENVOLVIMENTO PSICOMOTOR E APRENDIZAGEM DA ESCRITA

Os aspectos motores que são acionados quando a criança escreve têm relação com inúmeros aspectos psicomotores que o leigo não relaciona imediatamente com o ato de escrever. Destrezas motoras globais, que afetam a motricidade grossa ou ampla e o controle postural (e que podemos observar, por exemplo, durante a corrida da criança), bem como destrezas segmentadas, que afetam a motricidade fina e o controle óculo-manual ou visuomanual (que observamos no uso de diferentes instrumentos), estão diretamente ligadas à possibilidade de escrever de modo eficiente. Por outro lado, esses aspectos psicomotores visíveis que se relacionam com a escrita estão vinculados com a chamada "psicomotricidade invisível", isto é, aqueles aspectos difíceis de serem observados à primeira vista, mas que afetam aspectos cruciais do desenvolvimento psicomotor. Entre esses aspectos invisíveis destacam-se a tonicidade muscular, o equilíbrio e a estruturação do espaço e do tempo (PALÁCIOS et al., 2004).

A tonicidade muscular refere-se ao grau de tensão existente no interior dos músculos. Parte do controle tônico é involuntário e está ligado ao controle neurológico da atividade intramuscular. Outra parte é suscetível de controle voluntário. É na experiência com diferentes objetos e situações que a criança vai aprendendo a ajustar seu tônus muscular às exigências de cada situação. O tônus repercute no controle postural e também se relaciona com a manutenção da atenção, além de ter estreita relação com as emoções e a personalidade. Aprender a controlar a tonicidade muscular é fundamental nos processos de aprendizagem (PALÁCIOS et al., 2004).

O equilíbrio é condição de todo movimento e de toda ação. É apenas porque podemos manter nosso corpo em equilíbrio que podemos liberar para a ação diferentes partes do nosso corpo. Também esse componente psicomotor está sob domínio de mecanismos neurológicos, mas, assim como o tônus, é suscetível de controle voluntário. Quanto à estruturação do espaço, ela está relacionada com a consciência das coordenadas nas quais nosso corpo se move e nas quais transcorre nossa ação. As crianças precisam primeiro dominar certas noções espaciais na ação, para então serem capazes de realizar representações espaciais. Assim, uma correta estruturação do espaço é crucial para a aprendizagem da escrita, que supõe justamente uma representação espacial (PALÁCIOS et al., 2004).

É certo que, para aprender a escrever diversas condições por parte do sujeito que aprende devem ser preenchidas. O conteúdo simbólico da escrita só pode ser alcançado com um certo desenvolvimento intelectual. Algum grau de competência linguística é necessário, posto que a escrita é uma expressão da linguagem. Certa condição emocional é indispensável, já que a curiosidade e a motivação fazem parte do processo. Também certo grau de socialização é fundamental, no sentido de que a escrita é um objeto social e só ganha sentido na relação social entre os homens. O aspecto motor da escrita é um entre diferentes fatores envolvidos na aprendizagem da escrita. Portanto, não se trata de reduzir um fenômeno complexo e multifacetado como a escrita à questão do controle do movimento. Entretanto, há na escrita um componente de controle motor de primeira magnitude que não pode ser desconsiderado.

TERCEIRA APROXIMAÇÃO TEÓRICA: DIFICULDADE ESPECÍFICA DA EXPRESSÃO ESCRITA

Nas últimas décadas, a psicologia cognitiva protagonizou um avanço científico considerável no entendimento das dificuldades de aprendizagem, hoje reconhecidas em sua heterogeneidade e caracterizadas como comprometimentos em domínios diferentes do desempenho acadêmico: matemática, expressão escrita e leitura (FLETCHER, 2009). As dissociações entre habilidades de leitura e escrita já foram evidenciadas em pesquisa, embora sejam mais evidentes nos transtornos adquiridos. Assim, na afasiologia, distingue-se a alexia (transtorno adquirido da leitura) da agrafia (transtorno adquirido da escrita). Se bem que, nos transtornos do desenvolvimento, os padrões de comprometimento não pareçam tão distintos, o fato é que pode haver problemas com a grafia e com a produção textual na ausência de dificuldades de leitura (FLETCHER et al., 2009).

Berninger (2004 apud FLETCHER et al., 2009) distingue na escrita um componente de transcrição, que envolve a grafia e a ortografia, e um componente de geração, que envolve a produção textual, isto é, a organização das ideias no nível do texto. Os componentes de transcrição e os de geração encontram-se intimamente relacionados, de modo que a quantidade e a qualidade da produção textual estão em parte condicionados pelo componente de transcrição (FLETCHER et al., 2009).

Com o domínio de certas destrezas motoras, espera-se que, com o tempo, a criança possa prestar atenção no *que* está escrevendo, e não em *como* está escrevendo. Para isso, contudo, é necessário que haja todo um progresso psicomotor que leve a criança à automatização de certas sequências de movimentos, permitindo que a execução desses movimentos não envolva gasto de energia ou o uso de recursos de atenção (PALÁCIOS et al., 2004). Vê-se que, antes de se transformar em instrumento de comunicação e expressão, é preciso que o aspecto motor da escrita esteja dominado. Então, o aspecto motor da escrita não garante, sozinho, um bom aprendizado da escrita. Sem esse aspecto bem desenvolvido, há, no mínimo, um terreno fértil para a instalação de um quadro de dificuldade na escrita, abrangendo o aspecto geracional.

DISCUSSÃO DO CASO À LUZ DAS APROXIMAÇÕES TEÓRICAS E CONSIDERAÇÕES FINAIS

Como se viu na primeira seção deste capítulo, a prematuridade pode acarretar uma série de prejuízos ao desenvolvimento neurológico da criança. Um grupo de pesquisas recentes sobre a questão vem enfocando as consequências negativas mais sutis nesse desenvolvimento, relacionadas com atenção, funções executivas, linguagem, habilidades visuoperceptivas e função motora fina, que influenciam a habilidade de sair-se bem na escola e em tarefas domésticas cotidianas. A condição de Lia parecia bastante ilustrativa dessa situação. Prejuízos mais sutis, "silenciosos" se comparados a uma paralisia cerebral, podem, entretanto, ter um impacto imenso sobre os processos de desenvolvimento e aprendizagem de uma criança.

A dificuldade importante na escrita apresentada por Lia apresentava relação com todo um quadro disgráfico e dispráxico. Por sua vez, esse quadro tinha relação com disfunções ou defasagens no desenvolvimento neuromotor, possivelmente relacionadas com a condição de prematuridade. O perfil neurológico evolutivo de Lia encontrava-se bastante discrepante em relação à sua idade cronológica. Para compreender as defasagens no desenvolvimento neuropsicomotor de Lia, como de resto para compreender qualquer patologia, fatores biológicos e ambientais precisam ser postos em relação. O desenvolvimento psicomotor está longe de ser apenas uma realidade biológica: a interação com o ambiente, ou o aspecto relacional que supõe estimulação, é fator igualmente decisivo. Cada nova conquista psicomotora é resultado tanto da maturação orgânica, que abre a porta para a aquisição, quanto das circunstâncias ambientais da criança. O grau de apoio e estimulação das pessoas que convivem com a criança, bem como o nível de motivação que ela própria tem em relação às suas ações são de total importância para que a possibilidade aberta pela programação maturativa orgânica seja efetivada (PALÁCIOS et al., 2004).

No caso de Lia, as disfunções neuromotoras foram agravadas por um ambiente superprotetor, no qual ela era sistematicamente privada de desenvolver habilidades importantes, próprias do dia a dia comum das crianças. Se uma criança sem comprometimentos orgânicos não pode dispensar o estímulo ambiental para se desenvolver normalmente, uma criança com aqueles comprometimentos mais justificadamente necessita desse estímulo. Nos aspectos em que Lia mais precisava ser solicitada, mais ela fora poupada, na exata proporção da angústia de uma mãe atormentada pelos temores da perda.

Se é fato que a avaliação neuropediátrica é muito importante nas dificuldades de aprendizagem, esse caso revela em toda a sua intensidade a complementaridade indispensável da abordagem psicopedagógica e neurológica. A "psicomotricidade invisível", condicionante dos aspectos motores da escrita, é contemplada, entre outros aspectos, na avaliação neuropediátrica, que envolve exame físico, exame neurológico (abrangendo psiquismo, linguagem, atitudes, fácies, equilíbrio, motricidade, função sensitiva e nervos cranianos) e o Exame Neurológico Evolutivo (ROTTA; RIESGO; OHLWEILER, 2006). Este último atende à necessidade de uma semiologia neurológica própria para a criança. O processo de desenvolvimento neuropsicomotor sofre alterações dependentes da função de estruturas que estão em

ativa evolução. O exame evolutivo abrange linguagem, lateralidade, equilíbrio estático, equilíbrio dinâmico, coordenação apendicular, coordenação tronco-membros, persistência motora, sincinesias, tono muscular, reflexos e sensibilidades. Tal exame permite traçar um perfil das crianças em relação a essas funções, que, com frequência, quando imaturas, apresentam um perfil neurológico discrepante.

A avaliação neuropediátrica e, especificamente, o exame neurológico evolutivo têm um caráter instrumentalizador da prática do psicopedagogo. De posse do perfil neurológico do paciente, o psicopedagogo pode compreender o grau de comprometimento das funções neuropsicomotoras no quadro total da dificuldade de aprendizagem do paciente, colocando tais dados em relação com outros aspectos (cognitivos, gráfico-plásticos, projetivos, escolares, familiares) também aferidos na avaliação psicopedagógica. Além disso, a partir daquela compreensão, pode-se ter alguma noção quanto ao tempo da atenção psicopedagógica necessária (quanto maior a imaturidade diagnosticada, maior, possivelmente, o tempo de atendimento psicopedagógico demandado). O resultado do exame ainda permite enfocar, no contexto da terapia psicopedagógica, os aspectos mais comprometidos, bem como acompanhar os resultados da terapia mediante reavaliações neuropediátricas que traçam novos perfis e, dessa forma, permitem fazer os redirecionamentos cabíveis nos recursos e estratégias terapêuticas (CORSO, 2007).

No caso de Lia, não só a avaliação inicial, mas as reavaliações neuropediátricas foram essenciais. O desenvolvimento é dinâmico, e o jogo entre as condições da criança e as demandas ambientais, e especificamente escolares, pode se alterar. A medicação psicoestimulante da atenção, que se mostrara desnecessária na primeira avaliação, passou a ser essencial no 4º ano. A contínua integração entre diagnóstico e intervenção psicopedagógica e neuropediátrica foi essencial para a melhora do quadro de Lia.

REFERÊNCIAS

ALLEN, M. C. Neurodevelopmental outcomes of preterm infants. *Current Opinion in Neurology*, v. 21, n. 2, p. 123-128, 2008.

ARNAUD, C. et al. Prevalence and associated factors of minor neuromotor dysfunctions at age 5 years in prematurely born children. *Archives of Pediatrics & Adolescent Medicine*, v. 161, n. 11, p. 1053-1061, 2007.

CORSO, H. V. Dificuldades de aprendizagem e atrasos maturativos: atenção aos aspectos neuropsicomotores na clínica psicopedagógica. *Psicopedagogia,* v. 24, n. 73, p. 76-89, 2007.

FLETCHER, J. M. Dyslexia: the evolution of a scientific concept. *Journal of the International Neuropsychological Society*, v. 15, n. 4, p. 501-508, 2009.

FLETCHER, J. M. et al. *Transtornos de aprendizagem*: da identificação à intervenção. Porto Alegre: Artmed, 2009.

KIRKEGAARD, I. et al. Gestational age and birth weight in relation to school performance of 10-year-old children: a follow-up study of children born after 32 completed weeks. *Pediatrics*, v. 118, n. 4, p. 1600-1606, 2006.

LEONHARDT, D. R. Avaliação e clínica das praxias e dispraxias na aprendizagem: mapeamento da dor gráfica. In: ROTTA, N. T.; OHLWEILER, L.; RIESGO, R. dos S. *Transtornos da aprendizagem*: abordagem neurobiológica e multidisciplinar. Porto Alegre: Artmed, 2006.

MATHIASEN, R. et al. Gestational age and basic school achievements: a national follow-up study in Denmark. *Pediatrics,* v. 126, n. 6, p. 1553-1561, 2010.

MENDOLIA, M. R. A.; MORALES, I. E. *Cuando empezar a enseñar?* Test Morales –Mendolia. Buenos Aires: Centro Editor Argentino, 1980.

NOBRE, F. D. A. et al. Estudo longitudinal do desenvolvimento de crianças nascidas pré-termo no primeiro ano pós-natal. *Psicologia:* Reflexão e Crítica, v. 22, n. 3, p. 362-369, 2009.

PALÁCIOS, J. et al. Desenvolvimento físico e psicomotor depois dos dois anos. In: COLL, C.; ÁLVARO, M.; PALÁCIOS, J. (Org.). *Desenvolvimento psicológico e educação:* psicologia evolutiva. 2. ed. Porto Alegre: Artmed, 2004.

ROTTA, N. T.; RIESGO, R. dos S.; OHLWEILER, L. Semiologia neuropediátrica. In: ROTTA, N. T.; OHLWEILER, L.; RIESGO, R. dos S. *Transtornos da aprendizagem*: abordagem neurobiológica e multidisciplinar. Porto Alegre: Artmed, 2006.

ZOMIGNANI, A. P.; ZAMBELLI, H. J. L.; ANTONIO, M. Â. R. G. M. Desenvolvimento cerebral em recém-nascidos prematuros. *Revista Paulista de Pediatria*, v. 27, n. 2, p. 198-203, 2009.

Dislexia: *varlendo* 14 contra o vento

ASTA ALTREIDER

INTRODUÇÃO

Para quem tem a experiência de varrer uma calçada, "varrer contra o vento" é uma expressão popular bastante significativa. A tarefa de varrer as folhas e outros elementos consiste em juntá-los em um "montinho" para colocá-los sobre a pá e, em seguida, descartá-los no lixo. Em dias de vento, essa missão é absolutamente impossível: você insiste em fazer o montinho, e o vento se diverte com a farra de redistribuir as folhas pela calçada. Óbvio se faz supor que varrer "a favor do vento" tornará a tarefa mais fácil. Volto à questão da experiência: só um pouco mais fácil! O ideal mesmo seria não varrer a calçada em dia de vento e pronto! Pois pareceu oportuno fazer essa analogia simplista com um dos transtornos de aprendizagem: dislexia. Explico.

Há 132 anos, estudiosos apontam para as dificuldades específicas de aprendizagem da leitura: primeiro, os oftalmologistas se debruçaram sobre o assunto e as batizaram de "cegueira verbal congênita", mesmo que o termo "dislexia" estivesse em uso desde 1887. Todos os especialistas apontavam para o fato de saberem tratar-se de pacientes de inteligência normal, porém, com evidentes dificuldades para ler e escrever. Sempre chamou a atenção a característica persistente de inverter letras, sílabas e palavras. A possibilidade da especialização dos hemisférios cerebrais interferirem no processo de fluência da leitura e da escrita também passou a ter relevância. Os neurologistas passaram a interessar-se pelo tema, o que levou ao mapeamento das funções neurológicas. Desde meados do século passado, contamos com fonoaudiólogos e psicopedagogos que passaram a dedicar-se ao estudo desse tema. Psicólogos consideram que a dislexia pode levar a internações, ansiedade, depressão, ideação suicida, insucesso e abandono escolar (BARBIERO et al., 2012). Quanto mais se estuda mais evidente também se mostra a questão genética: muito raramente encontra-se o "primeiro" disléxico de uma família. Aprofundando a anamnese, pesquisando parentes próximos e distantes, encontram-se no mínimo evidências de traços dislexiformes. O mais comum, no entanto, é encontrarmos descrições de vários membros de uma mesma família com sinais de dislexia.

Isso dito parece tudo certo: sabemos onde ocorrem as alterações neurológicas do processo de aprendizagem da leitura, conhecemos recursos para instrumentalizar o sujeito com transtorno da dislexia, nos apropriamos dos recursos para um diagnóstico mais preciso possível, mas... e a escola?

É aí que começamos a "varrer contra o vento". "Varler" poderia ser, provavelmente, um dos modos como o disléxico leria essa palavra – e continuaria sua leitura sem dar-se conta de que lera uma palavra sem sentido.

A escola é o espaço por excelência onde se manifestam as dificuldades resultantes de uma dislexia: a lentidão ou inabilidade para ler como os outros, a exposição diante dos pares evidenciando a incompetência, a rotina diária de ter de fazer o que não sabe fazer, o raro preparo do professor em saber lidar com essa situação... e "o vento começa a soprar contra"!

Com longa experiência de contato com escolas e interferindo no manejo de pacientes com dislexia, a multiplicidade de atitudes encontrada não poderia ser maior: a) há escolas (raras) com um esquema previamente organizado: tarefas são readequadas, usam-se tecnologias assistivas e provas são feitas em espaço específico acompanhadas de um responsável "leitor"; b) há escolas que, mesmo recebendo um diagnóstico formal, preferem ignorá-lo e mantêm as tarefas, provas e avaliação exatamente iguais às dos colegas, pois perdura o mito de que proporcionar modos diferentes de ensinar significa privilegiar injustamente algum aluno; c) há escolas, diga-se professores, que desconhecem a dislexia... Nesse caso, preferem dizer "carinhosamente" que cada um tem seu ritmo ou chamá-lo ostensivamente de "preguiçoso".

Seguramente não foram esgotadas todas as abordagens encontradas no contexto escolar. Também não enfocamos o contexto familiar no que tange à dislexia... É assunto que merece outro espaço de reflexão.

Neste capítulo, serão abordadas essas inquietantes questões junto a reflexões a respeito do transtorno específico da aprendizagem com prejuízo da leitura – dislexia.[1] Será destacado também um magnífico estudo italiano intitulado "O *iceberg* submerso da dislexia" (BARBIERO et al., 2012), organizado e aplicado pela Comissão Nacional Sobre Epidemiologia de Dislexia (CENDI). Esse estudo adquire particular relevância por valorizar a hipótese de que possa haver diferença na prevalência de casos de dislexia em se tratando de idioma diferente do inglês, que habitualmente serve de referência nas pesquisas a respeito desse tema. O estudo da CENDI aponta para o fato inquestionável do quanto a prevalência dos casos de dislexia são subestimados no universo escolar. No estudo de caso, podemos acompanhar a trajetória de uma família que busca ajuda para uma encantadora menina que evidencia características que pressupõem tratar-se de um transtorno de dislexia (BARBIERO et al., 2012).

DISLEXIA

O transtorno de aprendizagem – dislexia – ocorre em todos os lugares do planeta, com diferentes índices de incidência. No Japão, a taxa é de 1%; nos Estados Unidos, entre 5 e 6%; na Itália, estudo recente aponta para 3%; e no Brasil a estimativa é de 5%. Na nossa região (metropolitana de Porto Alegre e Vale do Rio dos Sinos), há escolas com mais de 500 alunos que não identificam em seu quadro nenhum aluno disléxico. Isso está longe de ser indício de ausência do quadro e está mais perto de ignorar sua existência.

---

[1] Dislexia, segundo o DSM-5 (AMERICAN PSYCHIATRIC ASSOCIATION, 2014), é o termo alternativo utilizado em referência a um padrão de dificuldades de aprendizado caracterizado por problemas no reconhecimento preciso e fluente de palavras, problemas de decodificação e dificuldades de ortografia.

A dislexia

[...] é um transtorno específico das operações implícitas no reconhecimento das palavras (precisão e rapidez) que compromete em maior ou menor grau a compreensão da leitura. (ROTTA; OHLWEILER; RIESGO, 2006, p. 167).

Leitores fluentes com compreensão adequada do texto, infelizmente, são minorias. Métodos confusos, ausência de um sistema formal de ensino, estrutura hierárquica duvidosa no ambiente escolar, parca dedicação à qualidade de ensino e cobrança de leituras desinteressantes desvalorizam a importância da leitura como um patrimônio sociocultural. Nem por isso podemos classificar os leitores disfluentes como disléxicos.

FATORES PREDITIVOS DE DISLEXIA: EVIDÊNCIAS NA SALA DE AULA

O aluno disléxico apresenta características peculiares em cada etapa escolar. Na educação infantil, é possível observar fatores preditivos de prováveis futuros quadros disléxicos: dificuldade (atraso) na aquisição da linguagem oral; dificuldade de memória fonológica; dificuldade em nomear pessoas, cores, objetos e figuras geométricas; representações gráficas aceleradas e pobres; e desinteresse por letras. Essas características, aliadas à investigação de possíveis fatores genéticos, são evidências claras e merecedoras de investigação e estimulação imediata.

O início da educação formal no ensino fundamental, no entanto, é crucial na identificação do transtorno. Já no 1º ano observa-se um distanciamento radical entre o que os colegas aproveitam do processo lectográfico e o possível aluno disléxico: os colegas armazenam palavras, fazem associações, descobrem semelhanças e diferenças entre as palavras e têm prazer com essas atividades. O aluno com sinais de uma estrutura de aprendizagem possivelmente disléxica não reconhece as vogais com facilidade, apresenta interesse restrito na produção gráfica, esquiva-se de mostrar o que aprendeu (possivelmente não tenha aprendido). No 2º ano, as diferenças se polarizam: alunos que não aprenderam a ler durante o 1º ano, porém não disléxicos, começam a processar os mecanismos de leitura e escrita. A leitura começa a fluir um tanto silabada, mas com uma característica bem objetiva: querem saber o que está escrito. Releem, prestam atenção na sonoridade fonológica e, em seguida, refazem a palavra enunciando-a com compreensão. O aluno que mantém a dificuldade de reconhecimento imediato das letras, e quando está em situação de leitura oral, substitui ou omite partes da palavra de tal modo que fique sem significado. Esse aluno continua sua batalha de decodificação dos grafemas e não consegue dar-se conta de que não está entendendo o que está escrito. "Juntar" as letras e entender o que elas significam é uma tarefa hercúlea e, claro, ele não consegue fazê-lo. Nessa etapa, a influência da dificuldade gnósica também passa a manifestar-se na matemática: conceitos como "dúzia" e "dezena" são indecifráveis para o sujeito com características disléxicas. As histórias matemáticas sofrem o mesmo processo de entendimento: trata-se mais de uma dificuldade de decodificação linguística do que de cálculo. No 3º ano, o grupo lê com fluência pequenos textos e começa o desafio da ortografização da escrita. O aluno potencialmente disléxico ainda se embaralha com a diferença do /O/ e do /A/ e com o mistério do /p,q,d,b/. No 4º ano, estratégias de compensação entram em ação: uma espiada no trabalho do colega, um olhar mais atento na expressão fisionômica do professor, o balbuciar em voz baixa enquanto escreve passam a ser ferramentas naturais de inestimável valor.

O DIAGNÓSTICO DE DISLEXIA

Até o 3º ano, falamos de hipótese diagnóstica. O diagnóstico só poderá ser feito a partir do 3º ano do ensino fundamental (entre 8 e 10 anos de idade). Essa é, na verdade, a melhor idade do diagnóstico, pois há que se considerar que alguns atrasos na linguagem sofrem correção espontânea e que estratégias de compensação ainda não estão estruturadas. De todas, a estratégia de compensação mais utilizada é a de observar atentamente as expressões fisionômicas do interlocutor e, por meio delas, intuir se a leitura ou sua interpretação estão evoluindo de forma apropriada. Mas reforçando: o diagnóstico somente será feito a partir do 3º ano. Reforçando em dose dupla: os sintomas anteriores, indicativos de alteração no ritmo de aprendizagem da leitura, podem e devem ser tratados na medida em que se apresentam.

O diagnóstico será elaborado por equipe multidisciplinar, liderada por médico neuropediatra que entenda de transtornos da aprendizagem. Fonoaudiólogos e psicopedagogos, especialistas que possuem a tarefa de interferir terapeuticamente no processo de aprendizagem da leitura e da escrita, são profissionais que levantam a hipótese de dislexia. Os professores, que lidam diariamente com o aluno, proporcionam informações valiosas na organização do conjunto de evidências que corroboram o diagnóstico. Os pais trarão informações sobre a probabilidade de estruturas genéticas favorecedoras do quadro, além de toda observação da tarefa domiciliar que envolve a aprendizagem de seu filho.

MÉTODOS DE ENSINO: ALERTAS BÁSICOS

A maioria das escolas propõe a escrita do próprio nome e a observação das letras iniciais dos nomes dos colegas como tarefas iniciais formais no estímulo da leitura e da escrita. Nessa etapa, demorar muito mais do que os colegas para decodificar seu próprio nome ou não apresentar curiosidade sobre semelhanças e diferenças nesses nomes próprios são sinais de alerta. Essa informação tão precoce a respeito do processo de aprendizagem passa a ter progressiva importância na escolha do método de alfabetização. Métodos que privilegiam associações tendem a não ser eficientes.

O entendimento das vogais passa a assumir grande importância nesse processo de observação de indícios dislexiformes: "O" e "A" costumam trazer muitos conflitos de memória fonológica; "O" e "U" apresentam-se como "inimigos mortais". A criança não consegue realmente perceber a diferença. O que para os não disléxicos é simples e óbvio, para o disléxico é complexo e sem sentido. Ademais, convenhamos: nossa linguagem oral piora significativamente essa discriminação. O mesmo acontece com o "E" e o "I". Sons homófonos, como D/T, P/B, G/J, trazem consigo necessidade de cuidados redobrados. Essas "confusões" fonêmicas remetem à necessidade de ampliar habilidades de memória fonológica, discriminação visual e discriminação auditiva.

Não bastasse a linguagem oral repleta de vícios, a aprendizagem da comunicação gráfica costuma passar por letra de imprensa maiúscula (letra bastão), letra *script* e cursiva. Quando o disléxico é apresentado à letra *script*, entra em colapso: as dificuldades na percepção e orientação espacial impedem o entendimento da diferença entre: "p", "q", "d", "b". Como cada um dos processos de aprendizagem de escrita envolve diferentes aquisições psicomotoras e cinestésicas, é, no mínimo, prudente privilegiar somente um dos modelos de escrita quando existe a possibilidade de se ter um aluno (ou paciente) com sinais de dislexia. E, como as pesquisas mostram, sempre existe a possibilidade de haver algum aluno potencialmente disléxico.

Dessa forma, poderíamos elencar um número infinito de dificuldades específicas na aprendizagem de cada grafema, som e processos mentais necessários para sua associação, de forma que proporcionassem fluência na leitura e na escrita. Isso é interessante, particularmente se partirmos do pressuposto de que a dislexia vai apresentar-se de forma "pura", isto é, livre de outras intercorrências do desenvolvimento ou mesmo de outras comorbidades.

DISLEXIA E COMORBIDADES

Na realidade, é mais provável que encontremos situações em que a dislexia esteja associada a outros transtornos. Os aspectos emocionais tendem a comprometer sobremaneira o indivíduo com dislexia. Ter dificuldade de leitura é uma ferida na principal atividade da criança em idade escolar. Pensemos que o aluno tem potencial cognitivo adequado, "só" isso já é suficiente para alterar, no mínimo, sua autoestima. Ele vai perceber que os outros conseguem fazer o que ele simplesmente não consegue. Esse sentimento permeia seu desenvolvimento e compromete todo o processo de aprendizagem.

À medida que a escolarização avança, o sofrimento se amplia e se cristaliza como "odeio escola". Tudo é mais interessante do que escola. Escola é o pior lugar de se estar. Dessa forma, estrutura-se o abandono escolar e a ideia de incompetência para a aprendizagem. Assim como os aspectos emocionais, o transtorno de déficit de atenção/hiperatividade (TDAH) com hiper ou hipoatividade pode estar agregado ao quadro de dislexia. O hiperativo é relativamente fácil de identificar, na medida em que perturba corajosamente o andamento das aulas e automaticamente será merecedor de maior atenção. O difícil é discriminar qual o transtorno predominante: se é a dislexia ou se é a hiperatividade (associada à natural impulsividade do TDAH). O hipoativo com dislexia se apresenta com maior dificuldade de detecção. O silêncio, o pouco contato visual e a ausência de perturbação comportamental permitem que o aluno fique "camuflado na paisagem" do pouco esforço, confundindo professores e pais. A experiência clínica também mostra que a dislexia pode funcionar como um gatilho para o transtorno de conduta (TC). Como há um componente genético intrínseco, a conduta aversiva à escola pode ser estimulada de forma velada ou até ostensiva. Combinando com características particulares, com o aval da família, o transtorno de conduta é um candidato importante ao comprometimento da vida escolar por si só e, quando está associado à dislexia, pressupõe-se como fácil o abandono escolar.

"O *ICEBERG* SUBMERSO DA DISLEXIA": UM ESTUDO ITALIANO SOBRE A INCIDÊNCIA DE ALUNOS DISLÉXICOS NÃO DIAGNOSTICADOS

Em um dos encontros habituais do grupo de estudos Seminários Avançados em Neurologia Infantil, foi apresentada a pesquisa "O *iceberg* submerso da dislexia", da Comissão Nacional sobre Epidemiologia de Dislexia (CENDI) (BARBIERO et al., 2012), um estudo italiano sobre a quantidade de crianças com dislexia – não diagnosticadas, o qual é de uma precisão e clareza brilhantes.

A organização da pesquisa

No ano de 2008 foi criada na Itália a Comissão Nacional sobre Epidemiologia de Dislexia (CENDI), que teve por objetivo pesquisar a incidência da dislexia no universo escolar italiano. Um grupo de profissionais foi selecionado com o objetivo de organizar e aplicar uma pesquisa destinada a identificar o número de alunos disléxicos não diagnosticados. Participaram da pesquisa: Chiara Barbiero, Isabella Lonciari, Marcella Montico, Lorenzo Monasta, Roberta Penge, Claudio Vio, Patrizio Emanuele Tressoldi, Valentina Ferluga, Anna Bigoni, Alessia Tullio, Marco Carrozzi e Luca Ronfani. De setembro de 2008 a outubro de 2009, foram aplicadas as ferramentas de avaliação e, em junho de 2012, a comissão concluiu o trabalho.

Optaram por selecionar a região de Friuli, região nordeste da Itália, e avaliar os alunos de 4º ano do ensino regular, tendo como parâmetro que

[...] dislexia do desenvolvimento ou dificuldade específica de leitura é definida como um inesperado fracasso, específico e persistente para adquirir habilidade de leitura eficiente, apesar da educação convencional, inteligência adequada e oportunidades socioculturais. Além disso, essa deficiência interfere significativamente com a aprendizagem escolar ou nas atividades diárias que requerem capacidade de leitura. (BARBIERO et al., 2012).

Habitualmente, os estudos dessa natureza têm como referência os resultados de pesquisa baseados na língua inglesa (BARBIERO et al., 2012). Como o idioma italiano provém de outra matriz linguística e os estudos anteriores indicavam resultados que divergiam entre si, a CENDI organizou testes em três níveis sucessivos para aplicar em um universo de 1.774 alunos de um total de 9.687 alunos de 4º ano do ensino fundamental. Desse grupo, 14 alunos já tinham sido diagnosticados com dislexia. Do primeiro nível, 345 alunos foram considerados aptos a realizar a segunda etapa de testes, e 121 alunos foram convidados a realizar a terceira e última etapa de testes. As duas primeiras etapas foram realizadas no ambiente es-

colar, e a terceira, no Instituto Materno-Infantil Burlo Garofolo.

Do estudo foram excluídos: crianças com deficiência intelectual, crianças com nacionalidade não italiana e crianças que estiveram ausentes por mais de dois meses da escola. Do grupo final, na terceira etapa, foram excluídas crianças com a) atraso cognitivo, QI menor do que 85; b) doenças ou alterações sensoriais e neurológicas; c) psicopatologias graves; d) condições de desvantagem ambiental, social ou cultural; e) ensino pobre. Ao final, 35 alunos foram diagnosticados com dislexia.

CONCLUSÕES DO ESTUDO ITALIANO

Os pesquisadores italianos concluíram que a prevalência de dislexia é de 3,1% nas crianças avaliadas, significando que duas de três crianças disléxicas, com idades entre 8 e 9 anos, não tinham o transtorno identificado. Com a identificação, o diagnóstico precoce e intervenções oportunas, espera-se que os sintomas de ansiedade, depressão e abandono escolar tenham impacto minimizado. Isso é crucial, especialmente na adoescência.

Os pesquisadores da CENDI mostraram a significativa diferença entre as informações iniciais de identificação de 1% da população escolar com diagnóstico de dislexia. Os resultados da pesquisa que apontaram mais de 3% de incidência do transtorno confirmaram a hipótese inicial de subestimação da sua prevalência.

Os pesquisadores alertam para a importância das especificidades interculturais na medida em que influenciam diretamente no diagnóstico de dislexia. Esse alerta tem como objetivo reforçar o fato de que a ciência mostra que a base neural é a mesma nas diferentes línguas e mesmo assim ocorrem prevalências diferentes na comparação cruzada dessa pesquisa com os resultados de pesquisas feitas com crianças de língua inglesa. A prevalência de dislexia nos Estados Unidos é maior do que na Itália. Já a prevalência encontrada na Itália não pode ser estendida para diferentes contextos, pois foi resultado de planejamento e pesquisa específicos.

Os fatores positivos da pesquisa feita na Itália são: a) contemplação de uma amostragem representativa (15% das crianças de 4º ano que frequentam a escola na região de Friuli, nordeste da Itália); b) rigorosa aplicação das ferramentas por uma equipe especialmente treinada; c) confirmação do diagnóstico em um único local (Unidade de Neuropsiquiatria do Instituto Materno-Infantil Burlo Garofolo).

A CENDI concluiu que as ferramentas e metodologias utilizadas permitiram estimar com precisão a prevalência de dislexia na Itália. Havia uma hipótese inicial de que a prevalência de casos de dislexia era maior do que a identificada, o que foi amplamente confirmado, obtendo resultados de 3,1 a 3,2% de prevalência. A constatação de que há duas entre três crianças disléxicas não identificadas reforça o quanto a dislexia é subestimada no universo escolar. Os resultados dessa pesquisa permitirão alocar recursos específicos para diagnóstico e tratamento de crianças portadoras do transtorno de dislexia, além de servirem como referência para estudos posteriores.

REFLEXÕES DO GRUPO DE ESTUDOS SEMINÁRIOS AVANÇADOS EM NEUROLOGIA INFANTIL

A pesquisa apresentada ao grupo de estudos Seminários Avançados em Neurologia Infantil, coordenado pela Dra. Newra Rotta, provocou reflexões a respeito da realidade brasileira e particularmente de nossa região. Houve um consenso de que o grupo pensa que também nós subestimamos a ocorrência dos casos de dislexia em nossa região. Foi reforçada a preocupação dos profissionais com a ínfima informação fornecida aos professores dos anos iniciais do ensino fundamental nos seus cursos de graduação, impedindo um rastreamento mais acurado de possíveis alunos disléxicos. Levantou-se a hipótese de que, possivelmente, como a língua portuguesa provém da mesma matriz que a língua italiana, haja uma semelhança de prevalência de disléxicos entre os dois países.

RELATO DE CASO

Procedimentos anteriores à consulta psicopedagógica

Em abril de 2013, chega ao consultório de psicopedagogia a solicitação para avaliação de uma menina de 8 anos e 9 meses, cursando o 3º ano do ensino fundamental: Ana Maria. A escola estadual da região metropolitana onde estuda solicitou uma avaliação neurológica por apresentar dificuldades de concentração, impulsividade, não seguir instruções, entrar em conflito com colegas e não reconhecer o alfabeto. O médico solicitou tomografia computadorizada do encéfalo, a qual resultou na seguinte análise: "Região infratentorial, parênquima cerebelar e tronco cerebral com morfologia e densidade preservadas. O IV ventrículo é mediano e de calibre normal. Cisternas basais sem alterações. Região supratentorial, parênquima cerebral com coeficientes de atenuação preservados. Núcleos de base e regiões capsulares de aspecto anatômico. Ventrículos laterais e III ventrículo de morfologia e calibre normais. Cisternas, sulcos e fissuras sem alterações. Linha média centrada. OBS.: seios paranasais e mastoides com desenvolvimento e aeração normais".

Com esse resultado, o médico prescreveu imipramina 25 mg "para conter a ansiedade" (sic mãe) e encaminhou para avaliação psicológica. A psicóloga fez a entrevista inicial, aplicou alguns testes e deu-se conta de que a dificuldade predominante era de leitura e encaminhou para avaliação psicopedagógica.

Anamnese

Na entrevista inicial, veio a mãe. A queixa principal é de que Ana Maria não sabe ler. A família não sabe o que "esta menina" tem e não sabe mais o que fazer com ela.

Na anamnese, a mãe relata que a gravidez e o parto foram normais. Ana Maria pesou 2,450 kg e mediu 47 cm. Nasceu com um rim maior e logo foi medicada. Mamou até os 3 meses e passou para mamadeira, porque a mãe "não tinha paciência". Somente aos 5 anos passou a ter peso normal. Andou com 9 meses, falou cedo e "perfeitamente", largou fraldas (controle esfincteriano) aos 2 anos, aprendeu logo a andar de bicicleta e *skate*, prefere brincar na casa de árvore a ver televisão. Até hoje não distingue direita e esquerda. Teve sono agitado até a entrada recente da medicação. Dorme com a irmã mais velha (em cama de casal) e frequentemente pede para dormir com os pais, no que não é atendida.

História escolar

Iniciou escolarização em escola maternal aos 2 anos de idade. Não apresentou dificuldades de adaptação. Brincava o tempo todo. Na "pré-escola", último nível da educação infantil, teve problemas com a professora. A professora queria que Ana Maria sentasse para fazer as atividades, mas ela preferia continuar brincando. Segundo a mãe, a professora "pegou implicância com ela". No 1º ano, Ana Maria "regrediu". A professora era maravilhosa, mas Ana Maria era dispersa, não mostrava interesse nenhum nas letras e nos números e tinha uma atitude de quem não se importava com a insistência da professora. Temas passaram a ser um problema. Nunca queria fazê-los, e a família montava uma logística de revezamentos para ajudá-la. No 2º ano, regrediu mais ainda. Referia não querer ir para a escola. No 3º ano, atualmente, ainda não sabe ler e não mostra interesse em escrever. Só brigando com ela. A professora atual pensa que a família protege demais a menina, que fazem tudo o que ela quer, que é "mimada" demais e recomenda retirar as bonecas dela. Costuma chegar em casa e contar que chorou na escola, porque a professora gritou com ela. A orientadora educacional descreve Ana Maria como "esperta e carismática; é afetuosa, mas impulsiva; tem dificuldade em seguir instruções; não consegue concentrar-se por muito tempo; fala quando não é sua vez; exige que prestem muita atenção nela; reconhece o alfabeto, porém ainda não atribui valor sonoro a todos os signos do sistema alfabético". Essas informações foram extraídas do relatório de encaminhamento para avaliação. Em contato pessoal com a escola, quando a menina cursava o 3º ano, em abril, a psicopedagoga conversa com a professora e a diretora, que reforçam as dificuldades relatadas pela orientadora e acrescentam que Ana Maria "não tem condições de ir para o 4º ano", independentemente de um possível diagnóstico de dislexia, "porque ela é muito fraquinha e a professora tem problemas 'reais' maiores do que os apresentados por Ana Maria" (depoimento da diretora).

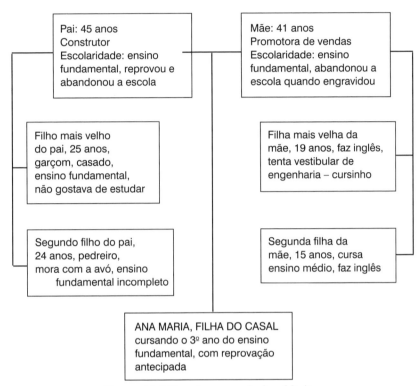

Figura 14.1 Genetograma de Ana Maria.

Observação: O genetograma (Fig. 14.1) apresenta particular importância no estudo do caso de Ana Maria, na medida em que é possível rastrear o traço genético de possíveis portadores do transtorno de dislexia não identificados. Todos os parentes listados do lado paterno de Ana Maria, desde o pai, apresentaram dificuldades de aprendizagem. O pai é um construtor de renome, que tem ganhos financeiros que garantem uma vida confortável a todos, apesar de ter bastante dificuldade para a leitura. Prefere "ver" o noticiário do que ler jornal e, segundo a mãe de Ana Maria, se orgulha de "ganhar mais" do que muito diplomado. Dois dos irmãos abandonaram a escola precocemente por apresentarem significativas dificuldades de aprendizagem. Um dos filhos, aos 21 anos, ainda não conseguiu concluir o ensino médio. Esse perfil traça uma linhagem que permite levantar a hipótese de que haja uma estrutura genética "disléxica" na família paterna. Outros parentes não foram informados.

AVALIAÇÃO PSICOPEDAGÓGICA

1. *Área de raciocínio:* no raciocínio sequencial, apresentou habilidade em organizar verbalmente números centesimais, tanto em ordem crescente quanto decrescente. Sabe os dias da semana, mas tem dificuldade em localizar-se quando não estão na ordem memorizada. Para saber o dia que vem antes de quinta-feira, precisa reprisá-los mais de uma vez para encontrar o dia anterior. No raciocínio lógico matemático, faz adição e

subtração de números decimais com sobra em empréstimo. Atrapalha-se quando aparece o número zero em alguma operação. Eventualmente usa os dedos para certificar-se das respostas. Tende a ser acelerada e com frequência precisa refazer alguma conta para ter certeza dos resultados. Na hora de escrever os números, observa-se a grafia não automatizada: o número oito pode ser escrito usando duas bolinhas sobrepostas ou seguindo o traçado cinestésico adequado.

2. *Leitura*: lê soletrando, porém, sem preocupação de entendimento nem de fluência integral da palavra. Ex. ODEIO = O DE E I O; ADORO = A DE O RR O, na repetição proposta: DE O ERRE O; SAPO = ESSE A PÊ O.

Na proposta de leitura da frase: O QUE MAIS GOSTO É DA MINHA FAMÍLIA, decodifica de forma semelhante ao exemplo acima = O QUE U E EME A MA I ESSE JO ESSE TÊ O É DE A DA EME I MI ELE AGÁ A EFE A FA EME I MI ELE I A... no entanto, em alguns grafemas como M e F, faz uma tentativa de união silábica. Obviamente que a compreensão ficou totalmente comprometida.

Conclui-se que Ana Maria reconhece as letras do alfabeto, mas não faz associações e não tem a menor ideia do conteúdo lido.

3. *Escrita*: usa letra cursiva na sua produção gráfica, que se resume a palavras soltas. Ao escrever SEXTA-FEIRA, escreve: SETAEIA (soletra repetidamente as mesmas sílabas até dar-se por satisfeita, termina e não relê nenhuma vez sua produção); MONSTRO = MOTO; TÊNIS = TIS; BONECA = BOECA. Escreve seu nome e o de sua cidade com fluência. Nega-se a escrever o nome de qualquer familiar. Diz que não sabe. Solicitada a escrever "DORMIR SOZINHA" – referente ao fato de ter medo de dormir sozinha – escreve "DUISINA". Escreve tudo muito rápido e não revê o que escreveu.

Conclui-se que Ana Maria oscila em suas aquisições lectográficas necessitando de apoio auditivo para sua produção gráfica. A atitude apressada não favorece retomar ou rever sua produção. Apesar da fluência na letra cursiva, o processo cognitivo opera em nível silábico com alguma influência de memorização visual.

4. *Percepções:* tanto a percepção espacial quanto a temporal evidenciam importantes comprometimentos: a concentração visual é fugaz e acelerada; na atenção a ritmos e a informações verbais, raramente aguarda até o fim para iniciar suas tarefas. Aliás, "atravessa" orientações com assuntos alheios com alguma frequência.

Conclui-se que os aspectos perceptivos, básicos para o processo de leitura e escrita, apresentam fragilidade muito significativa, não oferecendo suporte para uma alfabetização mais eficiente.

5. *Gnosias:* no teste de nomeação de cores, evoca com facilidade "lilás" e "rosa" (que são suas cores favoritas). Nomeia todas as outras cores de forma a necessitar de confirmação: "é azul, né? é branco, né? é preto, né?...". Na identificação de figuras geométricas, sabe quadrado. Nomeia retângulo de quadrado também: "ele é um pouquinho mais comprido, mas é igual, né? O círculo é redondo, o triângulo é uma régua, e o trapézio é um vaso de flor". Na nomeação dos dedos, faz de forma infantilizada: dedo mindinho, seu vizinho... Não tem a menor noção do nome direita e esquerda, faz ideia que se refira às mãos. Não sabe o nome da professora e não nomeia nenhum colega.

Conclui-se que Ana Maria apresenta importante defasagem gnósica. A insegurança está presente em todas suas respostas.

6. *Memória:* a memória visual imediata apresentou desempenho defasado para a faixa etária, enquanto a memória media-

ta mostrou-se eficiente. A memória auditiva imediata, a exemplo da visual, apresentou comprometimento. Ana Maria não conseguiu reter informações auditivas de um encontro semanal para outro.

Conclui-se que Ana Maria apresenta graves dificuldades de memória, tanto auditiva quanto visual. A pressa, a ansiedade e o pouco investimento na tarefa comprometeram seus desempenhos.

Para uma visão mais ampla dos resultados da avaliação psicopedagógica, foi traçado o perfil, apresentado na Figura 14.2.

Ao ser solicitada a contar o que a pessoa está ensinando, reolha o desenho e diz: "nada!". Ao ser solicitada a contar o que a pessoa está aprendendo, diz sem reolhar o desenho: "nada!" (Fig. 14.3).

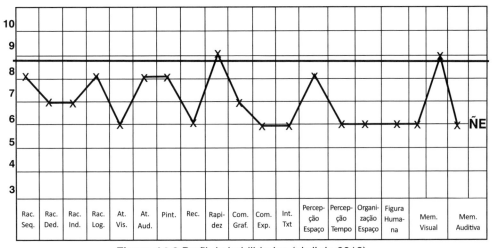

Figura 14.2 Perfil de habilidades (abril de 2013).

Rac. = raciocínio
Seq. = sequencial
Ded. = dedutivo
Ind. = indutivo
Log. = lógico
Mem. = memória

Vis. = visual
Aud. = auditiva
Pint. = pintura
Rec. = recorte
At. = atenção
ÑE = não executa

Graf. = gráfica
Exp. = leitura
Int. = interpretação
Txt. = textual
Com. = comunicação

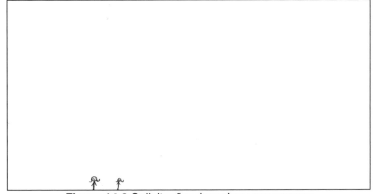

Figura 14.3 Solicitação: desenhar uma pessoa que ensina e uma pessoa que aprende.

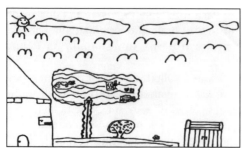

Figura 14.4 Solicitação: desenhar o que gosta de fazer.

Ao ser solicitada a relatar seu desenho sobre o que gosta de fazer (Fig. 14.4), fala sem parar da casa que o pai fez na árvore, que fica nos fundos da casa onde moram; do gato e do cachorro que ela leva junto para brincar no alto da árvore; que ela costuma enfeitá-los com roupas; que brinca com todas suas bonecas; que passa toda a tarde no alto da árvore...

Observação: inquestionável a diferença de investimento, dedicação e emoção compartilhada entre as duas produções.

CONCLUSÕES DA AVALIAÇÃO

Ana Maria apresentou desempenhos que oscilam significativamente em relação a sua faixa etária. A área de raciocínio evidenciou estar adequada, assim como suas habilidades psicomotoras. Sua atenção, leitura, escrita, percepções, gnosias e memória apresentaram defasagens muito significativas que comprometem seu desempenho escolar. O conjunto de dificuldades relatadas faz pensar na possibilidade de um quadro de dislexia. Em paralelo às atividades propostas, observou-se produção acelerada, pouco investimento na qualidade das tarefas, interesse parcial na avaliação e cooperação oscilante, dependendo das propostas feitas. Qualquer tema que se referisse a ler ou escrever provocava uma atitude mais passiva e de pouco investimento. Muito possivelmente a pressa e a ansiedade poderão se apresentar como comorbidades.

INDICAÇÕES

1. Início imediato do atendimento psicopedagógico, com frequência de duas vezes por semana.
2. Avaliação neuropediátrica com fins de diagnóstico.
3. Observação da evolução do atendimento psicopedagógico e, se necessário, iniciar acompanhamento psicológico.

ENTREVISTA DEVOLUTIVA

Vieram a mãe e a irmã mais velha para conversar sobre os resultados da avaliação. Antes de qualquer informação a respeito da avaliação, a mãe disse: "nós já sabemos o que ela tem. Assistimos a um programa de televisão que mostrou um menino exatamente igual a ela. Quando a gente viu, não queríamos acreditar que pudesse ter alguém assim como ela. Foi muito impressionante, a gente não conseguiu desgrudar da televisão". A irmã anuía a cada palavra da mãe. Na continuidade também informaram que só agora se deram conta de que Ana Maria tem um primo, por parte de pai, de 10 anos, que também apresenta as mesmas características. Elas vieram com a firme convicção de que Ana Maria teria uma dislexia.

Foram informadas todas as etapas da avaliação, os desempenhos da menina e o que representa cada habilidade encontrada no processo de aprendizagem, conforme gráfico na Figura 14.2.

Foi reforçado que, mesmo que tudo levasse a crer de que se tratava de uma dislexia, seria necessário fazer a investigação com neuropediatra para elucidação diagnóstica. A mãe informou que o "plano de saúde" não apresenta em seu quadro nenhum neuropediatra e que não adiantaria pedir ao marido. A mãe também insistiu que agora ela estava mais tranquila, porque sabia do que se tratava a dificuldade da filha.

Ficou acertado que Ana Maria passaria a vir para uma consulta psicopedagógica semanal, porque a família não teria como trazê-la mais do que uma vez, pois a mãe viaja com frequência e ela não podia contar com o pai. A irmã viera junto para ouvir e aprender como lidar com Ana Maria e se disponibilizou a ajudar a menina de forma mais constante.

ESTÁGIO ATUAL DO ATENDIMENTO PSICOPEDAGÓGICO

Ana Maria sempre vem sorridente e logo organiza suas atividades. Cobra as promessas de atividades que foram feitas na semana anterior. ADORA fazer cartazes usando esmaltes de unha. É, de longe, sua atividade favorita. A seguir, apresentamos sua leitura e escrita atuais:

1. LEITURA

TEXTO ORIGINAL

PATINANDO NO GELO
Deixando para trás o barulhinho dos chocalhos das cabras, Kika continuou subindo até chegar a uma pista de patinação. O caminho era mais íngreme, o ar mais frio. A competição estava para começar no rinque já lotado. Mas quatro concorrentes pareciam tristonhos.
– Ajude aqui, Kika! – pediram eles. – Não conseguimos encontrar nosso par, com toda essa gente no rinque. Eles usam roupas iguais as nossas.

LEITURA DE ANA MARIA

PA TI NANDO NO GE LO
Dei dei dei xando para trás trás o da baru barulhinho dos dos cho ca lhos das cabras, Kika contonua osbindo até até chega a uma pis ta de patins. O cami caminho era mais (o que é isso?), o ar mais fri u. A compe se esta estava para começar no ringue já lo ta do. Mais quatro con corentes concorrentes pa re ciam tristes.
– A ju de aqui, Kika! – pe di ram eles. Não com conse gui mos ne en em com trar nosso para, com toda essa gente no ranque. Eles ussam ro roupas iguais às nossas.

Observação: este texto foi retirado do livro *A montanha nevada*, de Leigh (20--), da coleção *Pedra no caminho*, da qual Ana Maria lê em cada consulta um capítulo.

CONSIDERAÇÕES A RESPEITO DA LEITURA

A leitura está basicamente soletrada, com repetição de sílabas iniciais na busca do entendimento das palavras. Algumas palavras são lidas integralmente e outras sofrem alterações que impedem sua compreensão. No geral, Ana Maria decodifica os grafemas com certa fluência, mas a compreensão do texto depende basicamente da ilustração e não do entendimento das frases em si.

ANÁLISE COMPARATIVA ENTRE A LEITURA DE ABRIL DE 2013 E OUTUBRO DE 2013

ABRIL: leitura soletrada, decodificação parcial do alfabeto, nenhuma evidência de busca do significado.

OUTUBRO: leitura silabada, fluência de algumas palavras, busca de entendimento e confirmação da leitura por meio da verificação em ilustração paralela. Leituras sem mecanismos compensatórios apresentam maior dificuldade.

CONCLUSÃO: a menina apresentou significativo crescimento na decodificação e fluência da leitura nesse período.

2. ESCRITA

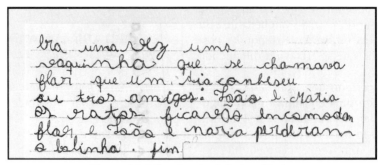

Figura 14.5 Escrita atual de Ana Maria.

CONSIDERAÇÕES A RESPEITO DA ESCRITA

Ana Maria escreve em letra cursiva com relativo domínio psicomotor. O movimento da letra O mantém um padrão dissociado do movimento harmônico. Mostra uma escrita alfabética com incursões na ortografia: percebe que VEZ se escreve com Z. NH e CH são usados corretamente. Enquanto escreve vai soletrando em voz baixa. Letra maiúscula está em aquisição: não usa no início de frase, mas usa em dois nomes próprios (João e Maria). Eventualmente faz espaçamentos irregulares e omite sílabas.

ANÁLISE COMPARATIVA ENTRE A PRODUÇÃO GRÁFICA DE ABRIL DE 2013 E OUTUBRO DE 2013

ABRIL: escreve palavras isoladas com predomínio do nível silábico (escreve uma letra por sílaba) com algumas aquisições decoradas (sabe escrever seu nome e o nome de sua cidade).

OUTUBRO: escreve pequenos textos lógicos, alegremente. Evidencia prazer em deixar recados escritos no quadro, todos contendo mensagens de carinho. Traz bilhetes de casa contendo recados e carinhos.

CONCLUSÃO: Ana Maria apropriou-se do recurso "escrita" como forma de comunicação. Sua produção está bem mais lenta do que em abril, o que lhe permite maior qualidade. Mantém o hábito de não reler espontaneamente sua produção.

CONSIDERAÇÕES A RESPEITO DO CASO

Aspectos positivos:
1. Ana Maria evolui significativamente no processo de apropriação da lectoescritura, apesar de frequentar o atendimento somente uma vez por semana.
2. A menina evidencia satisfação na produção pedagógica.
3. Os choros na escola diminuíram significativamente, sua relação com a escola se mostra menos sofrida.

Ao ser solicitada a contar o seu desenho (Fig. 14.6), diz que a professora Carla está ensinando matemática. A professora tem 35 anos. A colega Mariana está com o dedo apontado porque não está entendendo. Mariana tem 9 anos. A mesa ao lado está vazia porque o Rodrigo foi ao banheiro. Ana Maria senta atrás da Mariana e vê tudo o que está acontecendo na frente dela.

Observação: é interessante comparar a Figura 14.3 e a Figura 14.6. As duas têm a mesma proposta de tarefa. A primeira foi feita em abril e a segunda em outubro de 2013.

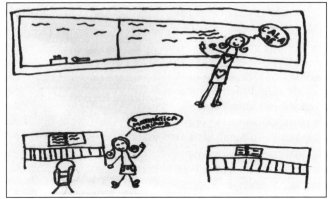

Figura 14.6 Solicitação: desenhar uma pessoa que ensina e uma pessoa que aprende.

Aspectos negativos:

1. Ana Maria permanece sem diagnóstico formal.
2. A ausência do pai no atendimento deixa lacunas importantes na parceria familiar.
3. A escola se mantém reservada à possibilidade de ter um olhar especial no ensino e na avaliação da menina.

CONCLUSÕES DO ESTUDO DE CASO

Ana Maria é uma menina de 9 anos e 4 meses que apresenta significativas dificuldades que envolvem o processo de aprendizagem, particularmente na leitura. Há significativas evidências que fazem supor de que se trata de um caso de dislexia. Está em atendimento psicopedagógico semanal há seis meses e apresenta melhora significativa. As evidências apontavam para uma ruptura na relação aluno-escola. Essa relação ainda não está restaurada, mas apresenta melhoras na medida em que a menina está apresentando menor sofrimento e cumpre com maior desenvoltura suas tarefas. A preocupação familiar com a aprendizagem de Ana Maria é total. A participação na busca de diagnóstico e terapia de forma estruturada, objetiva e científica, é parcial. A ausência de diagnóstico formal impede ações mais efetivas em relação à escola.

A insistência na busca do diagnóstico e a persistência junto à escola devem fazer parte da programação terapêutica. Conforme Rotta, Ohlweiler e Riesgo (2006, p. 122),

> [...] nenhum tratamento terá êxito se não houver uma total integração da equipe que atende a criança com a escola e principalmente com a família. O profissional tem que lembrar sempre que não só a criança está com dificuldades, mas que também a família está com sua autoestima abalada ao perceber o fracasso do filho. Ajudá-los a superar essa situação é uma das principais tarefas da relação profissional-paciente.

CONSIDERAÇÕES FINAIS

Ousar escrever sobre dislexia é um grande desafio. Muitos autores renomados já o fizeram e há especialistas que se dedicam profundamente ao tema. Retomar informações já propostas por esses especialistas reorganiza o pensamento e reconduz o tema à sua real importância. Perceber que com todo conhecimento disponível nas mais diferentes mídias e, mesmo assim, não evoluirmos de forma consistente no enfrentamento de oferecer recursos aos portadores de dislexia é desalentador. A maioria de casos continua não identificada. Os identificados dependem de um conjunto de boas vontades e não de um padrão de atendimento, mesmo que isso seja um direito adquirido.

Estudos como o italiano que se aprofundam sobre os recursos diagnósticos e indicam caminhos mais precisos são alentos preciosos. São profissionais que não se intimidam em "varrer contra o vento". Juntam esforços e sabem que o segredo de "varrer contra o vento" é não varrer sozinho. Muitas "vassouras varrendo contra o vento" conseguem, sim, juntar o montinho de folhas. Vários profissionais (médico, terapeutas e escola), unidos, falando a mesma linguagem, trabalhando em sintonia, favorecem a instrumentalização de recursos do aluno disléxico e permitem que o disléxico "junte as letrinhas".

Acompanhar Ana Maria em sua jornada de luta contra suas dificuldades tem sido um privilégio. Mesmo que não tenhamos o diagnóstico formal, mesmo que a escola desconsidere a possibilidade de ter um olhar diferente para com ela, mesmo que ela possa vir somente uma vez por semana ao atendimento, mesmo que... mesmo assim, Ana Maria evolui. Ana Maria sorri quando escreve um bilhete de amor. Sorri quando lê espontaneamente e entende o que leu. Agrupa informações positivas de sua vida para compartilhar com a terapeuta. Parece que Ana Maria está aprendendo, devagarinho, a varler!

REFERÊNCIAS

AMERICAN PSYCHIATRIC ASSOCIATION. *Manual diagnóstico e estatístico de transtornos mentais:* DSM-5. 5. ed. Porto Alegre: Armed, 2014.

BARBIERO, C. et al. The submerged dyslexia iceberg: how many school children are not diagnosed? Results from an Italian Study. *Plos One,* 2012.

LEIGH, S. *A montanha nevada.* [S.l.]: Scpione, [20--?]. Coleção Pedra no Caminho.

ROTTA, N. T.; OHLWEILER, L.; RIESGO, R. dos S. *Transtornos da aprendizagem*: abordagem neurobiológica e multidisciplinar. Porto Alegre: Artmed, 2006.

Leituras recomendadas

BAUER, J. J. *Dislexia*: ultrapassando as barreiras do preconceito. São Paulo: Casa do psicólogo, 1997.

CIASCA, S. M. (Org.). *Distúrbio de aprendizagem:* proposta de avaliação interdisciplinar. São Paulo: Casa do Psicólogo, 2003.

CUPELLO, R. *O atraso de linguagem como fator causal dos distúrbios de aprendizagem.* Rio de Janeiro: Revinter, 1998.

ELLIS, A. W. *Leitura, escrita e dislexia*: uma análise cognitiva. 2. ed. Porto Alegre: Artmed, 1995.

FERREIRO, E. *Alfabetização em processo.* São Paulo: Cortez, 1987.

FERREIRO, E.; TEBEROSKY, A. *A psicogênese da língua escrita.* Porto Alegre: Artmed, 1985.

HALLOVELL, E. M.; RATEY, J. *Tendência à distração.* Rio de Janeiro: Rocco, 1999.

LANHEZ, M. E.; NICO, M. A. *Nem sempre é o que parece*: como enfrentar a dislexia e os fracassos escolares. São Paulo: Alegro, 2002.

MARCHEZAN, I. Q.; ZORZI, J. L.; GOMES, I. C. D. (Org.). *Tópicos em fonoaudiologia.* São Paulo: Lovise, 1996.

MOOJEN, S. Caracterizando os transtornos de aprendizagem. In: BASSOLS, A. M. S. (Org.). *Saúde mental na escola.* Porto Alegre: Mediação, 2004.

MORAES, A. M. P. *Distúrbios da aprendizagem*: uma abordagem psicopedagógica. São Paulo: EDICON, 1997.

MYKLEBUST, H. M. *Distúrbios de aprendizagem*: princípios e práticas educacionais. São Paulo: Pioneira, 1987.

NUNES, T. et al. *Dificuldades na aprendizagem da leitura*: teoria e prática. 3. ed. São Paulo: Cortez, 2000.

PERRENOUD, P. *Ensinar*: agir na urgência, decidir na incerteza. Porto Alegre: Artmed, 2001.

PERRENOUD, P. *Dez novas competências para ensinar.* Porto Alegre: Artmed, 2000.

PIAGET, J. *O nascimento da inteligência na criança.* Rio de Janeiro: Zahar, 1982.

REBOLLO, M. A. *Dificuldades del aprendizaje.* Montevideo: Prensa Médica Latinoamericana, 2004.

SILVA, A. B. B. *Mentes inquietas.* São Paulo: Gente, 2003.

VIGOTSKII, L.; LURIA, A.; LEONTIEV, A. *Linguagem, desenvolvimento e aprendizagem.* São Paulo: Ícone, 1988.

Inferências na compreensão de narrativas e áreas cerebrais ativadas – como danos na "rede do protagonista" contribuem para as dificuldades de compreensão leitora

15

HELENA VELLINHO CORSO

INTRODUÇÃO

A habilidade da leitura não está plenamente desenvolvida antes que se ultrapasse o reconhecimento da palavra para se chegar ao nível da compreensão de textos (STERNBERG; GRIGORENKO, 2003). Compreender a mensagem de um texto é, afinal, o objetivo último da leitura. Na escola, com o avanço da escolaridade, o rendimento dos alunos passa a ter uma relação cada vez mais direta com a compreensão leitora (MENEGHETTI; CARRETI; DE BENI, 2006), pois sua ferramenta de aprendizagem, vencidas as etapas iniciais de aprendizado da leitura da palavra, é justamente sua capacidade de compreender textos. Daí a relação que se estabelece entre ler, compreender e aprender (SOLÉ, 1998).

Muitos são os alunos que não aprendem por não compreender os textos escolares de diferentes conteúdos. A dificuldade específica em compreensão leitora pode ser identificada sempre que a criança apresenta um bom desempenho na decifração (isto é, encontra-se na média ou acima dela em tarefas de reconhecimento de palavras), mas, apesar disso, não alcança o significado do texto lido. Embora não se disponha de estudos epidemiológicos tratando das dificuldades específicas em compreensão leitora, alguns estudos produziram estimativas de 5 a 10% de prevalência na população (FLETCHER et al., 2009).

A psicologia cognitiva há tempos vem descrevendo, por meio de diferentes modelos, o processamento mental de textos. Embora guardando diferenças entre si, todos eles destacam a complexidade daquele processo, em que diferentes componentes interagem entre si durante a leitura textual. E, como mostram diferentes pesquisas, se nos anos escolares iniciais o reconhecimento da palavra é o principal preditor da compreensão, no 4º ano, outros componentes, linguísticos e cognitivos, passam a ter um peso maior na explicação da variabilidade naquela habilidade (BOWEY, 2000). Claramente – e esse é mais um consenso entre diferentes teorias sobre a compreensão – a capacidade de fazer inferências durante a leitura está entre esses componentes.

Mais recentemente os estudos que associam tarefas de compreensão com exames de imagem cerebral permitem, junto com aqueles modelos vindos da psicologia cognitiva, uma compreensão cada vez mais acurada sobre como processamos um texto durante a leitura e quais as áreas cerebrais ativadas. Esse tipo de pesquisa permite que a psicologia cognitiva avance para além da análise teórica, ganhando clareza e agilidade na comprovação de suas hipóteses (ANDRADE; SANTOS; BUENO, 2004).

Neste capítulo, iniciaremos por abordar brevemente dois modelos psicológicos da habilidade de compreender textos, destacando o papel das inferências e das funções executivas nesse processo. Em seguida, sintetizaremos o artigo – utilizado no seminário – que trata das áreas cerebrais ativadas quando o participante realiza inferências durante a leitura de narrativas. Passamos a descrever essas áreas cerebrais a partir do mapa de Brodmann e do modelo de Fuster. O tópico a seguir explora as possíveis relações entre, de um lado, quadros neurológicos – como o transtorno do espectro autista (TEA) e o transtorno de déficit de atenção/hiperatividade (TDAH) – e, de outro, a dificuldade em compreensão leitora. Finalizamos o capítulo com a apresentação de um caso da clínica psicopedagógica, que reune o diagnóstico de TDAH e de dificuldade específica em compreensão leitora.

COMO UM TEXTO É PROCESSADO MENTALMENTE? MODELOS DA PSICOLOGIA COGNITIVA: OS COMPONENTES DA COMPREENSÃO LEITORA E O PAPEL DAS INFERÊNCIAS

O corpo de conhecimento científico acerca da leitura em nível de reconhecimento da palavra é muito maior do que aquele relativo à leitura em nível de compreensão de texto (JOHNSTON; BARNES; DESROCHERS, 2008). Mesmo assim, como assinalam Colomer e Camps (2002), a psicologia cognitiva avançou bastante na descrição da compreensão leitora nas últimas décadas. Entre os diferentes modelos da habilidade, encontram-se consensos, como a ideia de que a leitura eficiente é uma atividade muito complexa que depende de processos perceptivos, cognitivos e linguísticos. Além disso, trata-se de um processo interativo, em que o leitor realiza processamentos ascendentes e descendentes. Finalmente, como destacam as autoras, a compreensão de textos depende de estratégias de monitoramento.

O modelo de compreensão de Kintsch (1988, 1998), um dos mais influentes, propõe que, em um primeiro nível de processamento do texto, dá-se o reconhecimento da palavra, a partir da decodificação dos símbolos gráficos. Os significados das palavras combinam-se em proposições que se relacionam em um nível micro e macroestrutural. A partir do texto base, formado pela microestrutura e macroestrutura e que representa o significado do texto, tal como ele é realmente expresso, o leitor constrói o modelo da situação, integrando informação do texto com o conhecimento prévio (KINTSCH; RAWSON, 2005). Apenas o modelo da situação – que corresponde a uma representação mental do texto lido – garante uma compreensão profunda do texto. Kintsch destaca os vários componentes da compreensão leitora. A memória de trabalho está entre os principais, já que os vários processamentos no nível da palavra, da frase e do texto como um todo tomam lugar justamente aí, nessa capacidade limitada de memória que mantém a informação ativa, ao mesmo tempo em que opera sobre ela.

A capacidade de fazer inferências ocupa um papel de destaque no modelo de Kintsch, pois as inferências têm um papel crítico na formação de um modelo de situação coerente. Os textos quase nunca são completamente explícitos, e a maior parte das proposições necessárias para estabelecer coerência permanece implícita. Dessa forma, há lacunas locais ou globais, a serem preenchidas pelo leitor. Esse preenchimento de lacunas vem sendo tradicionalmente chamado de inferências. Entretanto, existem tipos bem diversos de inferências. Há inferências automáticas e controladas. A ativação automática de conhecimento funciona quando o texto pertence a um domínio familiar, sendo que, diante de textos que abordam tópicos menos familiares, o leitor deverá realizar inferências construtivas, de forma ativa e controlada. Por outro lado, as inferências podem ser baseadas no texto – ligando trechos distantes do texto – ou em conhecimento prévio – sempre que uma relação é feita entre informação do texto e conhecimento de mundo (KINTSCH; RAWSON, 2005).

As inferências também são centrais na explicação que outro modelo propõe para o processo de compreensão leitora, um modelo específico para textos narrativos. Trabasso, Van Den Broek e Suh (1989) e Warren, Nicholas e Trabasso (1979) propõe que são as inferências causais que conectam as unidades no discurso narrativo, unidades definidas como cláusulas. São essas inferências que conectam trechos distantes do texto, conectando-os em forma de rede. Assim, o texto narrativo é representado na mente do leitor como uma rede causal de cláusulas categorizadas e das relações entre elas. As cláusulas podem fazer parte da ambientação da história ou podem caracterizar os eventos iniciais que dão origem à trama; ainda há as cláusulas que expressam objetivos e ações dos personagens, bem como aquelas que correspondem a resultados e reações. Todas as cláusulas da história estão conectadas por ligações que refletem a relação causal entre elas. No modelo, a ambientação permite que os acontecimentos tomem lugar. Os eventos introdutórios causam reações e objetivos por parte dos personagens, os objetivos dos protagonistas motivam suas ações, as ações levam a um resultado, os resultados causam reações e objetivos e capacitam ações (SUH; TRABASSO, 1993). Myers (1990) destaca, no modelo de Trabasso, o papel ativo atribuído ao leitor, que constrói uma rede de relações causais ricamente interconectada pelos objetivos dos protagonistas, os eventos da história e os seus resultados.

ESTUDOS DESDE UMA PERSPECTIVA NEUROPSICOLÓGICA: O PAPEL DAS FUNÇÕES EXECUTIVAS NA COMPREENSÃO LEITORA

Estudos vêm mostrando, desde uma perspectiva neuropsicológica, o importante envolvimento das funções executivas na habilidade de compreender textos. Cutting et al. (2009) realizaram um estudo para investigar os efeitos de três variáveis – fluência na leitura da palavra, linguagem oral e funções executivas – sobre o desempenho em compreensão leitora com três grupos: leitores tipicamente desenvolvidos, leitores com dificuldades mais genéricas de leitura (que inclui a dificuldade no reconhecimento de palavras) e leitores com dificuldade específica em compreensão. Os pesquisadores verificaram que as crianças deste último grupo apresentaram desempenho significativamente mais baixo nas tarefas de funções executivas, tanto em relação aos leitores tipicamente desenvolvidos como em relação a participantes com dificuldade mais geral de leitura. Em outro estudo, o mesmo grupo (SESMA et al., 2009) verificou que as funções executivas, particularmente nas áreas de memória de trabalho e planejamento, estavam significativamente associadas com a habilidade de compreensão leitora, mas não com a acurácia na leitura de palavras isoladas.

Um estudo (CORSO; SPERB; SALLES, 2013a) comparou o desempenho de maus compreendedores (leitura de palavra preservada e compreensão leitora deficitária) e bons leitores (leitura de palavras e compreensão leitora adequadas) em uma bateria de avaliação neuropsicológica, com o objetivo de verificar, entre oito funções neuropsicológicas (orientação, atenção, percepção, memória, habilidades aritméticas, linguagem, habilidades visuoespaciais e funções executivas), quais se relacionavam com o desempenho em compreensão. Uma tarefa de memória de trabalho (memória de trabalho visuoespacial), duas tarefas de funções executivas (fluência verbal ortográfica e semântica) e uma tarefa de escrita de palavras e pseudopalavras mostraram ter relação com a dificuldade em compreensão leitora.

A relação entre funções executivas e compreensão leitora não é difícil de compreender, especialmente quando se consideram as habilidades metacognitivas envolvidas na compreensão de textos. A realização de inferências está entre elas, bem como o monitoramento da compreensão, ambos de importância essencial à compreensão leitora (FLETCHER et al., 2009). Tais habilidades metacognitivas caracterizam-se como um construto psicológico que corresponde em grande medida ao construto neuropsicológico de funções executivas (CORSO et al., 2013).

ESTUDOS COM RESSONÂNCIA MAGNÉTICA FUNCIONAL: ÁREAS CEREBRAIS ATIVADAS DURANTE A REALIZAÇÃO DE INFERÊNCIAS NA LEITURA

Mason e Just (2009) propõem que a compreensão de narrativas faz uso de um substrato neural que eles denominam de "rede da perspectiva do protagonista". Como os autores argumentam, a compreensão de narrativas apoia-se na habilidade de compreender as intenções e percepções dos vários agentes em uma história, agentes que interagem em função de algum objetivo ou problema. Para entender as interações dos personagens em uma história, um leitor tem de atribuir pensamentos, objetivos e intenções aos personagens. O termo protagonista refere, de forma simplificada, qualquer humano, animal ou outra entidade capaz de ação autônoma que está em foco na história. O personagem que é focal pode mudar ao longo da narrativa e pode haver mais do que um personagem focal. Essa rede interpretadora da perspectiva do protagonista tem papel central na compreensão de narrativas. Os principais componentes corticais dessa rede são, segundo os pesquisadores, o córtex pré-frontal dorsomedial e a junção temporoparietal direita. Esses dois centros corticais interagem na compreensão de narrativas, mesmo que exercendo papéis distintos.

A caracterização comum do córtex pré-frontal dorsomedial como um processador executivo sugere que essa área pode sinalizar e manter o controle de possíveis inferências relacionadas a intenções. Assim, a atividade da região pré-frontal dorsomedial da rede da perspectiva do protagonista pode aumentar quando informações sobre o protagonista precisam ser atualizadas, particularmente quando uma inferência é demandada (MASON; JUST, 2009). Os autores citam diferentes trabalhos que observaram consistentemente ativação relacionada a narrativas no córtex dorsomedial pré-frontal e destacam a sugestão de Xu et al. (2005) de que a área opera na interface entre o *self* e o ambiente, reunindo uma variedade de processos cognitivos relativos ao conhecimento sobre o mundo – uma função claramente central à compreensão de narrativas. Nessa visão, é esperado que o processamento de discurso envolva sistemas que estão fora das regiões propriamente envolvidas com a linguagem. Uma compreensão cotidiana das mentes dos demais é necessária para interpretar as intenções, os objetivos e as ações de personagens em uma narrativa.

Segundo Mason e Just (2009), achados de diferentes estudos já estabeleceram o papel desempenhado pela junção temporoparietal direita quando o leitor precisa considerar as razões para o comportamento do protagonista. Tal região faria então uma simulação do protagonista durante a leitura. Segundo os autores, o córtex pré-frontal dorsomedial e a junção temporoparietal direita realizam funções diferentes, mas altamente relacionadas, durante a compreensão de discurso. Enquanto o primeiro sinaliza e monitora possíveis inferências relacionadas a intenções, a segunda está mais envolvida com o raciocínio sobre estados mentais particulares. Como um processador executivo, a região do córtex pré-frontal dorsomedial da rede da perspectiva do protagonista pode ser mais ativada quando a informação sobre o protagonista necessita ser atualizada (particularmente quando uma inferência é requerida), enquanto a porção posterior da rede pode ser ativada somente quando as intenções do protagonista precisam ser processadas. Também é possível que a ativação temporoparietal para as inferências de intenção possa estar relacionada com o raciocínio sobre as intenções do protagonista com base na própria experiência.

O córtex pré-frontal dorsomedial parece ser particularmente apropriado para o processamento de informação relacionada ao entendimento dos planos e motivações de outra pessoa. Isso pode ser visto também como uma compreensão de uma realidade alternativa, especificamente a visão de mundo do protagonista de um texto. Qualquer inferência que seja relacionada com uma característica do protagonista deve resultar em atividade nessa região como parte da atualização da perspectiva do protagonista. Essa área também aumenta sua atividade quando um texto está orientado emocionalmente ou requer que o leitor faça referência a memórias baseadas em emoções (FERSTL et al., 2005 apud MASON; JUST, 2009).

Assim, a ativação no córtex pré-frontal dorsomedial pode ser atribuída em parte ao processamento de informação relacionada a emoções.

No experimento realizado, Mason et al. (2008 apud MASON; JUST, 2009) examinaram o curso de tempo da ativação dessas regiões (córtex pré-frontal dorsomedial e junção temporoparietal direita) e a conectividade funcional entre elas, iluminando a relação entre os componentes da rede da perspectiva do protagonista. Os participantes leram dois tipos de passagens: em um deles o trecho provocava inferências relativas às intenções de personagens (Exemplo 1); no outro, as passagens provocavam inferências baseadas em causalidade física (Exemplo 2).

Exemplo 1 – Inferências baseadas nas intenções de personagens
Brad não tinha dinheiro, mas ele simplesmente tinha que ter o lindo anel de rubi para dar à sua mulher. Observando que não havia nenhum vendedor por perto, ele aproximou-se discretamente do anel no balcão. Ele foi visto correndo porta afora.

Exemplo 2 – Inferências baseadas em causalidade física
Enquanto brincava nas ondas, o frisbee *(disco) de Sara foi voando em direção às pedras, nas águas rasas. Enquanto procurava por ele, ela pisou em um pedaço de vidro. Sara teve de usar um curativo no pé por uma semana.*

De forma interessante, a atividade no córtex pré-frontal dorsomedial foi semelhante nas duas condições (inferências relacionadas a intenções *versus* inferências relacionadas à causalidade física) e também foi similar nas frases iniciais das passagens que estabeleciam o contexto das histórias. Esse achado sugere que os participantes estavam monitorando um protagonista ao longo do texto. Em contraste, houve um aumento da ativação da junção temporoparietal direita somente quando uma inferência foi requerida. A junção temporoparietal direita tornou-se ativa assim que foi possível ao leitor simular ativamente uma intenção do protagonista. Nas passagens da amostra, isso aconteceu logo na segunda frase. O aumento da intensidade do sinal foi maior para as inferências intencionais, com relação às inferências físicas.

Os pesquisadores afirmam que a habilidade de compreender o mundo da perspectiva de um protagonista é um componente crítico na compreensão de uma narrativa. Durante tal compreensão, os leitores frequentemente geram expectativas sobre as ações do protagonista, com base em um entendimento das intenções do personagem. Segundo eles, o primeiro componente da rede do protagonista faz o monitoramento do protagonista com base na área do córtex pré-frontal dorsomedial, que pode ser vista como um processador executivo que é ativado ao longo do processamento de toda a narrativa. Isso é consistente com o que vimos anteriormente, neste capítulo, sobre o papel das funções executivas e, portanto, dos aspectos pré-frontais do cérebro, nos processos de compreensão leitora. O segundo componente da rede do protagonista, localizado próximo da junção temporoparietal direita, é um simulador do protagonista, cujo papel pode ser o de simular ativamente expectativas com base no entendimento das intenções do protagonista. Essa informação pode ser integrada no modelo da situação (modelo mental) que o leitor elabora do texto.

A REDE DO PROTAGONISTA NO MAPA DE BRODMANN E NA PERSPECTIVA DO MODELO DE FUSTER

As duas regiões que formam a rede do protagonista são áreas terciárias do córtex cerebral – áreas de associação heteromodal. As áreas heteromodais não estão diretamente relacionadas nem com a motricidade nem com a sensibilidade, mas provêm endereços ou mapas que inter-relacionam fragmentos de conhecimento que são específicos das diferentes modalidades, o que permite que eles possam se tornar coerentes nas experiências, nas memórias e nos pensamentos das pessoas (COSENZA, 2004). Essas áreas, portanto, não armazenam informações, mas permitem o acesso a elas, que estão distribuídas em outras regiões.

É de interesse a análise das regiões da rede do protagonista desde a perspectiva do modelo de Fuster (2008), segundo o qual as redes cognitivas do córtex cerebral transcendem áreas anatômicas e modulares e estão organizadas em hierarquias. A memória e o processamento perceptuais e a representação de imagens e conceitos do mundo externo estão ancorados na parte posterior do córtex, em grandes redes de neurônios interconectados. Assim, dependendo do seu conteúdo sensitivo, da sua complexidade e do seu nível de abstração, as memórias perceptivas estão representadas por redes neuronais em vários níveis, isto é, em hierarquias ordenadas de áreas interconectadas. O desenvolvimento dessas hierarquias começa na base, no córtex sensitivo, e progride para cima, em direção aos córtices de associação, de modo que se forma uma sobreposição de redes progressivamente mais amplas, representando conhecimento e memória mais abstratos e mais categóricos em áreas hierarquicamente mais altas do córtex posterior (FUSTER, 2008).

O neuropsicólogo explica que, de modo similar ao que acontece nas áreas corticais posteriores, as áreas frontais e as redes cognitivas que elas abrigam estão hierarquicamente organizadas. Essa é a hierarquia responsável pela representação e pelo processamento da ação – a hierarquia que corresponde às redes executivas. No nível mais baixo dessa hierarquia frontal, está o córtex motor primário. Acima dele estão as áreas pré-motoras, 6a e 6b, incluindo as áreas motoras suplementares, e acima destas estão as áreas laterais do córtex pré-frontal. A memória motora também é hierárquica, como a memória perceptual, e as memórias motoras são representadas de uma maneira ordenada naquela hierarquia das áreas frontais. Mais ainda, de forma semelhante ao modo como a percepção é processada hierarquicamente no setor cortical posterior, assim também a ação é processada hierarquicamente no setor frontal (FUSTER, 2008).

As duas hierarquias corticais – posterior e frontal – que servem de suporte à percepção e ação, respectivamente, apresentam diferenças. Enquanto no córtex posterior o fluxo conectivo principal parte as áreas de processamento primárias (sensitivas), no nível cortical mais baixo, e procede através das áreas associativas, no córtex frontal a tendência está na direção contrária. Aqui, o fluxo conectivo principal parte das áreas associativas (pré-frontais), o nível cortical mais alto da hierarquia motora, e procede através do córtex pré-motor em direção à área de processamento motor primária (FUSTER, 2008).

Voltando às regiões que integram a rede do protagonista, vemos que, enquanto a junção temporoparietal direita pertence à hierarquia posterior do córtex cerebral, que abriga as redes perceptivas, a região pré-frontal dorsomedial integra a hierarquia frontal, que, por sua vez, sedia as redes executivas. Ambas as regiões correspondem às redes mais altas da hierarquia, caracterizando áreas associativas. A junção temporoparietal corresponde às áreas 39 e 40 de Brodmann. Toda a memória episódica, semântica e conceitual está apoiada nas camadas progressivamente superiores da hierarquia perceptiva, que acomodam redes cada vez mais amplas, representando informação progressivamente mais abstrata e complexa, adquirida por meio dos sentidos. São essas memórias, construídas a partir da experiência pessoal, que permitem a simulação do protagonista durante a leitura de uma narrativa. Mason e Just (2009) explicam que a ativação temporoparietal para as inferências de intenção possivelmente relaciona-se com o raciocínio sobre as intenções do protagonista com base na própria experiência. De fato, segundo Rotta (2012), a junção temporoparietal, caracterizada pelas áreas 39 e 40 de Brodmann, é a área responsável pelas gnosiopraxias. Por isso, por guardar o registro de experiências pessoais, ela se presta para simular o protagonista.

Quanto ao córtex pré-frontal dorsomedial, ele corresponde às áreas 8, 9, 46 de Brodmann. Sabe-se que o córtex pré-frontal como um todo está especialmente envolvido com as funções executivas, o sistema funcional neuropsicológico que gerencia os recursos cognitivo-comportamentais com as finalidades de planejamento e regulação do comportamento (CYPEL, 2006). As funções executivas são funções de segunda ordem, pois fornecem uma organização abrangente às funções propriamente cognitivas. Os diferentes recursos cognitivos e emocionais são, então, mantidos, controlados e integrados pelas funções executivas (CYPEL, 2006; POWELL; VOELLER, 2004). Fica claro, assim, o papel de monitoramento que o córtex pré-frontal dorsomedial desempenha na rede do protagonista.

ALTERAÇÕES CEREBRAIS E DIFICULDADES EM COMPREENSÃO: TRANSTORNO DO ESPECTRO AUTISTA E TDAH

Como Mason e Just (2009) argumentam, a chamada rede da perspectiva do protagonista faz uso de parte do mesmo substrato neural do raciocínio envolvido na teoria da mente, um construto psicológico que tem sido amplamente discutido no campo da psicologia do desenvolvimento e tem influenciado os campos da psicologia social, filosofia e neuroimagem. Revisando o significado do construto no seu sentido mais amplo, os autores lembram que a teoria da mente se refere à habilidade de atribuir estados mentais internos (p. ex., intenções, sentimentos, crenças e emoções) a outras pessoas, assim como raciocinar sobre os próprios estados mentais. Para entender as interações dos personagens em uma história, um leitor tem de atribuir pensamentos, objetivos e intenções aos personagens. Com o advento da neuroimagem, hoje se sabe que as considerações sobre os estados mentais de outros evocam uma rede cortical especial. Como destacam os pesquisadores, essa rede não é uma parte inerente aos processos linguísticos na compreensão de frases, pois uma pessoa não precisa de teoria da mente para entender uma frase associal como "A caneta está na mesa". Mas, por causa do seu papel na compreensão de narrativas, a rede da teoria da mente é parte do substrato neural da compreensão de discurso.

Mason e Just (2009) citam diferentes estudos comportamentais que mostraram o quanto indivíduos com transtorno do espectro autista possuem déficits no processamento de tarefas envolvendo teoria da mente. E há, também, evidências de neuroimagem com respeito à rede de monitoramento do protagonista no transtorno do espectro autista. Os estudos mostram como há uma ruptura nessa rede, nessa patologia. O dano na rede neural da teoria da mente (ou da perspectiva do protagonista) torna um grande desafio para as pessoas com autismo de alto funcionamento – hoje chamado de transtorno do espectro autista em criança inteligente – a compreensão das ações e intenções de outros. A compreensão do discurso está, portanto, prejudicada, seja na compreensão oral, seja na compreensão leitora.

Por outro lado, sabe-se que o transtorno de déficit de atenção/hiperatividade (TDAH) corresponde a um comprometimento frontal-executivo. Guardiola (2006), referindo-se ao aspecto anatomofuncional do TDAH, menciona o circuito com dois sistemas atencionais, um anterior, que parece ser dopaminérgico e envolve a região pré-frontal, e outro posterior, noradrenérgico. O sistema anterior está encarregado das funções executivas. Dado o envolvimento das funções executivas no processamento do texto e dado o papel específico do córtex pré-frontal dorsomedial na realização de inferências que permitem compreender as ações dos protagonistas das narrativas, não é difícil entender que a compreensão leitora possa estar prejudicada nas pessoas com TDAH. O caso apresentado a seguir trata da dificuldade específica em compreensão leitora em criança com diagnóstico de TDAH.

CASO

Na apresentação deste caso, destacaremos de modo especial as avaliações realizadas com o paciente no começo, mas também ao longo do atendimento psicopedagógico, bem como ao final dele. O foco principal é a avaliação da compreensão leitora e a evolução do paciente – que recebeu o diagnóstico de TDAH já durante a terapia psicopedagógica – na habilidade de compreender textos narrativos.

O menino Roberto tinha 10 anos e 5 meses e cursava o 4º ano do ensino fundamental quando foi encaminhado para avaliação psicopedagógica. Tratava-se do final do ano e havia o risco de reprovação. A avaliação foi feita entre a segunda quinzena de outubro e a primeira de novembro. O resultado das provas operatórias para diagnóstico da estrutura de pensamento, bem como a forma articulada e lúcida com que conversava sobre diferentes assuntos, inclusive sobre suas dificuldades, não deixavam dúvida quanto à inteligência do menino. Não encontramos dificuldades na área da matemática. A leitura e a escrita, entretanto, apresentavam comprometimentos importantes.

Quanto à expressão escrita, as três habilidades que compõem a habilidade estavam comprometidas – os aspectos caligráfico e ortográfico e os relativos à organização das ideias no texto. Seu traçado era de má qualidade, faltava homogeneidade quanto ao tamanho das letras, havendo pressão excessiva do lápis sobre a folha. Roberto era também lento ao escrever e apresentou sintomas de desconforto no instrumento de mapeamento da dor gráfica (LEONHARDT, 2006). Seu texto apresentou inúmeros erros ortográficos, como omissões e substituições de letras. A análise qualitativa do ditado balanceado (SARAIVA; MOOJEN; MUNARSKY, 2006) revelou que os erros envolviam regras arbitrárias, regras contextuais e o conversor fonema-grafema (embora em uma quantidade muito menor).

Quanto à leitura, seu desempenho em relação ao aspecto de reconhecimento de palavras não foi especialmente ruim, mas não foi capaz de compreender os dois textos lidos durante a avaliação. Revelou dificuldade para compreender um texto narrativo curto (fábula), apresentando um reconto fabulativo do texto com interferências (eventos presentes na história, mas fora de contexto ou relacionados a outros personagens) e reconstruções (eventos não presentes na história). Em relação à compreensão do texto expositivo (SARAIVA; MOOJEN; MUNARSKY, 2006), seu reconto não abrangeu a maior parte dos tópicos mais relevantes.

Da anamnese, destacamos a prematuridade importante (nasceu com 30 semanas de gestação), além do histórico de rendimento escolar abaixo do esperado. Esse histórico, acrescido de um comportamento dispersivo durante as sessões, em conjunto com as dificuldades de aprendizagem verificadas, sugeriram a necessidade da avaliação neuropediátrica. Quanto ao atendimento psicopedagógico, ele foi indicado em uma frequência de duas sessões semanais. Este último foi aceito pelos pais, mas houve uma resistência inicial quanto à avaliação neuropediátrica, e a família acabou por aceitá-la apenas em maio do ano seguinte.

Atendimento psicopedagógico

O atendimento foi iniciado em meados de novembro de 2010. Havia diversas necessidades a serem atendidas e, sendo impossível focar tudo ao mesmo tempo, priorizamos naquele momento a melhora da escrita. A escola demandava de Roberto a escrita de textos com um mínimo de qualidade gráfica, ortográfica e expressiva. Sabe-se que a grafia e a ortografia são aspectos ligados à transcrição, enquanto a produção textual refere-se à geração da escrita. A transcrição seria mais específica da escrita e estaria envolvida com a produção de letras. O componente de geração está envolvido com aspectos da linguagem e do pensamento que vão além da transcrição. Apesar de suas especificidades, tanto o componente da transcrição quanto o da geração estão intimamente relacionados, e o primeiro repercute no último. Pesquisas indicam que a automaticidade da grafia (velocidade dos movimentos sequenciais dos dedos) é um preditor da fluência e qualidade da produção textual (BERNINGER, 1994).

Os três subdomínios da escrita foram enfatizados nos meses iniciais do atendimento psicopedágico e, passados quatro meses, Roberto havia feito progressos nos aspectos abordados. A questão da dispersão ainda se fazia presente, e dificuldades ainda importantes na aprendizagem eram evidentes, mesmo considerando as melhoras que, inclusive, permitiram que ele fosse aprovado para o 5º ano. Em uma segunda abordagem junto aos pais, eles concordaram com a avaliação neuropediátrica. Por outro lado, nesse momento já contávamos com um novo instrumento para avaliação específica da compreensão leitora. A seguir apresentamos os dados da avaliação neuropediátrica, bem como o desempenho de Roberto no referido instrumento.

Avaliação neuropediátrica

A avaliação neuropediátrica apontou para um diagnóstico de TDAH, junto com disfunções executivas, sendo maior o comprometimento na linguagem escrita. O Exame Neurológico Evolutivo revelou imaturidades. A imaturidade superior a dois anos em relação à idade cronológica em persistência motora era uma situação compatível com a disgrafia. As falhas na noção de esquema corporal explicam a grande lacuna entre o desempenho e a idade cronológica quanto às gnosias. Roberto iniciou o uso de metilfenidato.

Avaliação da compreensão leitora

A partir do começo de 2011 já contávamos com um instrumento específico para a avaliação da compreensão a partir da leitura, que utilizamos com Roberto em maio daquele ano. O menino apresentou desempenho inferior no Instrumento para Avaliação de Compreensão Leitora a partir de Reconto e Questionário (CORSO; SPERB; SALLES, 2012). Sendo a compreensão de narrativas o foco deste capítulo, vamos nos deter um pouco mais na análise e descrição do desempenho de Roberto neste último instrumento, concebido justamente para uma avaliação abrangente e acurada da habilidade de compreender textos.

O instrumento tem por base teórica os dois modelos de compreensão referidos anteriormente – o de Kintsch e van Dijk e Kintsch e o de Trabasso. Em Corso, Sperb e Salles (2012), é possível verificar o processo de construção do referido instrumento, com as etapas de seleção do texto, sua análise deste com base na teoria e a operacionalização das variáveis derivadas da análise. Também são abordados os aspectos referentes à pontuação/interpretação, especialmente na tarefa de reconto. O instrumento foi utilizado na avaliação de 110 crianças do 4º ao 6º anos (CORSO; SPERB; SALLES, 2013b), mostrando-se bastante sensível para captar as diferenças no processo de compreensão entre os participantes da pesquisa. A análise dos protocolos dos recontos mostrou a variabilidade de resultados que o instrumento permite revelar, tendo sido identificados cinco níveis de compreensão, correspondentes a cinco categorias.

As categorias que classificam os recontos derivam de uma avaliação qualitativa e quantitativa do reconto que a criança é chamada a fazer após a leitura do texto. Assim, a presença das cláusulas da cadeia principal da história (principais eventos) e dos níveis macroproposicionais (partes em que a história foi dividida), além da forma de organização do relato, são considerados aspectos indicadores da completude e coerência do relato. Para a classificação do reconto, também importa a presença de inferências ou de interferências (aspectos presentes na história, mas que aparecem erroneamente ligados a personagens, lugares ou momentos diferentes daqueles descritos na história original) e reconstruções (cláusulas que a criança introduz no reconto, mas que não estão presentes na história, resultando, portanto, da falta de compreensão). Quanto ao questionário, ele é composto de 10 questões – cinco literais e cinco inferenciais.

Em maio de 2011, o desempenho de Roberto nas tarefas que compõem o instrumento foi muito ruim. Ele iniciou o reconto e em seguida interrompeu-se, dizendo "Não lembro mais... Esse texto tá meio confuso... não lembro o que aconteceu". No questionário, ele acertou cinco entre 10 questões, sendo quatro questões literais e apenas uma questão inferencial. Seu desempenho foi notadamente pior nas questões cujas respostas não podem ser encontradas diretamente no texto e que demandam, justamente, uma inferência. É importante destacar que Roberto já estava fazendo uso da medicação para a atenção no dia em que realizou essa avaliação, mostrando que a dificuldade nessa habilidade não envolve apenas a questão da desatenção.

Em setembro do mesmo ano, depois de alguns meses com o atendimento fazendo foco do aspecto do processamento do texto, junto com questões executivas, repetimos as tarefas acima. Dessa vez, Roberto acertou oito das 10 questões: quatro acertos entre as questões literais, e quatro entre as inferenciais. Seu reconto foi claramente superior. Ele incluiu no relato 21 dentre as 34 cláusulas. Treze das cláusulas recontadas fazem parte da cadeia principal da história (de um total de 16). Em seu relato, registraram-se duas inferências feitas espontaneamente, de modo a dar nexo aos eventos que relatava. Assim, o reconto de Roberto saltou da categoria 1, em maio, para a categoria 5, em setembro. A melhora na habilidade de compreender textos refletiu-se nas notas escolares, que melhoraram significativamente no último trimestre daquele quinto ano escolar.

CONSIDERAÇÕES FINAIS

A realização de inferências é uma atividade imprescindível à compreensão textual. Em textos narrativos, inferir as intenções e percepções dos agentes da história é condição para a compreensão do texto todo. Estudos de imagem cerebral permitem saber onde determinadas operações cognitivas estão localizadas no sistema nervoso (STERNGERG, 2008). O estudo de Mason e Just (2009) informa sobre as áreas cerebrais ativadas – e sobre o papel de cada uma delas – durante a realização de inferências na leitura de narrativas, garantindo um avanço importante no entendimento da habilidade de compreensão a partir da leitura. Por outro lado, conhecer as regiões que integram a rede da perspectiva do protagonista permite compreender por que em certas patologias a compreensão leitora – bem como a compreensão do discurso de modo geral – pode ser especialmente difícil.

Para combater as dificuldades em compreensão, a clínica psicopedagógica precisa munir-se de instrumentos de avaliação e de técnicas de intervenção apoiados em achados científicos sobre a habilidade. É assim que a união da perspectiva psicológica e neuropsicológica mostra-se profícua para o entendimento dessa habilidade, o que, por sua vez, impacta positivamente a avaliação e o tratamento dos quadros de dificuldade específica em compreensão leitora.

REFERÊNCIAS

AMERICAN PSYCHIATRIC ASSOCIATION. *Manual diagnóstico e estatístico de transtornos mentais:* DSM-5. 5. ed. Porto Alegre: Armed, 2014.

BARBIERO, C. et al. The submerged dyslexia iceberg: how many school children are not diagnosed? Results from an Italian Study. *Plos One,* 2012.

LEIGH, S. *A montanha nevada.* [S.l.]: Scipione, [20--?]. Coleção Pedra no Caminho.

ROTTA, N. T.; OHLWEILER, L.; RIESGO, R. dos S. *Transtornos da aprendizagem*: abordagem neurobiológica e multidisciplinar. Porto Alegre: Artmed, 2006.

Leituras recomendadas

BAUER, J. J. *Dislexia*: ultrapassando as barreiras do preconceito. São Paulo: Casa do psicólogo, 1997.

CIASCA, S. M. (Org.). *Distúrbio de aprendizagem:* proposta de avaliação interdisciplinar. São Paulo: Casa do Psicólogo, 2003.

CUPELLO, R. *O atraso de linguagem como fator causal dos distúrbios de aprendizagem.* Rio de Janeiro: Revinter, 1998.

ELLIS, A. W. *Leitura, escrita e dislexia*: uma análise cognitiva. 2. ed. Porto Alegre: Artmed, 1995.

FERREIRO, E. *Alfabetização em processo*. São Paulo: Cortez, 1987.

FERREIRO, E.; TEBEROSKY, A. *A psicogênese da língua escrita*. Porto Alegre: Artmed, 1985.

HALLOVELL, E. M.; RATEY, J. *Tendência à distração*. Rio de Janeiro: Rocco, 1999.

LANHEZ, M. E.; NICO, M. A. *Nem sempre é o que parece*: como enfrentar a dislexia e os fracassos escolares. São Paulo: Alegro, 2002.

MARCHEZAN, I. Q.; ZORZI, J. L.; GOMES, I. C. D. (Org.). *Tópicos em fonoaudiologia*. São Paulo: Lovise, 1996.

MOOJEN, S. Caracterizando os transtornos de aprendizagem. In: BASSOLS, A. M. S. (Org.). *Saúde mental na escola*. Porto Alegre: Mediação, 2004.

MORAES, A. M. P. *Distúrbios da aprendizagem*: uma abordagem psicopedagógica. São Paulo: EDICON, 1997.

MYKLEBUST, H. M. *Distúrbios de aprendizagem*: princípios e práticas educacionais. São Paulo: Pioneira, 1987.

NUNES, T. et al. *Dificuldades na aprendizagem da leitura*: teoria e prática. 3. ed. São Paulo: Cortez, 2000.

PERRENOUD, P. *Ensinar*: agir na urgência, decidir na incerteza. Porto Alegre: Artmed, 2001.

PERRENOUD, P. *Dez novas competências para ensinar*. Porto Alegre: Artmed, 2000.

PIAGET, J. *O nascimento da inteligência na criança*. Rio de Janeiro: Zahar, 1982.

REBOLLO, M. A. *Dificuldades del aprendizaje*. Montevideo: Prensa Médica Latinoamericana, 2004.

SILVA, A. B. B. *Mentes inquietas*. São Paulo: Gente, 2003.

VIGOTSKII, L.; LURIA, A.; LEONTIEV, A. *Linguagem, desenvolvimento e aprendizagem*. São Paulo: Ícone, 1988.

Discalculia e intervenção psicopedagógica: Alan – O aprendiz na conexão dos números

16

CÉSAR AUGUSTO BRIDI FILHO, CLARISSA CANDIOTA, INGRID SCHROEDER FRANCESCHINI, SANDRA C. SCHROEDER E TÂNIA MENEGOTTO

CONHECENDO A DISCALCULIA

Quando pensamos em discalculia, associamos ao conhecimento adquirido sobre a linguagem quantitativa, mais especificamente sua relação com os números e cálculos. A presença da quantificação e da linguagem da matemática está presente no cotidiano de qualquer ser humano, mesmo na mais tenra idade. Do mesmo modo que somos gradualmente inseridos no universo da linguagem expressiva das palavras, somos circundados e introduzidos no universo dos números e suas representações. Culturalmente fomos envolvidos por essa necessidade representativa do nosso universo, quer seja para expressarmos valores e interações quantitativas, quer seja para introjetar representações e alinhamentos ou organizações numéricas. A matemática certamente ajudou a construir o nosso formato neurológico atual, por meio da exigência de memorização, catalogação ou abstração de elementos numéricos e suas relações possíveis.

A compreensão dos números é uma habilidade básica do cérebro humano. Os números fazem parte do cotidiano do homem. O sistema cerebral para número é comparável com outras áreas cerebrais especializadas no conhecimento de cores, sons, etc. As habilidades matemáticas já têm uma representação interna, cerebral, no primeiro ano de vida, que constitui a base para o aprendizado de símbolos e a realização de cálculos.

A representação cerebral para quantidades já era conhecida desde 1970, mas a organização cerebral do processamento numérico no cérebro humano foi se estruturando a partir de estudos neuropsicológicos. Foi possível observar que os dois hemisférios cerebrais têm áreas disponíveis para quantidades e cálculos, a partir de lesões no corpo caloso que impediam a ligação entre os dois hemisférios. A diferença está entre as funções do hemisfério cerebral esquerdo e direito: os números apresentados ao hemisfério cerebral esquerdo podem ser nomeados, enquanto ao direito não. É possível calcular com os números apresentados ao hemisfério esquerdo, mas não ao direito, mesmo em operações simples, que podem ser feitas por aproximação, por exemplo: podem dizer que dois mais três é igual a cinco ou a seis, mas sabem com certeza que não é igual a dez.

Calcular é uma função cerebral complexa para a qual são necessários vários mecanismos cognitivos: processamento verbal ou gráfico da informação; percepção, reconhecimento e produção de números; representação número/símbolo; discriminação visuoespacial; memória de curto e longo prazo; raciocínio sintático e atenção.

Os cálculos matemáticos ocorrem nas áreas parietais inferiores, a partir da ativação das áreas corticais pré-frontais.

Para Cohn (1961), a discalculia compreende a dificuldade em realizar operações matemáticas, normalmente associadas a problemas de revisualização de números, ideação, cálculo e aplicação de instruções matemáticas.

Segundo o DSM-IV-TR (AMERICAN PSYCHIATRIC ASSOCIATION, 2002) vigente até 2014, a discalculia do desenvolvimento (DD) é uma dificuldade de aprendizagem específica que se manifesta pela incapacidade de alcançar a proficiência adequada em aritmética, apesar da inteligência normal, oportunidades escolares, estabilidade emocional e motivação suficiente.

Na versão do DSM-5 (AMERICAN PSYCHIATRIC ASSOCIATION, 2014), apresenta-se como uma codificação dentro do transtorno específico da aprendizagem – com prejuízo na matemática (315.1). A codificação ressalta as quatro áreas onde podem apresentar-se as dificuldades, sendo elas: senso numérico; memorização de fatos numéricos; precisão ou fluência de cálculo; precisão no raciocínio matemático. Ainda há nessa categorização uma nota explicativa que aponta a discalculia como um termo alternativo usado em referência a um padrão de dificuldades caracterizado por problemas no processamento de informações numéricas, aprendizagem de fatos aritméticos e realização de cálculos firmes ou fluentes.

Ressalta-se aqui que o transtorno específico de aprendizagem afeta indivíduos que demonstram níveis normais de funcionamento intelectual. A discalculia não é decorrência de outro transtorno do desenvolvimento ou intelectual, muitas vezes sendo definida pelo "insucesso acadêmico" nessa área (matemática), mesmo quando as demais áreas da aprendizagem apresentam níveis adequados de desenvolvimento. Muitos indivíduos podem apresentar estratégias compensatórias ou empenho elevado nas tarefas como elementos para manter o funcionamento acadêmico aparentemente normal.

A Associação Americana de Psiquiatria (APA) define a discalculia como a dificuldade em aprender matemática, com falhas para adquirir proficiência adequada desse domínio cognitivo, a despeito de inteligência normal, oportunidade escolar e motivação necessária. Segunda a APA, a prevalência da discalculia está situada entre 3 e 6% das crianças (AMERICAN PSYCHIATRIC ASSOCIATION, 2014).

A discalculia se expressa por sintomas como: erro na formação dos números (inversões); dislexia; dificuldade para efetuar somas simples; dificuldade para reconhecer os sinais das operações; dificuldade para ler corretamente o valor dos números com vários dígitos; dificuldade de memória para fatos numéricos comuns/básicos; dificuldade para montar a conta matemática, colocando cada número no seu local adequado; ordenação e espaçamento inapropriado dos números em multiplicações e divisões.

Quando a lesão cerebral está relacionada ao hemisfério direito, caracteriza-se por inabilidade para conceituar quantidades numéricas preservando o reconhecimento e a produção dos símbolos numéricos. Muitas vezes, ocorre a associação com dificuldade na coordenação da mão esquerda; da orientação espacial; dispraxia construtiva e perda da melodia normal da fala (dificuldade na prosódia). Quando a lesão ocorre no hemisfério esquerdo, as dificuldades são para reconhecer e produzir números e símbolos operacionais, preservando o conceito de quantidade numérica. Ocorre dificuldade em cálculo mental devido à falta de habilidade em montar sequência de números, podendo ocorrer comprometimento da memória auditiva de curto prazo, desorientação direita e esquerda, agnosia para dedos e dislexia.

A discalculia do desenvolvimento difere da acalculia pela total falta de habilidade, nesses casos, para desenvolver qualquer tarefa matemática. Essa situação normalmente indica dano cerebral.

NASCIMENTO DO NÚMERO E DOS SÍMBOLOS

As correntes de pesquisas arqueológicas sempre mostraram o homem vivendo em grupo, inicialmente nômades sobrevivendo da caça, pesca e do pastoreio. No passado não havia posses individuais e consequentemente não era necessário contabilizar, contudo, a necessidade humana de organizar e registrar já estava presente. Os ancestrais mostravam habilidades com a pintura para registro, o entrelaçamento de fios e, posteriormente, a utilização da temperatura do fogo para construção de instrumentos. Essas atividades que parecem atividades de sobrevivência apenas trazem em si as primeiras interações com o campo subjetivo da matemática, mais precisamente o registro termo a termo, a relação entre elementos distintos, a observação das variações numéricas e suas relações com a realidade. O corpo foi possivelmente o primeiro elemento observado, comparado na sua assimetria e na sua relação com o espaço.

Com o fim da era glacial e o recuo do gelo para os polos, as plantas começaram a nascer, nossos antepassados descobriram que podiam alimentar-se delas e, assim, foram se estabelecendo nos vales as margens de grandes rios Nilo (Egito), Tigre e Eufrates (Mesopotâmia), Ganges (Índia) e Yang-Tsé (China). Assim, estruturou-se uma nova configuração de vida, com necessidade de maior planejamento de produção, aquisição de terras, rebanhos, divisão de áreas cultiváveis, colheitas e consequentemente a necessidade de quan-

tificar, de pensar na quantidade de animais, sementes, antecipar a contagem das luas até a próxima colheita. Contar foi consequência da necessidade de saber o quanto possuía cada um. Desde o início da contagem até o conceito de número, muitas gerações se passaram deixando suas contribuições. Há hipóteses de que os sinais para números surgiram antes das palavras para indicá-las. O uso das pedrinhas, fazer marcas no osso ou em um pedaço de madeira foram as primeiras formas de contagem. À medida que o rebanho cresceu, instalou-se a dificuldade para o registro dessas quantidades. E, assim, o homem criou símbolos para representá-las e regras para esse registro, escrevendo números e nomeando-os em um sistema de numeração que passou por várias civilizações, sendo o mais antigo a escrita numérica egípcia.

Segundo Barasuol (2006), no Antigo Egito já havia registros nos papiros de Rhind (1600 a.C.) e de Moscou (1800 a.C.) de problemas matemáticos e suas soluções de problemas que envolveriam equações de 2º grau. Esses achados históricos revelam que o conhecimento da humanidade apresentou um salto significativo, incluindo não mais apenas a representação direta, mas a inferência subjetiva que está presente no cálculo matemático. Neurologicamente, podemos afirmar que, nessa etapa, novos trilhos neurológicos foram acionados para corresponder à necessidade humana que se apresentava, não apenas para a sobrevivência em si, mas para a necessidade de organização para a sua sobrevivência. O registro em papiro também sinaliza a condição humana de registro e leitura de elementos simbólicos, como os números e cálculos, o que nos remete ao pensamento de uma elaboração mais complexa e já com o reconhecimento da vontade de compartilhamento com o grupo.

Posteriormente, o mundo grego contribui com o raciocínio lógico-dedutivo e o rigor matemático. Os estudos pitagóricos sustentam boa parte da matemática até os dias atuais. Os chineses contribuíram com o sistema de notação posicional (a forma e posição de um número determina a sua validade e função dentro da representação matemática), assim como os árabes desenvolveram as regras e o uso das operações matemáticas tais como as concebemos hoje. O alto grau de abstração formal que vivenciamos atualmente no campo da matemática e do seu ensino mostra uma alteração nos campos de análise, geometria e topologia (BOYER, 2003).

Isso nos mostra uma ampliação das necessidades, uma vez que a matemática não é uma ciência natural, mas uma criação intelectual do homem. Sob essa definição, podemos compreender que é uma estrutura lógica a característica essencial da matemática. Essa afirmação nos reconecta com as necessidades humanas, quer no campo neurológico, quer no campo da aprendizagem, de possuir um aparelho estruturalmente saudável na sua forma anatômica e nas suas conexões funcionais. A relação com o ambiente é compreendida como sua gradual forma de inserir esse conhecimento por meio da interação crescente.

A nossa história entrelaçada com a matemática nos possibilita compreender atualmente as etapas evolutivas esperadas no desenvolvimento humano. De uma forma análoga, reproduzimos na nossa construção de conhecimento matemático os passos que a humanidade trilhou ao longo da sua existência. Muito do campo abstrato em que somos inseridos ao nascer, mesmo que nosso aparelho neurocognitivo ainda não consiga absorver de imediato, força essa estrutura a prontificar-se para níveis mais complexos e abstratos para seu uso cotidiano, mesmo que essa forma abstrata ainda não seja reconhecida pelo próprio sujeito aprendente. A utilização de aparelhos eletrônicos, o espaço virtual e o manejo de elementos complexos no nosso fazer cotidiano e, em geral, absorvido por crianças desde pequenas, nos tornam capazes de executar tarefas, mesmo que não saibamos explicar racionalmente o porquê ou as consequências de suas ações.

No campo do desenvolvimento cognitivo, algumas etapas são importantes em relação à construção do número e da aritmética. Ao final do primeiro ano de vida, a criança é capaz de discriminar sequência de numerais crescentes e decrescentes. Com 2 anos, faz correspondência um a um em tarefa compartilhada; aos 3 anos conta um pequeno número de objetos; com 4 anos usa os dedos para ajudar a contar; no quinto ano, pode somar pequenos números; aos 6 anos apresenta conservação do conceito de números e aos 7 anos lembra alguns fatos aritméticos de memória.

Essas etapas, norteadoras e balizadoras da compreensão do desenvolvimento, são o que nos possibilita criar a linha da normalidade ou da expectativa do desenvolvimento. Quando alguma criança apresenta alterações nesses parâmetros previstos, é possível detectarmos e observarmos sobre qual elemento essa estrutura mostra-se frágil e qual a nossa possibilidade de intervenção.

OS PREJUÍZOS ALÉM DOS NÚMEROS

Muitas crianças com problemas no aprendizado da matemática têm prejuízos em outras áreas do seu desenvolvimento que envolve uma ampla gama de habilidades compreensivas e expressivas. Elementos como os seguintes podem apresentar alterações em maiores ou menores níveis: a organização visuoespacial, na integração não verbal, na percepção visual, imagem e esquema corporal, distúrbios de integração visual e motora (apraxia), desorientação entre direita e esquerda, direção e sentido, concepção limitada de distância e tempo, discrepância significativa entre as suas capacidades verbais e não verbais. A relação entre esses diversos elementos é o que propicia ao sujeito uma inserção e um domínio dos campos subjetivos que compõem o universo matemático e suas variadas aplicabilidades no contexto social e cultural.

Nesse contexto, podemos afirmar que os sistemas de alfabetização e construção numérica apresentam semelhanças e entrelaçamentos. Até pouco tempo, os teóricos tratavam esses dois campos expressivos do conhecimento humano como diferentes ou opostos. Concepções mais recentes apontam que ambos os campos têm como base a mesma estrutura cognitiva, de forma que percebemos que a "leitura" de números ou a sua "escrita" estão subordinadas a processos semelhantes da alfabetização. Diferenças ocorrem porque, no campo da alfabetização, o sistema alfabético representa a linguagem oral. No campo numérico, a representação numérica expressa um conceito, uma ideia. Conhecer a grafia e o nome dos numerais não implica necessariamente compreender a sua função ou utilização. Com isso, podemos inferir que em geral, quando uma criança não utiliza os algarismos numéricos por não compreender suas utilidades e funções, não significa que ela desconheça sua simbologia oral e escrita (TIGGEMANN, 2010).

Autores como José e Coelho (1999) destacam possíveis níveis de diferenciação diante da compreensão do problema da matemática. Afirmam as autoras que muitas crianças podem apresentar problemas especificamente relacionados com a construção da linguagem receptivo-auditiva no campo da aritmética, o que possibilita que esse sujeito consiga elaborar cálculos ou relacionar quantidades, mas apresentar dificuldades no raciocínio e em testes de vocabulário aritmético. No campo da memória, a criança pode apresentar dificuldades no campo da reorganização auditiva, impedindo-a de recordar o número com rapidez ou não conseguir absorver mnemicamente os enuncia-

dos apresentados de forma oral, o que a impede de registrar os elementos e, consequentemente, resolver os problemas matemáticos propostos. Nesses casos, ela tem dificuldades de gravar regras e não consegue montar estratégias, confundindo a escrita dos números, por exemplo, 6 e 9, 14 e 41. Esse fenômeno pode ser compreendido pela dificuldade de leitura dos números, ocasionada pela inversão ou distorção dos numerais. A impossibilidade de lembrar a "aparência" dos números é que a impedirá de fazer uma correspondência representação-quantidade e apresentará dificuldades no processo de organização matemática e no resultado da atividade proposta. Johnson e Myklebust (1987) diferenciam as crianças que apresentam problemas de aritmética e distúrbios de aprendizagem correlatos: linguagem receptiva – auditiva e aritmética / memória auditiva e aritmética / leitura e aritmética escrita, das crianças com distúrbio do pensamento quantitativo.

No campo da neurologia, podemos fazer uma associação entre a aprendizagem e suas respectivas áreas ativadas nos hemisférios cerebrais. Segundo Bastos (2006), os circuitos anatômicos estão associados a cada uma das funções desse aprendizado específico. As áreas occipitotemporais inferiores de ambos os hemisférios estão envolvidas na identificação visual – relacionando-se com a forma dos números arábicos –, a área perissilviana esquerda está envolvida na representação verbal dos números, e as áreas parietais inferiores estão envolvidas na representação analógica quantitativa. Isso nos mostra que toda a complexa rede neuronal está envolvida em uma atividade específica, nesse caso, a construção ou resolução de uma situação matemática.

Esse quadro é muito incapacitante porque na vida prática é preciso estimar o tempo, o deslocamento, ler as horas, saber a sequência dos meses do ano, dias da semana, noções de ontem, hoje e amanhã. A organização sequencial depende das construções básicas de mecanismos de formação subjetiva do número e suas respectivas correspondências dentro do processo mental (representação – quantidade – relação). Uma vez que os elementos menos complexos não conseguem se estabelecer, como a relação termo a termo (número – quantidade), elementos com maior exigência cognitiva e maior complexidade neurológica ficam prejudicados (organização – seriação – classificação). Nessa situação, ficam comprometidas atividades como, por exemplo, o reconhecimento da noção de magnitude: um exemplo disso seria quando uma criança não sabe se 12 é mais próximo em grandeza de 10 ou de 20. Essa dificuldade revela a ausência de uma seriação prévia dos números e um ordenamento na cadeia numérica, impedindo que a criança possa posicionar o número em um conjunto mais amplo de números/quantidades.

A criança com esse transtorno quando questionada sobre as quantidades não tem noção de quantificar. Exemplos dessa situação seriam a observação de duas copas de árvore de diferentes tamanhos, na qual o sujeito não consegue responder qual é a maior; ou no estádio de futebol, no meio das torcidas, não saberá responder qual o lado com maior número de torcedores. Nesse caso, a dificuldade está relacionada com a relação entre agrupamentos lógicos e grupos matemáticos, como apontado pela teoria piagetiana. Ao construir uma ideia sobre a diferença entre elementos, é necessário que o sujeito inclua e exclua elementos comparativos (altura x largura x comprimento). Para tanto é necessário estimar numericamente esses elementos e avaliá-los entre si. Como sabemos, quer seja por dificuldades mnêmicas, quer seja por impossibilidades representativas, atividades estimativas – necessárias na vida cotidiana

– quando não apresentam um bom desenvolvimento dos conceitos numéricos básicos, as atividades mais complexas ficam comprometidas.

A TEMÁTICA DA DISCALCULIA: A PESQUISA QUE ORIGINOU ESTE ESTUDO

O tema da discalculia se apresentou para nosso grupo pelo artigo "Developmental dyscalculia: a prospective six-year follow-up" ("Discalculia do desenvolvimento: um acompanhamento prospectivo de seis anos"), de autoria de Shalev, Manor e Gross-Tsur (2005).

Em resumo, podemos apontar que esse artigo é um estudo longitudinal prospectivo de seis anos. A avaliação incluiu testes padronizados de aritmética, leitura e ortografia, escalas de classificação do comportamento, informações sobre o estado socioeconômico, intervenções educacionais e problemas de aprendizagem na família.

Estudos epidemiológicos, genéticos e neurobiológicos indicam que a discalculia do desenvolvimento (DD), como as outras dificuldades específicas de aprendizagem, é um distúrbio cerebral que afeta até 5% da população em idade escolar (BADIAN; GHUBLIKIAN, 1983; SHALEV; MANOR; GROSS-TSUR, 2005). Segundo o método aplicado na pesquisa do artigo, 3.029 crianças do 4° ano que frequentavam os colégios comuns da cidade foram submetidas aos testes de habilidades matemáticas, 140 foram classificadas com discalculia e formaram o grupo de estudo.

Os indivíduos diagnosticados com a DD no 5° ano continuavam demonstrando o desempenho fraco em aritmética seis anos depois, quando já estavam na 11ª série[1] sendo incapazes de resolver

---

[1] A pesquisa, feita em Israel, contempla a 11ª série da educação secundária (equivalente ao ensino médio brasileiro), considerando os sujeitos com idade média de 17 anos.

exercícios aritméticos simples como: 7 x 8; 37 x 24; $^5/_9 + ^2/_9$. Faz também referências ao QI mais baixo, à falta de atenção e à escrita fraca, perfil associativo com a persistência da DD.

Outros fatores não associados com a persistência da DD são: intervenções educacionais, nível socioeconômico (inclusive a formação dos pais), sexo e histórico familiar das dificuldades específicas de aprendizagem.

Na maioria dos casos, as crianças diagnosticadas com a DD no 8º ano foram reidentificadas com a DD na 11ª série. Esses achados sinalizaram que os indivíduos com a DD persistente têm problemas cognitivos múltiplos e o modelo de regressão logística multivariada indicou que cada problema cognitivo teve uma contribuição independente.

O estudo aponta que a DD é uma dificuldade específica de aprendizagem persistente e duradoura, na estatística de 40% dos indivíduos diagnosticados com DD no 5º ano continuavam discalcúlicos seis anos depois, já na 11ª série, apresentando um desempenho fraco em aritmética.

Esses resultados são consistentes relacionados com os dos outros distúrbios cognitivos de desenvolvimento, como dislexia e transtorno de déficit de atenção/hiperatividade, que seguem um trajeto crônico desde a infância até o fim da adolescência (BIEDERMAN, 1996; SHAYWITZ, 1999; apud SHALEV; MANOR; GROSS-TSUR, 2005). Nesse estudo, a DD foi somente diagnosticada quando o desempenho em aritmética foi extremamente fraco, conforme operacionalizado pela pontuação no percentil mais baixo.

Apesar da falta de atenção e a DD serem associadas intimamente (LINDSAY et al., 2001), ainda se deve esclarecer se o déficit de atenção tem algum impacto na discalculia ou se os dois são entidades distintas. Na opinião dos autores deste trabalho, esta suposição seria a mais plausível, porque a falta de atenção em si não agrava o problema da deficiência em aritmética na DD (SHALEV; MANOR; GROSS-TSUR, 1997).

O sexo dos participantes não desempenhou papel algum nos efeitos da DD, um achado inesperado, considerando a predominância desproporcional das dificuldades específicas de aprendizagem entre os homens.

RELATO DE CASO: ALAN, O APRENDIZ NA CONEXÃO DOS NÚMEROS

Alan tinha 11 anos, passou para o 4º ano inábil para as contas matemáticas, porém, capaz de realizar grandes cálculos mentais. Paciente de psiquiatria, foi encaminhado pelo seu médico com a seguinte observação: desmotivado quanto à escrita, não lida bem com a matemática, tem um bom nível de informação, inteligência em alguns aspectos acima da média, apresenta melhora de atenção com o uso de antidepressivo.

Segundo o relato da mãe, Alan era o seu filho mais velho. Tinha uma filha mais nova, ótima aluna. Nas palavras da mãe: [...] *ele é introspectivo, se parece com o pai, que delegou as responsabilidades da escola para mim. Tem dificuldades motoras, é inteligente para a música, mas sofre com a matemática. Olha a produção dele: quando fica nervoso, é só borrões! Não se organiza no caderno* (Fig. 16.1). *Parece que é disléxico também. Precisa de ajuda para lidar com suas dificuldades escolares e ser mais confiante diante dos colegas bons em matemática* [...].

Segundo os registros da anamnese, a gravidez foi normal, nasceu de parto cesárea, com intervenção médica de última hora. Alan falou tarde e frequentemente falava sozinho. Deu os primeiros passos com 1 ano e meio, mas não conseguia se manter em pé por muito tempo, caminhou com independência aos 2 anos. Não gostava de brincar.

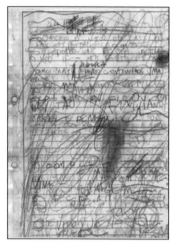

Figura 16.1 Produção e organização da escrita no caderno no momento da avaliação psicopedagógica do paciente.

A sua trajetória escolar foi marcada por uma repetência no 1º ano, apesar de ter se alfabetizado rápido e com boa leitura. Foi relatado que era curioso, bom na computação, mas com dificuldades para escrita. Não organizava contas no caderno (Fig. 16.2).

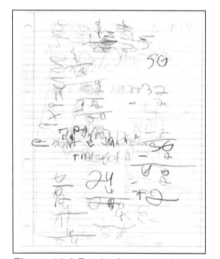

Figura 16.2 Produção e organização das operações matemáticas no caderno no momento da avaliação psicopedagógica do paciente.

Ao iniciar o trabalho com Alan, ele estava começando suas férias com aprovação para o 4º ano. A primeira impressão foi de um menino brabo, com pouca expressão gestual e pouco brilho no olhar. Diante da primeira pergunta feita, sua resposta veio com sinais de alegria indicando uma das suas competências.

– Alan, o que você mais gosta de fazer?
– Gosto de música! Toco gaita muito bem! Minha gaita é do tipo da do Borghettinho. Gosto de tocar teclado e do computador. Sou bom nisso tudo, só não gosto de contas e não consigo escrever legível. Minha mão não me ajuda. Meus colegas acham que sou diferente, por isso fico brabo.

Nos momentos iniciais do acompanhamento terapêutico, houve a necessidade de entrar em contato com as pessoas envolvidas na identificação, no diagnóstico e no tratamento. No encontro com o médico, ele legitimou as dificuldades já identificadas, enfatizando os prejuízos secundários do paciente diante das dificuldades de interação social. Fez referências das áreas cerebrais envolvidas na discalculia, para que a intervenção psicopedagógica privilegiasse estímulos para novas conexões de estratégias de pensamento.

Ao longo desse processo, a escola foi parceira e construiu modificações para um trabalho de inclusão pedagógica e escolar, privilegiando a metacognição de Alan para que fosse possível o desempenho de estratégias de cálculos mais adequadas. A escola sinalizou que observava potencial no aluno para superar as dificuldades.

Dessa forma, temos um contexto de investimento na aprendizagem acionado pelo ambiente escolar que organizou possíveis adaptações quanto à organização curricular, à avaliação diferenciada e ao uso do computador (recurso de interesse do aluno) para a proposição de atividades complementares, conforme mostra a Figura 16.3.[2] Tal conjunto de ações potencializou uma nova dinâmica nas interações do aluno com o conhecimento sistematizado, impulsionando o desenvolvimento de novas aprendizagens e estratégias ao agir com os números e com as operações aritméticas.

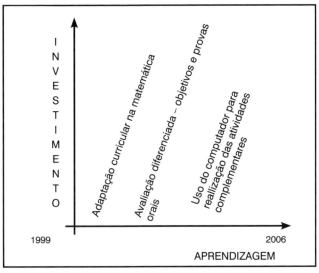

Figura 16.3 O investimento escolar.

Poder contar com esse investimento escolar foi decisivo para a evolução do quadro e uma ressignificação das fragilidades de aprendizagem no campo específico da matemática. Quanto ao atendimento psicopedagógico, em um primeiro momento, objetivou-se o estabelecimento de uma relação considerando a necessária vinculação entre os sujeitos e os elementos envolvidos no ato de aprender. A possibilidade vincular foi produzida por meio dos núcleos de interesses e habilidades do sujeito: a música e o uso do computador. O desempenho musical levou-o a ser destaque nas apresentações escolares, melhorando sua autoestima. O domínio do computador possibilitou a interação com os colegas nos trabalhos de grupo. Eles o descobriram competente e seu nível de informação deu acréscimo às tarefas coletivas. Dessa forma, a prioridade nesse primeiro tempo eram a socialização e as interações sociais. No recreio, antes isolado, participava mais, descendo pela escada com seu grupo de iguais. O esquema corporal sinalizou mudanças na educação física com convites para jogar futebol com os colegas na posição de goleiro. Mudanças também começaram a acontecer com suas participações nas aulas de teatro, natação, educação física e no grupo de jovens da igreja.

No aspecto pedagógico, mostrava-se mais organizado com a entrega de trabalhos. A escrita mais legível indicava melhor estruturação espaço-temporal da sua produção gráfica e no uso do caderno. E ainda sinalizava melhor desempenho nos cálculos, conforme mostra a Figura 16.4.

---

[2] A sistematização das ações desenvolvidas no contexto escolar que culminaram no investimento escolar foi realizada pela professora Sandra C. Schoroeder no momento do acompanhamento psicopedagógico.

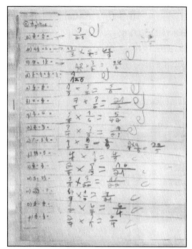

Figura 16.4 Produção e organização das operações matemáticas no caderno após um ano de acompanhamento psicopedagógico do paciente.

Os resultados observados referentes à aprendizagem de Alan representam o investimento coletivo realizado no acompanhamento terapêutico do paciente. Da mesma forma que a escola organizou possibilidades de adaptações e flexibilizações, visando a mediar e garantir a aprendizagem do aluno, a intervenção psicopedagógica propôs e gestou uma série de atividades a partir dos núcleos de interesse do paciente com o objetivo de oferecer um espaço de interação e apropriação dos elementos culturais por meio de atividades significativas e prazerosas, o que potencializou as condições para a produção dos processos de aprendizagem, permitindo a Alan rever sua própria relação com o aprender (Fig. 16.5).

Dessa forma, o acompanhamento no espaço psicopedagógico foi realizado por meio da escolha de diferentes núcleos: socioafetivo, psicomotor, psicolinguístico, cognitivo e oficinas pedagógicas de matemática; e, de um trabalho integrado entre paciente, família, escola e dimensão psicopedagógica (Fig. 16.6).

As estratégias cognitivas foram desenvolvidas conectando a concentração, percepção, memória: por meio da linguagem, raciocínio lógico, orientação espacial, associações, praxias, cálculos, abstrações (semelhanças e diferenças), vivências de tempo e a matemática com revisão de conteúdos dos anos anteriores. A escolha dessas estratégias cognitivas relaciona-se com as suas próprias funções no processo psíquico e suas relações com o aprender.

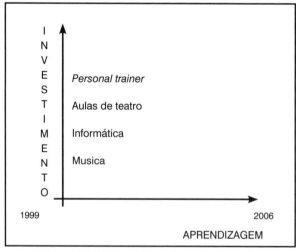

Figura 16.5 O investimento no tratamento.

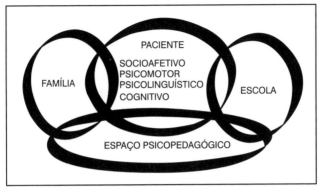

Figura 16.6 O espaço psicopedagógico.

Na percepção encontramos o conjunto de processos pelos quais reconhecemos, organizamos e entendemos as sensações percebidas dos estímulos ambientais. Essa função é necessária não apenas para reconhecer a existência de algo, mas também a sua ausência. Sendo assim, é por meio da percepção que algumas vezes percebemos o objeto, percebemos a ausência do objeto ou ainda que o objeto não deveria estar ali. Alterações na percepção ou dificuldades em executá-la nesse amplo espectro nos ensinam que nem sempre o que percebemos pelos órgãos do sentido é o que compreendemos em nossas mentes (STERNBERG, 2000). No caso de Alan, essa percepção foi trabalhada no sentido de ampliar suas relações com o ambiente de estudo. A construção de atividades que mostrassem ausência e presença, associações por semelhança ou diferença, mesmo em revisões de conteúdos escolares propriamente ditos, ampliaram a capacidade perceptiva do paciente, direcionando o pensamento de uma etapa de pensamento concreto em direção à abstração.

Os processos de memória abrangem três operações: codificação, armazenamento e recuperação. No primeiro, há a transformação do estímulo físico e sensorial em alguma representação a ser utilizada pela memória. O armazenamento refere-se ao modo como se mantém e o tempo a ser guardado na memória. Por fim, a recuperação refere-se ao modo pelo qual acessamos a essas informações armazenadas. Alterações ou dificuldades de execução podem acontecer nos três estágios do processamento, podendo haver dificuldades na assimilação (ou construção da representatividade), assim como no acesso mnêmico desse conteúdo. Em todos os casos, o funcionamento da memória estará alterado, causando dificuldades na utilização desse processo durante a aprendizagem. Uma vez que a percepção foi ampliada, novos caminhos de registros foram utilizados, potencializando o armazenamento e o acesso a esses conteúdos. O trânsito de acesso a conteúdos e estratégias de resolução de atividades ficou aumentado, possibilitando ao paciente um menor esforço psíquico e, consequentemente, uma resistência menor em realizar as atividades.

No aspecto relativo à orientação espacial, podemos referir Castro et al. (2004), que afirma que no cotidiano os sistemas de orientação capturam dicas relevantes do ambiente para a busca de um ponto de origem. Em geral, mantemos indícios familiares relevantes próximos ao ponto de saída ou chegada. Na ausência deles, temos de confiar em uma memória contínua sobre a variação do movimento mais recente (o que, no caso desse paciente, apresentava dificuldades nos processos mnêmicos) ou no próprio esforço comparando-se a sensação de desenvolvimento de fadiga ou energia gasta entre o início, o meio e a proximidade da chegada. A utilização de atividades que melhoravam a orientação espacial foi amplamente apoiada durante o tratamento. Considerando o movimento do corpo nas aulas de educação física, na sua atuação de goleiro no jogo de futebol, vivenciou experiências de organização espacial, matematizando distância, velocidade, deslocamento. Todas essas experiências foram enriquecidas com o atendimento individualizado de um *personal trainer* refletidas na organização do seu esquema corporal.

A construção matemática se estabelecia partindo de elementos concretos, cotidianos e prazerosos, em direção à integração de elementos abstratos, mesmo quando utilizados de forma intuitiva, como em um cálculo de defender ou chutar no jogo de futebol. Rodeado pela matemática cotidiana, Alan reordenou suas percepções, seus registros e sua atitude diante do aprendizado. Mudou de posição na escola, do não saber para o saber, do desprazer ao prazer, (des)aprendiz para o aprendiz.

Diferentes olhares sob o tempo da intervenção psicopedagógica existem na psicopedagogia, mas todos reforçam a importância de se respeitar o tempo do aprendiz. O tempo do seu tempo foi resgatar a socialização, criar, brincar, memorizar, lidar com os cálculos do dia a dia e, acima de tudo, viver a matemática da vida (Fig. 16.7).

O tempo de se encontrar com os símbolos e seus cálculos, o tempo de resgatar sua integridade como um sujeito. Alan saiu do consultório no caminho dos números com estratégias para a vida, saiu do esconderijo para a universidade e, hoje, ainda busca outros talentos. Para esse paciente, o trabalho de incluí-lo na aprendizagem e no grupo de iguais caminhou no tempo peculiar do seu ritmo, porém, rápido com seu sonho de chegar à universidade (Fig. 16.8).

Recentemente, em contato com a família de Alan, soubemos que suspendeu o curso de História e está buscando capacitação profissional na área da computação. Segundo Minuchin (1995), quando os membros de uma família param de dar ênfase ao comportamento frustrante de algum de seus membros e começam a ver a si mesmos como interligados, eles descobrem novas opções de relacionamento. Ampliando a ideia desse autor, Ponciano e Fieres-Carneiro (2003) refere que a família é a melhor maneira para criar indivíduos autônomos, gerando estabilidade interior, diante da constante mutação do mundo exterior à família. É o meio mais eficaz de

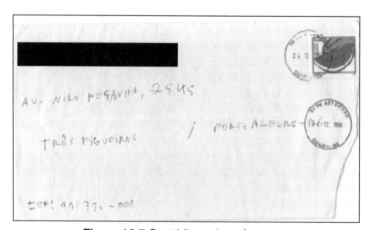

Figura 16.7 O cotidiano dos números.

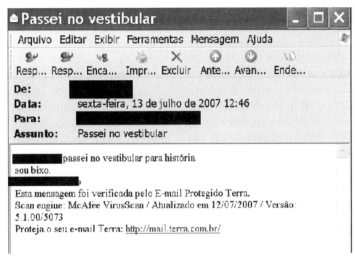

Figura 16.8 *E-mail* noticiando a aprovação no vestibular.

manutenção da sociedade enquanto protege contra o mundo exterior. Muitas vezes, a família nuclear pode estar correndo riscos devido à sobrecarga de suas funções.

No caso de Alan, a família, que inicialmente parecia perdida e desorientada sobre o que estava acontecendo e, principalmente, não sabia como agir, encontrou no apoio de uma equipe interdisciplinar um novo direcionamento na convivência cotidiana, tanto com o menino como com suas dificuldades. Quando, no início, as atitudes desagradavam a algum membro da família, ele logo era identificado com defeitos ou atitudes de outro membro da família. Ao perceber as singularidades no processo de aprendizagem, com suas dificuldades inerentes a quem tem discalculia, o menino foi desprendido dessa imagem restritiva de "parecido com alguém", "igual a alguém", para ser visto e reconhecido por si mesmo. Essa atitude possibilitou que ele construísse, junto com o conhecimento matemático, uma nova imagem sua, passível de apresentá-la junto a família, aos amigos e à escola.

Muitas vezes, no desejo de não fazer a criança sofrer, as famílias tendem a se ocuparem de tarefas que seriam destinadas às crianças. Essa tentativa acaba por suprimir a experiência necessária para a construção do ato de aprendizagem, nas palavras de Dolto (apud FERNANDEZ, 2008, p. 114)

> [...] se os adultos fazem pela criança o que ela quis fazer e não pôde, é grave, porque ao proporcionar o resultado imediato da experiência, estão suprindo o desejo.

O que se percebe é que essa atitude acaba por inibir e criar uma imagem relacionada com a impossibilidade, a sensação de inutilidade e, consequentemente, um sentimento de incapacidade generalizado para a aprendizagem e para a vida.

Alan descobriu desejos, teve a melodia do sucesso, das dificuldades e frustrações, mas nessa interação se oportunizou um recomeçar, tolerar resultados e entender o trabalho de estímulos e êxitos, na melodia do tempo das suas necessidades. A família, representada pela mãe, também tolerou o tempo necessário para a sua ressignificação com os processos de aprendizagem e a construção de outras formas de se relacionar com a vida. A importância do papel materno está ressaltada no pensamento de Winnicott (1975), ao descrever sobre a maternagem e suas relações com a criança. Refere que quem ele chama de "mãe suficientemente boa" é aquela que realiza a adaptação ativa às necessidades desse filho e que trata de diminuí-la pouco a pouco, segundo a crescente capacidade da criança em combater o fracasso em matéria de adaptação e em tolerar os resultados da frustração. No caso de Alan, a mãe ressignificou sua própria condição de apoio e sustentabilidade ao filho. Conseguiu perceber quais eram as necessidades do menino e quais eram os desejos que ela sobrepunha a ele. Ao perceber a distância entre esses dois elementos, conseguiu reorganizar sua interatividade e suas relações. Podemos inferir que o apoio da equipe multidisciplinar fez sua própria maternagem com a mãe de Alan, ajudando-a gradativamente, por meio das orientações sucessivas, a reencontrar esse caminho de aproximação com o filho e suas necessidades.

CONSIDERAÇÕES FINAIS

Cada um sabe a dor e a delícia de ser o que é

Caetano Veloso

Ao estabelecermos conexões entre o caso apresentado com o artigo estudado podemos inferir que a discalculia do desenvolvimento, como outros transtornos específicos de aprendizagem, é um distúrbio persistente, tal como foi na trajetória de Alan. A intervenção terapêutica precoce e multidisciplinar beneficia estratégias de adaptações com as quais o aluno/paciente constrói seu próprio caminho de avanços no aprendizado. Nesse sentido, o tratamento contextualizado no seu ambiente familiar, escolar e cultural, potencializa a atenuação dos seus sintomas. É importante considerar os mecanismos neurocognitivos presentes durante a aprendizagem da leitura, escrita e aritmética, uma vez que as dificuldades com as habilidades matemáticas podem ser comórbidas com dislexia ou déficit atencional. Dessa forma, faz-se necessário investigar, para uma intervenção e diagnóstico da discalculia, os processos da linguagem, as operações lógicas, os cálculos e o domínio de conceitos complexos.

Apesar de alguns sinais preditivos da discalculia do desenvolvimento serem identificados na educação infantil, a formalização do diagnóstico só pode ser finalizada após dois anos de frequência no ensino fundamental, o que não exclui o atendimento psicopedagógico precoce no sentido de aproveitar a maior plasticidade cerebral e, consequentemente, melhor prognóstico. Estratégias funcionarão como lembretes de repetição na prática. É importante manter a autoestima elevada valorizando cada conquista, possibilitando novas conexões de aprendizagem e dinamizando o potencial do sujeito, na medida em que percebe que seus esforços estão sendo correspondidos.

A função prática da matemática é expressar relações quantitativas e espaciais, além de facilitar a construção do pensamento. Alan caminhou buscando sua autoria de pensamento e com a ajuda de uma equipe multidisciplinar evoluiu no seu processo de aprendizagem. A psicopedagogia foi mediadora para aliviar o seu sofrimento circunstancial diante dos números, trabalhando as possibilidades na impossibilidade. Discalculia não é uma doença generalizada do campo do aprender, é um transtorno específico da aprendizagem com prejuízo na matemática, com consequências graves em todo o processo de aprendizagem e na constituição do sujeito, quando não percebida, diagnosticada e tratada adequadamente. Com os avanços das neurociências, as habilidades cognitivas podem progredir além de seu diagnóstico original.

Paralelamente ao aprendizado de Alan, o nosso aprendizado também se construiu em descobertas, ele no seu processo de pensamento e autonomia, e nós acompanhando-o no universo de conhecer, fazer, conviver e ser no mundo dos números.

REFERÊNCIAS

AMERICAN PSYCHIATRIC ASSOCIATION. *Manual diagnóstico e estatístico de transtornos mentais:* DSM-IV-TR. 4. ed. rev. Porto Alegre: Artmed, 2002.

AMERICAN PSYCHIATRIC ASSOCIATION. *Manual diagnóstico e estatístico de transtornos mentais:* DSM-5. 5. ed. Porto Alegre: Artmed, 2014.

BADIAN, N. A.; GHUBLIKIAN, M. The personal-social characteristics of children with poor mathematical computation skills. *Journal of Learning Disabilities*, v. 16, n. 3, p. 154-157, 1983.

BARASUOL, F. F. A matemática da pré-história ao antigo Egito. *UNIrevista*, v. 1, n. 2, p. 1-7, 2006.

BASTOS, J. A. Discalculia: transtorno específico da habilidade em matemática. In: ROTTA, N. T.; OHLWEILER, L.; RIESGO, R. dos S. *Transtornos da aprendizagem*: abordagem neurobiológica e multidisciplinar. Porto Alegre: Artmed, 2006.

BOYER, C. B. *História da matemática*. 2. ed. São Paulo: Edgar Blucher, 2003.

CASTRO, E. M. et al. Orientação espacial em adultos com deficiência visual: Efeitos de um treinamento de navegação. *Psicologia: Reflexão e Crítica*, v. 17, n. 2, p. 199-210, 2004.

COHN, R. Dyscalculia. *Archives of Neurology*, v. 4, p. 301-307, 1961.

FERNANDEZ, A. *O saber em jogo:* a psicopedagogia propiciando a autoria de pensamento. Porto Alegre: Artmed, 2008.

JOHNSON, D. J.; MYKLEBUST, H. R. *Distúrbios de aprendizagem:* princípios e práticas educacionais. 2. ed. São Paulo: Pioneira, 1987.

JOSÉ, E. da A.; COELHO, M. T. *Problemas de aprendizagem*. São Paulo: Ática, 1999.

LINDSAY, R. L. et al. Attentional function as measured by a continuous performance task in children with dyscalculia. *Journal of Developmental & Behavioral Pediatrics*, v. 22, n. 5, p. 287-292, 2001.

MINUCHIN, S. *Famílias:* funcionamento e tratamento. São Paulo: Artes Médicas, 1995.

PONCIANO, E. L. T.; FERES-CARNEIRO, T. Modelos de família e intervenção terapêutica. *Interações*, v. 8, n. 16, p. 57-80, 2003.

SHALEV, R. S.; MANOR, O.; GROSS-TSUR, V. Developmental dyscalculia: prospective six-year follow-up. *Developmental Medicine e Child Neurology*, v. 47, n. 2, p. 121-125, 2005.

SHALEV, R. S.; MANOR, O.; GROSS-TSUR, V. Neuropsychological aspects of developmental dyscalculia. *Mathematical Cognition*, v. 3, n. 2, 1997.

SHAYWITZ, B. A. Executive functioning deficits in attention deficit/hyperactivity disorder are independent of oppositional defiant or reading disorder. *Journal of the American Academy of Child & Adolescent Psychiatry*, v. 38, n. 9, p. 1148-1155, 1999.

STERNBERG, R. *Psicologia cognitiva*. São Paulo: Artes Médicas, 2000.

TIGGEMANN, I. S. D. Do regime seriado para a organização em ciclos. *Educação Unisinos*, v. 14, n. 1, p. 27-34, 2010.

WINNICOTT, D. W. *O brincar e a realidade*. Rio de janeiro: Imago, 1975.

Leituras recomendadas

BASTOS, J. A. *O Cérebro e a matemática*. Ribeirão Preto: Book Toy, 2008.

CIASCA, S. M.; CAPELLINI, S. A.; TONELOTTO, J. M. F. Distúrbios específicos de aprendizagem. In: CIASCA, S. M. (Org.). *Distúrbio de aprendizagem:* proposta de avaliação interdisciplinar. São Paulo: Casa do Psicólogo, 2003.

GARCÍA, J. N. *Manual de dificuldades de aprendizagem:* linguagem, leitura, escrita e matemática. Porto Alegre: Artmed, 1998.

HAASE, V. G. et al. Discalculia e dislexia: semelhança epidemiológica e diversidade de mecanismos neurocognitivos. In: ALVES, L. M.; MOUSINHO, R.; CAPELLINI, S. A. (Org.). *Dislexia:* novos temas, novas perspectivas. Rio de Janeiro: Wak, 2011.

SANTOS, F. H.; SILVIA, P. A.; PAULA, A. L. D. Discalculia do desenvolvimento: teoria, pesquisa e clínica. In: CAPELLINI, S. A.; SILVA, C.; PINHEIRO, F. H. (Org.). *Tópicos em transtornos de aprendizagem*. São José dos Campos: Pulso, 2011.

SENNYEY, A. L.; CAPOVILLA, F. C.; MONTIEL, J. M. *Transtornos de aprendizagem da avalição à reabilitação*. São Paulo: Artes Médicas, 2008.

TIGGERMANN, I. S. Pontos de encontro entre os sistemas notacionais alfabético e numérico. *Revista Psicopedagogia*, v. 10, n. 21, 1991.

TOLEDO, M.; TOLEDO, M. *Didática de matemática*: como dois e dois: a construção da matemática. São Paulo: FTD, 1997.

VASCONCELOS, F. M. Corpo e linguagem quantitativa. In: FERREIRA, C. A. M.; THOMPSON, R.; MOUSINHO, R. (Org.). *Psicomotricidade clínica*. São Paulo: Lovise, 2002.

WORLD HEALTH ORGANIZATION. *Classificação de transtornos mentais e de comportamento da CID-10:* descrições clínicas e diretrizes diagnósticas. Porto Alegre: Artmed, 1993.

ZASLAVSKY, C. *Criatividade e confiança em matemática:* desenvolvendo o senso numérico. Porto Alegre: Artmed, 2009.

17 Relação entre aprendizagem e disfunções executivas em crianças e adolescentes com transtorno bipolar

LÍLIAN ROCHA GOMES TAVARES E
MARISA ROSA GUIMARÃES

INTRODUÇÃO

A aprendizagem é, certamente, uma experiência universal. As pessoas aprendem em todos os estágios da vida. Segundo Municio (1996), dentre todas as espécies, somos a que tem uma imaturidade orgânica mais prolongada e necessita de apoio externo mais intenso, como também de capacidades de aprendizagem mais desenvolvidas e flexíveis. Podemos dizer que a capacidade de aprendizagem, junto com a linguagem, o humor, a ironia e algumas outras virtudes que acompanham nossa conduta constituem o núcleo básico do acervo humano que nos diferencia de outras espécies. Para esse autor, sem as capacidades de aprendizagem não poderíamos adquirir a cultura e formar parte de nossa sociedade.

> A função fundamental da aprendizagem humana é interiorizar ou incorporar a cultura, para assim formar parte dela. Fazemo-nos pessoas à medida que personalizamos a cultura. (MUNICIO, 1996, p. 29).

As teorias de aprendizagem presentes na literatura compreendem de formas diversas a maneira como se aprende: enquanto, para umas, o ambiente é preponderante e o aprendiz é passivo (empirismo), para outras, o aprendiz é ativo, é o centro do processo, e o ambiente exerce pouca influência sobre ele (inatismo). Há, ainda, outro tipo de teoria a qual considera ambos os elementos – pessoa e meio – como ativos nos processos de aprendizagem e desenvolvimento.

Com base nisso, podemos entender que a aprendizagem integra o psíquico, o cognitivo e o social, sendo um processo neuropsicocognitivo que ocorrerá em um determinado momento histórico, em uma determinada sociedade, em uma cultura particular.

Rebollo (2004) afirma que a aprendizagem é um processo que ocorre no sistema nervoso central (SNC), produzindo modificações mais ou menos permanentes, que tem como objetivo a adaptação do sujeito ao ambiente em que vive. De acordo com essa afirmação, podemos depreender que a aprendizagem começa a partir de um processo neuromaturacional que tem seu início já na vida intrauterina, perpassando pelo período neonatal, infância, adolescência e idade adulta, e não apenas quando o período escolar se inicia.

Ohlweiler (2006) sustenta que, sendo o aprendizado esse processo dinâmico e complexo, as modificações permanentes no SNC ocorrem a partir da percepção do ato motor para que, elaborados na corticalidade, deem origem ao que denominamos cognição. Assim, para que a aprendizagem ocorra, um conjunto de sistemas funcionais neuropsicológicos participa de forma concomitante e simultânea. Dentre eles, destaca-se o das funções executivas, que tem repercussões importantes no aprendizado como um todo e, possivelmente segundo pesquisas atuais, também no aprendizado da criança e do adolescente com transtorno bipolar.

Em nossos Seminários Avançados de Neurologia aplicados a profissionais da saúde e educação, estudamos e debatemos o artigo intitulado "Prejuízo da aprendizagem verbal, da memória e da função executiva em irmãos não afetados de sujeitos em estudo com transtorno bipolar", dos pesquisadores Kulkarni et al. (2010), do Departamento de Psiquiatria do National Institute of Mental Health and Neurosciences (NIMHANS) em Bangalore, Índia. Tal estudo sugere que os déficits de aprendizagem, memória verbal e funções executivas (planejamento) poderiam ser endofenótipos potenciais no transtorno bipolar.

O transtorno bipolar é uma condição neurobiológica bastante complexa. Considerada uma doença crônica, causa prejuízos funcionais significativos justificando a importância de pesquisas de sua neurobiologia para um melhor entendimento e para o desenvolvimento de intervenções adequadas. Evidências apontam para uma prevalência de cerca de 1,5% da população, afetando igualmente homens e mulheres. Em crianças e adolescentes foi considerada rara até pouco tempo atrás, sendo interessante que até 60% dos adultos com transtorno bipolar dizem experimentar os sintomas da doença desde a infância. A partir de 1970, estudos bioquímicos, genéticos e neuroendócrinos apresentaram novos re-

ferenciais sobre a etiopatogenia do transtorno bipolar.

Assim, crianças e adolescentes com diagnóstico de transtorno bipolar com o passar dos anos poderão apresentar pioras gradativas em suas funções adaptativas, tendo como uma das principais áreas afetadas a aprendizagem. Problemas cognitivos, dificuldades na fala e linguísticas, problemas de relacionamento na família, com os amigos e colegas na escola podem interferir negativamente no processo de aprendizagem e ocasionar falhas no desempenho escolar da criança e do adolescente.

Diante disso, este capítulo objetiva abordar a possível relação entre aprendizagem, disfunções executivas e crianças e adolescentes com transtorno bipolar.

APRENDIZAGEM

Provavelmente, tenha sido o pesquisador suíço Jean Piaget (1896-1980) o grande pioneiro na transformação qualitativa da abordagem do aprendizado humano, ao estudar a gênese do conhecimento no cérebro-mente das crianças, saindo da pura especulação para a pesquisa empírica. Ao descrever a formação do pensamento e do conhecimento humano por meio de estruturas mentais, de natureza e complexidade crescentes, ao longo de todo o aprendizado e, portanto, de toda a vida humana, Piaget foi um visionário e muito corajoso ao identificar etapas de evolução de um processo de aprendizagem que começa com o mundo sendo operado por meio de ações concretas e caminha na direção de construções mentais lógico-formais abstratas. Para a teoria psicogenética de Piaget (1958), a capacidade de conhecer é fruto de trocas entre o organismo e o meio. Essas trocas são responsáveis, inclusive, pela construção da própria capacidade de conhecer;

sem elas, essa capacidade não se constrói (FLAVELL, 1988).

Em se tratando de posições epistemológicas, a teoria piagetiana constitui-se em uma síntese aprofundada das concepções empirista e inatista, visto que concorda com o empirismo quanto à experiência como fator indispensável, mas, da mesma forma, aceita que há um núcleo intelectual que persiste no desenvolvimento (posição inatista). Vai, ainda, ao encontro da teoria da Gestalt, ao enfatizar

> [...] a importância de totalidades organizadas existentes no sujeito, de forma intelectual, que impedem que o organismo seja um receptáculo passivo de uma realidade pronta. (FLAVELL, 1988, p. 76).

Por fim, compartilha ideias com a teoria do tateamento, segundo a qual as ações originadas no sujeito ou desaparecem porque não serviram ou se estabelecem porque foram adequadas, dependendo de seu sucesso na manipulação efetiva dos objetos. A teoria do tateamento tem, como concepção de inteligência, a hipótese de Jennings, retomada por Thorndike (apud FLAVELL, 1988), segundo a qual, por um lado, existe um método ativo de adaptação às circunstâncias novas, por meio de tentativas, admitindo erros e sucessos e, por outro, há uma seleção progressiva, após o evento.

Segundo a teoria piagetiana, o fator que motiva o sujeito a envolver-se em atividades com fins de conhecer, diante do ambiente, provém de impulsos primários, como fome, sede e sexo, ou de necessidades secundárias decorrentes das necessidades primárias (FLAVELL, 1988). Piaget, no entanto, afirma ser de natureza diferente o fator propulsor do esforço intelectual, cujas estruturas permanecem em funcionamento. Essas estruturas são aspectos variáveis do desenvolvimento:

> as formas de organização de atividade mental têm dupla origem: motor ou intelectual, de uma parte, e afetivo, de outra, com suas dimensões individual e social. (INHELDER, 1971, p. 13).

Piaget defende a posição de acordo com a qual existe uma necessidade intrínseca dos órgãos ou estruturas cognitivas que, uma vez gerada pelo funcionamento, perpetua-se por meio da continuação desse funcionamento.

Assim, para Piaget, o organismo precisa "alimentar" seus esquemas cognitivos, incorporando os "nutrientes" ambientais que os sustentem e enriqueçam. Para Flavell (1988), Piaget não define "esquema" de modo cuidadoso e completo, mas há fragmentos de definições sucessivas, espalhados em vários volumes, como este a seguir:

> Um esquema é uma estrutura cognitiva que se refere a uma classe de sequências de ação semelhantes, sequências que constituem totalidades potentes e bem delimitadas, nas quais os elementos comportamentais que as constituem estão estreitamente inter-relacionados. (PIAGET apud FLAVELL, 1988, p. 52).

Os esquemas representam as ações suscetíveis de serem exercidas sobre os objetos, assim como as sequências de comportamento (p. ex., esquema de sugar, esquema de pegar) (FLAVELL, 1988). Assim, quando a criança executa uma sequência de agarrar, ela está aplicando um esquema de agarrar à realidade, e o próprio comportamento constitui o esquema. Dessa forma, o funcionamento assimilativo gerou uma estrutura cognitiva. Importa enfatizarmos que, desde muito cedo, a criança, embora não tenha ainda a capacidade de representação, já é capaz de atribuir significado ao mundo que a cerca, à medida que começa a construir os esquemas motores, condição necessária para as ações. Para Piaget (1971), a significação é o resultado da possibilidade de assimilação: atribuir significado é inserir algo em uma estrutura, é poder encaixar alguma coisa em um todo organizado. Quando isso não acontece, há uma adaptação (acomodação) que transforma um esquema em outro mais adequado, por isso, capaz de realizar a assimilação. Portanto, acomodação consiste na variação de um esquema. A ação humana visa a uma melhor adaptação ao ambiente e, para que esta seja possível, ocorrem constantes organizações da experiência, simultaneamente sensoriomotora, cognitiva e afetiva. Segundo Piaget (1971), essas experiências se diferenciam e conquistam qualidades novas, transformando-se. Costa (2002, p. 9) explica que, para Piaget,

> [...] a construção da inteligência pode ser esquematizada como uma espiral crescente voltada para a equilibração resultante da combinação dos processos de assimilação e acomodação.

Flavell (1988) interpreta que, para Piaget, a ação humana, direcionando-se a uma constante equilibração, motiva um rompimento da rotina, provocando indagações, a fim de estabelecer um melhor relacionamento com o mundo.

Vale ressaltarmos que o processo de aprendizagem envolve uma ação contínua, não apenas se embasando nos movimentos assimilativos e acomodativos, capazes de produzir organizações progressivas das ações do sujeito diante do objeto, mas também na tomada de consciência do próprio pensamento. Para Piaget (1983, p. 230),

> [...] tomada de consciência consiste em fazer passar alguns elementos de um plano inferior inconsciente a um plano superior consciente, constituindo-se uma reconstrução no plano superior do que já está organizado.

Segundo Claperède (apud PIAGET, 1983), do ponto de vista funcional, a tomada de consciência se produz por ocasião de uma desadaptação, porque, quando uma

conduta é bem adaptada e funciona sem dificuldades, não há razão de procurar analisar conscientemente seus mecanismos; logo, se uma ação é bem adaptada, não há necessidade de tomada de consciência.

A teoria piagetiana sugere que devemos levar em consideração que, na aprendizagem, muitos fatores estão envolvidos. Então, atente principalmente para as possíveis intervenções que fará em relação aos alunos, qualificando-as de maneira producente; por exemplo, promovendo desadaptação, para possibilitar a tomada de consciência. Claparède (apud PIAGET, 1983) explica que as coisas que exigem uma adaptação de nossa parte, aquelas que excitam nossa consciência, são mudanças no mundo exterior, por oposição às "peripécias" do trabalho do pensamento.

O processo de aprendizagem também envolve a metacognição. Britt (1987, p. 137) a define como uma

> [...] atividade metodológica de analisar e refletir sobre o processo cognitivo e a capacidade de pôr em prática conscientemente um raciocínio.

Para a autora, a tomada de consciência do professor, de uma estrutura do saber e da sua elaboração, com o intuito de guiar o aluno, pelo ato pedagógico, na construção de seu saber induz o aluno a tomar consciência de "métodos de pensamento". Diante disso, o professor deve levar o aluno à construção de seu saber por meio de estratégias específicas para uma aprendizagem autônoma. A reflexão necessária para que o aluno perceba os seus próprios processos mentais pode ocorrer pela mediação do educador. Este deve oportunizar que seus alunos realizem escolhas conscientes de estratégias de aprendizagem nas situações que propõe. Britt afirma que o conhecimento acerca das estratégias mentais que o aluno pode utilizar no processo de aprendizagem é de importância decisiva para o professor, uma vez que pode auxiliar o aprendiz a utilizá-las de maneira eficaz. Sem a mediação do professor, a tomada de consciência pelo aluno não seria possível: daí a ênfase nesse ato pedagógico, que denomina metacognição (BRITT, 1987).

Valendo-se do que assinalamos acima, a interação com o ambiente é importante porque confirma ou induz a aprendizagem ou o aparecimento de novos comportamentos, decorrentes da formação de conexões nervosas. Muitas pesquisas têm mostrado que, para o desenvolvimento do sistema nervoso, a estimulação ambiental é extremamente importante, confirmando que a maior parte dos nossos comportamentos são aprendidos e não programados pela natureza.

Outro autor extremamente influente na psicologia do desenvolvimento e da aprendizagem foi o bielorrusso Lev Semenovitch Vygotsky (1896-1934). Seu principal objetivo foi edificar uma ciência psicológica mais totalizadora do que as teorias existentes à sua época. Essa ciência se constituiria em três elementos fundamentais: o entendimento de que o cérebro é a base biológica das funções psicológicas; a noção de que tais funções fundam-se nas relações sociais, que são necessariamente históricas e culturais; e a significação de que as funções psicológicas superiores são mediadas simbolicamente (OLIVEIRA, 1997).

Vygotsky (1934) afirma que todas as atividades cognitivas básicas do sujeito ocorrem de acordo com sua história social e se constituem como resultado do desenvolvimento histórico-social de sua comunidade (LURIA, 1976). Assim, as habilidades cognitivas e as formas de estruturar o pensamento desse sujeito não são determinadas por fatores genéticos, congênitos. São resultantes das atividades praticadas de acordo com os hábitos sociais da cultura em que ele se desenvolve. Portanto, os fatores primordiais que vão determinar a forma de pensar de uma criança serão a história da sociedade na qual ela se desenvolve e sua história pessoal. Nesse processo de desenvolvimento cognitivo, para Vygotsky (1934), a linguagem tem papel fundamental na determinação de como a criança vai aprender a pensar, uma vez que as formas avançadas de pensamento são transmitidas à criança por meio de palavras (MURRAY THOMAS, 1993).

Para Vygotsky (1934), um claro entendimento das relações entre pensamento e língua é necessário para que se entenda o processo de desenvolvimento intelectual.

O que ele tenta mostrar é que pensamento e linguagem nos sujeitos têm origens diferentes. Inicialmente, o pensamento na criança não é verbal, e a linguagem não é intelectual. Suas trajetórias de desenvolvimento, entretanto, cruzam-se, não sendo paralelas. Com cerca de 2 anos de idade, as curvas de desenvolvimento do pensamento e da linguagem, até então separadas, encontram-se para dar início a uma nova forma de comportamento. A partir dessa idade, o pensamento da criança parece usar linguagem apenas para interação superficial em seu convívio, mas é só aparência, pois essa linguagem penetra no subconsciente para se constituir na estrutura de seu pensamento.

Vygotsky (1934) afirma que toda função psicológica surge inicialmente no nível social, interpsicológico, para depois ser internalizada, passando para o nível individual, intrapsicológico. Assim, a linguagem, que surge da necessidade de comunicação com os demais membros de seu grupo, passa posteriormente a mediar suas representações mentais, uma vez que sendo um sistema simbólico exerce um papel importante no autocontrole do comportamento, por exemplo, planejando ações para a resolução de problemas.

Vygotsky (1934) também nos apresenta outra forma de olhar para a questão da aprendizagem e do desenvolvimento. Em seus estudos, examina as três tentativas principais de resolver esse problema, que até hoje têm importância na psicologia soviética.

A primeira teoria, ainda difundida hoje, considera a aprendizagem e o desenvolvimento como dois processos independentes entre si. O desenvolvimento da criança é visto como um processo de maturação sujeito às leis naturais, enquanto a aprendizagem é vista como aproveitamento meramente exterior das oportunidades criadas pelo processo de desenvolvimento. De acordo com essa visão, o desenvolvimento pode processar-se normalmente e atingir seu nível mais alto sem nenhum ensino. Assim, as crianças que não passaram pelo ensino escolar desenvolvem todas as formas de funções superiores do pensamento e revelam toda a plenitude das possibilidades intelectuais na mesma medida que as crianças que passaram pela aprendizagem na escola. Essa teoria foi levada ao extremo lógico na teoria de Piaget, que acredita que o pensamento da criança passa necessariamente por determinadas fases e estágios, independentemente de estar a criança em processo de aprendizagem escolar ou não.

A segunda concepção, inicialmente proposta por William James, funde aprendizagem e desenvolvimento, tornando idênticos os dois processos. Esse autor procurou mostrar que o processo de formação de associações e habilidades serve igualmente de base tanto à aprendizagem quanto ao desenvolvimento mental. Assim, aprendizagem é desenvolvimento.

O terceiro grupo de teorias, consideradas duais, ocupa posição intermediária entre os dois pontos de vista acima citados. Ou melhor, tenta certa unificação desses pontos de vista. Tem como seu representante principal Koffka, para quem o desenvolvimento desde o início sempre apresenta um duplo caráter. Apesar disso, para Vygotsky, comparada às duas anteriores, essa teoria avança, mostrando que entre desenvolvimento como maturação e aprendizagem deve existir uma interdependência. E completa com algo novo: a concepção da aprendizagem como processo estrutural e conscientizado. A aprendizagem pode produzir mais no desenvolvimento que aquilo que contém em seus resultados imediatos. Consequentemente, a aprendizagem pode ir não só atrás do desenvolvimento, não só passo a passo com ele, mas pode superá-lo, projetando-o para a frente e suscitando nele novas formações.

Na abordagem vygotskyana, a importância da mediação social no desenvolvimento cognitivo é consistente com evidências experimentais atuais de que muitas regiões neocorticais e subcorticais exibem mudanças neuronais e estruturais em resposta a experiências como aprendizado e terapias comportamentais.

Assim, podemos entender a aprendizagem como um processo que ocorre no sistema nervoso central que vai sendo moldado, constituindo suas bases cognitivas, conforme essa interação ambiental, social e cultural.

Para que o aprendizado ocorra, diversas áreas cerebrais estão envolvidas, onde mecanismos bioquímicos entram em ação, fazendo neurotransmissores serem liberados em maior ou menor quantidade ou terem uma ação mais eficiente na membrana pós-sináptica. Portanto, do ponto de vista neurobiológico, a aprendizagem é resultado de modificações químicas e estruturais no SNC de cada sujeito envolvido nesse processo e que se traduz pela formação e consolidação das sinapses, ou seja, das ligações entre as células nervosas.

DISFUNÇÕES EXECUTIVAS

O dicionário da International Neuropsychological Society define funções executivas (FEs) como

> [...] as habilidades cognitivas necessárias para realizar comportamentos complexos dirigidos para determinado objetivo e a capacidade adaptativa às diversas de-

mandas e mudanças ambientais. (LORING, 1999, p. 64).

Funções executivas representam um conjunto de processos cognitivos que envolvem capacidades de planejamento, execução de atividades complexas e outros processos que permitem que os sujeitos organizem e estruturem seu ambiente de acordo com um objetivo (FOSTER et al., 1997). Para Cypel (2006, p. 375), participa da consecução das FEs "um espectro amplo de processos cognitivos, destacando-se o estado de alerta, a atenção sustentada e seletiva, o tempo de reação, a fluência e a flexibilidade do pensamento", que teriam como tarefa a resolução de problemas.

Assim, podemos analisar que, filogeneticamente, as funções executivas que constituem esse conjunto de habilidades apresentado atingiram seu ápice na espécie humana e vêm a ser o que nos diferencia dos demais animais. Elas envolvem-se nos âmbitos cognitivo, emocional e social, na medida em que apresentam como objetivo a regulação do comportamento e permitem aos sujeitos direcionar comportamentos a metas, avaliar a eficiência e a adequação desses comportamentos, abandonar estratégias ineficazes por outras mais eficientes, resolvendo, desse modo, problemas imediatos, de médio e longo prazo.

As FEs dependem de um processamento bastante complexo que envolve o lobo frontal, alguns núcleos da base (como o *striatum*), o tálamo, as estruturas límbicas e as vias que conectam essas regiões. A despeito de algumas das teorias sobre as funções do lobo frontal, os trabalhos de Luria (1981) renovaram a análise semiológica dos distúrbios relacionados às lesões dos lobos frontais. Seus estudos desembocaram em uma concepção tripartite do cérebro: uma zona basal que integra o tronco cerebral e o sistema límbico responsável pela atenção e pela memorização; uma zona posterior reservada ao tratamento das informações sensoriais; uma região anterior que regula o sequenciamento e a planificação da atividade cerebral, seja motora ou mental, com tudo o que essas funções acarretam nas escolhas a fazer e a adaptar, como nas resoluções de problemas e na capacidade estratégica para selecionar os comportamentos necessários à realização dos projetos que tecem a vida humana. Luria, apesar de ter sido um dos primeiros a pesquisar os processos executivos, não os tratou com esse nome, mas deixou evidente a importância do planejamento e do comportamento dirigido a objetivos para a execução de funções complexas.

Porém, são as áreas pré-frontais que exercem um papel de extrema importância sobre essas funções. O córtex pré-frontal tem inúmeras conexões, quase sempre recíprocas, com inúmeras regiões do cérebro. Ele representa entre um quarto e um terço da massa do córtex, mantendo conexões com o hipocampo, a amígdala, o tálamo, o córtex para-hipocampal e cingular, o hipotálamo e o tegmento mesencefálico. Logo, é possível dizer que o córtex pré-frontal se comporta como uma interface entre a cognição e o sentimento. Podemos também acrescentar que ele está implicado na memória por intermédio do sistema límbico e nos processos da atenção pelo tálamo, ele próprio ligado com a substância reticulada no tronco encefálico. O córtex pré-frontal recebe aferências das áreas olfativas da base do cérebro e também está ligado, pelo tálamo e suas conexões descendentes, ao sistema nervoso autônomo.

Bradshaw (2001) descreve cinco circuitos frontais subcorticais paralelos, sendo três relacionados com as funções executivas: circuito dorsolateral, circuito orbitofrontal e circuito cíngulo anterior.

O circuito dorsolateral, sendo uma área de convergência multimodal, origina-se no córtex pré-frontal dorsolateral, projeta-se para o núcleo caudado, que recebe sinais do córtex parietal e da área pré-motora, que estão conectados com o globo pálido e a substância negra reticulada. O circuito continua para regiões dos núcleos talâmicos, que, por sua vez, emitem projeções de volta para o córtex pré-frontal dorsolateral.

Segundo Malloy-Diniz et al. (2009), a região pré-frontal dorsolateral é uma área relacionada a processos cognitivos de fluência verbal e não verbal, resolução de problemas, monitoração da atenção, autorregulação e flexibilidade cognitiva. Disfunções nessas áreas contribuem para prejuízo de memória, déficits de memória de trabalho, pobre organização de estratégias e comprometimento em alternar e manter a função de alerta.

O circuito orbitofrontal origina-se no córtex pré-frontal lateral inferior e ventral anterior, projeta-se para o núcleo caudado que recebe sinais de outras áreas de associação como o giro temporal superior e inferior, relacionadas ao processamento auditivo e visual, respectivamente, como também de regiões do tronco encefálico. O circuito continua para o globo pálido dorsomedial e para a porção rostromedial da substância negra, projetando-se a seguir para núcleos ventrais anteriores e dorsomediais do tálamo, retornando, então, para o córtex orbitofrontal.

Esse circuito regula funções importantes como o controle inibitório, regulação emocional e a capacidade de adiar uma resposta. Também parece estar envolvido com aspectos do comportamento social, como empatia e cumprimento de regras. Portanto, comprometimentos no circuito orbitofrontal trazem como consequências comportamentos de risco e alterações da personalidade, caracterizada por diminuição da sensibilidade às normas sociais, desinibição, humor oscilante entre euforia e raiva, baixa tolerância à frustração, infantilização e dependência de reforços. Pode haver também prejuízo no julgamento social e no aprendizado baseado em emoções. Com isso, uma pessoa pode apresentar dificuldades na tomada de decisões pela não antecipação das consequências futuras de suas atitudes.

Um dos primeiros casos descritos sobre o impacto de lesões no córtex orbitofrontal sobre a personalidade foi o de Phineas Gage, que, em um acidente de trabalho, teve a base do cérebro transpassada por uma barra de ferro. Após esse incidente, esse jovem de apenas 25 anos passou a apresentar alterações comportamentais significativas, incluindo oscilações de humor, falta de inibição, dificuldades em seguir normas sociais, apesar de manter inteligência geral, funções perceptivas e linguagem preservadas.

O circuito cingulado anterior origina-se no cíngulo anterior e se projeta para o núcleo *accumbens* e áreas olfativas, que recebem sinais do córtex de associação paralímbico, que incluem amígdala, hipocampo inferior e córtex entorrinal. O circuito continua para o globo pálido ventral e substância negra rostrodorsal e segue para o núcleo talâmico dorsomedial, retornando ao cíngulo anterior. Ele regula a motivação e o processamento emocional, sendo importante para o monitoramento de comportamentos, controle executivo da atenção, seleção e controle das respostas. Lesões bilaterais do circuito do cíngulo anterior podem causar diminuição ou desaparecimento de movimentos automáticos e mutismo, havendo ausência de sensibilidade e espontaneidade e redução da consciência do início do discurso. Os sujeitos afetados são, muitas vezes, referidos como apáticos, adinâmicos ou pseudodepressivos.

Kerr e Zelazo (2004, apud MALLOY-DINIZ et al., 2010) classificam as funções executivas em dois grandes grupos: as funções executivas do tipo "frio" e as do tipo "quente". O primeiro grupo é caracterizado por aspectos lógicos e abstratos, e o segundo tem maior envolvimento de aspectos emocionais, motivacionais, com base na análise do custo e benefício da história e interpretação pessoal. Quanto à perspectiva neuroestrutural, o primeiro grupo estaria relacionado ao circuito dorsolateral, e as funções executivas do tipo "quente" estariam mais relacionadas aos circuitos orbitofrontais.

Assim, alterações causadas por comprometimentos no córtex pré-frontal têm sido descritas como disfunções executivas. A síndrome disexecutiva resultante de tais danos, adquiridos no curso da vida ou decorrentes do desenvolvimento anormal, poderá assumir formas distintas de manifestação conforme os circuitos que apresentam maior nível de acometimento. Trata-se de um conjunto de alterações de comportamento e cognitivas, que envolve dificuldades para concentrar-se em uma tarefa e finalizá-la sem a ajuda de reforços ambientais externos, comportamento rígido, perseverante, podendo por vezes apresentar condutas estereotipadas, dificuldade na construção de novos repertórios de conduta com perda da capacidade para utilizar estratégias operacionais na solução do problema e pouca flexibilidade cognitiva com limitações na produção e na criatividade.

A seguir, descrevemos alguns dos principais processos cognitivos importantes que estarão alterados nas disfunções executivas.

MEMÓRIA OPERACIONAL

A memória operacional, também chamada de memória de trabalho, é uma das habilidades que compõe as funções executivas que tem como principal função o arquivamento temporário de informações (desaparece em segundos, no máximo em alguns minutos), que estarão disponíveis para acesso de outros processos cognitivos. Conforme Baddley (2003), por ser a memória operacional um sistema de capacidade limitada que auxilia no processamento de informações, ela atua como uma interface entre a percepção, a memória de longo prazo e a atuação sobre o ambiente. O armazenamento dessas diferentes informações é direcionado a um propósito específico, como produção de linguagem verbal, a resolução de problemas, o comportamento motor, a leitura e a escrita, etc. (MALLOY-DINIZ et al., 2010).

Izquierdo (2010) refere que a memória operacional ou de trabalho depende da atividade elétrica de neurônios do córtex pré-frontal, não persistindo além dessa área. Quando a ativação dos neurônios pré-frontais cessa, a memória operacional também cessa, não deixando traços bioquímicos nem estruturais.

Planejamento e solução de problemas

Planejamento consiste na capacidade do sujeito de construir, a partir de um objetivo estabelecido, estratégias para solucionar os problemas que surgirem, atingir a meta previamente definida. Muitas vezes, inclui a elaboração de um plano de ação, que requer capacidade para tomar decisões, desenvolver estratégias, definir as prioridades e controlar impulsos.

Flexibilidade mental

Podemos pensar em flexibilidade mental ou cognitiva como a capacidade de alternar ou mudar o curso dos pensamentos ou das ações, de acordo com as demandas do ambiente. Isso supõe inibir outros pensamentos ou ações para voltar-se a outro, ou seja, inibir a primeira escolha em prol de outra. A falta de inibição provoca uma *perseveração*, que é a incapacidade de adaptar as escolhas às necessidades ambientais. Assim, dificilmente a flexibilidade mental pode ser separada do controle inibitório e, por isso, devemos relacionar ao fato de que lesões nas áreas pré-frontais provocam essa *desinibição* (GIL, 2005).

Impulsividade, controle inibitório e tomada de decisões

Malloy-Diniz (2010, p. 108) caracteriza a impulsividade como "[...] um fenótipo complexo caracterizado por diferentes manifestações cognitivas e comportamentais [...]". A impulsividade se manifesta quando o sujeito muda o curso de sua ação sem que tenha feito um julgamento prévio das consequências de seu comportamento, que geralmente vai ser caracterizado como impensado e prepotente. O nível atencional baixo permite, muitas vezes, respostas descontextualizadas, que pela impulsividade motora produzem respostas imediatistas sem reflexão prévia.

A tomada de decisões está diretamente relacionada à autoiniciativa, ou seja, à capacidade de iniciar a tarefa de modo espontâneo, fazendo escolhas dentre várias alternativas em situações que envolvam algum risco ou grau de incerteza. Nesse caso, o sujeito analisa o custo-benefício de sua decisão, considerando as repercussões de sua decisão em curto, médio e longo prazo. Analisa também a repercussão que sua decisão terá para si e para as outras pessoas e as possibilidades pessoais de arcar com a escolha (autoconsciência).

Na tomada de decisões, processos cognitivos já citados, como memória operacional, flexibilidade cognitiva, controle inibitório e planejamento, estão envolvidos.

TRANSTORNO BIPOLAR NA INFÂNCIA E NA ADOLESCÊNCIA

O transtorno bipolar (TB) é uma doença crônica, recorrente e vitalícia que acomete aproximadamente 1,5% da população mundial de adultos de todas as etnias, culturas, níveis econômicos e de ambos os gêneros. É caracterizada por períodos recorrentes de depressão e/ou euforia/mania, ou seja, um humor que varia entre dois polos opostos.

Segundo Birmaher (2009), até 60% dos adultos com TB relatam experimentar os sintomas da doença desde a infância, destacando, por exemplo, a lembrança de terem longos períodos de extremo isolamento, quietude, com desmotivação e pouca concentração e, em outros momentos, sentirem-se muito ativos, sociáveis, verborreicos e até mandões ou tolos. Mesmo assim, durante muitas décadas, esse transtorno foi considerado inexistente ou raro em crianças e adolescentes.

Foi somente a partir de 1990 que iniciaram os primeiros estudos específicos nos Estados Unidos com o objetivo de investigar o curso do TB em crianças (pré-púberes) e adolescentes. Na ocasião, os pesquisadores optaram por utilizar os critérios do DSM-IV para TB tipo I e tipo II, para que fosse assegurada a credibilidade e a validade dos fenótipos. Verificaram, então, que, como já se imaginava, crianças e adolescentes precoces apresentavam menos o fenótipo clássico, TB tipo I, do que TB tipo II e TB atípico (AMERICAN PSYCHIATRIC ASSOCIATION, 1994).

Crianças e adolescentes com TB frequentemente são diagnosticados com outras condições psiquiátricas, como transtorno de déficit de atenção/hiperatividade (TDAH), transtorno desafiador de oposição, transtorno de Asperger, transtorno de conduta ou problemas de comportamento ou má educação familiar. Felizmente, graças ao recente interesse e pesquisa sobre o transtorno bipolar em crianças, hoje está claro que esse transtorno pode afetar pessoas de qualquer faixa etária. Geller et al. (apud FU-I et al., 2012) definiram que, para diferenciar o TB de sintomas que também fazem parte do quadro clínico de TDAH, faz-se necessário que os pacientes crianças e adolescentes apresentem pelo menos um dos sintomas fundamentais para o diagnóstico de mania, como humor eufórico e grandiosidade.

Kowatch et al. (2005) realizaram uma meta-análise de sete estudos feitos ao longo dos últimos 23 anos com crianças e adolescentes entre 5 e 18 anos. A partir dessa análise, estabeleceu-se como perfil clínico de crianças e adolescentes em mania e hipomania: período de aumento de energia acompanhado de aumento da irritabilidade e da distrabilidade, necessidade aumentada de falar e aumento da velocidade da fala, euforia, grandiosidade e diminuição de sono.

É importante salientar que alguns sintomas de mania ou hipomania, como, por exemplo, mau humor, instabilidade emocional, obstinação, comportamentos de risco e egocentrismo, podem ser comportamentos normais e passageiros de uma criança ou de um adolescente. O que nos fará pensar em TB de início precoce é a intensidade e a constância desses sintomas, bem como o prejuízo funcional das reações e dos atos desses sujeitos. Por isso, na maioria das vezes o diagnóstico é feito quando a criança e/ou adolescente já apresentam um grave prejuízo em seu funcionamento global.

Apesar dos avanços, ainda não existem testes e/ou exames laboratoriais ou cerebrais específicos para diagnosticar o TB. O diagnóstico é baseado na observação clínica do comportamento e do humor de uma criança ou adolescente.

Conhecer e compreender os sintomas e subtipos do TB tornam-se condição *sine qua non* para a precocidade do diagnóstico e, portanto, para a escolha do melhor tratamento.

Sintomas e subtipos do TB

O transtorno bipolar típico se manifesta por episódios recorrentes de mania, hipomania e depressão ou por subtipos que incluem episódios mistos e ciclagem rápida. Dentre os sintomas de mania, destacamos: humor elevado, expansivo, eufórico e irritável, persistente por, pelo menos, uma semana, acompanhado de ao menos três sintomas ou quatro (se o humor for irritável) dos seguintes: autoestima e grandiosidade infladas, necessidade de sono diminuída, fala e pensamentos acelerados, distrabilidade, aumento da atividade ou agitação e distúrbios comportamentais (AMERICAN PSYCHIATRIC ASSOCIATION, 2014).

Esses episódios de mania afetam algumas funções biológicas, como sono, apetite, impulso sexual e também o humor, a cognição e o comportamento, que, conforme veremos a seguir, interferem de forma penetrante no desenvolvimento e no funcionamento dessas crianças ou adolescentes.

Assim, durante períodos de mania, uma criança ou adolescente estará com o humor elevado ou muito irritadiço. Na escola, em casa ou em qualquer ambiente social, ela pode ficar excessivamente alegre, tola ou boba e muito corajosa. Nesses casos de mania, o entusiasmo está muito além do que se espera para a idade da criança e é desproporcional ao que está acontecendo. A mente funciona muito rápido, com muitos pensamentos vindo à sua cabeça ao mesmo tempo, tornando-a incapaz de pensar ou expressar suas ideias claramente. Ocorre o que se conhece por "fuga de ideias", em que crianças maníacas pulam de um assunto para outro, que raramente têm, de fato, alguma ligação. A distrabilidade está tão aumentada que um adolescente ou uma criança em uma crise maníaca na escola podem mudar de assunto rapidamente ou ter ideias irreais e impraticáveis. Seu juízo crítico encontra-se enfraquecido e sua autoestima aumentada fomenta crenças irrealistas em suas capacidades, a ponto de sentirem-se invencíveis e bastante impulsivas. Em casos mais graves, esses sujeitos podem ter delírios, mantendo falsas ideias ou crenças que não são partilhadas por seus parentes ou amigos e que são muito difíceis ou impossíveis de mudar mesmo com argumentos. Os delírios mais comuns em períodos de mania são os de grandiosidade ou os paranoides. A mania com características psicóticas também pode ser diagnosticada quando a criança está tendo alucinações. Ela é capaz de ver, ouvir, sentir odores ou sabores ou sentir coisas que os outros não sentem. Cabe aqui refletirmos sobre os efeitos psicológicos para esses sujeitos em suas relações com colegas de sala de aula, professores e também os efeitos em sua capacidade de aprender.

Em relação ao comportamento, o alto nível de energia experimentado durante os episódios de mania aumenta o nível de atividades dessas crianças. Elas podem ser incapazes de sentarem-se quietas, ficando muito agitadas, caminhando de um lado para outro ou correndo pelos ambientes. A necessidade de sono diminui drasticamente e o apetite pode aumentar ou diminuir, assim como são propensos à hipersexualidade sem história pregressa de abuso sexual ou de exposição a filmes pornográficos, o que nos mostra as alterações nas funções biológicas.

Entretanto, em contraste com a mania, a depressão maior se manifesta por baixos níveis de energia que também alteram drasticamente o humor ou sentimentos, a cognição ou pensamento, os comportamentos e as funções biológicas ou sono, apetite e impulso sexual.

Dessa forma, nas fases de depressão crianças ou adolescentes bipolares podem apresentar-se tristes e/ou muito irritadiços. Podemos perceber a depressão em uma criança quando passam a não sentir prazer ou sentir muito menos prazer em atividades das quais costumavam gostar. Elas não precisam queixar-se por se sentirem tristes, mas apresentarem-se resmungonas, chorosas e sempre aborrecidas. A motivação para tarefas que exijam

atenção sustentada ou aquelas que exijam algum esforço, como os "temas", encontra-se diminuída ou ausente. A mente parece estar funcionando em câmera lenta, sendo difícil ser criativo ou realizar atividades que exijam concentração. Elas têm pouca tolerância a frustração e podem ter violentas e recorrentes explosões de raiva provocadas por problemas triviais ou sem motivos aparentes. Ao mesmo tempo, altos níveis de ansiedade ou uma exacerbação de ansiedades anteriores, como dificuldade para separar-se dos pais, timidez aumentada e episódios de ansiedade aguda ou ataques de pânico, podem aparecer. Sentimentos exagerados de culpa por pequenas falhas, pensamentos pessimistas, negativos em relação à vida são frequentes. Podem perder a confiança em sua capacidade de desempenho, achando que não são boas em nada que fazem. Essa desesperança pode chegar ao ponto de perder a motivação pela própria vida e tornarem-se suicidas. Em casos graves, a criança pode até tentar suicídio ou apresentar comportamentos de automutilação.

Crianças e adolescentes que sofrem de depressão frequentemente apresentam múltiplas queixas psicossomáticas, como dores de cabeça, dores de barriga, tonturas. Vale ressaltar que elas não estão mentindo em relação às suas dores. Elas realmente sentem. Assim, recusas para ir à escola ou para conversar e sair com amigos, isolamento social, abandono de atividades, descuido da higiene pessoal são algumas das consequências diretas de episódios de depressão no TB.

Quanto aos subtipos de TB, podemos pensar que sintomas de mania, hipomania (sintomas semelhantes aos descritos para mania, porém menos intensos) e de depressão podem aparecer em diferentes combinações que configurarão o transtorno bipolar tipo I, transtorno bipolar tipo II, transtorno bipolar do tipo misto, transtorno bipolar com características psicóticas e transtorno ciclotímico. Por exemplo, um adolescente ou uma criança pode ter um período de mania seguido de depressão, de depressão maior seguido de hipomania ou de depressão e mania ao mesmo tempo (episódios mistos), ou pode ter episódios frequentes de mania e de depressão (ciclagem rápida).

Ao que parece, o seu início precoce, na infância ou adolescência, em comparação ao TB de início na fase adulta, está associado a maior cronicidade e maior probabilidade de ciclagem rápida, de estados mistos, de sintomas psicóticos e também mais resistência ao tratamento e tentativas de suicídio, sendo considerado um marcador potencial de uma forma mais grave e familial da doença (FORLENZA; MIGUEL, 2012).

ETIOLOGIA DO TB

Fatores genéticos, biológicos, psicológicos e ambientais têm sido associados a esse transtorno tão grave e debilitante para a vida dos sujeitos afetados e de suas famílias.

Para Lopes-Conceição (apud FU-I, 2012), atualmente, acredita-se que fatores genéticos podem ser determinantes para a ocorrência desse transtorno de início precoce. Entretanto, esses fatores parecem estar relacionados aos fatores ambientais que interagem e contribuem para o desenvolvimento desse transtorno na infância. Ou seja, a vulnerabilidade genética ligada a fatores ambientais pode favorecer o aparecimento precoce do transtorno.

Portanto, em relação aos fatores genéticos, podemos entender que descendentes de pacientes com TB são uma população considerada de alto risco para desenvolvê-lo ainda na infância e adolescência.

Quanto aos fatores biológicos, estudos sugerem que o modo como o cérebro de uma criança com TB funciona é diferente do de outra sem o transtorno. Se os mecanismos cerebrais que controlam o humor dessa criança estiverem disfuncionais, ela, por mais que se esforce, terá dificuldades para controlar seus altos e baixos. Ainda há poucos estudos, mas descobertas recentes têm demonstrado que a compreensão dos neurotransmissores, da estrutura cerebral e dos circuitos neuronais poderá prover um quadro mais completo das dificuldades enfrentadas por quem tem o TB. Ainda hoje, os resultados sobre a interferência dos neurotransmissores no TB são inconsistentes, pois não se sabe se alterações em neurotransmissores como a serotonina, a dopamina e a norepinefrina, por exemplo, existiam antes da doença se instalar ou se elas também podem ser causa da doença.

Segundo Birmaher (2009), no momento atual, o mais aceito é que a produção ou liberação de moléculas ou substâncias no interior dos neurônios em resposta à estimulação de um neurotransmissor estão mais estreitamente relacionadas com as causas do TB. Também estudos, que precisam ser replicados, com Imagem por Ressonância Magnética Funcional e Tomografia por Emissão de Pósitrons, comparando os cérebros de jovens e adultos com TB com os de controles saudáveis, têm mostrado que pessoas com esse transtorno apresentam problemas nos circuitos encarregados pela modulação das emoções, principalmente os lobos frontais, a amígdala e o sistema límbico.

Por último, fatores psicológicos, como desregulação do humor, e fatores ambientais, que podem ser compartilhados ou não pela família, como estressores, substâncias tóxicas, infecções ou exposição a substâncias ou infecções, enquanto a criança está no útero materno, podem desempenhar papel importante no desenvolvimento desse transtorno.

APRENDIZAGEM DA CRIANÇA E DO ADOLESCENTE COM TB

Conforme mencionado no começo deste capítulo, a aprendizagem é um processo que se passa no SNC, envolvendo várias áreas da corticalidade, que, quando integradas, possibilitam ao sujeito apreender uma infinidade de possibilidades, descobertas, adaptações e operacionalizar mudanças. Mas, para que todo esse caminho transcorra como desejado e a aprendizagem ocorra, principalmente no contexto escolar, é necessário que o aluno esteja relativamente bem emocionalmente. E a criança ou o adolescente com TB, com suas emoções como em uma montanha russa, como será que aprende? Esse transtorno prejudicou, prejudica e/ou prejudicará esse processo tão complexo que é a aprendizagem?

Segundo Pantâno (apud FU-I et al., 2012, p. 235),

> [...] o paciente que recebe o diagnóstico de TB apresenta, de forma intrínseca à patologia, alterações nos processos cognitivos que dificultam de forma ímpar a maturação neurológica.

E prejudicam sua aprendizagem, pois resultam de problemas no seu desenvolvimento emocional e cognitivo. Desmotivados, distraídos em excesso, irritados e com pouca tolerância a frustrações, é muito comum a queixa dos pais de que seus filhos sejam imaturos socialmente e que tenham muitas dificuldades em autorregular seus afetos e comportamentos.

Ademais, os medicamentos utilizados no tratamento do TB podem prejudicar o desempenho escolar. Por exemplo, os estabilizadores de humor ou os antipsicóticos afetam diretamente os processos de pensamento do paciente com esse transtorno, podendo também produzir dificuldades de concentração, sedação e cansaço que interferem na capacidade de estudar.

Nesse contexto, dificuldades no armazenamento e resgate de informações, falhas na memória operacional, distrabilidade, desatenção e desorganização são observadas em crianças e adolescentes com TB, o que aumenta consideravelmente as chances de baixo desempenho escolar. Ou seja, estamos tratando de aspectos já relatados neste estudo relacionados ao que mencionamos como disfunções executivas. Em pacientes com transtorno bipolar, o perfil dos prejuízos neuropsicológicos aponta para déficits em atenção prolongada, nas funções executivas e na memória verbal e visual. Com prejuízo em suas funções executivas lhe falta motivação e capacidade para iniciar uma atividade e apresenta dificuldade de planejar e executar tarefas que requeiram um comportamento voltado para a consecução de um objetivo. Pode, frequentemente, ocorrer também labilidade emocional, irritabilidade ou impulsividade, tornando o indivíduo incapaz de cuidar de si próprio, trabalhar independentemente e manter um relacionamento social normal, ainda que a função cognitiva propriamente dita permaneça intacta.

Estudo recente (KULKARNI et al., 2010), citado na introdução do capítulo, realizado com 30 irmãos não afetados de sujeitos com TB tipo I, teve como objetivo comparar o desempenho neuropsicológico de irmãos de sujeitos bipolares que não apresentaram a doença com aqueles de controle, saudáveis. A justificativa do estudo baseou-se na ideia de que a exploração dos marcadores de características neurocognitivas em parentes não afetados de sujeitos com transtorno bipolar ajudará a identificar supostos endofenótipos que possam contribuir na conceituação da patofisiologia e nos estudos genéticos. Estudos anteriores relatam que prejuízos na função executiva – memória de trabalho, estabelecimento de mudanças, inibição ao responder, atenção seletiva ou atenção prolongada e planejamento, na aprendizagem verbal e na memória, foram relatados em parentes de pacientes com transtorno bipolar, sugerindo que eles poderiam ser endofenótipos potenciais para estudos genéticos. Porém, como o perfil neuropsicológico de pessoas com TB ainda não está claro, pesquisas confirmatórias desses dados preliminares fazem-se necessárias.

Assim, baseados na literatura publicada, os pesquisadores levantaram a hipótese de que o desempenho nos testes de funções executivas e de memória seria prejudicado em irmãos de sujeitos bipolares que não apresentaram a doença, comparados a controles saudáveis.

Uma bateria de testes neuropsicológicos que incluía testes de atenção, testes de funções executivas e testes de memória foi aplicada aos sujeitos. Os resultados da pesquisa sugeriram que os prejuízos na aprendizagem verbal, na memória e no planejamento sejam marcadores endofenótipos potenciais para o transtorno bipolar, o que confirmaria as evidências atuais de que crianças e adolescentes com TB teriam déficits consideráveis em suas funções executivas. Esses déficits são compatíveis com o envolvimento dos circuitos frontotemporais e subcorticais.

Segundo estudos de Barrett et al. (2009), alterações cognitivas que incluem a linguagem, a aprendizagem e as funções executivas seriam intrínsecas aos quadros de transtornos afetivos e fortemente relacionadas à gravidade e à cronicidade da doenças.

Também, para Pantâno (apud FU-I et al., 2012), falhas na memória operacional foram constatadas em diversos estudos sendo observada a hipoativação de áreas como o córtex dorsolateral pré-frontal, área normalmente atribuída ao processamento da memória. Importante pensar que a memória operacional é uma das principais memórias relacionadas à produção e compreensão da linguagem, à aprendizagem, a funções executivas e ao raciocínio, todas funções indispensáveis ao desempenho acadêmico. É esse tipo de memória que permite que informações novas e antigas mantenham-se *on-line*, ou seja, ativadas para que sejam manipuladas na realização de alguma tarefa. Imaginemos que uma criança ou um jovem com TB esteja em um episódio maníaco ou depressivo, com todos aqueles sintomas que podem se sobrepor, e tenha de ficar atento, concentrado e, conforme estamos considerando agora, mantendo ativadas as informações dadas pelo professor, colegas, pela leitura de um texto no livro, no computador... para obter êxito em uma atividade da aula ou para uma prova.

Para a aprendizagem, a memória operacional está relacionada, principalmente nos processos de sustentação da atenção, no armazenamento de instruções, na evocação temporária de uma informação, na atribuição de significado a essas informações no contexto que estão inseridas e no raciocínio, sendo, portanto, imprescindíveis para matemática, leitura, escrita, compreensão e resolução de problemas. Assim, o processo de aprender de quem tem TB torna-se extremamente exaustivo e demorado, sendo necessário na maioria dos casos acompanhamento psicopedagógico, além do tratamento medicamentoso e psicoterápico. É muito comum que alunos com TB apresentem desinteresse pelo ambiente educacional e escolar, dificuldades de relacionamento com colegas e professores.

A escola, como instituição responsável pelo ensino formal, deve observar e conhecer as alterações nesses quadros e, assim, dar apoio e suporte para que esses alunos possam atingir um rendimento adequado, quando não superior, à média esperada. Pode também construir situações de treinos de habilidades sociais e reflexões em grupo, em que todos, e não somente o aluno com TB, reflitam e transformem comportamentos inadequados em outros mais adaptativos. Esse tipo de trabalho, de uma escola que pratica a inclusão, permite ao grupo criar estratégias para lidar com situações emocionais e sociais estressantes, sendo todos beneficiados, e não só os pacientes com diagnóstico de transtorno de humor.

RELATO DE CASO CLÍNICO

Menino (E.), de 9 anos e 5 meses, filho único de pais separados, encaminhado ao tratamento psicológico devido a queixas de dificuldade de manter a atenção e concentração em sala de aula, problemas de relacionamento com professores e principalmente com colegas de classe e, até mesmo, com alunos de outras turmas. No ambiente familiar, E., que mora com a mãe, segundo relato desta, demonstra instabilidade emocional, irritação, agressividade, desinteresse e recusa em executar tarefas domésticas de sua responsabilidade e, em outros momentos, demonstra atitudes carentes, regressivas, imaturas para sua idade com necessidade de proteção. O diagnóstico inicial foi de TDAH, tendo sido medicado com cloridrato de metilfenidato duas vezes ao dia.

Em reunião realizada na escola, a professora e a equipe composta pela coordenadora pedagógica, orientadora educacional e diretora, relatam que E. apresenta comportamento bastante instável, dificuldades extremas em aceitar autoridades, brigas frequentes com colegas, que inicialmente eram somente verbais, tendo ultimamente se transformado em agressões físicas. Em sala de aula, E. não consegue manter-se concentrado enquanto todos trabalham, intromete-se em momentos totalmente inadequados, fala excessivamente e interrompe as explicações da professora. Seu rendimento escolar vem apresentando oscilações que preocupavam e angustiavam muito sua professora, pois, segundo ela, o aluno não parece ter problemas para aprender, mas em provas e trabalhos ora sai-se bem e ora sai-se muito mal. Seu comportamento, também flutuante, deixa a todos muitas vezes perdidos. Irritadiço, impulsivo e intolerante, discute e cria situações desconfortáveis em sala de aula e também no recreio. Em outros dias chega à escola quieto, reservado e permanece isolado quase todo o período de aula. Quando questionado pela professora e colegas sobre seu comportamento ou algum conteúdo escolar, refere-se a si como "burro", dizendo que não sabe nada e, muitas vezes, chora pedindo que o deixem quieto.

No consultório, durante o processo de avaliação, a flutuação de humor logo apareceu. No primeiro encontro, estava falante, alegre e com autopercepção de grandiosidade. Dizia ter muitos amigos, adorar a escola, mas considerava sua professora muito incompetente e, até mesmo, segundo suas próprias palavras, burra. Quando solicitado a realizar as primeiras testagens, não conseguia concentrar-se, pois falava muito e se esquecia das questões que lhe eram feitas. Esse comportamento permaneceu por duas semanas, pois a partir daí mostrou-se deprimido, sempre cansado, negando-se a fazer qualquer atividade, mesmo aquelas que considerava muito prazerosas. Os resultados da avaliação psicológica demonstraram instabilidade emocional, com muitas alterações de humor, condutas inadequadas para sua idade, falhas em sua capacidade autoperceptiva e visão distorcida de sua realidade. De posse desses resultados, foi sugerida nova avaliação psiquiátrica, com a hipótese diagnóstica de transtorno de humor bipolar.

Com a confirmação desse diagnóstico, a medicação foi alterada para carbonato de lítio, sendo rapidamente percebida uma melhora considerável na sintomatologia e tendo a estratégia terapêutica também sofrido alterações. Passaram a ser programadas sessões estruturadas no modelo de terapia cognitivo-comportamental, mesclando intervenções com vistas na reabilitação cognitiva.

No começo da terapia, o paciente foi instruído sobre a natureza do TB e ensinado a reconhecer os sinais precoces de seus sintomas. Foi adotado um plano de atividades para ativação comportamental, em que E. aprendeu a identificar e avaliar a validade de seus pensamentos automáticos, identificar, interpretar e avaliar suas crenças subjacentes que o levam a agir de forma disfuncional. Estratégias também foram planejadas para que se trabalhassem habilidades sociais e de comunicação e treino de resolução de conflitos, em especial com familiares e pessoas do convívio escolar.

A família e a escola, por meio de muitas sessões de orientação aos pais e reuniões na escola, foram envolvidas nesse processo, pois partimos do princípio de que a implantação de estratégias e a promoção de um ambiente menos conflituoso necessitam da colaboração dos pais e da equipe escolar.

Nas sessões de reabilitação, foram planejadas atividades para estimular e melhorar a atenção, a memória e as funções executivas.

Atividades de identificação de figura-fundo, percepção de detalhes, associação entre símbolos e varredura visual foram incluídas para a melhora na atenção. Também foram planejadas atividades com música de seu interesse e em outro momento essas letras de música eram apresentadas em textos para que completasse com as palavras que faltavam enquanto eram escutadas.

Jogos de computador que estimulavam memória, estratégia e tomada de decisão foram utilizados. Para as funções executivas, foram selecionadas atividades, jogos e situações vivenciais que despertavam a busca por soluções de problemas e de tomada de decisões.

Quanto aos comportamentos inadequados, técnicas comportamentais foram adaptadas às necessidades do paciente. Agendas, painéis, onde eram colocadas imagens de incentivo pelo sucesso na realização das tarefas, cadernos de vida diária (nos quais o paciente registra como fez para conter atitudes disruptivas) e sessões mais livres, quando podia expressar seus sentimentos e falar sobre sua condição no momento, foram utilizados, mostrando-se muito produtivos.

Sessões com a família e o paciente também ocorreram para que pudessem ser trabalhadas situações de conflitos, que aos poucos foram sendo minimizadas. Com a família e E. conhecendo melhor a patologia, os sintomas foram tornando-se mais previsíveis e, portanto, atitudes foram sendo tomadas com maior precocidade.

Na escola, após alguns meses de tratamento, melhoras em sua capacidade de atenção e memorização foram identificadas.

CONSIDERAÇÕES FINAIS

O transtorno de humor bipolar na infância e adolescência, assim como outros transtornos psíquicos de início precoce, está sendo diagnosticado e tratado de forma mais eficiente hoje do que há algumas décadas. Ainda assim, as incapacidades geradas na produtividade, na vida escolar e social, bem como os conflitos familiares subsequentes, têm estimulado pesquisas internacionais com objetivo de descobrir precursores, fatores preditores, aspectos ainda obscuros do curso da doença, assim como prognósticos e novos tratamentos.

Crianças e adolescentes com TB estão ou estarão nos ambientes escolares em algum momento de suas vidas e precisarão de apoio e suporte psicológico e psicopedagógico, por, quiçá, muito tempo.

Neste estudo, nosso intuito foi o de mostrar uma possível relação entre o TB de início na infância e adolescência e as disfunções executivas, que, segundo o que foi apresentado anteriormente, têm repercussões importantes no processo de aprendizagem.

Conforme o que foi discutido, esses sujeitos em seus períodos de mania, hipomania ou depressão têm seu humor tão oscilante que o convívio social, portanto, familiar e escolar sofrerão prejuízos que poderão causar consequências permanentes em seu desenvolvimento.

O processo de aprendizagem, visto como um mecanismo em que o sujeito deve estar minimamente com condições internas para sua apropriação, possivelmente encontrará entraves em crianças e adolescentes com esse transtorno. Se pensarmos nos teóricos aqui discutidos que estudaram o desenvolvimento e a aprendizagem humana, poderemos refletir que as crianças e os adolescentes com TB, possivelmente em algum momento de sua vida acadêmica, terão déficits na aprendizagem que os limitarão em sua capacidade criativa e produtiva. Se, para Piaget, o sujeito em contato com o ambiente externo vai conhecendo o mundo e construindo seu pensamento e, para Vygotsky, por meio das relações sociais e culturais vamos transformando nossas funções elementares em funções superiores, como uma criança ou um adolescente com TB vai conseguir utilizar seu meio como mediador nesse processo tão complexo que é a aprendizagem e ainda mais a aprendizagem formal de nossas escolas?

Conforme relatamos, escassos, mas promissores estudos estão sugerindo que pessoas com TB têm maior probabilidade de déficits na memória verbal e nas funções executivas, o que confirmaria os prejuízos acadêmicos e sociais desses sujeitos.

Portanto, faz-se necessário que ampliemos nossas discussões acerca desse transtorno, para que, além dos tratamentos medicamentoso e psicoterápico, programas de reeducação com multiprofissionais, como, psicopedagogos, musicoterapeutas, arteterapeutas possam ser planejados e executados com vistas a uma intervenção nessas áreas o mais precoce possível.

REFERÊNCIAS

AMERICAN PSYCHIATRIC ASSOCIATION. *Manual diagnóstico e estatístico de transtornos mentais:* DSM-IV-TR. 4. ed. rev. Porto Alegre: Artmed, 2002.

AMERICAN PSYCHIATRIC ASSOCIATION. *Manual diagnóstico e estatístico de transtornos mentais:* DSM-5. 5. ed. Porto Alegre: Artmed, 2014.

BADDELEY, A. Working memory: looking back and looking forward. *Nature Reviews Neuroscience,* v. 4, n. 10, p. 829-837, 2003.

BARRETT, S. L. et al. Patterns of neurocognitive impairment in first-episode bipolar disorder and schizophrenia. *The British Journal of Psychiatry*: the Journal of Mental Science, v. 195, n. 1, p. 67-72, 2009.

BIRMAHER, B. *Crianças e adolescentes com transtorno bipolar.* Porto Alegre: Artmed, 2009.

BRADSHAW, J. L. *Developmental disorders of the front striatal system:* neuropsychological, neuropsychiatric, and evolutionary perspectives. Philadelphia: Psycology, 2001.

BRITT, M. B. *L'apprentissage de l' abstraction.* Paris: Retz, 1987.

COSTA, M. L. A. *Piaget e a intervenção psicopedagógica.* São Paulo: Olho d'Água, 2002.

CYPEL, S. O papel das funções executivas nos transtornos da aprendizagem. In: ROTTA, N. T.; OHLWEILER, L.; RIESGO, R. dos S. *Transtornos da aprendizagem*: abordagem neurobiológica e multidisciplinar. Porto Alegre: Artmed, 2006.

FLAVELL, J. H. *A Psicologia do desenvolvimento de Jean Piaget.* São Paulo: Pioneira, 1988.

FORLENZA, O. V.; MIGUEL, E. C. (Ed.). *Compêndio de clínica psiquiátrica.* Barueri: Manole, 2012.

FOSTER, J. K. et al. Ageing and executive functions: a neuroimaging perspective. In: RABBITT, P. (Ed.). *Methodology of frontal and executive function.* Hove: Psychology Press, 1997.

FU-I, L. et al. *Transtornos afetivos na infância e adolescência*: diagnóstico e tratamento. Porto Alegre: Artmed, 2012.

GIL, R. *Neuropsicologia.* 2. ed. São Paulo: Santos, 2005.

INHELDER, B. Developmental theory and diagnostic procedures. In: GREEN, D. R.; FORD, M. P.; FLAMER, G. B. *Measurement and Piaget*. New York: McGraw-Hill, 1971.

IZQUIERDO, I. *A arte de esquecer*: cérebro e memória. 2. ed. Rio de Janeiro: Vieira e Lent, 2010.

KOWATCH, R. A. et al. Review and meta-analysis of the phenomenology and clinical characteristics of mania in children and adolescents. *Bipolar Disorders*, v. 7, n. 6, p. 483-496, 2005.

KULKARNI, S. et al. Impairment of verbal learning and memory and executive function in unaffected siblings of probands with bipolar disorder. *Bipolar Disorders*, v. 12, n. 6, p. 647-656, 2010.

LORING, D. W. (Org.). *INS dictionary of neuropsychology*. New York: Oxford University Press, 1999.

LURIA, A. R. *Cognitive development*: its cultural and social foundations. Cambrige: Harvard University Press, 1976.

LURIA, A. R. *Fundamentos de neuropsicologia*. São Paulo: EDUSP, 1981.

MALLOY-DINIZ, L. F. et al. Suicide behavior and neuropsychological assessment of type I bipolar patients. *Journal of Affective Disorders*, v. 112, n. 1-3, p. 231-236, 2009.

MALLOY-DINIZ, L. F. et al. *Avaliação neuropsicológica*. Porto Alegre: Artmed, 2010.

MUNICIO, J. I. P. *Aprendices y maestros*: la nueva cultura del aprendizaj. Madrid: Alianza, 1996.

MURRAY, T. R. *Comparing theories of child development*. 3rd ed. Belmont: Wadsworth Publishing Company, 1993.

OHLWEILER, L. Transtornos da aprendizagem. In: ROTTA, N. T.; OHLWEILER, L.; RIESGO, R. dos S. *Transtornos da aprendizagem*: abordagem neurobiológica e multidisciplinar. Porto Alegre: Artmed, 2006.

OLIVEIRA, M. K. *Vygotsky*: aprendizado e desenvolvimento: um processo sócio-histórico. São Paulo: Scipione, 1997.

PIAGET, J. *Psicologia da inteligência*. Rio de Janeiro: Fundo de Cultura, 1958.

PIAGET, J. *Seis estudos de psicologia*. São Paulo: Forense, 1971.

PIAGET, J. *Os pensadores*. São Paulo: Abril Cultural, 1983.

REBOLLO, M. A. *Dificultades del aprendizaje*. Montevideo: Prensa Médica Latinoamericana, 2004.

VYGOTSKY, L. S. *Michlenie i retch*. Leningrad: Sotsekguiz, 1934.

Leituras recomendadas

ANDERSON, V. Executive function in children. *Child Neuropsychology*, v. 8, p. 69-70, 2002.

ANDRADE, V. M.; SANTOS, F. H.; BUENO, O. (Org.). *Neuropsicologia hoje*. São Paulo: Artes Médicas, 2004.

BARKLEY, R. A. Behavioral inhibition, sustained attention, and executive functions: constructing a unifying theory of ADHD. *Psychological Bulletin*, v. 121, n. 1, p. 65-94, 1997.

BIEDERMAN, J. et al. Impact of executive function deficits and ADHD on academic outcomes in children. *Journal of Consulting and Clinical Psychology*, v. 72, n. 5, p. 757-66, 2004.

BURGES, P. W.; ALDERMAN, N. Executive dysfunction. In: GOLDSTEIN, L. H.; MCNEIL, J. E. (Ed.). *Clinical neuropsychology:* a practical guide to assessment and management for clinicians. England: John Wiley & Sons, 2004.

FILLEY, C. M. et al. Frontal lobes lesions and executive dysfunction in children. *Neuropsychiatry, Neuropsychology and Behavioral Neurology*, v. 12, n. 3, p. 156-160, 1999.

FRAWLEY, W. *Vygotsky e a ciência cognitiva*: linguagem e integração das mentes social e computacional. Porto Alegre: Artmed, 2000.

GOLDBERG, E. *O cérebro executivo*: lobos frontais e a mente civilizada. Rio de Janeiro: Imago, 2002.

HOUGHTON, S. et al. Differential patterns of executive function in children with attention deficit hyperactivity disorder according to gender and subtype. *Journal of Child Neurology*, v. 14, n. 12, p. 801-805, 1999.

INHELDER, B. *The diagnosis of reasoning in the mentally retarded*. Nova York: John Day, 1968.

IZQUIERDO, I.; KAPCZINSKI, F.; QUEVEDO, J. *Bases biológicas dos transtornos psquiátricos*. 3. ed. Porto Alegre: Artmed, 2011.

LEZAK, M. D.; HOWIESON, D. B.; LORING, D. W. *Neuropsychological assessment*. 4th ed. New York: Oxford University, 2004.

LURIA, A. R. *A construção da mente*. São Paulo: Ícone, 1992.

LURIA, A. R. *Desenvolvimento cognitivo*. São Paulo: Ícone, 1990.

LURIA, A. R. *A mente e a memória*. São Paulo: Martins Fontes, 1999.

MIGUEL, E. C. *Compêndio de clínica psiquiátrica*. São Paulo: Manole, 2012.

PÂNTANO T. Aspectos de linguagem e aprendizagem no transtorno bipolar na infância e na adolescência: escola, crianças e adolescentes com transtorno bipolar. In: FU-I, L. (Ed.). *Transtorno bipolar na infância e na adolescência*. São Paulo: Segmenta Farma, 2007.

PIAGET, J. *Psicologia e pedagogia*. São Paulo: Forense, 1970.

PIAGET, J. *A epistemologia genética*. Rio de Janeiro: Vozes, 1972.

PIAGET, J. *A linguagem e o pensamento da criança*. Rio de Janeiro: Fundo de Cultura, 1959.

PIAGET, J; CHOMSKI, N. *Teorias da linguagem teorias da aprendizagem*. Lisboa: Edições 70, 1978.

PORTO, C. S. Síndromes frontais: avaliação neuropsicológica. In: NITRINI, R.; CARANELLI, P.; MANSUR, L. L. (Ed.). *Neuropsicologia*: das bases anatômicas à reabilitação. São Paulo: EDUSP, 2003.

POWELL, K. B.; VOELLER, K. K. S. Prefrontal executive function syndromes in children. *Journal of Child Neurology*, v. 19, n. 10, p. 785-797, 2004.

RAMOZZI-CHIAROTTINO, Z. *Psicologia e epistemologia genética de Jean Piaget*. São Paulo: EPU, 1988.

ROTTA, N. T.; OHLWEILER, L.; RIESGO, R. dos S. *Transtornos da aprendizagem*: abordagem neurobiológica e multidisciplinar. Porto Alegre: Artmed, 2006.

VAN DER VEER, R.; VALSINER JAAN. *Vygotsky*: uma síntese. São Paulo: Loyola, 1996.

VYGOTSKY, L. S. *A formação social da mente*. São Paulo: Martins Fontes, 1998a.

VYGOTSKY, L. S. *Pensamento e linguagem*. São Paulo: Martins Fontes, 1998b.

18 Dispraxias: aspectos teóricos e de intervenção psicopedagógica

DALVA RIGON LEONHARDT E VIVIANE BASTOS FORNER

INTRODUÇÃO

Este capítulo aborda o estudo das dispraxias, considerando suas manifestações de sofrimento físico, emocional e de aprendizagem.

Dispraxia refere-se ao comprometimento do planejamento da função motora. Esse planejamento pode estar comprometido em diversos níveis, como, por exemplo, na dificuldade para escrever, ou seja, a disgrafia, que pode fazer parte do quadro dispráxico e que tem um foco maior e uma repercussão mais extensa nas questões de aprendizagem da escrita e seus complicadores em geral, como as dificuldades sensoriomotoras que podem estar associadas.

O artigo trabalhado no seminário de neurologia foi: "Avaliação e clínica das praxias e dispraxias na aprendizagem: mapeamento da dor gráfica" (LEONHARDT, 2006). Foi a base para o trabalho apresentado e norteou a estruturação deste capítulo. Como ilustração dessa modalidade de sofrimento, apresentamos o estudo de caso do menino Gustavo, em uma abordagem psicopedagógica com o objetivo de refletir algumas possibilidades de avaliação e atendimento de crianças que apresentam quadros de dispraxia. O artigo, portanto, é dedicado ao entendimento das dispraxias, às possibilidades terapêuticas que podem ser empregadas e, por fim, à apresentação e discussão do caso em um de nossos seminários.

DESCRIÇÃO DOS ASPECTOS NEUROLÓGICOS

Para entender as dispraxias é antes necessário conceituar e situar as praxias. Praxia é a capacidade de realizar um ato motor, mais ou menos complexo, anteriormente aprendido, de forma voluntária, ou seja, sob ordem. Para Piaget, as praxias não podem ser dissociadas das percepções, ou seja, das gnosias. Em relação à criança, Rebollo define praxia como planificação de uma atividade motora, dependente da etapa de desenvolvimento, da capacidade intelectual e da estimulação que levou ao aprendizado motor. Depois de aprendido, o ato motor é automatizado, o que torna mais fácil a sua execução, que ocorre com menor gasto de força, é menos penoso e mais harmônico. O movimento correto resulta do comportamento sensoriomotor, associado ao conhecimento do esquema corporal e de sua ação no tempo e no espaço, de acordo com suas condições afetivas. Ajuriaguerra define três tipos de praxias na criança: praxia ideatória ou da noção sensoriomotora do corpo; praxia ideomotora ou pré-operatória do corpo; e praxia construtiva ou da noção operatória do corpo.

Áreas corticais relacionadas com as praxias

O ato motor depende de três etapas: planificação, execução e automatização. Para que isso ocorra é necessária a ação conjunta das áreas do lobo frontal: motora, ou primária, responsável pela execução do movimento; pré-motora, ou secundária, responsável pela organização do ato motor; e a área pré-frontal, ou terciária, responsável pelo planejamento de todos os atos motores e não motores. A área motora primária (área 4 de Brodmann), que ocupa a parte posterior do giro pré-central, é constituída pelas células piramidais gigantes de Betz e tem como função comandar os movimentos de grupos musculares do lado oposto do corpo. Sua lesão causa paralisia contralateral e sua estimulação por focos epilépticos causa convulsões focais contralaterais. As áreas de associação motora secundárias, ou áreas práxicas, são: área motora suplementar, que ocupa a parte mais alta da área 6, na face medial do giro frontal superior, e é relacionada com o planejamento de sequências complexas de movimentos; área pré-motora, localizada no lobo frontal, adiante da área motora primária, ocupa toda a extensão da área 6, prepara o corpo e especialmente os membros para a possibilidade de movimentos, sobretudo os mais finos, e participa do processo de preparação de certas atividades motoras (Fig. 18.1).

As áreas de associação terciárias recebem e integram informações variadas, já elaboradas pelas áreas secundárias e são responsáveis pela elaboração das diferentes estratégias de comportamento, para isso se comunicam com todas as áreas, sendo, portanto, chamadas de supramodais, são: área pré-frontal; área temporoparietal e áreas límbicas. A área pré-frontal situa-se na parte anterior, não motora do lobo frontal, suas conexões são muito complexas, recebe fibras de todas as demais áreas de associação da corticalidade cerebral e também do sistema límbico. Escolhe as opções e estratégias comportamentais mais adequadas à situação física e social do indivíduo, alterando-as quando tais situações se modificam. Mantém a atenção e permite seguir sequências ordenadas de pensamentos. Após o planejamento, o ato motor é elaborado de acordo com as capacidades cognitivas do indiví-

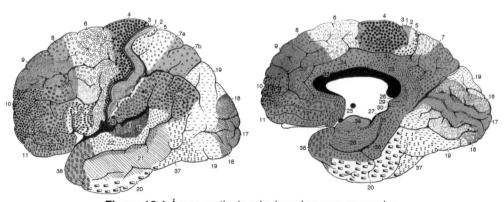

Figura 18.1 Áreas corticais relacionadas com as praxias.

duo, de sua noção de esquema corporal, de como ele se insere no ambiente e no tempo, de acordo com suas condições afetivas. As áreas pré-frontais controlam o comportamento emocional, junto com o hipotálamo e o sistema límbico.

As áreas corticais, que têm funções sensitivo-sensoriais, estão situadas nos lobos: parietal, occipital e temporal. As áreas secundárias desses lobos são responsáveis pela memória sensitivo-sensorial constituindo as gnosias. Falhas gnósicas, na maioria das vezes, estão associadas a falhas práxicas, por esse motivo talvez seja mais correto falar-se em dispractognosias. As dispraxias resultam das dificuldades de coordenar o complexo sistema necessário para que o indivíduo seja capaz de planificar o ato motor, memorizá-lo e executá-lo. Essas dificuldades orgânicas podem ser aumentadas por situações ambientais e emocionais que, piorando as dificuldades neurológicas, impedem a aprendizagem de uma vivência motora adequada.

PRAXIAS E DISPRAXIAS SOB O PONTO DE VISTA PSICOPEDAGÓGICO

Dispraxias é o termo usado para denominar as dificuldades práxicas que resultam de sistemas não coordenados de ação, em razão de gestos que não se realizam ou de intenções que não se objetivam no plano da realidade, como lentidão, interrupções de ação, distorções e impedimentos na realização de movimentos voluntários. Podem estar também ligadas ao estresse físico, emocional e/ou ambiental, no lugar de vivências de liberdade, habilidade, intencionalidade e prazer, que deveriam constituir o desempenho motor normal.

Segundo Leonhardt (2006), em termos de aprendizagem escolar (formal), as dispraxias se traduzem em "disgrafias". Essas manifestações atípicas ligadas ao ato gráfico, em um "ciclo de elos partidos",

geram conflitos cada vez mais abrangentes na personalidade como um todo. Em um sujeito com dispraxia, as experiências de fracasso ao escrever, ou disgrafias, acumulam-se gradativamente e em níveis cada vez menos toleráveis, acabando por gerar sofrimento, inibição e fragilidade nas relações de aprendizado, trabalho e convívio social (LEONHARDT, 2006).

HIPÓTESE: TRAJETÓRIA DA DISPRAXIA

O quadro da dispraxia inicia devagar com sinais indiferenciados que serão aqui discriminados mais adiante. Esses sinais patognomônicos acabam se tornando identificáveis pela sua repetição, que, com o correr e a continuidade no tempo, trazem consigo um alerta nem sempre valorizado. Aos poucos, esse quadro se expande e traz uma preocupação maior pela configuração dos sinais, antes quase despercebidos pelo ambiente ou tidos como normais ou aceitáveis, de acordo com a etapa de desenvolvimento. Muitas vezes, os pais comentam que esses gestos desarmônicos dos filhos são idênticos aos seus quando crianças. Dessa forma, desvalorizam esses sinais por considerá-los normais, sem perceber ou lembrar o sofrimento que trouxeram a eles próprios e que talvez ainda tragam, sem que possam conscientizá-los na sua vida atual. Esse fato não ocorre automaticamente, mas ao entrarem em contato com a avaliação do filho. Algumas famílias, no entanto, são capazes de reconhecer e identificar esses sinais na própria infância.

Presença do fenômeno disgráfico em diferentes etapas da evolução

Esses frágeis sinais iniciais acabam por se estabilizar e trazer questões de comprometimento até de outras áreas do comportamento para o sujeito. Podem apresentar ansiedade, negação para ir à escola, choro na hora de fazer temas, dores nas mãos, nos braços ou no corpo todo que geralmente são denunciadas em sala de aula, no momento em que o sujeito necessita escrever ou mesmo desenhar. Essa negação encobre um grande sofrimento, considerado pelo ambiente, muitas vezes, como "preguiça", "desinteresse" ou "falta de comprometimento com as tarefas escolares ou profissionais". Muitas vezes, isolam-se na hora de comer, brincar ou trabalhar. Essas situações, aparentemente simples, que pertencem à vida social do indivíduo, acabam impedindo-os de acompanhar os seus iguais de forma harmônica. A observação desses sinais pode levar ao encaminhamento para avaliação especializada: pediátrica, psicológica, psicopedagógica e neurológica.

No caso de ser percebido sofrimento da criança, adolescente ou mesmo do adulto, feito o diagnóstico, o atendimento psicopedagógico, com ênfase na área psicomotora e no conhecimento específico de escrita, esse enfoque os beneficia e se impõe não só como tratamento das dificuldades atuais, mas como prevenção de futuros insucessos. O movimento será expresso de forma mais harmoniosa e eficiente quando forem tratados os processos de ideação e integração psicomotora.

Por fim, queremos dizer que, por meio do diagnóstico e da intervenção terapêutica, chega-se a uma transformação simbólica dos sintomas, de tal maneira que o paciente dispráxico possa ser capaz de imprimir à sua escrita a qualidade de legibilidade, com habilidade e velocidade necessárias a cada movimento consciente.

Histórico da preocupação com a disfunção do gesto consciente: dispraxia

Houve um tempo em que somente crianças com problemas motores causados por danos neurologicamente estabelecidos eram atendidas. Pessoas com problemas motores aparentemente leves não recebiam nenhum tipo de atenção especializada por acreditar-se que esses sinais "desapareceriam com o tempo".

Ao fazermos uma breve análise cronológica, podemos dizer que o início da percepção do quadro se deu com autores renomados, como Ajuriaguerra e Bergès.

No Brasil, o início desses estudos originou-se na década de 1970 por meio de cursos realizados na Argentina pelo Dr. Nilo Fichtner, psiquiatra infantil e sua equipe. A partir desse núcleo de estudos, deu-se o desenvolvimento da prática psicopedagógica e psicomotora em nosso meio, começando com um curso ministrado por essa equipe em convênio com a Secretaria de Educação da Prefeitura Municipal de Porto Alegre, em 1975-1976.

A questão dos problemas de aprendizagem mobilizou a preocupação dos profissionais ligados à saúde mental e educação. Esse movimento deu início a estudos que acabaram por formar uma rede de ações e cuidados com aprendizado, linguagem, desenvolvimento motor da infância e, gradativamente, da adolescência e da idade adulta.

É importante salientar que a dispraxia não é uma questão da "mão" ou de um único segmento do corpo, mas sim, da atividade mental integrada sobre a atividade motora. É preciso entender que os exercícios que privilegiam a musculatura são excelentes para a sustentação do corpo em função da força necessária para o desempenho que a ação motora ampla e fina exige. Mas é também muito importante considerar que esses exercícios devem ser integrados por meio de ações que possam reunir a harmonia entre o gesto e a intenção, de modo a formar e internalizar a capacitação simbólica do movimento.

Aprofundando esse pensamento, chama-se atenção para o funcionamento dos segmentos delicados, principalmente das mãos e dos dedos, cuja anatomia tornou possível ao homem expressar externamente suas ideias. Referimo-nos à escrita, à pintura, à escultura, entre outras ações sustentáveis que o homem realiza, não só para sua sobrevivência, como para seu prazer, desde os tempos das cavernas.

A mais antiga expressão da presença do homem foi encontrada em uma caverna, junto a peles de animais e lanças. Em uma parede, a estampa de uma mão humana atestava não somente a sua presença, mas também o valor a ela atribuído e tudo o que com ela poderia ser realizado – ou seja, movimentos práxicos, volitivos, intencionais: arte, arquitetura, música, pintura, escultura, cinema, fotografia, cirurgias, microcomputação, etc.

Autores envolvidos com pesquisas e a criação de técnicas que desenvolvam a área psicomotora

Importantes referências para os terapeutas que se dedicam ao tratamento psicopedagógico com ênfase na área psicomotora são as atividades criadas a partir de pesquisas com o objetivo de determinar, desenvolver e organizar as movimentações consideradas próprias para cada idade evolutiva. Entre os mais representativos, destacamos: Ajuriaguerra, Aucouturier, Dalila Costtalat, H. Bucher, Kephart, L. Picq, Lapierre, Le Boulch, M. Frostig, Maigre, Ozeretsky, Pierre Vayer, Soubiran e Wallon.

Citamos também alguns autores que contribuíram para o entendimento da consciência e imagem do corpo, indispensáveis conhecimentos a todos que se dedicam ao trabalho na área: Brunet, Dolto, Piaget, Lefèvre, Lezine, Luria, Vygostky, Schilder, entre outros autores.

Lefèvre criou o Exame Neurológico Evolutivo, importante na avaliação neurológica da criança com dispraxia. Ajuriaguerra trouxe importante contribuição para a psicomotricidade, de modo que o leitor possa ter conhecimento dos instrumentos por ele seguidos e possa buscá-los a fim de capacitar-se a empregá-los no trabalho clínico. Uma das estratégias importantes

no tratamento da torpeza motora, ou seja, das dispraxias, principalmente no que se refere ao gesto fino, são as técnicas pictográficas e escriptográficas criadas e descritas por Ajuriaguerra (199-?). Essa obra surgiu por meio de extensa pesquisa do gesto humano desde a primeira infância até a idade adulta, realizada por ele e sua equipe. Essas experiências foram publicadas no Brasil sob o título *A reeducação da escrita* (AJURIAGUERRA; AUZIAS, 1977).

Considerações básicas na intervenção psicopedagógica e psicomotora com pacientes dispráxicos

Uma das características da dispraxia é a fadiga muscular e atencional. Por essa razão, é muito importante que exista uma variedade de propostas a serem oferecidas a esses pacientes. Essas estratégias terapêuticas devem ser aplicadas por curto prazo de tempo a cada atividade, justamente em função do cansaço e pouca disponibilidade de atenção por parte do paciente. Essas condições tornam necessário que as intervenções sejam integradas em uma tríade: IDEAÇÃO e GESTO; VERBALIZAÇÃO; REPRESENTAÇÃO.

É importante lembrar que o desenvolvimento humano se dá em uma ordem. No desenvolvimento a termo, primeiro a criança sustenta a cabeça, depois se senta, deambula, fala e caminha, para mais tarde representar suas ações, desenhando e escrevendo. Assim, no desenvolvimento motor, primeiramente o sujeito realiza a experimentação. Logo, pensa em realizar algum movimento, que é a *ideação*. Realiza *gestos conscientes amplos e finos*. E, em seguida, realiza a *verbalização* de suas ideias e ações para depois criar sistemas simbólicos de *representação*, que representam a operação realizada no concreto. Essa representação pode ser um desenho seguido de relato escrito. No atendimento terapêutico, o paciente deve ser estimulado a realizar movimentos e representá-los de alguma forma significativa para ele. Quando a criança não pode escrever, o terapeuta deve solicitar que ela verbalize para que ele registre o relato, sem que se perca o pensamento elaborado após o trabalho realizado, seja ele amplo e/ou fino.

Aos pacientes que necessitam de atendimento psicopedagógico/psicomotor, não basta realizar o movimento, a verbalização ou a representação. Eles precisam retomar o ciclo evolutivo que foi interrompido em algum momento de sua vida, por fatores ambientais e/ou físicos e/ou sociais e/ou psicológicos. Por essa razão, muitos dos pacientes que apresentam sofrimento escolar e são encaminhados para um atendimento que não ofereça oportunidades de realizar essa retomada não evoluem de forma satisfatória. Frisamos a importância de se integrarem as ações propostas na área da *motricidade ampla e fina*.

Estratégias, materiais e técnicas utilizadas no atendimento das dispraxias

A seguir são relatadas algumas das formas de trabalho e materiais utilizados em nossa prática psicopedagógica na terapêutica das dispraxias. Essas práticas são de nossa autoria, desenvolvidas a partir do encontro com pacientes que apresentam dispraxias.

Além das técnicas, indicamos algumas sugestões de materiais, cujo uso pelos pacientes dispráxicos é fundamental para que possam desenvolver a sua capacitação práxica: argila, tintas de vários tipos (p. ex., aquarela, têmpera, acrílica, óleo), massa de modelar, cola, lápis de cor e preto (de boa qualidade para que transmitam ao paciente a verdadeira impressão gráfica do traçado que venham a executar), pedaços de madeira, pedras, giz, giz de cera, carvão, tesoura, carimbos, perfuradores, martelo, cola quen-

te, fio quente de recorte de isopor, contas de enfiar, lantejoulas, purpurina, gliter, papéis de diversas qualidades, botões e sucata. Salienta-se que alguns desses materiais oferecem riscos e somente devem ser utilizados sob orientação e extremo cuidado por parte do terapeuta.

Jogos motores e psicomotores

Podem ser empregados no tratamento da dispraxia todos os brinquedos e jogos que utilizam bolas, cordas, tacos, pisos especiais, calçamentos que possibilitam realizar desenhos, jogo da amarelinha, bambolês, jogos padronizados, raquetes de frescobol, jogos com alvos, painéis do teto ao chão de fórmica lisa (quadro branco) e texturizada (para pinturas) que possibilitem movimentos amplos com os braços e que exigem uma movimentação com direção, alvo e habilidade. O objetivo da utilização desses materiais é sempre que o paciente possa observar seu gesto e retomá-lo com o apoio do terapeuta. Este deve indicar as possibilidades de ação consciente e coordenada para que o paciente atinja precisão, agilidade, harmonia, ritmo e direção, além de aprender a se posicionar corporalmente e coordenar o tempo necessário em relação à ação que vai ser executada.

Pintura de painéis com rolos de espuma em diversos tamanhos[1]

Essa técnica surgiu com um paciente que observou alguns rolos de pintura que haviam sido utilizados para reparar a pintura de uma das aberturas da sala de atendimento. Ele perguntou:

- Para que servem esses rolos?
- Para pintar!
- Pintar o quê?
- Podemos pintar muitas coisas com eles, móveis, paredes, portas, janelas, etc.

---

[1] Técnica de autoria de Dalva Rigon Leonhardt.

- E eu posso pintar com eles?
- Sim! Podes pintar no painel de fórmica da parede, num papel, num isopor, etc.

Até hoje, como resultado desse diálogo, utiliza-se essa técnica, porque proporciona a movimentação de todo o segmento dos membros superiores: ombros, braços, cotovelos, antebraços, punhos e dedos. Além disso, pode ser empregada em dimensões maiores das que encontramos, comumente, nos papéis em geral utilizados. Pode-se pintar no plano vertical, horizontal e/ou inclinado (Fig. 18.2).

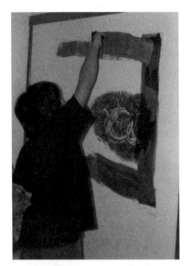

Figura 18.2 Pintura com rolo de espuma.

Desenhando a construção[2]

Essa estratégia de trabalho surgiu por meio da necessidade de encontrar elementos, ou seja, materiais lúdicos que pudessem ser utilizados por um menino dispráxico que estava com muitas dificuldades em copiar do quadro negro em sala de aula. Como se interessava bastante por construções, localizei um material composto por peças de madeira de diversas formas e prédios que representavam residências, estabelecimentos comerciais e públicos.

Experimentei a proposta de convidá-lo para construir uma rua. Foi emocionante perceber o entusiasmo do paciente ao colocar na "sua rua" os prédios e os carrinhos e criar diferentes relevos, utilizando as peças que davam a ideia de pontes. Imediatamente após a construção, solicitei a ele que desenhasse a sua rua. Foi extremamente importante acompanhá-lo no exercício de observar a sequência e a ordem da disposição dos elementos que ele mesmo planejou, seguindo uma sistemática para não deixar de copiar nenhum deles.

Ao final da tarefa, fotografamos "a rua" para que ficasse registrada junto ao desenho e, em outro momento, pudéssemos retomar a relação existente entre o ato de planejar, montar e copiar, com a ideia de que a professora planeja, escreve no quadro, e os alunos copiam (Fig. 18.3).

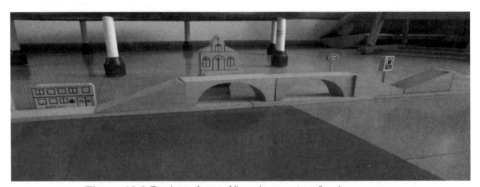

Figura 18.3 Registro fotográfico da construção de uma rua.

---

[2] Técnica de autoria de Viviane Bastos Forner.

Doces doses de ideias e terapia psicomotora[3]

Essa estratégia de trabalho surgiu da ideia muito comumente utilizada por professores, mães, tias e outras pessoas que gostam de ensinar e que não se incomodam com a tarefa de ter de reunir muita paciência para permitir que as crianças colaborem na fabricação de docinhos caseiros: brigadeiros, beijinhos de coco, branquinhos, etc.

No atendimento, utiliza-se a mesma ideia, porém, iniciamos fazendo docinhos coloridos, com massa de modelar. É importante que o terapeuta ajude, mostre o movimento correto, oriente o paciente a encontrar a melhor forma de chegar ao resultado esperado. Às vezes, não conseguem e precisam de ajuda para que não desistam. Se a forma que conseguirem produzir for muito diferente da que se propôs inicialmente, faz-se necessária a intervenção do terapeuta, até que consigam realizar a tarefa cada vez mais independentes. Pode-se ajudar o controle da modelagem, segurando as mãos, mostrando a pressão correta dos dedos e palma da mão, no ato de "enrolar" os docinhos. Em um primeiro momento, então, tenta-se que fiquem cada vez mais redondos. Mais adiante, nos aventuramos em dar a eles formatos mais complexos, como docinhos quadrados, por exemplo. Eles são decorados à vontade do paciente. O elemento decorativo mais apreciado são as pequenas contas de enfiar, miçangas brilhantes e coloridas. Canutilhos e lantejoulas também produzem verdadeiros "bombons" que nos fazem sentir desejo de "comê-los de verdade".

O passo seguinte é a utilização da argila para confeccionar as "guloseimas". Por último, usa-se massa de doce de verdade, que deverá ser preparada pelo terapeuta, para que não se corra o risco de receber do paciente ou da família dele uma massa impossível de ser "enrolada" (Fig. 18.4). Nesse caso, a frustração seria negativa e o trabalho surtiria um efeito contrário ao desejado: uma experiência feliz e que retoma a capacidade de um gesto consciente, produzindo bons resultados práxicos. Essa atividade é muito apreciada, principalmente por crianças.

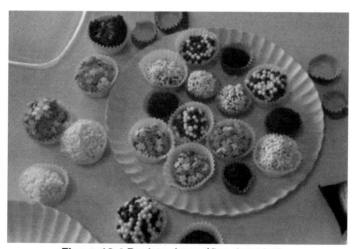

Figura 18.4 Registro fotográfico do trabalho psicomotor realizado com a produção de doces.

---
[3] Técnica de autoria de Viviane Bastos Forner.

Construção de maquetes: paisagens do mundo interno[4]

Na construção de maquetes, a técnica da bricolagem me foi apresentada pelo psicanalista Sérgio Dornelles Messias durante um diálogo em que comentávamos a intervenção psicopedagógica e a importante evolução do paciente que iniciara por meio da construção de uma maquete.

A técnica da bricolagem, que pode ser empregada no atendimento psicopedagógico das mais variadas idades, desde a primeira infância, até a idade adulta e, até mesmo, na terceira idade, teve início por acaso: ao passar pelos fundos da faculdade de arquitetura da Universidade Federal do Rio Grande do Sul (UFRGS), havia sobre um latão de lixo uma pequena maquete que representava uma paisagem lunar. Pertencendo a uma família de bricoleicos, para os quais tudo é importante e pode ser transformado, levei-a para casa. No dia seguinte, levei a maquete para o consultório pensando que poderia ser útil como estímulo no trabalho com os pacientes. Para minha surpresa, todos ficaram encantados com ela e passaram a brincar seguidamente com essa paisagem.

Em um determinado momento um garoto perguntou:

- *Dalva, posso fazer a minha maquete?*
- *Claro que sim! Sobre o que gostarias de fazer?*
- *Uma pista de automóveis!*

Fizemos então um pequeno plano. Inicialmente ele traçou vários caminhos para representar a pista que desejava, porém, nenhum traçado o satisfazia. Peguei então um papel em branco do mesmo formato do isopor e solicitei que fizesse um ponto de partida e um ponto de chegada. A seguir, deveria traçar um caminho entre os dois pontos. Após vários caminhos desenhados, o garoto escolheu aquele que mais

lhe agradava. A partir daí solicitei que trouxesse um isopor para concretizar o caminho imaginado por ele para que sua ideia, por meio da construção, pudesse ser conhecida por outras pessoas.

Construção, comunicação e expansão

A pequena maquete ficou famosa. Todos apreciavam a pista e pediam para brincar com ela. A minha resposta, então, era:

- Esta maquete é de um menino e eu teria que pedir licença para ser utilizada. Ofereço-te outra proposta, que tu mesmo faças a tua maquete do jeito que a imaginares.

Inesperadamente, muitas ideias e muitas maquetes foram construídas – todas com temáticas completamente diferentes umas das outras.

Observando-as, surpresa, concluí que as maquetes eram, na verdade, mais do que uma "técnica" de trabalho, eram uma representação do mundo interno de cada paciente. Até hoje essa modalidade de trabalho tem surtido resultados nas mais variadas áreas do conhecimento: linguagem falada e escrita, pensamento abstrato, praxias, capacidade de planejamento e execução, organização espaço-temporal, cálculo e outras noções matemáticas, atingindo assim habilitações práxicas e gnósicas, que, em última análise, repercutem na organização das várias disciplinas trabalhadas pela escola, empregadas no dia a dia e também na competência profissional dos mais diversos pacientes.

Materiais sugeridos para estruturação de uma maquete

Para o emprego da estratégia da bricolagem e construção de maquetes, é importante que o psicopedagogo tenha em seu pensamento a ideia de que aquilo que pode ser considerado como sendo lixo e jogado fora, para uma criança, ado-

---

[4] Técnica de autoria de Dalva Rigon Leonhardt.

lescente ou mesmo um adulto, nessa estratégia, pode significar um tesouro escondido de ideias, paisagens e formas que poderão ser construídas no plano da realidade, configurando externamente a representação de um contexto interno.

Muitas vezes, essa construção, além de proporcionar o desenvolvimento consistente das praxias, pode trazer à tona ideias e sentimentos que não conseguem se manifestar por meio de palavras, possibilitando a abertura de caminhos para a expressão verbal desses conteúdos.

É importante salientar que o trabalho de bricolagem difere da psicoterapia ou da psicanálise, pois a verbalização de conteúdos que algumas vezes surgem durante a construção de uma maquete pode apontar para a necessidade de um trabalho verbal, ou seja, um reencaminhamento do atendimento psicopedagógico para uma avaliação e possível trabalho na área emocional. Por essa razão, o especialista deverá reunir materiais das mais diversas fontes, organizados de acordo com cada espécie, em seu local de trabalho: papel e papelão, metais, isopor, plásticos, madeiras e cortiça, pedras, areia, lápis de cor e de escrever, borracha, tintas das mais diversas cores e origens (p. ex., têmpera, aquarela, óleo, acrílica) e de acordo com as preferências do terapeuta, pois é importante sentir prazer com o material oferecido ao paciente, que, geralmente, percebe quando ele não é do agrado da pessoa que o orienta. Além desses materiais, sugerimos que se reúna brinquedos inteiros e quebrados, lantejoulas, bolas de materiais variados, massa de modelar, argila, etc.

A seguir, ilustramos a evolução de um menino de 11 anos em seu desenvolvimento por meio da estratégia terapêutica de maquetes, como um dos recursos utilizados em seu atendimento: a primeira maquete (Fig. 18.5), realizada no início do atendimento, e a segunda (Fig. 18.6), no final.

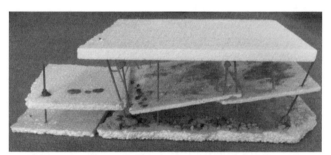

Figura 18.5 Registro fotográfico da primeira maquete produzida no início do atendimento psicopedagógico.

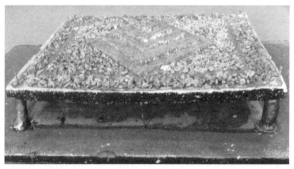

Figura 18.6 Registro fotográfico da segunda maquete produzida ao final do atendimento psicopedagógico.

Material de múltiplo espectro, pegadas e construção de noções espaço-temporais por meio da representação de ações amplas em maquete da sala de atendimento

A estratégia de trabalho apresentada a seguir foi embasada nas teorias de Piaget, Vygostsky e Pierre Vayer. O material de múltiplo espectro foi criado em função da inexistência de materiais que pudessem estimular o paciente, de forma lúdica e organizada, de modo a construir noções de espaço e tempo e as ações realizadas no espaço amplo a serem representadas no microespaço. O objetivo é de que mais adiante essa habilidade possa ser transferida para as ações que exigem organização espaço-temporal. Estamos falando, por exemplo, da escrita de textos e compaginação, do desenho com proporção, da organização no raciocínio e em cálculos matemáticos, compreensão de legendas e mapas e geometria. O material foi idealizado e, inicialmente, confeccionado com papel cartaz em seis cores: amarelo, vermelho, azul, laranja, roxo e verde. Posteriormente, esse material foi reproduzido em peças de madeira em apenas quatro cores: vermelho, amarelo, azul e verde.

Muitas psicopedagogas que participavam dos grupos de estudo realizados com a autora desta técnica de atendimento psicopedagógico adquiriram quatro caixas correspondentes às cores já mencionadas, com exemplares das seguintes formas geométricas: quadrado, círculo, triângulo e retângulo. Além dessas peças, ainda acrescentam-se quatro setas e quatro pegadas de cada cor. Ao mesmo conjunto, pertence também o mesmo material, porém em miniatura.

Emprego do material

De um modo geral, os pacientes descobrem esse material por se tratar de caixas coloridas que ficam disponíveis em um determinado espaço da sala de atendimento.

O psicopedagogo dispõe no chão algumas ou todas as peças de acordo com a maturidade de cada paciente, configurando um caminho que deverá ser trilhado por ele. Ainda é necessário que o paciente escolha duas cores: uma para representar o pé direito e outra para o pé esquerdo. O terapeuta determina o ponto de partida e o de chegada. Os primeiros caminhos devem ser simples para que o paciente se ambiente com o material.

É necessário, para a organização do paciente, que seja respeitada uma determinada sequência de formas e cores no emprego do material:

Vermelho / Amarelo/ Azul / Verde

No caso de inclusão das cores laranja e roxo, essa sequência deverá, também, obedecer a essa ordem. Dificilmente elas serão necessárias porque os pacientes revelam melhora da organização espaço--temporal com a utilização das primeiras quatro cores.

A sequência das formas a ser seguida é:

Círculo / Quadrado / Retângulo / Triângulo / Pegadas / Setas

Essa disposição de formas e cores é sugerida em razão da observação de que os pacientes costumam perceber melhor as formas simples e depois as mais complexas.

Após a ação motora realizada diretamente com o material, o paciente reproduz a mesma sequência com as peças, agora, em miniatura, em uma base ou maquete que represente o ambiente da sala de atendimento. Além da construção da sequência do material concreto, o terapeuta e/ou o paciente, de acordo com a evolução da compreensão das noções espaciais, poderão localizar na base outros elementos existentes na sala: mesa, cadeira, armário, quadros, etc., de modo a dar melhor informação para o trabalho de análise e síntese que faz parte dessa estratégia. Uma legenda deverá ser escolhida pelo paciente para representar o uso de um lado e de outro do corpo, isto é, direita ou esquerda, de acordo com o ponto de partida realizado no concreto. Obviamente, essa prática deverá ser adequada às possibilidades de cada idade ou maturidade (Fig. 18.7 e 18.8).

Depois de o paciente ter experimentado algumas vezes os caminhos criados pelo terapeuta, será a vez de ele próprio criar suas sequências e direções no espaço da sala e reproduzi-los no microespaço. Caso o paciente idealize caminhos impossíveis de serem trilhados, como, por exemplo, uma longa sequência de pulos com um pé só ou com os pés cruzados, é importante o terapeuta sinalizar que acredita que não será possível trilhar esse caminho, sugerindo que, de qualquer forma, faça uma tentativa. Naturalmente o terapeuta ficará bem próximo do paciente para evitar possíveis quedas.

Caça ao tesouro

A caça ao tesouro foi criada para suprir um espaço entre o lúdico e o organizado, sem deixar o trabalho de representação do espaço se tornar aborrecido e fora do interesse do paciente. Anteriormente, somente se empregava no atendimento psicomotor um jogo chamado "Os Caminhos de Will", de Pierre Vayer, que marcava um ponto de partida, um ponto de chegada e um caminho entre os dois, traçado por uma corda de pular ou por tijolos de madeira.

Esse material foi adaptado para que todas as idades pudessem aproveitá-lo sem haver a conotação de que fosse infantil ou destituído de valor.

Foram criadas, então, pegadas que determinavam o caminho a ser percorrido em cores diferentes para representar a lateralidade, ou seja, o lado direito e o lado esquerdo.

Esses caminhos podiam ser diferenciados, como, por exemplo, dois pés direitos e um esquerdo, repetidos até o ponto de chegada, onde seria encontrado um tesouro. Os caminhos somente poderiam ser percorridos três vezes com finalidades claras:

- evitar o cansaço;
- incentivar o esforço pessoal, a atenção e a disciplina;
- seguir uma direção determinada.

Para facilitar a forma de execução e beneficiar o estímulo ao ritmo pessoal e harmonioso, conquistando melhor organiza-

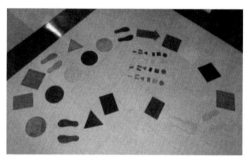

Figura 18.7 Material de múltiplo espectro.

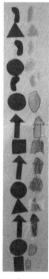

Figura 18.8 Colagem de formas representando um percurso realizado pelo paciente.

ção de espaço/tempo, pode-se bater palmas para que o paciente siga as pegadas orientando-se pelo ritmo por elas determinado.[5]

Os tesouros podiam ser criados pelos pacientes. Muitas vezes chegavam ao consultório com materiais escolhidos ou confeccionados por eles mesmos. Os pacientes interessavam-se mais por esse trajeto assim demarcado e criavam novos caminhos de acordo com seus próprios critérios.

CASOS ILUSTRATIVOS

Gustavo, um nome a ser escrito

O caso relatado é de um menino em idade pré-escolar, 5 anos e 8 meses, encaminhado pela escola para avaliação psicopedagógica em junho de 2006. A razão da indicação foi em função de que os pais não haviam aceitado realizar psicodiagnóstico. Foi atendido até 2009, quando teve alta.

Encaminhamento da escola

O encaminhamento foi feito pela escola por meio de um telefonema, informando que estavam preocupados com o aluno e que, provavelmente, a família entraria em contato. Salientaram a preocupação com questões emocionais, porém os pais resistiram ao encaminhamento de avaliação nessa área. Como o menino apresentava muitas dificuldades na área motora, pensaram em encaminhá-lo para avaliação psicopedagógica com ênfase na psicomotricidade.

Entrevista com os pais

Na entrevista inicial, os pais relataram as queixas da escola, que eram: agressividade com os colegas, muitas dificuldades na coordenação motora ampla e fina, intolerância à frustração e desatenção. A família percebia, em parte, as dificuldades do menino e, como mantinha um padrão de exigência elevado em relação ao desempenho escolar dos filhos, decidiu acatar a sugestão da escola e procurou avaliação psicopedagógica.

Relataram histórico de gestação e parto normais e que o filho movimentava-se com destreza e não se inibia diante de desafios. Disseram ter retirado o berço quando tinha apenas 2 anos em função de que o menino se movimentava com grande facilidade. Acrescentaram uma fala de Gustavo, que se repetia, sempre que era corrigido no seu desempenho: "Eu faço do meu jeito".

A mãe comentou que o filho apresentava muita ação, porém pouca representação. Não procurava desenhar, a figura humana era muito pobre, não se interessava por letras ou escrever seu nome. Moravam em uma casa com grande espaço e pátio extenso. Verbalizaram ao final dessa primeira entrevista: "A única dificuldade é para desenhar, colorir, pintar e recortar".

Essa colocação revelou, de certa forma, a dificuldade dos pais em perceber a movimentação inadequada do filho, que comprometia a convivência social e não somente os aspectos relacionados com o aprendizado formal.

Os pais levaram, a pedido da avaliadora, materiais da evolução escolar, desenhos feitos em casa e fotografias do nascimento até a data da entrevista, além do álbum de registros da mãe sobre a evolução motora e o desenvolvimento geral.

Avaliação psicopedagógica e psicomotora: resultados e análises

A primeira sessão de avaliação foi realizada com a presença do pai e da mãe a pedido da avaliadora. Dessa forma foi possível observar a dinâmica entre Gustavo e os pais e a necessidade de ambos de que o filho mostrasse resultados corretos e que

---

[5] As pegadas estão incluídas no material de múltiplo espectro. Também podem ser incluídos formatos de mãos, direita e esquerda, que podem ser confeccionadas pelos próprios pacientes para que tenham como referência o tamanho de suas mãos.

prestasse atenção ao que lhe era solicitado. Foram propostas brincadeiras de "soprar bolhas de sabão", "boliche", "quebra-gelo". Explorou por iniciativa própria alguns jogos e pediu para subir no mezanino da sala. Foi necessário solicitar que descesse, pois permaneceria naquele local, com teto baixo e, de certa forma, aconchegante, por todo o tempo que lhe fosse concedido.

Sempre me chamou a atenção (V.B.F.) o fato de as crianças apreciarem com entusiasmo locais cercados e com pé direito baixo, uma barraca ou porão, túneis concebidos por folhagens e "passagens secretas". Esse tipo de comportamento, há tempos atrás, me levou a comentar e buscar melhor entendimento com Dalva Rigon Leonhardt, com quem tenho o prazer de dividir a escrita deste capítulo. Na época, ela me sugeriu ler *A poética do espaço*, de Bachelard (1989). Os conhecimentos provenientes dessa leitura foram importantes para compreender a necessidade de Gustavo, que, durante o atendimento, por muitas sessões, coloriu, recortou, montou quebra-cabeças, no mezanino, já referido.

Trata-se da necessidade de mostrar suas dificuldades e o "seu desajeito" em um local recoberto de silêncio, intimidade e "secreto" para ele. Penso que a melhora rápida e comovente, no que diz respeito às condutas agressivas na escola, apresentada por Gustavo, e que comentarei mais adiante, teve, fundamentalmente, razão por esse espaço concedido a ele. Ali, podia aliviar a tensão por perceber, tão claramente, seu gesto desorganizado e incerto na realização das atividades em casa e na escola. Em casa, certamente, os pais e o irmão, cinco anos mais velho, percebiam sua inabilidade, e, mesmo sem falar, revelavam desaprovação pelo "olhar".

Nas sessões de avaliação em que ficou sozinho foi possível observar hematomas e arranhões pelo corpo, principalmente nas pernas e nos braços, motivados, possivelmente, pela inabilidade motora. Apresentava, na gesticulação comum e na movimentação geral pela sala, severa instabilidade: desequilíbrio e manipulação atípica de objetos:

- Ao abrir e fechar caixas de jogos – deixava cair objetos ao chão.
- Ao girar a chave da porta da sala de espera – não tinha força para executar o giro nem reconhecia para que lado deveria movê-la.
- Ao servir água de uma garrafa em um copo – derramava o conteúdo.
- Ao comer um pequeno lanche levado para a sessão – deixava cair farelos no chão.

Além da observação da movimentação livre em jogos e manuseio de brinquedos e materiais, foram utilizadas provas do exame psicomotor da área ampla e fina que comprovaram extrema dificuldade em reproduzir movimentos, posições com o corpo, formas e traçados, invertendo direção e ordem. Gustavo vinculou-se muito bem à examinadora, mostrou-se curioso pelos brinquedos e materiais, ao mesmo tempo em que revelou certo receio em executar algumas das propostas feitas. Montou um quebra-cabeças de 30 peças com bastante insegurança, necessitando muitas dicas para concluir a montagem, demonstrando dificuldade em reproduzir a imagem modelo. A cena do jogo mostrava a Turma da Mônica fugindo de uma mãe rinoceronte, furiosa, e um rinocerontinho chorando, porque a Magali havia lhe roubado uma fatia de melancia. Ao ser questionado sobre o que entendeu do desenho, disse: "Não sei... acho que roubaram uma comida". Essa atividade revelou o quanto Gustavo se mostra incerto de suas respostas, apesar de corretas, e necessita da aprovação do adulto que o acompanha.

Para avaliar aspectos da aprendizagem e motricidade, foram utilizados vários testes para 3, 4 e 5 anos: "Cuando empezar a enseñar – Como determinar el momento en que un niño puede aprender a leer y escribir", de Mendolia e Morales (1979), e também testes clássicos de Ozeretzki, Piaget-Head, Costtalat, Soubiran Vayer e novas abordagens aprendidas nas supervisões com Dalva Rigon Leonhardt.

- Construção de uma ponte – Piaget
- Enfiar a linha na agulha
- Fazer um nó
- Colorido e recorte – Dalila Costtalat
- Equilíbrio sobre um joelho, com tronco flexionado
- Saltar sobre uma corda e no lugar
- Imitação de gestos simples – movimento das mãos e dos braços
- Jogo da paciência
- Organização espacial por meio da maquete da sala

Ao ser solicitado que copiasse figuras com traços (Prova do Teste de Morales/Mendoglia) (Fig. 18.9) nas cores vermelho, azul e amarelo, Gustavo mostrou-se mais uma vez inseguro. Realizou os traçados revelando fragilidade na preensão e pressão dos lápis. Durante a execução, verbalizou:

- Estou fazendo do meu jeito. E se eu não conseguir?
- Podes tentar de novo!

Avaliação do material de evolução escolar

Os pareceres escolares trazidos pela família continham comentários que revelaram um nível de desconcentração bastante acentuado. Descreviam um menino sempre cansado ao final das atividades que, geralmente, não concluía. Quando perdia em jogos de competição, não aceitava brincar novamente. O traçado nos desenhos se mostrou tremido e "fraco", isto é, com pouca pressão. Comentários esclareciam um dado importante e não comentado pelos pais na entrevista inicial: Gustavo, muitas vezes, deixou escapar a urina. O parecer dizia que a frequência desse fato diminuíra. Reagia de forma física quando insatisfeito ou contrariado pelos colegas. Nas aulas de educação física, nunca participara de todas as atividades. O professor dessa disciplina comentou sobre o fato de que, mesmo sendo convidado de forma especial, não realizava algumas atividades. Os pareceres também salientavam o fato de que, no horário de pátio, quando todas as crianças costumam explorar os brinquedos, Gustavo não se aventurava em nenhum deles, preferindo, sempre, ficar próximo aos cuidadores ou da professora,

	Idade cronológica	Motricidade fina	Motricidade global	Equilíbrio	Esquema corporal	Organização espacial	Linguagem/ Organização Temporal
11 anos							
10 anos							
9 anos							
8 anos							
7 anos							
6 anos							
5 anos							X
4 anos		X	X	X			
3 anos	X					X	
2 anos							

Figura 18.9 Perfil psicomotor na época da avaliação inicial.

conversando. O comentário que julguei mais importante foi o que descreveu os olhos molhados e brilhantes quando conseguiu copiar seu nome.

Entrevista na escola

Após entrevista inicial com a família e duas sessões de avaliação com o menino, foi marcada uma entrevista com a equipe da escola envolvida diretamente com o aluno. Lá se confirmou o relato de que ele não se aventurava nos brinquedos do pátio, não aceitava explorá-los e procurava ficar o tempo inteiro ao lado de algum adulto. A professora verbalizou: *"Algumas vezes cospe nos colegas, estraga os brinquedos, não guarda, deixa tudo espalhado... Risca o trabalho dos colegas, Se perde, chora... Melhorou depois que conseguiu escrever o nome".*

Contato com o pediatra do paciente

O contato telefônico feito com o pediatra de Gustavo apontou dados importantes: os pais apresentavam bastante dificuldade em aceitar limitações do filho, sendo que a enurese era desconsiderada por ambos, pois preferiam não tocar no assunto e eram muito exigentes.

Houve concordância entre o pediatra e a psicopedagoga a respeito da necessidade de encaminhá-lo para avaliação neuropediátrica.

Entrevista de devolução aos pais

Na entrevista de devolução para os pais foram ressaltadas as qualidades de curiosidade e interesse de Gustavo. Por meio das atividades realizadas nas testagens, foi possível mostrar aos pais as dificuldades motoras e o quanto um trabalho direcionado a essa área poderia beneficiar Gustavo. Aceitaram o encaminhamento para avaliação neurológica a partir da colocação de que as dificuldades que ele apresentava poderiam significar problemas neurológicos, normalmente sutis, mas que sempre

devem ser avaliados para que não se cometam enganos no tratamento indicado.

Os pais concordaram com a necessidade do atendimento psicopedagógico com ênfase na motricidade. Durante a entrevista, muitas vezes, ressaltaram que o filho demonstrava ser muito inteligente. (Era de fato tão inteligente que era capaz de perceber o receio do ambiente a partir de sua movimentação não a contento.) Demonstraram preocupação com a alfabetização e com o futuro desempenho escolar. Afirmaram não aceitar que repetisse a pré-escola.

O CASO EM DISCUSSÃO

O benefício do atendimento interdisciplinar

O caso revela uma situação em que o sintoma predominante foi a conduta agressiva. No entanto, no decorrer do atendimento, foi possível entender que a agressividade era uma reação ligada à dispraxia e não o contrário. Pode-se afirmar essa ideia em função de que em menos de seis meses de atendimento as reações agressivas desapareceram, sendo assim sintomáticas e não ligadas a um quadro de agressividade. Realizou atendimento psicopedagógico com foco na área psicomotora, estimulando sua capacidade de pensamento, planejamento e execução, e apresentou importante mudança na sua potencialidade de movimentos coordenados e conscientes. Desde a indicação de avaliação neuropediátrica, feita aos pais na entrevista de devolução da avaliação inicial, passou a ser acompanhado de seis em seis meses. A partir do final do último ano da pré-escola, sugeriu-se que a família antecipasse a consulta neurológica, a fim de avaliar a necessidade ou não de medicação estimulante da atenção. Isso, porque, durante as avaliações periódicas, surgiu a suspeita de que apresentava transtorno de déficit de atenção e hiperatividade (TDAH), tendo como comorbidade o quadro dispráxico.

Ficou acertado entre neuropediatra e a família o uso de metilfenidato, terapia medicamentosa para estimular a atenção. Essa combinação foi bem esclarecida. Era importante que a professora avaliasse se a medicação produziria resultados positivos para Gustavo. A professora observou mudanças muito positivas no que diz respeito à atenção e concentração. Passou, então, a usar a medicação no início da tarde e, também, meia hora antes das duas sessões de atendimento psicopedagógico, que eram realizadas semanalmente.

De acordo com o primeiro Exame Neurológico Evolutivo, isto é, quando Gustavo foi encaminhado, ainda com 5 anos e 8 meses, apresentava: instabilidade motora; dificuldade nas posturas estática e dinâmica; alterações do tono muscular (hipotonia); dispraxia; dominância lateral direita estabelecida, isto é, para mão, pé e olho direito; dificuldade acentuada na área da coordenação apendicular e persistência motora; e em gnosias alcançava a marca de 5 anos.

Gustavo alfabetizou-se com facilidade, e a escola soube aguardar o momento mais adequado para exigir que iniciasse a escrita da letra cursiva. Foi respeitado em suas limitações por meio das entrevistas realizadas entre escola/terapeuta. Combinações foram feitas para que proporcionassem aumento gradativo da exigência de qualidade e quantidade da escrita nesse tipo de grafia. Isto é, primeiramente escrevia somente a data e, com o passar do tempo e da melhora apresentada no atendimento, Gustavo passou a escrever sempre com essa letra, embora em tempo diferente de outros colegas da turma.

A leitura como um contexto e as contribuições de Ajuriaguerra e Bergès

Sua leitura era bastante clara e rápida, além de apresentar importante habilidade para todas as atividades que envolviam raciocínio matemático. Essas capacidades muito colaboraram para que Gustavo não se sentisse mais fragilizado diante da turma em sala de aula.

Bergès (2008), em seu livro, *O corpo na neurologia e na psicanálise*, nos remete à reflexão a respeito da fragilidade do dispráxico, em particular sobre o imaginário do corpo, que influencia, portanto, a imagem corporal, a movimentação no espaço e a representação. O autor nos elucida sobre as dificuldades que esses pacientes apresentam em reproduzir figuras, mais difícil ainda quando há um modelo presente. Destaca a extraordinária qualidade da linguagem dos dispráxicos e nos alerta para o fato de que não existe qualquer harmonia evolutiva entre o desenho e a futura escrita desses sujeitos. Isto é, a linguagem falada e a ideação da escrita desses pacientes não se comprometem pelo fato de não conseguirem reproduzir formas com exatidão em relação ao modelo original. Esse fato, inclusive, impede, muitas vezes, que eles sejam encaminhados para atendimentos que possam atender e minimizar o sofrimento causado pela dispraxia. A frase de Bergès, citada a seguir, serviu como grande apoio no processo de compreensão das possibilidades e dificuldades de Gustavo, bem como no planejamento das propostas que seriam feitas durante o tratamento: "Em uma terminologia que teve sua hora de glória, o dispráxico tem acesso ao raciocínio não pelo procedural, mas pelo declarativo" (BERGÈS, 2008, p. 142).

Por esse motivo, concordamos em como foi determinante o fato de que, na avaliação inicial, Gustavo revelou emoção e apresentou melhoras ao conquistar a escrita de seu nome. Gustavo sempre demonstrou apreciar personagens do desenho japonês *Pokémons*. Por essa razão, foi possível encontrar uma via de trabalho efetiva entre sua disponibilidade corporal, tão claramente descrita por Bergès, e seu interesse.

As técnicas de Ajuriaguerra (199-?) muito contribuíram para que Gustavo atingisse melhor fluência e regularidade do gesto, formando a base práxica para que pudesse apresentar a importante melhora que obteve por meio do atendimento. Ele se alfabetizou com rapidez, exatamente como nos diz o referido autor, que estabelece: "[...] os dispráxicos aprendem a ler com perfeição, muitas vezes superando a média das crianças de sua idade [...]". Foi por meio dessa colocação que encontrei o caminho para que Gustavo pudesse melhorar o traçado das letras, atingindo a harmonia e proporção no traçado, bem como autoestima elevada. Mostrou-se um colega afetivo, um aluno querido, que não media esforços para concluir as tarefas.

É importante lembrar que, quando Gustavo se alfabetizou, a família modificou seu comportamento em relação ao filho. O alívio estava estampado na face dos pais e a preocupação com sua eficiência e capacidades praticamente desapareceu. Provavelmente a forma do gesto desarticulado dava para os pais a ideia de fragilidade. Acreditaram, com razão, que estava no tratamento psicopedagógico o caminho para a melhora de Gustavo. Ou seja, a terapia teve efeito não só para o menino, como também para a família.

> É nessas diversas desarmonias que aparece a verdadeira coerência do corpo: é pelos significantes que a mãe vem se grudar no corpo, não somente à sua imagem, mas, sobretudo, às suas funções, tomadas, por seu funcionamento, no simbólico. (BERGÈS, 2008, p. 146).

Em tempo, ainda, Gustavo pode conectar-se, "do seu jeito", ao desejo dos pais de um filho que correspondesse às exigências culturais e demonstrasse capacidade cognitiva brilhante. De fato, Gustavo chegou ao "jeito dos pais". Tornou-se capaz de ler com rapidez, compreender textos com extrema facilidade, escrever de forma clara, legível e em velocidade adequada.

Apreciava ordens simples, imagens prontas para colorir e a descoberta da formação de sílabas o fez vibrar. Mais uma vez, encontrei em Bergès respaldo para fundamentar o trabalho com Gustavo. Ao falar sobre dispráxicos, declara que, quanto mais ativos são os métodos, mais estão saturados de imagens e isso os atrapalha muito (BERGÈS, 2008).

Considerações sobre o caso

A dispraxia pode ser considerada como um fator conflitante, trazendo prejuízos para a aprendizagem escolar, a comunicação social, a eficiência profissional e até mesmo para as relações interpessoais.

No caso apresentado, Gustavo já iniciou o atendimento psicopedagógico mostrando os caminhos a serem percorridos. No período de avaliação, na leitura dos pareceres da escola e na entrevista com a professora, foi anunciada a sua melhora a partir da conquista da escrita de seu nome.

Uma resposta foi dada, um achado encontrado. Gustavo indicava a necessidade urgente de um atendimento que conduzisse seus gestos, que os intercomunicassem ao seu pensamento, às suas ideias.

As estratégias e experiências vivenciadas durante o tratamento psicopedagógico lhe conferiram a escrita, a harmonia das letras e a relação com a família, amigos, professores e colegas, em contraposição à desconfiança que antes seus gestos desastrados geravam em todos os que com ele conviviam. Depois, a certeza de que Gustavo escreveria mais do que seu nome, um novo rumo em sua vida (Figs. 18.10 a 18.13).

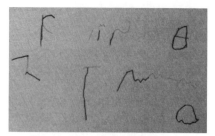

Figura 18.10 Cópia de figuras na avaliação inicial.

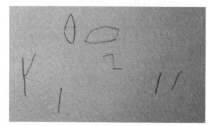

Figura 18.11 Cópia de figuras no último ano de atendimento.

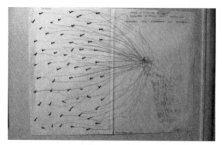

Figura 18.12 Estratégia terapêutica:
Fonte: Adaptado de Havranek (1992).

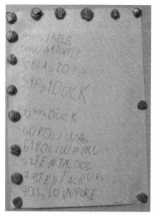

Figura 18.13 Cópia dos mesmos nomes, um ano e meio depois.

RICARDO, O MENINO DAS ÁGUAS

Ricardo, um garoto de 11 anos, foi encaminhado pela neurologista por estar em diferentes atendimentos desde os 3 anos de idade, sem resultados importantes.

Frequentava o 5º ano do ensino fundamental, em uma escola particular, a mesma onde iniciara a escola infantil. Apresentava dificuldades na linguagem oral e escrita, na motricidade ampla e fina e importante disgrafia, a ponto de não reconhecer o que escrevia.

A chegada de Ricardo

Ao abrir a porta, Ricardo estava sentado no sofá da sala de espera. Quando entrou na sala de atendimento, a impressão que tive foi a de que se tratava de uma criança lesionada. Seu aspecto físico demonstrava extrema torpeza motora. A boca entreaberta dava a ideia de que deixaria escapar a saliva. Suas mãos e dedos eram muito frágeis, contorcidos e emaranhados. Nesse momento pensei que não teria condições de iniciar um atendimento. Julguei que seria necessário encaminhá-lo para um fisioterapeuta. Caminhava de maneira trôpega, os joelhos levemente flexionados e juntos. Colocava um pé na frente do outro, para dentro, parecendo que cairia a qualquer momento.

Pedi que ele se sentasse e ele ficou me olhando com as duas mãos, uma em frente a outra, apoiando o queixo. Perguntei a ele o que gostaria de fazer. Ele abriu os olhos com expressão de surpresa e respondeu:

– Quero fazer um desenho.

Desenhou uma figura humana, com as partes totalmente desproporcionais: olhos redondos, com pupilas, sem expressão. Uma pessoa solta na folha, isto é, sem paisagem ou chão. Permaneceu muito tempo nessa atividade, praticamente todo o tempo da sessão. No final, questionei a ele:

– Tu gostarias de voltar aqui?

Ricardo olhou com firmeza e disse:
– Sim.

O sim de Ricardo, somado à atitude e às dificuldades reveladas por ele nessa sessão e também pelo histórico evidente de dificuldades escolares conhecidas por mim por meio do Exame do Material de Evolução Escolar, bem como pelo relato dos pais e do perfil do Exame Neurológico Evolutivo, enviado pela neurologista, que apresentava queda de rendimento em várias áreas, deram a certeza de que deveria ser atendido.

A surpresa de Ricardo

Após a primeira sessão de avaliação, Ricardo chegou ao consultório trazendo o desenho de uma cascata em série que, de cima para baixo, crescia em extensão e volume de águas que se juntavam, dando a ideia de exuberância e movimento.

Essa produção causou-me um grande impacto, pois revelava grande contraste entre todos os depoimentos dados pelos pais e pela escola. Igualmente causou surpresa em relação ao material reunido e entregue a pedido da psicopedagoga para a realização do Exame do Material de Evolução Escolar. Ainda diferia imensamente do desempenho mostrado na sessão de avaliação, pois, ao me entregar o desenho, sua expressão era de satisfação e de uma autoestima elevada.

A partir de então, propus outras atividades que me dessem subsídios para entender os mecanismos de aprendizado e execução de Ricardo.

Avaliação da escrita

Ao escrever, tanto em situação de cópia como de elaboração pessoal, Ricardo mostrava uma preensão atípica e o punho voltado em torção para dentro do corpo, demonstrando fragilidade desse segmento.

As mensagens expressas no texto mostravam outras fragilidades referentes à falta de clareza de pensamento e uma importante dificuldade em grafar, traçar os grafemas que traduzissem suas ideias. Ou seja, apresentava dificuldade em elaborar o pensamento, somada à dificuldade motora.

Uma importante dispraxia

O conjunto dessas características apresentadas por Ricardo configurou a hipótese de um quadro dispráxico. Tornava-se clara a necessidade de um atendimento que integrasse processos cognitivos e linguísticos, motricidade ampla e fina, bem como linguagem falada e escrita.

É importante explicitar que Ricardo apresentava o emprego inadequado de objetos da vida comum – garfo, faca, copo – e também da vida acadêmica – lápis, borracha, cola, tintas, pincéis, régua, manuseio de páginas com a ponta dos dedos – e principalmente uma grafia que impossibilitava a compreensão de mensagens escritas por ele.

É importante ressaltar que esses aspectos não ficam circunscritos apenas na escolaridade, mas se estendem para a vida adulta, no vestibular e mesmo em outros concursos e profissão. Nessa etapa da vida, a dispraxia limita questões e escolhas profissionais, como o uso de computadores, instrumentos cirúrgicos e odontológicos, direção de automóvel, tudo o que exija destreza, precisão e rapidez decisória, seguida de meticulosidade.

Esse argumento confirmou a necessidade de um atendimento psicopedagógico destinado a desenvolver a capacidade que Ricardo mostrou, inicialmente, de planejar em contraste com a dificuldade de executar.

Essa capacidade de planejamento ficou clara a partir do momento em que chegou para a primeira sessão de atendimento com o desenho das águas, inteiramente realizado por iniciativa própria.

A importância da praxia na escrita

Por que a escrita é uma ação práxica? Porque a escrita envolve todos os processos mentais humanos, do pensamento à ação, da ação ao pensamento, em um círculo contínuo em crescente complexidade e projeção no tempo.

"Pensar" sem poder expressar é um espaço que se mantém vazio. "Fazer" sem pensar representa viver em uma escala primitiva do desenvolvimento. "Pensar" sem realizar representa um estado fragilizado de personalidade que necessita de ajuda para se desenvolver, para usufruir suas ideias e crescer em hipóteses de progressão.

Essas ideias podem ser ilustradas pelo relato do atendimento de Ricardo, tão importante em seu resultado como em relação à troca entre paciente e terapeuta.

O atendimento

Ricardo permaneceu em atendimento durante dois anos com ênfase na área psicomotora no que diz respeito às gnosias, ao grafismo, ao espaço, ao tempo, à relação espaço-temporal e ao traçado específico das letras. Também foi muito estimulado em relação à capacidade criativa por meio das estratégias de atendimento de pacientes dispráxicos, já descritas neste capítulo.

A saída de Ricardo

Ricardo obteve um importante progresso no atendimento, que teve reflexos na relação com o grupo de colegas e amigos, com o irmão e com os pais. Surgiu um novo Ricardo, capaz de opinar, escolher e decidir, argumentar a seu favor, expor ideias e sentimentos. Passou a utilizar esses mesmos mecanismos em suas mensagens por escrito, inclusive com perspicácia e bom humor, além de correção gráfica e ortográfica.

Antes de iniciar o atendimento, Ricardo tentava se envolver nos jogos com colegas, porém, submetia-se ao comando e negativa dos outros. Comentava essas situações em sessão e, aos poucos, foi se encorajando e entrando pelos cantos da cancha, até o momento em que pôde mostrar as habilidades conquistadas e conseguir participar dos jogos com sua turma. Com isso, começou a ser solicitado pelo grupo. Assim, passou a pedir aos pais camisetas de times conhecidos e valorizados pela sua faixa etária, importando-se com sua aparência e vestimenta.

A postura corporal mudou: ergueu o corpo, a cabeça e os ombros. Passou a valorizar seus feitos, suas ideias, seus textos e produções criativas. Ao despedir-se, na sessão de alta, trouxe consigo as telas que marcaram a sua trajetória no atendimento: a primeira, em preto e branco, de tamanho pequeno (Fig. 18.14), e a última, grande, colorida e expressiva (Fig. 18.15). Disse:

– Vou deixar as telas contigo!

Ao sair pela porta, voltou-se para mim e anunciou:

– Agora, Dalva, eu não volto nunca mais!

Essa foi a grande saída para a vida de Ricardo!

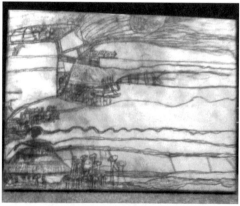

Figura 18.14 Tela produzida em etapa inicial da intervenção psicopedagógica.

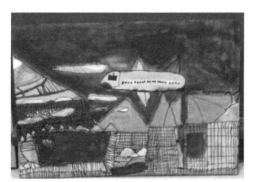

Figura 18.15 Tela produzida em etapa final da intervenção psicopedagógica.

REFERÊNCIAS

AJURIAGUERRA, J. *Manual de psiquiatria infantil*. 2. ed. [S.l.]: Masson do Brasil, [19--?].

AJURIAGUERRA, J.; AUZIAS, M. *A escrita da criança*: a reeducação da escrita. Barcelona: Laia, 1977.

BACHELARD, G. *A poética do espaço*. São Paulo: Martins Fontes, 1989.

BERGÈS, J. *O corpo na neurologia e na psicanálise lições de um psicanalista de crianças*. Porto Alegre: CMC, 2008.

HAVRANEK, L. *La clave de la escritura*: ejercicios de aprestamiento. Buenos Aires: Kapelusz, 1992.

LEONHARDT, D. R. Avaliação e clínica das praxias e dispraxias na aprendizagem: mapeamento da dor gráfica. In: ROTTA, N. T.; OHLWEILER, L.; RIESGO, R. dos S. *Transtornos da aprendizagem*: abordagem neurobiológica e multidisciplinar. Porto Alegre: Artmed, 2006.

MENDOLIA, I. A.; MORALES, M. R. E. *¿Cuándo empezar a enseñar?:* cómo determinar el momento en que un niño puede aprender a leer y escribir. Buenos Aires: CEA, 1979.

Leituras recomendadas

BARRETT, S. L. et al. Patterns of neurocognitive impairment in first-episode bipolar disorder and schizophrenia. *The British Journal of Psychiatry*, v. 95, n. 1, p. 67-72, 2009.

BECKER, F. *Educação e construção do conhecimento*. Porto Alegre: Penso, 2001.

BERGÈS, J. *Doze textos de Jean Bèrges:* escritos da criança. Porto Alegre: Centro Lydia Coriat, 1988.

BERNSTEIN, N. *Coordination and regulation of movements*. New York: Pergamon, 1967.

BIRMAHER, B. *Crianças e adolescentes com transtorno bipolar*. Porto Alegre: Artmed, 2009.

BROWN, T. E. *Transtorno de déficit de atenção:* a mente desfocada em crianças e adultos. Porto Alegre: Artmed, 2007.

DOLTO, F. *A imagem inconsciente do corpo*. São Paulo: Perspectiva, 1992.

FONSECA, V. da. *Psicomotricidade:* perspectivas multidisciplinares. Porto Alegre: Artmed, 2004.

FONSECA, V. da. *Cognição, neurologia e aprendizagem:* abordagem neuropsicológica e psicopegagógica. Petrópolis: Vozes, 2007.

FONSECA, V. da. *Desenvolvimento psicomotor e aprendizagem*. Porto Alegre: Artmed, 2008.

KOWATCH, R. A. et al. Review and meta-analysis of the phenomenology and clinical characteristics of mania in children and adolescents. *Bipolar Disorders*, v. 7, n. 6, p. 483-96, 2005.

LAPIERRE, A.; AUCOUTURIER, B.; CAMBLONG, P. *Les contrastes et la découverte des notions fondamentales*. Paris: DOIN, 1973.

LAPIERRE, A.; AUCOUTURIER, B.; LEWIS, M. *A simbologia do movimento*. São Paulo: Artes Médicas, 1988.

LE BOUCH, J. *Educação psicomotora:* psicocinética na idade escolar. São Paulo: Artes Médicas, 1988.

LEONHARDT, D. R. O Laboratório de Bricolagem e algumas relações com a compreensão do processo de aprendizagem. In: RUBINSTEIN, E. et al. (Ed.). *Psicopedagogia:* o caráter interdisciplinar na formação e atuação profissional. Porto Alegre: Artes Médicas, 1987.

LORING, D. (Ed.). *INS dictionary of neuropsychology*. New York: Oxford University, 1999.

LURIA, A. *El cérebro em acción*. Barcelona: Fontanella, 1976.

MALLOY-DINIZ, L. F. et al. Exame das funções executivas. In: MALLOY-DINIZ, L. F. et al. (Ed.). *Avaliação neuropsicológica*. Porto Alegre: Artmed, 2010.

MURRAY THOMAS, R. *Comparing theories of child development*. 3rd ed. Belmont: Wadsworth, 1993.

NEGRINE, A. *A coordenação psicomotora e suas implicações*. Porto Alegre: Pallotti, 1987.

PIAGET, J. *Estudios de psicologia genética*. Buenos Aires: EMECE, 1973.

ROTTA, N. T.; OHLWEILER, L.; RIESGO, R. dos S. *Transtornos da aprendizagem:* abordagem neurobiológica e multidisciplinar. Porto Alegre: Artmed, 2006.

VAYER, P. *A criança diante do mundo na idade da aprendizagem escolar*. Porto Alegre: Artes Médicas, 1986.

19 Transtorno do espectro autista: aspectos da intervenção multidisciplinar

VIVIANE BASTOS FORNER E NEWRA TELLECHEA ROTTA

INTRODUÇÃO

O transtorno do espectro autista (TEA) visto através dos processos vivenciados por um menino e seus familiares, a partir das contribuições da neurologia e das descrições das intervenções psicopedagógicas, serve de base para o texto a seguir. A intervenção psicopedagógica foi construída apoiada nas percepções e nos estudos de elementos neurológicos apresentados pela criança, além de fatores subjetivos que caracterizam a infância e seus desdobramentos.

A primeira parte deste estudo é consonante com uma das aulas expositivas durante o Seminário de Neurologia Avançada, intitulada "Autismo – o desafio do diagnóstico precoce",[1] ministrada pela Dra. Newra Rotta em 2010 e baseada em uma palestra no Programa dos Transtornos Invasivos do Desenvolvimento da Universidade Federal do Rio Grande do Sul (ProTID/UFRGS) realizada no mesmo ano.

A segunda parte deste estudo relata os principais elementos e a evolução em um caso clínico atendido em parceria com uma neurologista. O menino, que aqui chamaremos de João,[2] apresentou melhora significativa em suas expressões e relações sociais a partir da construção de uma nova abordagem terapêutica. Um dos elementos que compõe essa ampliação nas possibilidades interventivas está na ressignificação diagnóstica, ampliando elementos e critérios para a avaliação de seus comportamentos. A possibilidade de interlocução com os demais profissionais, assim como o conhecimento construído por meio das trocas conceituais nos Seminários Avançados, permitiram melhor compreender a situação vivenciada pela criança e sua família.

É importante ressaltar que o caso em relato foi atendido antes de 2014, ano em que a nomenclatura para esse conjunto de características apresentadas pelo paciente passou a ser "transtorno do espectro autista". Originalmente, o caso recebeu o diagnóstico de transtorno de Asperger, porém, por questões didáticas e para melhor compreendê-lo, utilizaremos o termo TEA, conforme veremos a seguir.

---

[1] Palestra apresentada pela Dra. Newra Rotta no 1º Encontro Brasileiro para Pesquisa do Autismo, organizado pelo Programa dos Transtornos Invasivos do Desenvolvimento – ProTID/UFRGS em abril de 2010.

[2] Nome fictício.

TRANSTORNO DO ESPECTRO AUTISTA (TEA)

A nomenclatura transtorno do espectro autista (TEA) passou a ser utilizada a partir do DSM-5 (AMERICAN PSYCHIATRIC ASSOCIATION, 2014). Essa alteração ampliou o espectro diagnóstico, possibilitando que uma percepção de maior abrangência pudesse ser elaborada sobre a linguagem e o comportamento restritos de crianças. Até 2014, no DSM-IV-TR (AMERICAN PSYCHIATRIC ASSOCIATION, 2002), a nomenclatura vigente apresentava divisões como "transtorno autista", "transtorno de Asperger", "transtorno desintegrativo na infância" e "transtorno global do desenvolvimento S.O.E", entre as categorias diagnósticas do capítulo referente aos "transtornos geralmente diagnosticados pela primeira vez na infância ou na adolescência". Essa alteração não é apenas uma mudança de nomenclatura, mas também uma possibilidade de abordagem diferente sobre os aspectos comportamentais apresentados por crianças já nos anos iniciais.

O TEA caracteriza-se por perda do contato com a realidade, decorrendo de dificuldade ou impossibilidade de comunicação, inabilidade para estabelecer contato afetivo e interpessoal. Distúrbio do desenvolvimento complexo, apresenta etiologias múltiplas e se caracteriza por graus variados de gravidade. Asperger descreveu casos de crianças com algumas características semelhantes, que também manifestavam dificuldades na comunicação social, no entanto, apresentavam como fator diferencial a inteligência normal (GADIA, 2006).

Em 1943, Kanner escreveu que desde 1938 chamara sua atenção um número de crianças cuja condição diferia tão marcadamente de qualquer outra situação descrita até aquele momento. Ele acreditava que deveria haver um número maior de crianças cujas condições mereciam atenção especial. Apesar de parecer uma síndrome bastante rara, provavelmente deveria ser mais frequente do que até então quantificado pelo número de casos observados. Ele chamou essa síndrome de autismo. Continuou preocupado com o diagnóstico ao escrever sobre o fato de que uma média de não mais de oito pacientes por ano podiam ser diagnosticados, com razoável certeza, com autismo (em um período de 20 anos). Observando o próprio Centro de Referência onde pesquisava, sugeriu que poderia ser um transtorno muito infrequente, especialmente se considerarmos que são referidos de toda a América do Norte. Em 1944, Asperger descreveu um quadro semelhante aos casos descritos por Kanner que ocorriam em crianças inteligentes e que não tinham atraso na aquisição da fala. Afirmou que elas apresentavam uma psicopatia autista e as chamou de "pequenos professores".

Na época acreditava-se que os sintomas surgiam por interação inadequada da mãe com a criança. Hoje sabemos que no cerebelo existe diminuição significativa das células de Purkinje, de 60 a 90%. Também está claro que a unidade formada pelas ligações dos neurônios dos núcleos olivares e das células de Purkinje, que ocorre entre a 28ª e a 30ª semana de gestação, não acontece nas crianças com TEA. O cérebro da criança com TEA é mais pesado do que o da criança típica, porém o adulto com TEA tem o cérebro mais leve. No sistema límbico, os neurônios são menores e em maior número nos pacientes com TEA. Não está claro porque isso ocorre, uma vez que não está relacionado com perda de neurônios ou lesão cerebral.

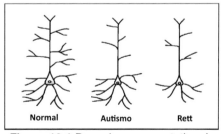

Figura 19.1 Desenho representativo da estrutura neuronal nas diferentes situações.

Do ponto de vista genético, sabe-se que, se um gêmeo idêntico é autista, o outro terá comprometimento severo do comportamento social ou de linguagem de 60 a 92%. Já em gêmeos não idênticos esse risco é de 10%. Para uma criança com TEA, o risco no irmão subsequente é de pelo menos 5 a 10%. Isso significa um risco de 30 a 50 vezes maior do que a população em geral. Há predominância no sexo masculino, com uma relação de 4:1 em relação ao sexo feminino. A relação é de um menino para uma menina em subgrupos com QI abaixo do normal. Geneticamente, existe um fenótipo "amplo" em parentes.

Com o passar dos anos, foram usadas várias denominações para indicar o quadro clínico descrito por Kanner, como transtorno global do desenvolvimento e transtorno invasivo do desenvolvimento, além de autismo e síndrome de Asperger. O diagnóstico era feito pela tríade: déficit de comunicação, déficit de interação social, comportamentos repetitivos e interesses restritos.

Com o DSM-5, passou-se a adotar a nomenclatura transtorno do espectro autista (TEA), que engloba as semelhanças e as diferenças das anteriores (AMERICAN PSYCHIATRIC ASSOCIATION, 2014).

Nessa nova organização é possível classificar quanto ao nível de gravidade: nível 3 ou grave, quando há necessidade de suporte muito substancial; nível 2 ou moderado, quando há necessidade de suporte substancial; e nível 1 ou leve, quando há necessidade de pouco suporte.

O diagnóstico passa a ser feito a partir de uma díade: comportamentos repetitivos e interesses restritos e déficits sociais/comunicativos. Foram excluídas nessa nova classificação as dificuldades sociocomunicativas, que passaram a formar o transtorno sociocomunicativo. Dessa forma, há uma tentativa de aproximação de um diagnóstico mais fidedigno.

Apesar dos recentes avanços, o diagnóstico de TEA tem como base as características comportamentais que podem tomar formas qualitativamente diferentes na primeira infância. A concomitância, a recorrência e a gravidade dos sintomas levam à suspeita diagnóstica. É um distúrbio complexo que pode associar sintomas com características fora do domínio social, como dificuldades na coordenação motora e na atenção visual.

Raramente é diagnosticado antes dos 2 anos e pouco se sabe sobre os sintomas iniciais quanto ao desenvolvimento neu-

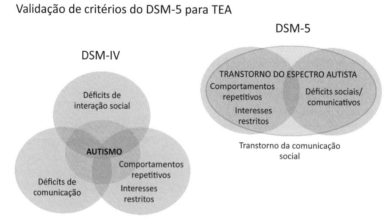

Figura 19.2 Comparação entre critérios para diagnóstico para TEA entre o DSM-IV-TR e o DSM-5.

rológico, comportamental e cognitivo dos lactentes com TEA. As causas subjacentes ou o processo pelo qual surgem os sintomas também não são claramente determinados. Há indicações de que os sintomas comportamentais iniciais são manifestados ainda no primeiro ano de vida.

Na primeira infância, o TEA costuma estar associado a prejuízos em várias habilidades, como orientação e exploração social, processamento de contatos faciais e visuais, imitação e comunicação. Prejuízos em atenção conjunta são característicos, principalmente em crianças pequenas com TEA, em relação a crianças com retardo no desenvolvimento ou outros quadros clínicos. Prejuízo precoce da atenção conjunta pode levar a dificuldades em outras áreas do desenvolvimento. Déficits em habilidades se desenvolvem durante os primeiros 12 a 18 meses de vida. Observa-se que crianças com TEA que desenvolvem linguagem e brinquedo simbólico até os 5 anos têm melhor prognóstico. Intervenções antes dos 3 anos e meio têm mostrado maior impacto do que aquelas realizadas depois dos 5 anos de idade. Portanto, pensa-se que intervenções antes dos 3 anos de idade poderiam ter impacto ainda maior. São características de TEA surgindo entre 12 e 24 meses de vida déficits sociais e atraso no surgimento da atenção conjunta; resposta diminuída ao nome; imitação diminuída; retardo na comunicação verbal e não verbal; retardo motor; frequência elevada de comportamentos repetitivos (p. ex., agitação das mãos, bater palmas, arrodear); exploração visuomotora atípica de objetos; extremos no temperamento; menor flexibilidade em desfocar a atenção visual.

Estudos recentes utilizam dados retrospectivos limitados sobre lactentes com menos de 2 anos de idade antes do diagnóstico. Esses desafios científicos têm motivado pesquisas prospectivas com irmãos menores de crianças já diagnosticadas com TEA chamados de "irmãos lactentes". São necessários estudos em comunidades para determinar o risco nesses indivíduos, que sem dúvidas despertam grande interesse por serem lactentes com risco genético. Sabe-se que cerca de 20% dos irmãos mais jovens recebem diagnóstico de TEA.

É um desafio tentar compreender a maneira pela qual os genes, o cérebro e o ambiente interagem em um caso de TEA em relação a sua família. O acompanhamento de irmãos lactentes tem trazido descobertas inovadoras a respeito de como eles se desenvolvem. As observações apontam descobertas quanto à importância do diagnóstico precoce. Essas pesquisas estão começando a revelar como o risco genético de desenvolver o quadro pode ser conduzido por meio de rotas divergentes em seu desenvolvimento. Acredita-se que, ao lado dos avanços nas ciências básica e clínica, a pesquisa com irmãos lactentes apresenta oportunidades promissoras para confirmar se intervenções precoces podem ter real sucesso na redução do impacto dos sintomas adversos. Hoje sabe-se que uma em cada 66 crianças tem algum dos níveis de TEA.

CASO ILUSTRATIVO

João descobre as cores e a possibilidade de ler seu mundo: referência do caso

O caso relatado refere-se a um menino que apresentava dificuldades no processo de alfabetização, bem como fragilidades comportamentais, manifestadas por meio de situações conflituosas com os colegas em sala de aula. O paciente cursou o 1º ano do ensino fundamental e concluiu sem conquistar a aprendizagem da leitura, nem mesmo de pequenas palavras. Nesse período, realizava atendimento psicoterápico por recomendação do setor de orientação educacional da escola. Os pais procuraram avaliação psicopedagógica com o objetivo de esclarecer os motivos pelos quais João não correspondia de modo satisfatório às exigências de aprendizagem da escola.

Em entrevista inicial com a família, a mãe relatou que o filho dificilmente manifestava livremente seus desejos e preferências. Tinha uma babá que atendia a suas necessidades, muitas vezes superprotegendo-o. Segundo o relato materno, a psicóloga que o atendia há dois anos referia dificuldades de ordem emocional manifestadas pela preferência em isolar-se e pelas dificuldades em vivenciar novas situações. Até o momento da avaliação psicopedagógica inicial o paciente não havia realizado avaliação neuropediátrica.

Durante a avaliação psicopedagógica, João mostrou interesse em explorar o espaço de atendimento e manipular os objetos que encontrava. Tendeu a espalhar tudo o que pegava, demonstrando pouca capacidade de vincular-se a um objeto ou material específico. Resistia a guardar os materiais, e chamava atenção a ausência de linguagem. Na tentativa de estabelecer uma conversa, queixava-se de que isso o fazia perder a concentração, por isso praticamente não respondeu nenhuma das perguntas que lhe foram feitas. Não quis brincar com jogos que contivessem letras e se negou a dizer quais letras do alfabeto reconhecia. Mostrou-se perfeccionista nos desenhos, apagando-os muitas vezes e demonstrando certa intolerância ao erro. Por vezes, manifestava suas angústias por meio de falas, como: "Eu só quero ficar sem escola"; "Eu sou diferente".

Por insistência da psicopedagoga, a entrevista de devolução contou com a presença do pai e da mãe, e demorou a acontecer em função da disponibilidade de agenda do casal. No momento dessa devolutiva, foi indicada aos pais a necessidade de avaliações complementares que possibilitassem melhor entendimento das dificuldades vivenciadas por João. Os pais se mostraram preocupados com os resultados obtidos pelo filho e com a indicação de novas avaliações, mas aceitaram consultar um neuropediatra.

Durante a consulta neuropediátrica os pais puderam compreender que João era um menino inteligente, dotado de curiosidade e que seu perfil enquadrava-se no diagnóstico de TEA leve, que naquela época era diagnosticado como síndrome de Asperger. Os pais foram orientados a conhecer mais sobre o assunto por meio de literatura específica recomendada pela neuropediatra. As informações trouxeram mais esclarecimento ao casal quanto às possibilidades de intervenção e de ações que pudessem auxiliar os processos de aprendizagem e desenvolvimento do menino.

A neuropediatra recomendou a continuidade do atendimento psicopedagógico com foco nos aspectos psicomotores, principalmente o conhecimento do esquema corporal, a coordenação ampla e o equilíbrio estático. Além disso, aspectos referentes à linguagem deveriam ser priorizados, com especial atenção à escrita, e deveriam ser observados os níveis de ansiedade no desenvolvimento das atividades.

João iniciou o atendimento psicopedagógico, mas abandonou a psicoterapia por opção dos pais. O tratamento foi focado na alfabetização por meio de estratégias lúdicas que despertassem o desejo de ação e descoberta. Buscávamos possibilidades de ele conhecer melhor seu corpo e suas habilidades, por meio de atividades em que ele pudesse ampliar sua autoconfiança. A leitura de palavras simples, em um contexto lúdico e estruturado, como convém às crianças com TEA, possibilitou que ela deixasse de ser algo "complicado". Após dois meses de atendimento, foi possível perceber a melhora comportamental e de aprendizagem em sala de aula. João começou a verbalizar quando não sabia realizar as tarefas e a pedir ajuda.

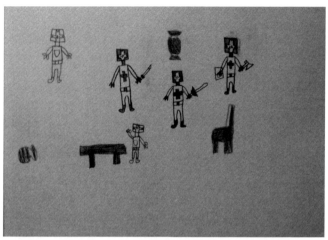

Figura 19.3 Desenho de João: cavaleiros e guerreiros.

Os desenhos que fazia em casa começaram a ser elogiados, mais valorizados pela família e expostos no atendimento. Eram coloridos e ricos em detalhes, embora repetissem os mesmos temas: cavaleiros e guerreiros com capacetes que escondiam suas faces. João começou a mostrar suas criações para a professora, que, orientada pelas recomendações da neuropediatra e da psicopedagoga, colocava-os em destaque em momentos propícios na sala de aula.

No ano seguinte, João demonstrou mais autonomia. O fato de conseguir ler palavras simples o motivou a ler palavras mais complexas, pois superou a frustração de não ler e a recusa em dedicar-se a essa tarefa. As palavras "reapresentadas" em um contexto lúdico oportunizaram a João o encantamento pela magia e as possibilidades do mundo escrito.

O acompanhamento neurológico a cada seis meses viabilizava o contato entre neuropediatra e psicopedagoga a fim de traçar metas para auxiliar João em seu progresso. O Exame Neurológico Evolutivo indicava importantes avanços nas áreas de equilíbrio e coordenação. Porém, algumas dificuldades vinculadas à persistência motora e gnosias se mantinham.

O paciente ainda apresentava ecolalia e algumas trocas na escrita que envolviam "ão/am", "ss/ç" e "m/n".

Concluiu bem o 2º ano escolar, alfabetizou-se e, praticamente, acompanhava a turma quanto às atividades de leitura. Na escrita, necessitava de maior estímulo. Mostrou facilidade na aprendizagem da matemática, operando mentalmente alguns cálculos e sempre alcançando os resultados das operações matemáticas, seja em operações isoladas, seja na resolução de histórias matemáticas, com rapidez e exatidão.

No início do 3º ano do ensino fundamental, apresentou diferença muito positiva nas atitudes e no relacionamento com os colegas e importante melhora no desempenho escolar. Os conceitos, que no ano anterior variavam entre alguns "NA" (não atingiu o objetivo), muitos "AP" (atingiu parcialmente o objetivo) e poucos "A" (atingiu o objetivo), passaram para muitos "A", pouquíssimos "AP" e nenhum "NA".

Reconsulta neurológica

Na consulta para reavaliação neurológica, dois anos após o início do atendimento psicopedagógico, João apresentou grandes progressos. Novamente em contato com a médica neurologista, passou-se a considerar a necessidade da retomada do atendimento psicoterápico. A consulta neuropediátrica orientou os pais quanto a formas de manejo. Foi enfatizada a necessidade de maior atenção com relação a horários, rotinas e divisão das tarefas destinadas ao cuidado de João.

O atendimento psicopedagógico passou a ser realizado uma vez por semana e a família foi encaminhada a outro psicólogo. A escolha do profissional foi pautada pensando no quanto seria positivo a entrada de mais alguém do sexo masculino na vida de João. A presença de mulheres era maciça nas figuras da psicopedagoga, da mãe, da babá e da irmã. O pai, quase sempre atarefado, com frequência não conseguia acompanhar as atividades do filho durante o dia.

Os pais também foram orientados a iniciarem com o menino alguma atividade esportiva. Acreditava-se que o maior convívio com meninos e meninas da mesma idade traria grande benefício para João. No atendimento psicopedagógico foram observadas algumas estereotipias (movimentos motores repetidos), confirmadas pela observação dos pais. Por esse motivo, iniciou-se o uso de Risperidona, medicação antipsicótica que tem auxiliado nos quadros de TEA.

Reinício do atendimento psicoterápico: alta progressiva do atendimento psicopedagógico

O atendimento psicoterápico iniciou com periodicidade de duas vezes por semana, após João ter melhorado seu desempenho escolar. Nesse período, João precisava ser estimulado a realizar as tarefas escolares, embora revelasse facilidade para aprender em comparação aos demais colegas de sua turma. As sessões de atendimento psicopedagógico passaram a acontecer uma vez por semana.

O período foi importante para que João aumentasse sua autoestima e experimentasse as competências conquistadas, tanto no nível escolar como na agilidade, na força e na precisão de movimentos decorrentes do exercício físico em esportes por ele escolhidos. Em relação ao seu próprio corpo, percebia-se mais habilitado a entrar em jogos e competições. Gostava também de músicas e danças. Foi nesse mesmo período que iniciou, por indicação psicopedagógica, aulas de *street dance*. Acompanhou as aulas por um ano e chegou a apresentar-se em um espetáculo para um grande público. No ano seguinte preferiu dedicar-se ao basquete e ao futebol.

A psicoterapia trouxe ganhos, principalmente à família, que era acompanhada por meio de entrevistas sistemáticas. Tais orientações trouxeram um novo formato de atenção às atividades rotineiras de João. Entre os aspectos orientados, aquele que dizia respeito à participação das atividades profissionais ou mesmo de interesses pessoais do pai, auxiliou e fortaleceu maior aproximação entre ambos.

A continuidade do atendimento psicopedagógico

Durante um ano, João permaneceu em atendimento regular, com uma sessão semanal. Após esse período, iniciou-se uma lenta e gradativa alta do tratamento psicopedagógico, quando João passou a ser atendido quinzenalmente. A mãe ressaltava o benefício desses encontros, embora quinzenais, para auxiliar na organização das tarefas escolares de João, o que, para ele, funcionava muito bem, pois sempre retomava formas e hábitos de estudo e se mantinham nele o prazer e o desejo de ir às sessões psicopedagógicas.

João ingressou no 6º ano do ensino fundamental em 2013 e, por necessidade de mudança de cidade do psicólogo que o atendia, finalizou o atendimento psicoterápico. Nessa ocasião, a família solicitou que o atendimento psicopedagógico semanal fosse retomado para que pudesse, com calma, buscar um novo profissional para dar continuidade à psicoterapia. Nos últimos meses, João apresentava muita resistência para realizar as tarefas de casa. Dessa forma, continuou em atendimento, demonstrando sempre boa vontade em participar das atividades de estudo e realização das tarefas da escola. Para que essas atividades escolares pudessem ser realizadas, muitas vezes era necessário intercalar atividades obrigatórias da escola com atividades mais prazerosas, mais próximas do seu interesse pessoal.

Atualmente, apresenta bom desempenho escolar, com execução plena de provas com excelentes resultados e demonstra curiosidade específica pela história da humanidade e estratégias de cuidado com o planeta e a sobrevivência humana.

O envolvimento da família do paciente que recebe o diagnóstico de TEA: os pais de João

Os pais de João participaram de muitas sessões psicopedagógicas para orientação e devoluções pertinentes ao tratamento e ao trabalho realizado. Em algumas sessões, o atendimento do menino era realizado com a participação dos pais no espaço psicopedagógico. Nesses momentos, eram orientados para que pudessem respeitar as condições estabelecidas para participarem de jogos e brincadeiras. Eram situações oportunas para observar as mudanças de comportamento, as dificuldades em aceitar regras e as estratégias para fazer João chegar a um consenso entre os jogadores participantes. A participação dos pais permitia que eles pudessem vivenciar e visualizar as situações e seus encaminhamentos. Assim, os pais também aprendiam na sessão.

Em um livro que reúne artigos a respeito do TEA, em capítulo intitulado "A inclusão escolar e os transtornos do espectro do autismo", os autores comentam, entre outras questões, a dificuldade desses pacientes para regular os seus comportamentos de acordo com o contexto (BELIZÁRIO FILHO; LOWENTHAL, 2013). Eles chegam a dizer que o TEA pode ser considerado um "transtorno da cognição social" (BELIZÁRIO FILHO, LOWENTHAL, 2013).

O recebimento do diagnóstico de TEA pelos pais da criança diagnosticada pode causar uma confusão de sentimentos e pensamentos. A família necessita e busca apoio e esclarecimentos por parte dos profissionais envolvidos no atendimento. Esse diagnóstico, muitas vezes, poderá trazer sentimentos como culpa, e desencadear mudanças negativas na estrutura da família. Os pais de João receberam a notícia de forma tranquila, pois percebiam há tempos que algo não estava bem com o menino. Estudos atuais procuram estabelecer critérios para o diagnóstico cada vez mais precoce de pacientes com esse transtorno. No caso de João, o diagnóstico foi estabelecido quando ele tinha 6 anos de idade, quase completando 7, e já cursava o 2º ano do ensino fundamental.

O potencial estressor do diagnóstico dado aos pais de João foi minimizado por meio do esclarecimento e da comunicação contínua entre psicopedagoga e neuropediatra. A clareza sobre os aspectos diagnósticos e a comunicação sistemática auxiliaram a interligar os conhecimentos de diferentes áreas, facilitando a compreensão do quadro e das alternativas de tratamento que teriam ao seu dispor. A maneira calma e esclarecedora utilizada para expor o diagnóstico deu condições aos pais para buscarem alternativas que facilitassem a convivência do filho entre os demais familiares e esclarecessem sem preconceitos o quadro apresentado por João.

Estratégias de trabalho psicopedagógico aplicadas no atendimento

As primeiras sessões: caças ao tesouro

Inicialmente, João não estabelecia um diálogo com a psicopedagoga. Interessava-se principalmente pela cesta de basquete, as bolas e os quadros de pintar e escrever. Manipulava-os sozinho e silenciosamente. Foi oferecida a João a possibilidade de uma brincadeira em que teria de passar por obstáculos e no final encontraria um tesouro.[3]

A atividade foi bem aceita por João a partir do momento em que ficou claro qual seria sua atividade. Foi organizada uma tarefa estruturada na qual João poderia conhecer, antecipadamente, o que teria de fazer. Uma trilha foi disposta pelo espaço da sala com sinais visuais, pegadas e setas, que lhe indicavam o caminho a percorrer. Havia, entre esses materiais, placas de papel com pistas que continham desenhos e pequenas palavras, como por exemplo: "PULE" e o desenho de um garoto pulando um pequeno obstáculo à sua frente. Após trilhar o percurso, encontraria setas que indicavam o lugar onde estava "enterrado" o tesouro (antes lhe fora indicado como sendo um objeto que serviria para escrever). No final, João encontrou um "lápis" debaixo de uma almofada colocada no chão.

Aos poucos, João foi se interessando pela atividade, que foi repetida por muitas sessões. Gradativamente, as pistas passaram a conter palavras mais complexas, e em todas as situações aceitou ajuda para pensar no alfabeto, também apresentado de forma estruturada, permitindo que João tentasse descobrir as sílabas e palavras formadas. Dessa maneira, em curto espaço de tempo, João mostrou prazer em descobrir as instruções por escrito e cada vez mais sem o auxílio dos desenhos.

Solomon (2013) chama atenção para o fato de que brincar com crianças com TEA é um esforço necessário, pois elas preferem isolar-se. Ele explica que esses sujeitos possuem um cérebro que pode ser comparado a uma rede frouxa que não consegue capturar a complexidade do mundo em sua teia. Complementa dizendo que o trabalho terapêutico deve "[...] reforçar essa teia por meio de intervenções ricas, lúdicas e envolventes".

Conquistando "habilidades"

Conforme as orientações da neuropediatra, era fundamental trabalhar com João os aspectos que reforçariam o bom domínio e conhecimento do esquema corporal, coordenação motora ampla e equilíbrio estático.

Assim, foi planejado oferecer a ele atividades também estruturadas em um universo lúdico. Foi proposto um circuito em que deveria levantar halteres de 1 quilo até a altura dos ombros em frente a um espelho. A atividade serviria para que pudesse "copiar" de forma autônoma o desenho de um boneco realizando o exercício, cujas orientações eram dadas por meio de frases curtas. Aos poucos, aceitou melhor a intervenção oral, permitindo e até mesmo questionando se estava conseguindo cumprir a tarefa. João gostou tanto das atividades incluídas no circuito que começou a criar outras posturas, outros desafios, e nomeou essa atividade de "A conquista de habilidades". Com essas estratégias, foi possível ajudar João a se sentir forte e capaz, além de mais tolerante com suas próprias limitações. Ao recriar o processo de aprendizagem, de forma a adaptar-se às necessidades e características do menino, essa nova etapa possibilitou que ele mesmo pudesse reconhecer-se como um sujeito com capaci-

---

[3] Este trabalho foi inspirado nas supervisões com a psicopedagoga Dalva R. Leonhardt, e na sua proposição do "material de múltiplo espectro" que inclui "pegadas" (LEONHARDT, 2006).

dade de aprender. Essa nova forma de reconhecer-se frente ao processo de aprendizagem ia gradualmente apagando a imagem inicial, na qual acreditava que a aprendizagem era um processo pronto e que ele já deveria saber sobre tudo. Essa imagem inicial, assustadora pela sua forma e quantidade e frustrante pela sua impossibilidade de ser atingida, acabava por piorar e afastar João do seu processo natural de interação com o aprender.

Assim, também foi possível desenvolver a escrita e a linguagem, pois João ditava os circuitos que criava (Fig. 19.4).

Aos poucos, passou a dividir a escrita de suas criações. Cada um descrevia uma parte da brincadeira realizada (Fig. 19.5).

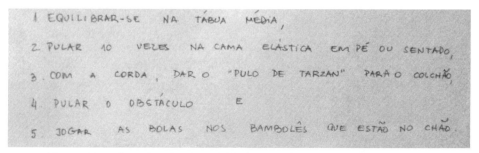

Figura 19.4 Organização das atividades em circuito elaborada por João.

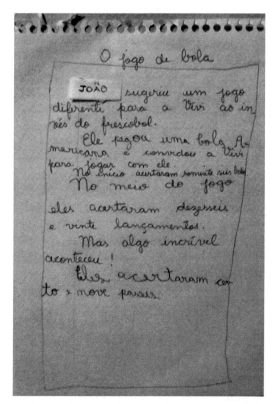

Figura 19.5 Descrição da atividade realizada com a ajuda de João.

Descobrindo as cores

O universo de João foi, aos poucos, se expandindo. Ele passou a aceitar e a experimentar novas possibilidades: descobriu a gaveta de tintas. Com elas compôs vários painéis e significativos estímulos para estruturar a sua aprendizagem. Descobriu cores que se formavam a partir da mistura de umas com as outras e criou um código, utilizando os sinais matemáticos: mais (+) e igual (=). Foi importante socializar com ele a possibilidade de descoberta de cores que já existem e que, certamente, é bom conhecer o que os outros já construíram (Fig. 19.6). Dessa maneira, foi possível entrar no plano social e cultural por uma via lúdica.

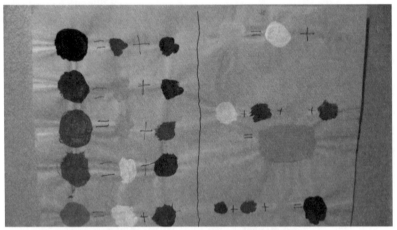

Figura 19.6 Trabalho com experimentação de tintas e cores.

O "outro" na vida de João

Inúmeras vezes, João entrou na sala de atendimento escondido em seu capuz. Foram oportunidades importantes para que se possibilitasse que ele se visse no "outro". Foram utilizadas roupas e capuz para esconder a face da terapeuta para recebê-lo na porta, quando chegava para a sessão. Em silêncio, mas demonstrando estranhamento, o menino questionava o motivo da cabeça coberta. Devolvia-lhe a questão: *Como achas que teus colegas te veem quando vais para o pátio coberto pelo teu capuz?* Essa estratégia foi fundamentada pelo que diz Esteban Levin. Ao falar sobre a abordagem psicomotora no transtorno do espectro autista, o autor fala da importância que o corpo do terapeuta seja oferecido como um "objeto". Esse "objeto" vai motorizar, causar o desejo da criança, e a partir dele encontra o "seu olhar", e assim se forma um espelhamento nodal para a constituição do sujeito. A partir dessa experiência o terapeuta pode dialogar, porque essa linguagem emerge de outra posição simbólica, o corpo (LEVIN, 1995).

Sempre que João se mostrava isolado, escondido por capuzes, imerso em suas ideias privadas, era lembrado que de nada adianta conhecermos o mundo, escrevermos histórias interessantes ou mesmo criar brincadeiras se não pudermos compartilhá-las com os outros. Inicialmente, João reforçava o quanto gostava de ficar sozinho, mas passou a solicitar brincadeiras que somente podiam ser compartilhadas com alguém.

Na escola, aos poucos, seu relacionamento com os colegas tomou outra configuração. A professora relatou que seu envolvimento nos trabalhos em grupo passou a ser melhor. Assim, a aceitação de João por parte da turma ocorreu de forma mais natural.

O trabalho para auxiliar a grafia de João

João escrevia com letra palito e não aceitava registrar a escrita na letra cursiva, como os demais colegas da turma. Nenhuma exigência foi imposta. Ele gostava muito de desenhar e sugeriu-se que ele fizesse desenhos com materiais variados: lápis de cor (Fig. 19.7), lápis pastel seco e oleoso (Figs. 19.8 e 19.9), lápis aquarelado e a própria aquarela (Fig. 19.10). Foram sessões muito divertidas em que ele experimentou as novidades oferecidas e a partir delas foi proposto que traçássemos formas estruturadas: caracóis sempre do mesmo tamanho dentro de quadrados, em folhas de papel; imitação das curvas das réguas francesas com as canetas especiais para desenhar em vidros; arabescos multicoloridos que ele poderia descobrir pelas misturas das várias opções que as bisnagas de aquarela ofereciam. Em pouco tempo, João mostrou prazer em ver sua grafia na letra cursiva apresentar-se perfeita e bela.

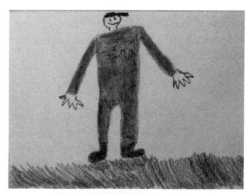

Figura 19.8 Desenho com lápis pastel oleoso.

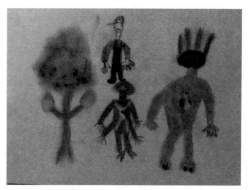

Figura 19.9 Desenho com lápis pastel oleoso.

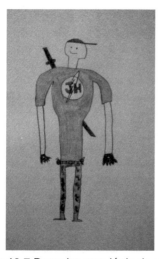

Figura 19.7 Desenho com lápis de cor.

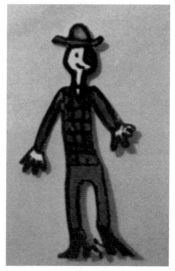

Figura 19.10 Desenho e pintura com aquarela, recorte e colagem.

CONSIDERAÇÕES FINAIS

É importante considerar que pacientes que recebem o diagnóstico de TEA diferem, em parte, da representação social no transtorno. De acordo com Garcias (2013), esses pacientes podem mostrar-se com comportamentos de isolamento, mas não são usualmente inibidos na presença dos demais. Podem se relacionar de forma inapropriada, com monólogos prolixos, muitas vezes com linguagem tendendo ao formalismo. Muitos deles, frustrados por repetidos fracassos nas tentativas de se envolver com as pessoas e estabelecerem amizades, acabam por desenvolver, associado ao diagnóstico inicial do transtorno do espectro autista, quadros sobrepostos relacionados ao transtorno de ansiedade ou de humor, requerendo um olhar atento e diferenciado em seu tratamento, que pode incluir medicação complementar.

No caso de João, o atendimento interdisciplinar mostrou efeitos positivos. A eficácia das estratégias utilizadas, isto é, a compreensão das condições de João, demonstrada por meio de diferentes posturas e atitudes ao longo da evolução do tratamento, sem imposições, mas pelo incentivo para descoberta das possibilidades que ele mesmo possui, tem trazido os resultados já comentados.

O atendimento neuropediátrico teve um olhar abrangente sobre a criança e a sua família. Ao fazer o diagnóstico adequado, orientou a atitude dos pais, encaminhou para a equipe multi e interdisciplinar para um atendimento mais abrangente da criança. As escolhas terapêuticas podem variar caso a caso, mas mostraram-se efetivas no caso descrito por meio da ampliação das relações sociais e cognitivas. O controle e a observação permanente permitiram, inclusive, realinhar posturas e ampliar terapêuticas durante o percurso do processo. Minimizar sofrimentos e estressores são fatores fundamentais para a manutenção e evolução do tratamento

Hoje, João é um menino com muitas capacidades e habilidades, curioso e que tem conseguido, dentro de seu jeito singular e por vezes, tão diferente dos demais, relacionar-se com alegria e com desejo de novas experiências, dando um novo colorido para sua vida e também para a de sua família.

REFERÊNCIAS

AMERICAN PSYCHIATRIC ASSOCIATION. *Manual diagnóstico e estatístico de transtornos mentais:* DSM-IV-TR. 4. ed. rev. Porto Alegre: Artmed, 2002.

AMERICAN PSYCHIATRIC ASSOCIATION. *Manual diagnóstico e estatístico de transtornos mentais:* DSM-5. 5. ed. Porto Alegre: Artmed, 2014.

BELIZÁRIO FILHO; LOWENTHAL, R. A inclusão escolar e os transtornos do espectro do autismo. In: SCHMIDT, C. (Org.). *Autismo, educação e transdisciplinaridade.* Campinas: Papirus, 2013.

GADIA, C. Aprendizagem e autismo. In: ROTTA, N.; OHLWEILER, L.; RIESGO, R. *Transtornos da aprendizagem:* abordagem neurobiológica e multidisciplinar. Porto Alegre: Artmed, 2006.

GARCIAS, G. de L. Genética do autismo. In: SCHMIDT, C. (Org.). *Autismo, educação e transdisciplinaridade.* Campinas: Papirus, 2013.

LEONHARDT, D. Avaliação e clínica das praxias e dispraxias na aprendizagem: mapeamento da dor gráfica. In: ROTTA, N.; OHLWEILER, L.; RIESGO, R. *Transtornos da aprendizagem:*abordagem neurobiológica e multidisciplinar. Porto Alegre: Artmed, 2006.

LEVIN, E. *A clínica psicomotora:* o corpo na linguagem. Petrópolis: Vozes, 1995.

SOLOMON, R. O Projeto Play: um modelo de treinamento de formadores de intervenção precoce para crianças com transtornos do espectro do autismo. In: SCHMIDT, C. *Autismo, educação e transdisciplinaridade.* Campinas: Papirus, 2013.

Leituras recomendadas

AJURIAGUERRA, J. *Manual de psiquiatria infantil.* 2. ed. [S.l.]: Masson do Brasil, [19--?].

BERGÈS, J. *Doze textos de Jean Bèrges*: escritos da criança. Porto Alegre: Centro Lydia Coriat, 1988.

BERGÈS, J. *O corpo na neurologia e na psicanálise:* lições de um psicanalista de crianças. Porto Alegre: CMC, 2008.

DOLTO, F. *A imagem inconsciente do corpo*. São Paulo: Perspectiva, 1992.

FONSECA, V. da. *Psicomotricidade:* perspectivas multidisciplinares. Porto Alegre: Artmed, 2004.

FONSECA, V. da. *Cognição, neurologia e aprendizagem*: abordagem neuropsicológica e psicopegagógica. Petrópolis: Vozes, 2007.

FONSECA, V. da. *Desenvolvimento psicomotor e aprendizagem*. Porto Alegre: Artmed, 2008.

LAPIERRE, A.; AUCOUTURIER, B. *Les contrastes et la découverte des notions fondamentales*. Paris: DOIN, 1973.

LE BOUCH, J. *Educação psicomotora:* psicocinética na idade escolar. Porto Alegre: Artmed, 1987.

LEON, V. C.; FONSECA, M.E.G. Contribuições do ensino estruturado na educação de crianças e adolescentes com transtornos do espectro do autismo. In: SCHMIDT, C. (Org.). *Autismo, educação e transdisciplinaridade*. Campinas: Papirus, 2013.

NIETZSCHE, F. *Genealogia da moral*: uma polêmica. São Paulo: Companhia das Letras, 1998.

PIAGET, J. *Estudios de psicologia genética*. Buenos Aires: EMECE, 1973.

ROTTA, N.; OHLWEILER, L.; RIESGO, R. *Transtornos da aprendizagem:* abordagem neurobiológica e multidisciplinar. Porto Alegre: Artmed, 2006.

SCHMIDT, C. (Org). *Autismo, educação e transdisciplinaridade*. Campinas: Papirus, 2013.

Índice

A

Aprendizagem e interfaces, 17-27

Atenção, 47-48 *ver também* Transtorno de déficit de atenção/hiperatividade (TDAH)
compartilhada e autismo, 47-48

Autismo *ver* Transtorno do espectro autista

Avaliação psicopedagógica, 100-104, 137-142, 162-163, 220-222, 237-240, 304-306

B

Borderline, funcionamento intelectual, 150-164

C

Compreensão leitora, 245-255
áreas cerebrais ativadas durante a leitura, 248-250
autismo e TDAH, 251-252
modelos da psicologia cognitiva, 246-247
papel das funções executivas, 247-248
rede do protagonista, 250-251

Comunicação não verbal no autismo, 44-45

Construção da linguagem, 76-94
no transtorno do espectro autista, 76-94

Controle inibitório, 281

D

Defensividade tátil, 131-132

Desenvolvimento e aprendizagem, 19-21

Desenvolvimento neuropsicomotor, 136-148
atraso e intervenção psicopedagógica, 136-148

acompanhamento psicopedagógico, 142-147
avaliação psicopedagógica, 137-142

Desordem vestibular e de integração bilateral e sequenciamento, 131

Dificuldade de escrita, 216-228
e prematuridade e disfunção neuromotora, 216-228

Discalculia, 257-270
nascimento do número e dos símbolos, 259-260
prejuízos em outras áreas do desenvolvimento, 260-262

Disfunção(ões), 131-132, 216-228, 277-280
defensividade tátil, 131-132
desordem vestibular e de integração bilateral e sequenciamento, 131
dispraxia, 131
executivas, 277-280
modulação sensorial, 131
neuromotora, 216-228

Dislexia, 229-244
comorbidades, 233
diagnóstico de, 232
fatores preditivos, 231
métodos de ensino, 232-233

Dispraxias, 131, 292-313
aspectos neurológicos, 292-294
áreas corticais relacionadas com as praxias, 293-294
ponto de vista psicopedagógico, 294

330 Índice

trajetória, 294-304
autores envolvidos com pesquisas, 296
estratégias, materiais e técnicas utilizadas no atendimento, 297
histórico da preocupação com a disfunção, 295-296
intervenção psicopedagógica, 296-297
jogos motores e psicomotores, 297
presença em diferentes etapas da evolução, 294-295

E
Encefalopatia crônica não progressiva, 183-184
Escala de Traços Autísticos, 68-70
Escrita, dificuldade de, 216-228
e prematuridade e disfunção neuromotora, 216-228
Espaço psicopedagógico, 165-179

F
Família e autismo, 51
Flexibilidade mental, 280-281
Funcionamento intelectual *borderline*, 150-164
elementos referentes aos processos de aprendizagem, 153-162

I
Imitação e autismo, 45-46
Impulsividade, 281
Inclusão escolar, 181-201
paralisia cerebral e utilização de TICs , 181-201
Integração sensorial e TDAH, 127-134
disfunções de, 127-134
defensividade tátil, 131-132
desordem vestibular e de integração bilateral e sequenciamento, 131
dispraxia, 131
modulação sensorial, 131
e sistema auditivo, 130
e sistema gustativo, 130
e sistema olfativo, 130
e sistema proprioceptivo, 130
e sistema tátil, 130
e sistema vestibular, 129-130
e sistema visual, 130
Intervenção, 41-51, 109-125, 136-148, 163-164, 171-177, 203-228, 257-271, 292-326

multidisciplinar, 314-326
pedagógica, 109-125
psicopedagógica, 136-148, 296-297

J
Jogos com pares e autismo, 49-51
Jogos motores e psicomotores, 297

L
Leitura, habilidade de *ver* Compreensão leitora
Linguagem, construção da, 76-94
no transtorno do espectro autista, 76-94

M
Memória operacional, 280-281
flexibilidade mental, 280-281
impulsividade, controle inibitório e tomada de decisões, 281
planejamento e solução de problemas, 280
Modulação sensorial, 131

N
Neurologia e aprendizagem, 17-27

P
Paralisia cerebral, 165-166, 181-201, 203-214
espástica, 206
etiologia, 204-206
fisioterapia na, 206-211
inclusão escolar e TICs, 181-201
teoria histórico-cultural de Vygotsky, 188-196
riscos de deformidades, 211-213
nos joelhos, 211
nos pés, 212
pés em valgos, 212-213
Planejamento e solução de problemas, 280
Prematuridade, 216-228
dificuldade de escrita e disfunção neuromotora, 216-228
Processamento sensorial e autismo, 46-47
Psicanálise e autismo, 83-89
Psicodiagnóstico, 70-71
Psicologia e aprendizagem, 17-27
Psicopedagogia e aprendizagem, 23-27

S
Sistema, 129-130
auditivo, 130

gustativo, 130
olfativo, 130
proprioceptivo, 130
tátil, 130
vestibular, 129-130
visual, 130

T

Tecnologias de informação e comunicação, 181-201
  paralisia cerebral e inclusão escolar, 181-201

Tomada de decisões, 281

Transtorno bipolar, 272-289
  aprendizagem, 273-277, 285-287
  disfunções executivas, 277-280
  etiologia, 284
  memória operacional, 280-281
    flexibilidade mental, 280-281
    impulsividade, controle inibitório e tomada de decisões, 281
    planejamento e solução de problemas, 280
  na infância e na adolescência, 281-284
  sintomas e subtipos, 282-284

Transtorno de déficit de atenção/hiperatividade (TDAH), 95-125, 127-134, 251-252
  elementos neuropsicológicos, 95-107
    conceitualização sobre atenção, 98-99
    diagnóstico, 96-98
  integração sensorial, 127-134
    disfunções de, 131-132
      defensividade tátil, 131-132
      desordem vestibular e de integração bilateral e sequenciamento, 131
      dispraxia, 131
      modulação sensorial, 131
    sistema auditivo, 130

sistema gustativo, 130
sistema olfativo, 130
sistema proprioceptivo, 130
sistema tátil, 130
sistema vestibular, 129-130
sistema visual, 130

intervenção pedagógica, 109-125
  cérebro e conexões com a aprendizagem, 113-115
  ênfase na área psicomotora, 115-116
  repensando a criança no sistema, 112-113

Transtorno do espectro autista, 29-73, 76-94, 251-252, 314-326
  construção da linguagem, 76-94
  autismo e psicanálise, 83-89
  identificação precoce e diagnóstico diferencial, 55-73
    sinais precoces, 57-61
      Escala de Traços Autísticos, 68-70
      psicodiagnóstico, 70-71
  intervenção multidisciplinar, 314-326
  investigação precoce, 29-52
    avaliação, 36-41
    diagnóstico, 31-36
      crianças típicas *versus* crianças autistas, 33-36
    intervenção, áreas de, 41-51
      atenção compartilhada, 47-48
      comunicação não verbal, 44-45
      família, 51
      imitação, 45-46
      jogos com pares, 49-51
      processamento sensorial, 46-47

V

Vygotsky, 188-196

IMPRESSÃO:

PALLOTTI
GRÁFICA

Santa Maria - RS | Fone: (55) 3220.4500
www.graficapallotti.com.br